AF818735

Enno Freye

Mitochondriopathien

Therapie und Prävention chronischer Erkrankungen

1. Auflage

ELSEVIER
URBAN & FISCHER

URBAN & FISCHER München

Zuschriften an:
Elsevier GmbH, Urban & Fischer Verlag, Hackerbrücke 6, 80335 München

Wichtiger Hinweis für den Benutzer
Die Erkenntnisse in der Medizin unterliegen laufendem Wandel durch Forschung und klinische Erfahrungen. Herausgeber und Autoren dieses Werkes haben große Sorgfalt darauf verwendet, dass die in diesem Werk gemachten therapeutischen Angaben (insbesondere hinsichtlich Indikation, Dosierung und unerwünschter Wirkungen) dem derzeitigen Wissensstand entsprechen. Das entbindet den Nutzer dieses Werkes aber nicht von der Verpflichtung, anhand weiterer schriftlicher Informationsquellen zu überprüfen, ob die dort gemachten Angaben von denen in diesem Werk abweichen und seine Verordnung in eigener Verantwortung zu treffen.
Für die Vollständigkeit und Auswahl der aufgeführten Medikamente übernimmt der Verlag keine Gewähr.
Geschützte Warennamen (Warenzeichen) werden in der Regel besonders kenntlich gemacht (®). Aus dem Fehlen eines solchen Hinweises kann jedoch nicht automatisch geschlossen werden, dass es sich um einen freien Warennamen handelt.

Bibliografische Information der Deutschen Nationalbibliothek
Die Deutsche Nationalbibliothek verzeichnet diese Publikation in der Deutschen Nationalbibliografie; detaillierte bibliografische Daten sind im Internet über http://www.d-nb.de/ abrufbar.

Alle Rechte vorbehalten
1. Auflage 2016
© Elsevier GmbH, München
Der Urban & Fischer Verlag ist ein Imprint der Elsevier GmbH.

17 18 19 20 21 5 4 3 2 1

Für Copyright in Bezug auf das verwendete Bildmaterial siehe Abbildungsnachweis

Das Werk einschließlich aller seiner Teile ist urheberrechtlich geschützt. Jede Verwertung außerhalb der engen Grenzen des Urheberrechtsgesetzes ist ohne Zustimmung des Verlages unzulässig und strafbar. Das gilt insbesondere für Vervielfältigungen, Übersetzungen, Mikroverfilmungen und die Einspeicherung und Verarbeitung in elektronischen Systemen.

Planung und Lektorat: Alexandra Frntic und Ulrike Kriegel
Herstellung: Elisabeth Märtz
Satz: abavo GmbH, Buchloe/Deutschland; TnQ, Chennai/Indien
Druck und Bindung: Printforce, Alphen/NL
Umschlaggestaltung: SpieszDesign, Neu-Ulm

ISBN Print 978-3-437-31618-0
ISBN e-Book 978-3-437-31619-7

Aktuelle Informationen finden Sie im Internet unter **www.elsevier.de** und **www.elsevier.com**.

Vorwort

Mehr als 80 % aller chronischen Erkrankungen sind vermeidbar, aber nur dann, wenn der Patient hinreichend darauf hingewiesen und an die Hand genommen wird, dagegen auch selbst etwas zu unternehmen. Diese Überlegung entspringt der Erkenntnis, dass die zellulären Organellen, die Mitochondrien, sowohl durch Umweltgifte als auch durch chemische Zusatzstoffe in Nahrungsmitteln beeinträchtigt werden und sowohl einfache präventive Maßnahmen als auch Strategien, Erkrankungen wie Krebs, Diabetes, Depression, Bluthochdruck, Alzheimer, Parkinson und viele weitere neurodegenerative Krankheitsformen verhindern helfen.
Das Buch zielt deswegen darauf ab, detaillierte Aufklärung für einen gemeinsamen Mechanismus all dieser Beschwerden zu geben, weil jedes bei einer chronischen Erkrankung zutage tretende Symptom auf einem ähnlichen Auslösemechanismus beruht.
Aufgrund wissenschaftlich begründeter klinischer Ergebnisse sowie Daten aus der Grundlagenforschung wird der ursächlich gestörte Stickoxid-Peroxynitrit-Zyklus ($NO/ONOO^-$) und die daraus entstehenden Effekte auf die mitochondriale Energieproduktion im Detail dargestellt. Ziel ist es, die Bedeutung solcher veränderten Vorgänge in den Mitochondrien bewusst zu machen, das Augenmerk auf die Ursache einer Erkrankung zu richten, sowie das Verständnis für alle Mitochondriopathie-bedingten Erkrankungen dem Arzt und seinem Patienten näher zu bringen.
In diesem Kontext sollen auch alternative Behandlungswege bei der Mitochondriopathie mit Mikronährstoffen und natürlichen Nahrungsergänzungsmitteln aufgezeigt werden, wobei im Detail auf die biochemische Wirkungsweise eingegangen wird. Dies erscheint deswegen besonders von Bedeutung, weil Naturstoffe als natürliche Komponenten in den biochemischen Reaktionen seit Jahrtausenden dem Organismus bekannt und größtenteils durch fehlende Nebenwirkungen charakterisiert sind. Und weil die Mitochondrien ein integrierter Teil der normalen Funktion in praktisch jedem Körperorgan darstellen, bezweckt dieses Buch auch, das diagnostische Auge zu schärfen und den Arzt in seinen Entscheidungen zu unterstützen, damit er anschließend einen wirkungsvollen Ansatz im Rahmen einer funktionellen und holistisch orientierten Medizin mit Beseitigung des Grundübels erreicht. Weil hiermit neben gebildeten Laien auch der nach Lösungen strebende Mediziner angesprochen werden soll, wird in den Passagen, wo es notwendig erscheint, detailliert auf die zugrunde liegenden biochemischen Abläufe eingegangen.

Davos-Platz, Herbst 2015
Prof. Dr. med. Enno Freye

Abbildungsnachweis

Der Verweis auf die jeweilige Abbildungsquelle befindet sich bei allen Abbildungen im Werk am Ende des Legendentextes in eckigen Klammern.

E346	Boron, W. F., Boulpaep, E. L.: Medical Physiology. Elsevier Saunders, 2nd ed. 2009.
E353	Waugh, A., Grant, A.: Ross and Wilson Anatomy and Physiology in Health and Illness. Philadelphia: Elsevier Churchill Livingstone, 11th ed. 2010.
E570	Colledge, N. R., Walker, B. R., Ralston, S. H.: Davidson's Principles and Practice of Medicine. Elsevier/Churchill Livingstone, 21st ed. 2010.
E778	Hall, J. E.: Guyton and Hall Textbook of Medical Physiology. Elsevier Saunders, 12th ed. 2010.
F711-004	Ganz, P.: Vasomotor and vascular effects of hormone replacement therapy. In: American College of Cardiology. 90(1A):11F-16F. Elsevier, Juli 2002.
F838-001	Vento, M., Escobar, J., Cernada M. et al.: Evidence-based neonatal pharmacotherapy: The use and misuse of oxygen during the neonatal period. In: Clinics in Perinatology. 39(1):165–76. Elsevier, March 2012.
F839-001	Brandt, U.: Proton-translocation by membrane-bound NADH: Ubiquinone-oxidoreductase (complex I) through redox-gated ligand conduction. In: Biochimica et Biophysica Acta (BBA) - Bioenergetics. 1318(1–2):79–91. Elsevier, January 1997.
G291	Goodman, C. C./Fuller, K. S.: Pathology: Implications for the Physical Therapist. 3rd ed. 2008, Elsevier Saunders.
G410	Meisenberg, G., Simmons, W: Principles of Medical Biochemistry. Elsevier/Saunders, 3rd ed. 2011.
G411	Male, D. K., Brostoff, J.: Immunology. Elsevier Mosby, 7th ed. 2006.
G412	Binder, M. D., Hirokawa, N.: Encyclopedia of Neuroscience. Elsevier/Academic Press 2009.
L157	Susanne Adler, Lübeck
L190	Gerda Raichle, Ulm
L253	Wolfgang Zettlmeier, Barbing
P072	Prof. Dr. med Enno Freye, Neuss
T793	Martin L. Pall: Professor emeritus für Biochemie und medizinische Grundlagenwissenschaften, Washington State University, Pullman
V657	Biovis Diagnostik MVZ GmbH, Limburg
W923	ASTM International, West Conshohocken, PA, USA

Inhaltsverzeichnis

Einleitung

Was uns erlaubt zu leben, sind die in unserem Körper jede Sekunde ablaufenden Billionen von chemischen Reaktionen, die nur aufgrund einer Energieproduktion alle Prozesse des Lebens wie die Nerven-, die Herz-, die Verdauungs-, die Leber-, die Nierenfunktion usw. aufrechterhalten. Würden alle diese enzymatisch gesteuerten Reaktionen exakt ablaufen, bestünde nicht die Notwendigkeit eines antioxidativen Systems. Weil jedoch auch unser Enzymsystem während des Prozesses der Energieherstellung in den hochaktiven Mitochondrien Fehler macht, entstehen freie Radikale. Ein freies Radikal ist ein Molekül mit einem ungepaarten Elektron, das dadurch sehr reaktionsfreudig ist und alles unternimmt, um seine Struktur zu stabilisieren. Bei diesem Stabilisierungsprozess hängt es sich an Zellmembranen, Proteine, Fette, Teile einer DNA-Kette oder was sich auch immer in seiner näheren Umgebung befindet. Indem sich das freie Radikal an ein Molekül heftet, kommt es zur Denaturierung, wodurch die eigentliche Funktion eingebüßt wird und ersetzt werden muss (Abb. 0.1).

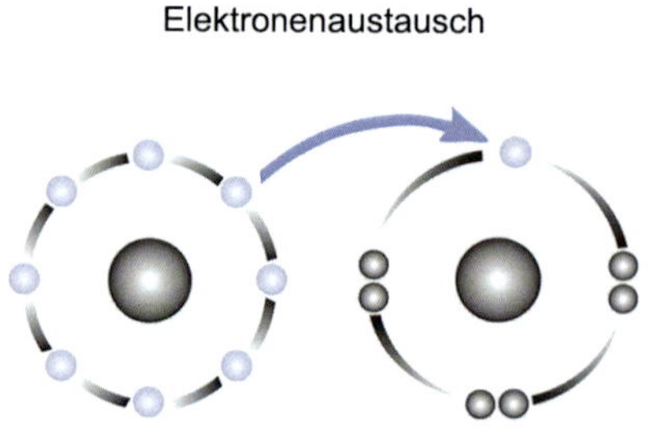

Abb. 0.1 Schematische Darstellung, wie ein Antioxidans das fehlende Elektron dem freien Radikal hinzufügt, sodass es seine Aggressivität verliert und sich anschließend neutral verhält [G291]

Es entstehen freie Radikale auch innerhalb (z. B. bei der mitochondrialen Energiegewinnung resp. dem P450-Entgiftungssystem), zum größten Teil jedoch außerhalb des Organismus (z. B. bei der Vergiftung mit Pestiziden, flüchtigen organischen Lösungsmitteln, Schwermetallen, radioaktiver Strahlung usw.), was sich letztendlich als sehr zerstörerisch erweist. Deswegen hat der Organismus auch ein Entgiftungssystem entwickelt, das sich dieser freien Radikale annimmt und sie rechtzeitig neutralisiert, bevor eine mögliche destruktive Wirkung eintritt. Dieses antioxidative System wurde in den vergangenen Jahrzehnten immer mehr gefordert, weil der Mensch einem stetig zunehmenden oxidativen Stress ausgesetzt ist, der aufgrund einer im Körper ablaufenden Radikalzunahme (z. B. die heutige moderne Ernährung, Glutenempfindlichkeit, Pestizid- und Schwermetallbelastung) in Kontamination mit den aus der Umgebung aufgenommenen Toxinen (z. B. Luft- und Wasserverunreinigungen) seinen zerstörerischen Einfluss über die Produktion freier Radikale ausübt. Deswegen ist es mehr als wichtig, ein gut funktionierendes antioxidatives System zu pflegen und es zu erhalten, insbesondere weil speziell die freien Radikale den physiologischen Alterungsprozess beschleunigen, während Antioxidanzien diesen Prozess verlangsamen. Ein Beispiel sind die Auswirkungen des Rauchens. Beim Zigarettenrauchen entstehen Tausende von freien Radikalen und Personen die mehrere Jahre geraucht haben, weisen deutliche Spuren einer vorzeitigen Alterung der Haut auf. Andererseits versterben Raucher, selbst in jungen Jahren an den Folgen einer Krebserkrankung oder an einem Gefäßverschluss, Erkrankungen, die üblicherweise nur bei einem älteren Patientenkollektiv zu erwarten sind. Demgegenüber weisen die Personen mit einem gesundheitsorientierten Essverhalten und Lebenswandel, deutlich weniger Alterungsvorgänge auf.

1 Die Mitochondrien – essenzieller Teil der Zellfunktion

Mitochondrien sind Organellen, die für die Energieproduktion der Zelle verantwortlich sind. Jede menschliche Zelle enthält in Abhängigkeit vom Organ 1.500 bis zu 6.000 (Leberzelle) Mitochondrien, die eine Größe von 0,8–4,9 μM besitzen. Sie haben charakteristischerweise zwei Membranen und werden nur von der Mutter auf das Kind vererbt, weil die väterlichen Mitochondrien während der Befruchtung nicht in das Ei gelangen. Innerhalb der Zelle ist es ihre Aufgabe, Energie zu generieren und mit Hilfe von Sauerstoff, Glukose, Fettsäuren und Proteinen diese Energie in Form von Adenosintriphosphat (ATP) zu speichern. Bis dato wurde angenommen, dass Mitochondrien der nukleären DNA untergeordnet sind. Dies hat sich jedoch als falsch herausgestellt, weil nachweislich die Mitochondrien den gesamten Teilungsprozess einer Zelle regulieren und somit als die eigentlichen „Herrscher" in der zellulären Hierarchie angesehen werden können. Letztlich wird dies durch Arbeiten von Lill und Mitarbeitern unterstrichen [1], die speziell die Eisen-Schwefel-haltigen Proteine in den Mitochondrien als die notwendige Stoffe zur Bildung von Ribosomen und der damit zusammenhängenden Proteinstruktur der mitochondrialen DNA nachweisen konnten. Und weil Ribosomen die Anteile der Zelle sind, die die genetische Karte der Zelle ablesen, kommt es bei Störungen in der Bildung der notwendigen Eisen-Schwefel-Verbindungen z. B. zu neurodegenerativen Erkrankungen wie der Friedreich-Ataxie. Diese Erkrankung führt mit einer Inzidenz von 1:50.000 über ein Kardiomyopathie-bedingtes Herzversagen zum Tode. Auf Grund ihrer Rolle in dieser wichtigen Energiesynthese lässt sich ableiten, dass die Mitochondrien für das Überleben des Individuums die essenziellen Komponenten in der zellulären Funktion darstellen.

> Mitochondrien sind sehr anfällig auf Hypoxie, Nährstoffmangel, Schwermetalle, Xenobiotika sowie exzessiven Konzentrationen von Stickoxid (NO).

Werden Mitochondrien über eine längere Zeit Stressoren wie z. B. einer Hypoxie, einem Mangel an essenziellen Nährstoffen, einer Schwermetallvergiftung oder kontinuierlich den ROS (= reaktive Sauerstoffspezies) und/oder den NOS (= reaktive Stickoxidspezies) ausgesetzt, schalten sie auf die anaerobe Glykolyse, d. h. einer Energieproduktion, die ohne Sauerstoff erfolgt. Fatalerweise schalten aber unter einem dauerhaften Stress die Mitochondrien in einen Zustand der Apoptose (= programmierter Zelltod) oder schlimmer, sie schalten in einen Zustand der ungehinderten Zellproliferation, ein Effekt der vom Zellkern aus initiiert wird. Ist jedoch einmal der Zustand der Zellproliferation angestoßen, können hieraus Krebszellen entstehen. Diese zwei Möglichkeiten werden immer dann aktiviert, wenn die mitochondriale Leistung

Mitochondriopathien. http://dx.doi.org/10.1016/B978-3-437-31618-0.00001-8
Copyright © 2016 Elsevier GmbH. All rights reserved.

unterhalb von 20 % abfällt, wobei die Zellproliferation noch aus einer zeitgeschichtlichen Ära stammt, wo es notwendig war, das Leben unter allen Umständen zu erhalten und Anpassung das Gebot der Stunde war. Diese Überlebensstrategie der Archaebakterien hat sich vor Millionen von Jahren als vorteilhaft erwiesen und kann heutzutage noch in den schwefelhaltigen, rauchenden Vulkankegeln in der Tiefsee nachgewiesen werden, wo Temperaturen über 1.000 Grad Celsius festgestellt wurden. Wie jedoch ist ein Leben in der Tiefe des Ozeans bei > 1.000 Metern ohne Sonnenlicht möglich, zumal das Sonnenlicht ein fundamentaler Teil des Lebens darstellt? Nach heutigem Wissensstand haben die Archaebakterien über die sogenannte Atmungskette die Fähigkeit entwickelt, die von der vulkanischen Lava emittierte Strahlung zu absorbieren. Und ähnlich wie bei vielen anderen essenziellen Aminosäuren, so benötigen die Mitochondrien auch Schwefel zum Aufbau der Proteinstrukturen in den Komplexen I–V, wobei mit Hilfe dieser Komplexe die Strahlung der vulkanischen Lava über Resonanz absorbiert wird. Solch ein archaisches Programm wird ebenfalls in den Krebszellen reaktiviert, das wegen fehlender Sauerstoffutilisation die Energie aus der Fermentierung der Zuckermoleküle und nicht durch oxidative Phosphorylierung generiert. Aufgrund des völlig anderen Abbaus, kommt es im Gegensatz zum üblichen und effizienteren Metabolismus zu einem sehr hohen energetischen Aufwand, wobei die Zuckermoleküle nicht mehr zu Wasser und Kohlendioxid, sondern zu Milchsäure abgebaut werden. Gleichzeitig werden, um die geringere energetische Ausbeute zu kompensieren, Amino- und Fettsäuren für das unkontrollierte Zellwachstum abgebaut. Und schließlich erscheint als Endprodukt dieser fermentativen Glukosemetabolisierung das Produkt Milchsäure, ein Vorteil für die Krebszellen, weil hierdurch das umgebende Milieu sauer wird, die noch gesunden Zellen in den programmierten Zelltod getrieben werden und zusätzlich auch das Schutzschild gesunder Zellen zerstört wird. Dies alles sind Eigenschaften, die ein schnelleres Ausbreiten der Krebszellen noch begünstigen. Eine weitere wichtige Funktion der Mitochondrien zur Erhaltung und Schutz der Zellen besteht in der Produktion von Stickstoffmonoxid (Stickoxid oder NO). Dieses aggressive Gas ist nicht nur die erste Abwehrfront von Zellen, die einen Schutz vor aggressiven Viren, Bakterien und Krebszellen darstellt. Es ist vielmehr auch ein wichtiger Neurotransmitter, dessen Bedeutung in der normalen zellulären Funktion erst seit dem Jahre 1998 so richtig erkannt wurde [2]. Denn NO ist in der Lage, die Blutgefäße zu erweitern und den Blutdruck zu senken [3, 4], und ein Defizit an NO führt nicht nur zu einer ungenügenden Abwehr pathogener Keime wie z. B. bei AIDS [5], es resultiert auch eine Blutdruckerhöhung, ein Erektionsdefizit beim Mann sowie eine unzureichende Abwehr gegen alle Arten von Viren und Bakterien durch das Immunsystem.

Zusammengefasst kann die Bedeutung der Mitochondrien wie folgt festgehalten werden:

1. Mitochondrien sind die eigentlichen Herrscher der Zelle.
2. Krebs ist auch eine Mitochondrien-bedingte Erkrankung.
3. Die Krebstherapie sollte vorzugsweise auf eine Regeneration der gestörten Mitochondrienfunktion ausgerichtet sein.
4. Mitochondrien beeinflussen das Abwehrsystem des Körpers über eine Stickstoffmonoxid(NO)-Gasproduktion.
5. Ein Mangel an Stickstoffmonoxid verstärkt langfristig das Risiko von Allergien und/oder Autoimmunerkrankungen.
6. Das NO-Gas ist zur Regulation der Blutgefäßweite unbedingt notwendig. Wird NO längere Zeit nicht produziert, kann sich hieraus ein Hypertonus entwickeln.
7. Eine Mitochondriopathie mit hieraus entstehender zellulärer Insuffizienz ist die Ursache für Lethargie, chron. Müdigkeit, Gedankenflucht oder einem Burn-Out-Syndrom.

Weil speziell in der heutigen Zeit sich vermehrt freie Radikale in der Zelle anhäufen, werden besonders die für die Energiebereitstellung wichtigen Zellorganellen, die Mitochondrien, in Mitleidenschaft gezogen. Dies hat letztendlich Auswirkungen auf die zelluläre Funktion und geht mit Defiziten einher, die sich im täglichen Leben als chronische Störungen in der Funktion unterschiedlichster Organe bemerkbar machen.

Ein Mitochondrium (➤ Abb. 1.1) stellt hierbei eine zytoplasmatische Organelle dar, die maßgeblich die für das Überleben und für die Funktion der Zelle notwendige Energie bereitstellt. Charakteristischerweise enthalten alle Eukaryoten, eingeschlossen die menschlichen Zelle, 1.000–2.000 Mitochondrien, die etwa ⅕ des Gesamtzellvolumens einer Zelle ausmachen, wobei sich die meisten Mitochondrien (neben der Leber) in den Herz- und den Nervenzellen des zentralen Nervensystems befinden, die Orte, an denen auch die meiste Energie für eine ausreichende Funktion benötigt wird. Gegenwärtig wird vermutet, dass das Mitochondrium ein Überbleibsel eines prokaryotischen Organismus darstellt, der in frühester Zeit der Evolution eine Symbiose mit den eukaryotischen Zellen eingegangen ist. Eine andere Theorie besagt, dass ein anaerobes Archaeobakterium (der Wirt) eine Symbiose mit einem atmungskompetenten Proteobakterium (dem Symbionten) eingegangen ist, wobei dieser Vorgang den Beginn der Bildung von Eukaryoten darstellt [6, 7]. Es bestehen daneben Hinweise, dass die heutigen mitochondrialen Eukaryoten (Archeozoa Giardia) aus dieser

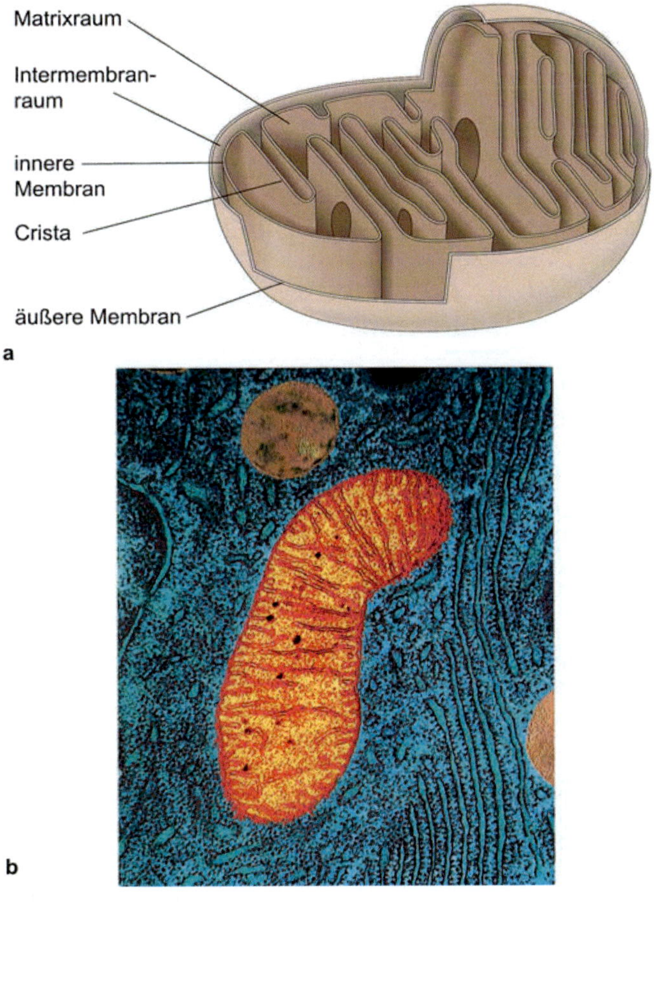

Abb. 1.1 Aufbau eines Mitochondriums. Dabei handelt es sich um einen essenziellen Anteil einer lebenden Zelle, in dem der Energieträger Adenosintriphosphat (ATP) gebildet wird [L190]+[E353]

anfänglichen Symbiose entstanden sind, jedoch ihre Mitochondrien im Laufe der Zeit verloren haben [8]. Alle Beweise deuten darauf hin, dass ein monophyletischer Ursprung vorliegt, d. h. die Endosymbiose nur einmal stattgefunden hat. Das Mitochondrium besitzt bei den meisten Organismen ein eigenes zirkuläres Genom mit einem identischen Anteil von Genen, eine Tatsache, die für die monophyletische Hypothese, d. h. die Bezeichnung für ein Taxon, das sämtliche Nachkommen einer Stammart umfasst, spricht [9].

Vom Aussehen her hat das Mitochondrium die Größe von 0,5–1 µM, es verändert stetig seine Form und wird von zwei Membranen umgeben. Die weiche äußere Membran enthält mehrere Kopien des Transportproteins Porin, das wässrige Kanäle ausbildet, sodass Moleküle bis zu einem maximalen Molekulargewicht von bis zu 5.000 Dalton die Membran passieren können. Die innere Membran ist auffällig gestaltet, indem sie tubuläre oder lamellenartige Strukturen, auch als Cristae bezeichnet, aufweist, die untereinander durch schmale tunnelartige Strukturen, den intercristalen Kommunikationswegen, durchzogen werden (➤ Abb. 1.1). Die Matrix enthält die mitochondriale DNA (mtDNA), Moleküle, Ribosomen, RNAs und verschiedene Enzyme, die für die Proteinsynthese, die Oxidation von Benztrauben- und Fettsäuren sowie die Funktion des Tricarbonsäurezyklus benötigt werden [10, 11] (➤ Abb. 1.2). Es liegen ca. 1.000 Proteine in einem Mitochondrium vor, wobei die meisten vom Zellkern kodiert werden.

Während insbesondere die Mitochondrien in den stoffwechselaktiven Organen wie Leber, Nieren, Herz, Hirn und Muskulatur etwa 40 % der Zellmasse ausmachen, entfallen nach Nisoli auf einen Erwachsenen ca. 10^{12} Mitochondrien, die etwa 10 % des Körpergewichts betragen [12]. Auch weisen die Mitochondrien eine weitere Besonderheit auf, indem sie eine eigene DNA, die mtDNA innehaben, die alleine von der Mutter abstammt. Und weil die mitochondriale DNA keinen Proteinschutzring (Histone), wie z. B. die nukleäre (nDNA), aufweist, ist ihr genetischer Code Sauerstoffradikalen, aber auch sämtlichen Umweltgiften schutzlos ausgeliefert, die zu Funktionsdefiziten oder sogar zum Untergang der Mitochondrien führen. Dieser oxidative Stress mit einer daraus resultierenden mitochondrialen Funktionsstörung ist deswegen auch die gemeinsame Endstrecke vieler chronischer Erkrankungen wie z. B. der Herzinsuffizienz, von Autoimmunerkrankungen, Krebs, Diabetes Typ II, Parkinson und vielen weiteren Erkrankungsformen. Und während die nukleäre DNA nur die sog. Blaupause darstellt, die für den Zellaufbau, die der Organisation der Zelle

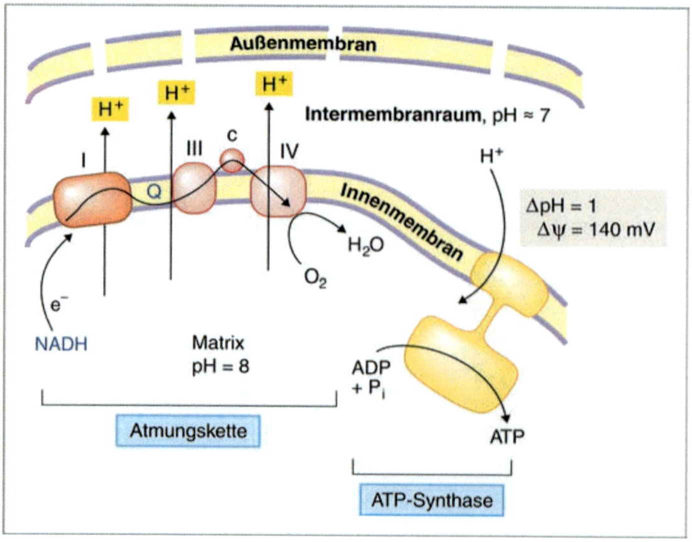

Abb. 1.2 Repräsentative Darstellung der aus mehreren Eiweißketten bestehenden Enzymkomplexe, die sich in der inneren Membran des Mitochondriums befinden und ein notwendiger Teil der zur Herstellung von Energie (ATP), der oxidativen Phosphorylierung darstellen; Q = Ubiquinon Q10, C = Cytochromoxidase c [L253]

zugeordneten Funktionen, die strukturelle Integrität und evtl. Reparaturen der Körperzellen steuert, ist es die mitochondriale DNA, die die Produktion von Energie, die Anweisung zur Zellteilung, die Stoffwechselaktivitäten, die gesamte Produktion und die Verwertung der Energie, aber letztlich auch den Befehl für das Selbstmordprogramm (=Apoptose) regelt.
Die Lokalisation der Mitochondrien innerhalb des Zytosols der Zelle ist willkürlich und erfolgt nach keinem festen Schema. Sie bewegen sich selbst, verändern stetig ihre Form und werden, je nach Bedarf, von der Zelle zu verschiedenen Orten bewegt [13, 14]. Einige Mitochondrien nehmen dagegen eine fixe Position ein, indem sie sich in engem Kontakt mit dem endoplasmatischen Retikulum oder anderen Zellstrukturen befinden.

1.1 Funktion der Mitochondrien – die Elektronentransportkette

Die hauptsächlichste und wichtigste Aufgabe der Mitochondrien besteht in der Generierung von Energie in Form von Adenosintriphosphat (ATP), ein Vorgang, der über die Elektronentransportkette erreicht wird. Diese Kette koppelt die Reaktionen zwischen einem Elektronendonator (wie z. B. NADH; ➤ Abb. 1.3) und einem Elektronenempfänger (wie z. B. Sauerstoff), indem H^+-Ionen über die Membran mit Hilfe zahlreicher biochemischer Prozesse gegen ein Konzentrationsgefälle gepumpt werden. Diese H^+-Ionen werden schließlich dazu verwendet, Adenosintriphosphat (ATP) aus Adenosindiphosphat (ADP) herzustellen, die treibende Energie in allen lebenden Organismen. Hierbei fließen am Ende der Transportkette (der ATP-Synthese) die Elektronen entsprechend ihrem Konzentrationsgefälle wieder zurück in das Innere des Mitochondriums (➤ Abb. 1.3). Dieser Vorgang entspricht dem der Fotosynthese bei der Pflanze, bei dem Sonnenlichtenergie über eine Redoxreaktion wie z. B. der Oxidation von Zucker (oxidative Phosphorylierung) zur Energiegewinnung herangezogen wird.

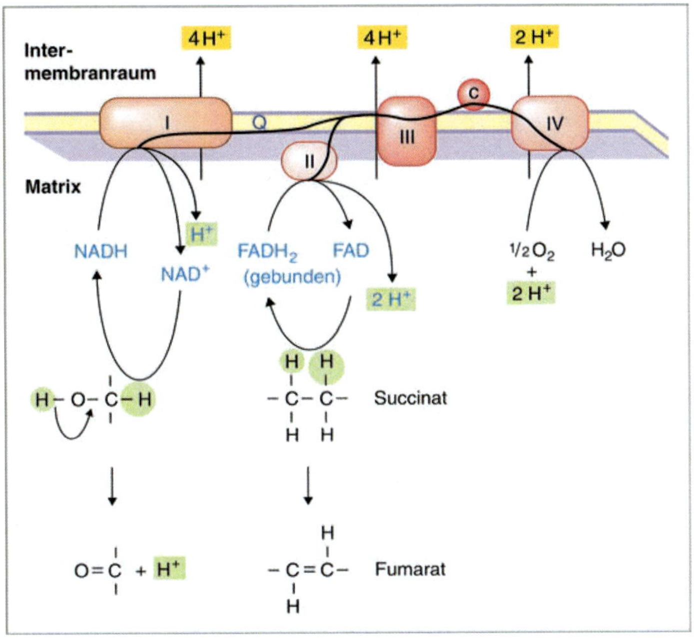

Abb. 1.3 Die zelluläre Atmung bei einer typischen eukaryoten Zelle mit der zur Energiegewinnung wichtigen Elektrontransportkette I–IV und dem Zitronensäurezyklus (Tricarbonsäurezyklus) innerhalb der inneren Membran eines Mitochondriums. Hierbei werden NADH und Succinat aus dem Zitronensäurezyklus oxidiert und liefern die Energie zum Ankurbeln der ATP-Synthase [L253]

Abbildungsnachweis

Der Verweis auf die jeweilige Abbildungsquelle befindet sich bei allen Abbildungen im Werk am Ende des Legendentextes in eckigen Klammern.

E353	Waugh, A., Grant, A.: Ross and Wilson Anatomy and Physiology in Health and Illness. Philadelphia: Elsevier Churchill Livingstone, 11th ed. 2010.
L190	Gerda Raichle, Ulm
L253	Wolfgang Zettlmeier, Barbing

2 Aufgabe der Mitochondrien – die oxidative Phosphorylierung

Die Fähigkeit des Mitochondriums, Energie aus chemischen Verbindungen über die oxidative Phosphorylierung herzustellen, ist ein Prozess, der effektiver als die anaerobe Glykolyse ist. Im Mitochondrium werden metabolisch aus einem Molekül Glukose 30 Moleküle ATP (Adenosintriphosphat) hergestellt, während im Rahmen einer alleinigen Glykolyse nur zwei Moleküle ATP entstehen können. Dies bedeutet, dass Organe mit einem anaeroben Energieverbrauch sehr empfindlich auf etwaige mitochondriale Energiedefizite reagieren. Die bei der oxidativen Metabolisierung in den Mitochondrien erzeugte Energie wird aus der Glykolyse von Kohlenhydraten über Benztraubensäure und Fettsäuren aus den Triglyzeriden entnommen. Diese werden unabhängig von der eigentlichen Aufgabe in die Matrix der Mitochondrien eingeschleust und durch den (Benztraubensäure-)Pyruvatdehydrogenase-Komplex oder durch die β-Oxidation zu Coenzym A abgebaut. Die Azetylgruppe wird anschließend in den Zitronensäurezyklus eingeschleust, der die Moleküle NADH und FADH produziert. Die Elektronen aus NADH werden dann über mehrere Zwischenschritte und einer Serie von Transportermolekülen, der Elektronen-Transportkette (ETC), bis zu ihren Endprodukten H_2O und Energie weitergereicht. Am Ende dieses oxidativen Phosphorylierungswegs (OxPhos) steht die ATPase, die den letzten Schritt in der Energiebereitstellung vollbringt. Das gesamte Oxphos-System ist in einer zweischichtigen Lipidschicht, der inneren Membran des Mitochondriums, eingebettet und besteht aus fünf Proteinkomplexen (I–V) und zwei Elektronentransportsystemen, Coenzym Q_{10} und Cytochrom c. Die hauptsächliche Aufgabe dieser Komplexe und Systeme besteht in dem koordinierten Transport von Elektronen und Protonen, sowie der Herstellung von ATP. Während des Transports von Elektronen wird Energie freigesetzt, die hauptsächlich in Form eines Protonengradienten innerhalb der inneren Membran gespeichert wird, um anschließend im letzten Schritt des Oxphos-Komplexes (der F1/F0-ATPase) aus ADP das aktivere ATP unter Zugabe von Phosphat herzustellen. Weil das innere Membranpotenzial mit 180–200 mV negativ geladen ist und einen Protonengradienten von innen nach außen aufweist, ist dieses Potenzial in der Lage die Synthese von ATP anzukurbeln und den Energiebedarf der Zelle zu decken.

Während bei der Pflanze mit Hilfe von Sonnenlicht die Umwandlung von Wasser in Sauerstoff und von $NADP^+$ zu NADPH vonstattengeht, wird NADPH zum Elektronendonator (H^+-Ion) und

Mitochondriopathien. http://dx.doi.org/10.1016/B978-3-437-31618-0.00002-X
Copyright © 2016 Elsevier GmbH. All rights reserved.

zur Fixierung von Kohlenstoffatomen in den Chloroplasten eingesetzt. Im Mitochondrium dagegen erfolgt eine Umwandlung von Sauerstoff zu Wasser, indem NADH zu NAD^+ und Succinat zu Fumarsäure umgewandelt werden, die den Fluss der H^+-Ionen weiter antreiben. Während einige Bakterien eine Elektronen-Transportkette ähnlich der Chloroplasten oder der Mitochondrien aufweisen, verwenden andere Bakterien ein unterschiedliches Elektrondonator- und -akzeptorsystem. Beide, sowohl die respiratorische als auch die fotosynthetische Elektronen-Transportkette, sind die hauptsächlichen Orte einer vorzeitigen Freisetzung von Sauerstoffradikalen und werden als die Quelle der Produktion von Superoxid, dem Verursacher von oxidativem Stress, angesehen. Während der oxidativen Phosphorylierung verbinden sich die Elektronen, die aus NADH und der $FADH_2$ freigesetzt wurden, mit Sauerstoff, sodass Energie, die aus der Oxidation/Reduktion entstanden ist, zur Aktivierung der Synthese von ADP zu ATP durch die ATP-Synthase (Komplex V) verwertet werden kann. Dieser Fluss von Elektronen zum Sauerstoff ist eine sehr energiereiche Reaktion, wobei bis zu 52,5 kcal/Mol für jedes Paar zurück in die Zellmatrix strömende Elektronen frei werden (➤ Abb. 1.2). Um jedoch diese Energie auch sinnvoll einzusetzen, wird sie langsam unter Einsatz von elektronentransportierenden Systemen und über mehrere Zwischenschritte freigesetzt, ein Ablauf, der letztendlich als Elektronen-Transportkette (ETC) bekannt wurde. Der fünfte Proteinkomplex dient schließlich am Ende dazu, die in Form von Energie gespeicherten Reaktionen zur Synthese von ATP aus ADP heranzuziehen.
Die Elektronen aus dem NADH, das sich aus fast 40 Polypeptidketten zusammensetzt, werden über den Komplex I in die Elektronen-Transportkette gepumpt. Hierbei werden die Elektronen anfänglich von NADH zu dem Flavinmononukleotid weitergereicht, um anschließend über eine Eisen-Schwefel-Verbindung zu Coenzym Q_{10} gepumpt zu werden. Hierbei wird Energie freigesetzt, ein Prozess, der zu einem Gewinn von 16,6 kcal/Mol führt. Coenzym Q_{10}, auch als Ubichinon bekannt, ist ein kleines fettlösliches Molekül, welches aus ca. 10 Polypeptiden besteht und das die Elektronen durch die Zellmembran von Komplex I zu Komplex III pumpt. In Komplex III werden die Elektronen von Cytochrom b zu Cytochrom c weitergereicht, ein zusätzlicher, energieproduzierender Prozess mit einem Ausstoß von 10,1 kcal/Mol. Cytochrom c ist hierbei ein an der äußeren Schicht der inneren Membran gebundenes Protein, das die Elektronen zu Komplex IV der Cytochromoxidase pumpt, wo sie sich schließlich mit Sauerstoff vereinigen und hierbei einen Energiegewinn von 25,8 kcal/Mol erreichen. Alle Proteinkomplexe I, II, III, IV und V hängen von den im Zellkern DNA-kodierten Porteinen ab, die im Zytosol synthetisiert und anschließend zu den Mitochondrien transportiert werden.

2.1 Aufgaben der Komplexe I–V im Mitochondrium

2.1.1 Mitochondrienkomplex I

Im Komplex I, der NADH-Dehydrogenase, auch als NADH-Ubichinon-Oxidoreduktase bekannt, werden zwei Elektronen aus NADH entnommen und zu dem fettlöslichen Transportersystem Ubichinon (Q_{10}) transportiert. Das hierbei entstehende reduzierte Produkt Ubichinol (Q_{10}-H_2) diffundiert frei zwischen den Membranen während Komplex I vier Protonen (H^+) zur gegenüberliegenden Seite der Membran mit einem daraus resultierenden Protonengradienten pumpt. Der Komplex I ist der hauptsächliche Ort, an dem ein vorzeitiger Elektronenverlust mit Bindung an Sauerstoff auftreten kann. Er ist somit der mögliche Ort für die Entstehung von Superoxid, einem hochaggressiven Sauerstoffradikal (➤ Abb. 2.1).

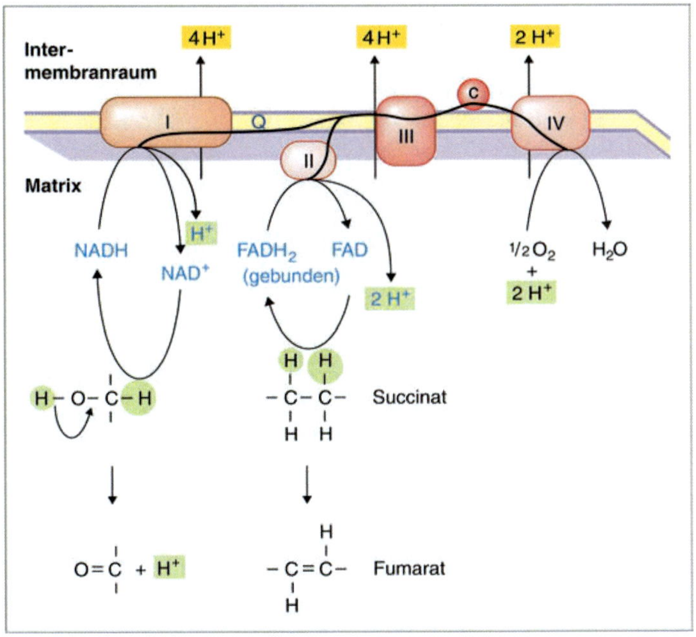

Abb. 2.1 Die Atmungskette in ihren wichtigsten Schritten: 1. Zuführen der H-Ionen: (H mit 2 Elektronen) als 2e⁻ in die Atmungskette der inneren mitochondrialen Membran, bestehend aus drei Redox-Proteinkomplexen und weiteren Elektronenüberträgersystemen) mit Abgabe des freiwerdenden Protons H^+ in den Innenraum (= Matrix) der Mitochondrien; 2. Nutzung der Elektronen als „Pumpenergie" damit der Aufbau einer höheren Protonenkonzentration außerhalb der Matrix erreicht wird; 3. Nutzung der H^+-Energiegefälles zum Antreiben des ATP-bildenden Enzymkomplexes ATPase; Q = Ubiquinon Q10; c = Cytochomoxidase c [L253]

2.1.2 Mitochondrienkomplex II

Der Komplex II (Succinatdehydrogenase) liefert zusätzlich Elektronen, die aus Succinat entstehen und mit Hilfe von FAD in den Ubichinonpool gepumpt werden. Der Komplex II besteht aus 4 Untergruppen, die Succinatdehydrogenase a bis d oder abgekürzt SDHA, SDHD, SDHC und SFHD und wird auch von weiteren Elektronendonatoren (wie z. B. Fettsäuren und Glycerol-3-Phosphat) zur Einspeisung von Elektronen in den Ubichinonpool eingesetzt.

2.1.3 Mitochondrienkomplex III

Im Komplex III (Cytochrom b) werden zwei Elektronen vom Ubichinol (Q_{10}-H_2) aus dem Ubichinolpool entnommen und parallel dazu zwei Moleküle von Cytochrom c, einem wasserlöslichen Elektronentransportsystem, in den Zwischenraum der beiden Mitochondrienmembranen gepumpt. Zwei weitere Elektronen werden parallel über die Membran zu dem Ubichinonpool gepumpt, wo sie zur Reduktion von Ubichinon zum aktiven Ubichinol eingesetzt werden. Im Zusammenhang bedeutet dies, dass

1. aus dem Protonengradienten zwei Protonen dazu benutzt werden, Ubichinon zu Ubichinol zu reduzieren und
2. hierbei gleichzeitig 4 Protonen aus Ubichinol freigesetzt werden,

sodass letztlich das transmembranöse Spannungspotenzial weiter zunimmt (➤ Abb. 2.2).
Liegt eine Elektronenverwertungsstörung im Komplex III (wie z. B. der spezifische Zellinhibitor Antimycin A) vor, können die freiwerdenden Elektronen sich mit molekularem Sauerstoff verbinden und das hochaggressive Sauerstoffradikal Superoxid (H_2O_2) bilden.

2.1.4 Mitochondrienkomplex IV

im Mitochondrienkomplex IV oder der Cytochromoxidase c werden vier Elektronen aus vier Molekülen Cytochrom c entfernt und zum molekularen Sauerstoff transportiert. Gleichzeitig werden vier Protonen über die Zellmembran gepumpt, wodurch es zu einer weiteren Zunahme des Wasserstoffprotonengradienten kommt. Die Aktivität von Cytochrom c kann durch Zyanide blockiert werden (= Hemmung der inneren Zellatmung).

2.1.5 Mitochondrienkomplex V

Im Komplex V erfolgt über die ATP-Synthase der endgültige Schritt der Umwandlung von ADP zu ATP. Hierbei bezeichnet der Begriff „ATP-Synthase" alle Enzyme, die in der Lage sind, Adenosintriphosphat aus Adenosindiphosphat mit Hilfe anorganischen Phosphats zu einer neuen Energieform zu synthetisieren. Die für die Synthese notwendige Energie liegt im Mitochondrium in Form des Protonengradienten vor, der entsprechend dem elektrochemischen Konzentrationsgefälle

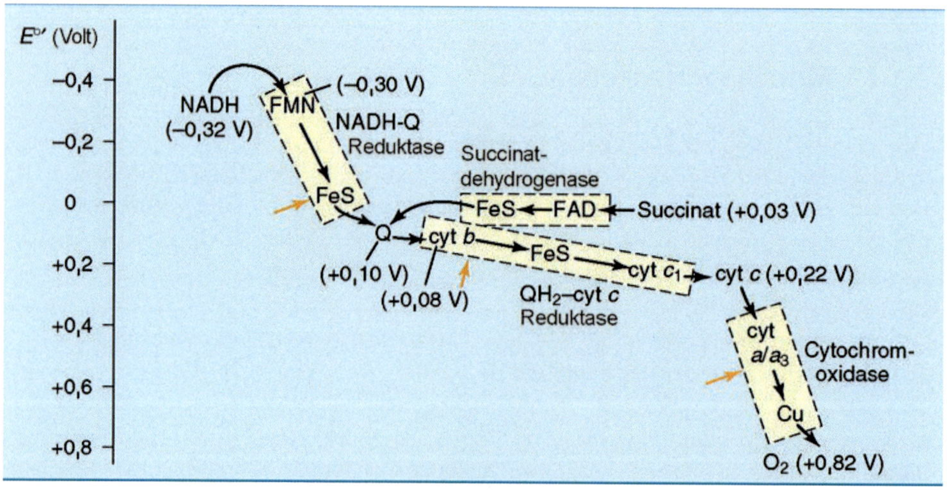

Abb. 2.2 Prinzip der Energieproduktion (das Redoxpotenzial) innerhalb der beiden mitochondrialen Membranen, wobei unterschiedliche Coenzyme eine stetige Zunahme des Gradienten an positiv geladenen Wasserstoffionen ermöglichen, ein Spannungspotenzial, das am Ende der Kette dazu benutzt wird, um über die ATP-Synthase zur Synthese von ATP anzukurbeln. Cyt b, c = Cytochrom b, c; Chinon = Ubichinon Q_{10}. NADH = reduzierte Form des Niciotinsäure-Dinukleotids mit dem hochreaktiven Wasserstoffatom [G410]

vom Zwischenraum der beiden Mitochondrienmembranen in die Matrix des Mitochondriums strömt, wobei folgende Reaktion abläuft:

$$ADP + Pi \rightarrow ATP$$

Enzyme wie die Synthase erfüllen im Organismus eine lebensnotwendige Aufgabe, weil ATP generell den „energetischen Antrieb" für jede Zell darstellt. Dieses Enzym reagiert aber auch auf jegliche Art von Toxinen sehr empfindlich mit der Folge, dass ein Defizit oder eine totaler Funktionsverlust auftritt. So hemmt z. B. das Antibiotikum Oligomycin die Fo-Einheit am Komplex V, was zu einer ungenügenden Energieproduktion führt. Wie alle anderen Enzyme, so arbeitet auch die Fi-Fo-ATP-Synthase reversibel. D. h. im Normalzustand verläuft die Synthese von innen nach außen über die protonentreibende Kraft der Elektronen-Transportkette, die zur Synthese von ATP als energetische Quelle genutzt wird, ein Prozess, der auch als oxidative Phosphorylierung bezeichnet wird [15, 16]. Dieser Prozess findet in jedem der 1.500 Mitochondrien und in jeder Zelle statt, dort, wo die ATP-Synthase in der inneren Mitochondrienmembran lokalisiert ist. Indem der F1-Anteil in die mitochondriale Matrix hineinragt, wird über den Protonenfluss von innen nach außen eine Achse angetrieben, die gegenläufig zum F0-Anteil rotiert, ein Funktionsprinzip, das dem einer Wassermühle gleichkommt, bei der der Wasserfluss durch den Protonenfluss repräsentiert wird.

Der Transport von ATP und ADP über die innere Membran erfolgt über ein integriertes Membranprotein, das Adeninnukleotid-Translokatorprotein, das im Mitochondrium ein Molekül ADP gegen ein Molekül ATP austauscht und anschließend vom Mitochondrium zum Zytosol der Zelle – dort wo es für die reguläre Funktion benötigt wird – transportiert. Weil ATP im Vergleich zu ADP eine höhere negative Ladung besitzt (–4 vs. –3), wird dieser Austausch durch die Spannungsdifferenz der elektrochemischen Pumpe angetrieben. Und weil der Protonengradient eine positive Ladung auf der Zytosolseite der Membran aufweist, ist dieser Austausch von ADP zu ATP energetisch vorteilhaft.

Die Synthese von ATP innerhalb des Mitochondriums benötigt sowohl ein zusätzliches Phosphat-Ion als auch ADP, wobei das Phosphat-Ion aus dem Zytosol importiert wird. Dieser Vorgang erfolgt über ein weiteres Membran-Transportprotein, welches $H_2PO_4^-$ für eine Hydroxygruppe (OH^-) austauscht. Der Austausch ist elektrisch jedoch neutral, weil beide, sowohl das Phosphation als auch die Hydroxygruppe je nur eine negative Ladung von –1 aufweisen. Der Austausch wird ebenfalls durch den Protonenkonzentrationsgradienten angetrieben, wobei ein höherer pH innerhalb der Mitochondrien zu einer höheren Konzentration von Wasserstoffionen führt, ein Zustand, der elektrochemisch einen Vorteil für die Zytosolseite der Membran darstellt.

Abbildungsnachweis

Der Verweis auf die jeweilige Abbildungsquelle befindet sich bei allen Abbildungen im Werk am Ende des Legendentextes in eckigen Klammern.

G410 Meisenberg, G., Simmons, W: Principles of Medical Biochemistry. Elsevier/Saunders, 3rd ed. 2011.

L253 Wolfgang Zettlmeier, Barbing

3 Angeborene/erworbene Mitochondriopathie

Es gibt zwei Arten von Mitochondriopathien:
1. Die angeborene Mitochondriopathie und die
2. Erworbene Mitochondriopathie.

Die erste ist klinisch eine sehr heterogene Multisystemerkrankung, wobei es wegen der Beteiligung der Mitochondrien im Rahmen der oxidativen Phosphorylierung zu Störungen in der Elektronentransportkette im Gehirn und der Muskulatur mit der Folge von Enzephalopathien und/oder Myopathien kommt. Hierbei können ursächlich Mutationen in den mitochondrialen Genen zu einer großen Anzahl von mitochondrialen Störungen führen (➤ Tab. 3.1), von denen die Muskulatur und das Gehirn am häufigsten betroffen sind; es sind speziell diese beiden Organe, die auf eine effiziente Energieversorgung durch die Mitochondrien am meisten angewiesen sind.
Wegen der Vielseitigkeit der betroffenen Funktionen können auch unterschiedliche Krankheitsbilder wie das **Alper-Syndrom** oder die **Lebersche hereditäre Optikusneuropathie** (LHON) auftreten. Letztere ist eine durch eine Punktmutation der mitochondrialen DNA verursachte Erb-

Tab. 3.1 Zusammenfassung angeborener Mitochondriopathien mit Organbeteiligung

MELAS	Mitochondriale Enzephalomyopathie mit Laktatazidose und „Stroke-like"-Episoden
MERRF	Mitochondriale Enzephalomyopathie mit „Ragged Red Fibres"
NARP	Neuropathie, Ataxie und Retinitis pigmentosa
KSS	Kearns-Sayre-Syndrom
Pearson	Pearson-Marrow-Pancreas-Syndrom
CPEO	Chronisch-progressive externe Ophthalmoplegie
LHON	Lebersche hereditäre Optikusatrophie
MNGIE	Mitochondriale neurogastrointestinale Enzephalopathie
Leigh	M. Leigh; Leigh-Syndrom; DD: Leigh-like-Syndrom
Alpers	M. Alpers-Huttenlocher
Barth	Barth-Syndrom
Mohr-Tranebjaerg	Mohr-Tranebjaerg-Syndrom
Depletionssyndrom	mDNA-Depletionssyndrom
MILS	Material-inherited-Leigh-Syndrom
SANDO	Sensorische ataktische Neuropathie, Dysarthrie, Ophthalmoplegie
MSL	Multiple symmetrische Lipome
NNH	Navajo-Neurohepatopathie
DIDMOAD	Diabetes insipidus, Diabetes mellitus, Optikusatrophie und Taubheit (Wolfram-Syndrom)
MLASA	Mitochondriale Myopathie, Laktatazidose und sideroblastäre Anämie

Mitochondriopathien. http://dx.doi.org/10.1016/B978-3-437-31618-0.00003-1
Copyright © 2016 Elsevier GmbH. All rights reserved.

krankheit, die klinisch im mittleren Lebensalter (20.–30. Lebensjahr) in Erscheinung tritt, symptomatisch sich durch einen rasch progredienten Visusverlust bis hin zur Amaurose (= vollständigen Erblindung) innerhalb weniger Wochen äußert und zusätzlich zum Sehverlust kardiale Manifestationen mit Herzrhythmusstörungen aufweisen kann. Das **Lowe-Syndrom,** auch okulozerebrorenales Syndrom (kurz OCRL) genannt, ist eine X-chromosomale Multisystemerkrankung mit geistigen Behinderung, Muskelhypotonie, angeborenem Katarakt und selektiver proximaler Tubulopathie. Das **Ernster-Luft-Syndrom,** auch unter dem Synonym hypermetabolisches mitochondriales Syndrom bekannt, ist durch einen ausgeprägen Hypermetabolismus, Hitzeintoleranz, profuses Schwitzen (die Patienten schwitzen derart, dass sie mehrmals am Tag die Wäsche wechseln müssen), Polyphagie (= krankhaft gesteigerte Esssucht), Polydipsie (= krankhaft gesteigerter Durst), Muskelschwund mit Schwäche, fehlende tiefe Sehnenreflexe und Ruhetachykardie charakterisiert. Zerebrale Beteiligungen finden sich bei **der Menkeschen Erkrankung** mit Mikrozephalie und typischen Haarveränderungen („kinky hair disease"). Das **Zellweger-Syndrom,** auch unter dem Namen zerebrohepatorenales Syndrom bekannt, ist eine sehr seltene genetisch bedingte, autosomal-rezessiv vererbbare peroxisomale Stoffwechselstörung auf der Grundlage einer angeborenen Genmutation, die tödlich verläuft. Die hierbei betroffenen Peroxisomen sind Zellorganellen in eukaryotischen Zellen, die von einer Zellmembran umgeben sind. Sie verbrauchen bei den mannigfachen Stoffwechselfunktionen Sauerstoff und gelten daher als die ersten Entgiftungssysteme, die mit dem Auftreten einer sauerstoffhaltigen Erdatmosphäre erforderlich wurden. Das **MELAS-Syndrom** ist ein Akronym welches für die mitochondriale Enzephalomyopathie (Hirn-/ Muskelstörung), Laktatazidose (Milchsäureüberladung) mit schlaganfallähnlichen Episoden steht. Die Patienten sind oft kleinwüchsig und können zusätzlich eine Migräne und einen Diabetes mellitus haben. Das **MERRF-Syndrom,** vom engl. „myoclonic epilepsy with ragged red fiber", äußert sich in einer klonischen Muskelspastik, epileptischen Anfällen, Kleinhirn-Ataxie und in mikroskopisch sichtbaren Veränderungen an der Muskulatur, genannt „ragged red fibers" (RRF; deutsch zottige rote Fasern), sowie einer mitochondrialen (Herz-) Myopathie. Bei dem **Kearns-Sayre-Syndrom** liegen dagegen neben einer Ophthalmoplegie degenerative Veränderungen der Netzhaut und eine Kardiomyopathie mit Reizleitungsstörungen vor.

Weil die mitochondriale DNA vornehmlich von der Mutter vererbt wird, wird sich die mtDNA mit 5–10 Kopien pro Mitochondrium teilen, wobei die mtDNA willkürlich auf die Tochter-Mitochondrien verteilt werden. Sollten nur einige mtDNA-Kopien defekt sein, so bleiben diese Defekte nur in einem der neu gebildeten Mitochondrien. Dies ist der Grund, warum bei einer angeborenen Mitochondriopathie diese nur dann offen zu Tage tritt, wenn die Zahl der betroffenen Mitochondrien eine gewisse Zahl (Grenzkonzentration) übersteigt. Mutationen innerhalb der mtDNA sind häufig anzutreffen, weil das Fehlererkennungsprogramm, wie es bei der Replikation der Zellkern-DNA vorliegt, bei den Mitochondrien nicht existiert. Auch kann das Ausmaß der Mitochondrienerkrankung stark variieren, wobei die Symptome klinisch nur leicht, einhergehend mit geringen körperlichen Einschränkungen, die unter Belastung auftreten, bis hin zu lebensbedrohlichen Funktionsdefiziten resp. letal endenden systemischen Auswirkungen auftreten können. Weiteres Beispiel für eine mitochondriale Neuropathie ist das **Leigh-Syndrom** (sive subakute nekrotisierende Enzephalomyopathie), die mit einem Untergang spezifischer Hirnareale wie Basalganglien, Putamen, Thalamus, Mesenzephalon und Hirnstamm einhergeht. Neben geistiger Retardierung oder sogar dem Verlust erworbener Fähigkeiten fallen eine allgemeine Muskelschwäche, Augenbewegungs- und Schluckstörungen als Zeichen einer Hirnstammschädigung sowie Ataxie auf. Die Krankheit verschlechtert sich teilweise akut nach banalen Infekten. Das **NARP-Syndrom** ist eine erblich bedingte mitochondriale Dysfunktion (Mitochondriopathie), die durch die Symptomentrias Neuropathie, Ataxie und Retinopathia pigmentosa gekennzeichnet ist.

Die **myoneurogastrointestinale Enzephalopathie** oder **mitochondriale neurogastrointestinale Enzephalopathie (MNGIE)** ist eine multisystemische Krankheit, wobei sich die klinischen Symptome im Alter von 10–50 Jahren manifestieren. Die Hauptsymptome sind Ptosis (= Herabhängen der Augenlieder), progressive externe Ophthalmoplegie (= Lähmung der äußeren Augenmuskeln), gastrointestinale Dysmotilität (oft Pseudoobstruktion), diffuse Leukoenzephalopathie, periphere Neuropathie und Myopathie. Patienten mit MNGIE zeigen oft eine Laktatazidose, Ragged Red Fibers und abnormale Mitochondrien mit den obligaten Atmungskettendefekten.

4 Mitochondrien bei der Vermittlung zellulärer Immunität

Während das vom Mitochondrium produzierte Stickstoffmonoxid hilft, über Immunzellen einzellige Parasiten und Bakterien wirkungsvoll zu eliminieren, war diese Abwehrfront bei mehrzelligen Invasoren, wie sie z. B. bei einem Befall mit Helminthen (parasitärer Wurm) vorliegt, nicht ausreichend. Dies ist insofern nachvollziehbar, weil zur Zerstörung eines Wurmes exzessive Mengen an NO benötigt werden, die den Wirt selbst töten würden.
Dies war der Zeitpunkt für eine neue Abwehrstrategie, die etwa zur Zeit der Fische einsetzte und in der Bildung von Antiköpern bestand. Die Bindung von Antikörpern an Antigene eines Parasiten findet auf dessen Körperoberfläche statt, z. B. an der Haut von Plathelminthen oder der Pikuticula von Nematoden, indem sich unterschiedliche Effektorzellen wie Makrophagen oder Granulozyten anheften. Weil jedoch der übergroße Parasit eine Phagozytose nicht möglich macht, wird der Parasit durch Exostose sogenannte Effektormoleküle (lysosomale Enzyme, elementare Proteine, NO) zerstört. Dieses entwicklungsgeschichtlich relativ junge Abwehrsystem mit dem Namen Th2-System, wird immer dann aktiviert, wenn eine übermäßige (oder auch ungenügende) NO-Produktion aufgrund mangelnder Zufuhr schwefelhaltiger, organischer Stoffe vorliegt, die notwendig ist, um das körpereigene und ansonsten sehr wirkeffektive antioxidative Glutathionsystem (GSH) zum Abfangen hoher Anteile an ROS oder NOS zu synthetisieren. Hierdurch kommt es zu einer Verschiebung des immunologischen Gleichgewichts in Richtung einer Th2-Dominanz.
Jeglicher Mangel an schwefelhaltigen organischen Stoffen mündet in eine Störung der NO-Produktion, was auf die Bedeutung der schwefelhaltigen Thiole in der Bildung von NO hinweist. Ein solches Defizit kann rasch durch den Konsum einer gesunden Diät mit hohen Anteilen von Zwiebeln, Knoblauch, Ingwer, Senfkörnern, Eiern sowie anderen Essensbestandteilen mit ausgeprägtem Eigengeruch kompensiert werden.

> Jeglicher Mangel an NO führt zu einer Dominanz der TH2-Immunzellen mit verstärkter Bildung von Antikörpern, was letztlich eine Autoimmunerkrankung nach sich führen kann.

Ein Mangel an der Bildung dieses Abwehrgases NO wird immer dann offensichtlich, wenn schwefelhaltige organische Komponenten im zellulären Metabolismus fehlen oder nicht ausreichend gebildet werden. Diese schwefelhaltigen Thiole erneuern das NO-Gas, wobei ein gleichbleibender Spiegel der Thiole im menschlichen Körper für die Gesunderhaltung essenziell ist. Auf ihre Bedeutung im Rahmen einer gesunden Ernährung mit Flavonoiden und Polyphenolen wird auf anderer Seite wiederholt hingewiesen [17, 18, 19].

Mitochondriopathien. http://dx.doi.org/10.1016/B978-3-437-31618-0.00004-3
Copyright © 2016 Elsevier GmbH. All rights reserved.

4.1 Das Th1/Th2 Immunsystem im Rahmen mitochondrialer Energiegewinnung

Heutzutage wird es als Allgemeingut anerkannt, dass das Th1-System die immunologische Balance bestimmt, während das Th2-System seinen Part zum Schutz des Wirts vor einer Invasion mit pathogenen Keimen übernimmt. Jede Störung in diesem Gleichgewicht kann somit als Ursache unterschiedlicher immunologischer Reaktionen, inklusive der Autoimmunerkrankungen, angesehen werden. Zytokine, z. B. eine Gruppe von Peptiden, die als die Mediatoren einer immunologischen Reaktion gelten (z. B. IL-12 und IL-4), sind die entscheidenden Mittler in der Differenzierung der naiven $CG4^{+}$- oder der T-Zellen in Richtung Th1- oder Th2-Zellen. Zusätzlich zu den Zytokinen können auch die Steroidhormone als Mittler betrachtet werden, die eine Differenzierung im Rahmen der Th1/Th2-Balance entscheidend beeinflussen und eine evtl. Autoimmunerkrankung noch verstärken können.
Denn ursprünglich im Rahmen der HIV-Forschung entdeckt, wurden bei einem Wechsel von Th1 auf Th2 (sog. Th1/Th2-Switch) diese zwei immunologisch differenten Th4-Untergruppen gefunden: Die inflammatorischen T4-Immunzellen vom Typ 1, die später als Th1-Zellen bezeichnet wurden, und die T4-Helferzellen, die als Th2-Immunzellen klassifiziert wurden und die die antiköperproduzierenden Zellen zur Synthese anregen. Die Synthese der unterschiedlichen Zytokine hängt von den dendritischen Immunzellen ab, die dauerhaft im Körper patrouillieren und, wenn sie in Kontakt mit pathogenen Keimen kommen, diese Information oder Teile des Eindringlings der zellulären Oberfläche den T4-Immunzellen mitteilen. Hierbei hat der Glutathionspiegel einen maßgeblichen Einfluss, indem ein hoher Spiegel zur Bildung von Zytokinen der Th1-Zellen führt, während ein niedriger Glutathionspiegel die Freisetzung von Zytokinen vom Typ der Th2-Immunzellen zur Folge hat. Es setzen anschließend, als Folge einer Invasion mit pathogenen Keimen, oder im Falle einer nichtspezifischen immunologischen Reaktion, die Th1-Zellen das „Kampfgas" Stickoxid (Stickstoffmonoxid oder NO) frei, ein wichtiger Teil bei der Bekämpfung intrazellulärer Mikroben. Im Gegensatz hierzu hemmen die Zytokine der Th2-Klasse die Freisetzung von NO und mobilisieren stattdessen die Produktion von Antikörpern gegen das Th1-System. Deswegen führt eine langfristige Abnahme von Glutathion in den dendritischen Immunzellen (oder eine Immunsuppression durch Toxine wie z. B. durch Pestizide) zur Aktivierung des Th2-Systems mit Freisetzung von hierbei gebildeten spezifischen Zytokinen bei gleichzeitig verminderter Bildung von Zytokinen aus dem Th1-System. Als Folge resultiert eine ungenügende NO-Freisetzung, die für eine Bekämpfung intrazellulärer pathogener Keime notwendig wäre. Und es indziert eine frühzeitige Kontamination mit Keimen auch zu einer frühzeitigen Reaktionsbereitschaft des adaptiven Immunsystems. Dies wird z. B. bei der menschlichen Lepraerkrankung offensichtlich, wo der Status des jeweiligen Immunsystems auf den Verlauf der Erkrankung einen führenden Einfluss ausübt. Indem ein dominantes Th1-System ein nur langsames Voranschreiten der Krankheit zur Folge hat, wird es bei einem dominanten Th2-System mit Antikörperbildung zur kutanen Lepra kommen, die schnell voranschreitet und zum Tode führen kann. Ähnlich liegen die Verhältnisse von immunologischen Reaktionen bei einem allergischen Geschehen. Ein dominantes Th2-System führt dann zu schweren, immunologisch bedingten Reaktionen, wie sie von der Neurodermitis, der Hashimoto-Thyreoiditis, der rheumatischen Gelenkerkrankung, der Colitis ulcerosa usw. her bekannt sind. Denn die T- und B-Lymphozyten können nicht intrazellulär in das Zellplasma eindringen, stattdessen versucht der Organismus, die pathogenen Eindringlinge dadurch zu eliminieren, dass er sie schon im Blut, bevor sie in die Zelle eingedrungen sind, zu vernichten sucht. Denn einmal in der Zelle können sich die pathogenen Keime (wie z. B. Tbc-Bazillen, Pilzsporen, Viren, Protozoen usw.)

ungehindert vermehren mit dem Ergebnis, dass die 1.500 Mitochondrien/Zelle geschädigt werden. In der Folge kommt es zu einer verminderten Energieproduktion, einer Hemmung der Sauerstoffutilisation in der Elektronen-Transportkette sowie einer Hemmung der intrazellulären Atmung und der Generierung von ATP.

Weil das Tegument (die Hülle) von Plathelminthen oder die Epikutikula (Häutchen) von Nematoden wie Antigene wirken, werden über Antikörper den Makrophagen und den eosinophilen Granulozyten eine bessere Haftung ermöglicht, wobei anschließend über lysosomale Enzyme, Proteine und insbesondere über Stickoxid eine indirekte und dauerhafte Zersetzung des Parasiten erreicht wird. Werden deshalb im Fall einer Tbc die Bazillen durch Th1-Zellen über z. B. Interferon gamma markiert, aktivieren diese Zytokine Makrophagen, die dann das Kampfgas NO und auch Sauerstoffradikale (O_2^-) zur intrazellulären Zerstörung der Eindringlinge abgeben.

Die bei einer Infektion auftretenden Wechselwirkung zwischen den Lymphozyten, den pathogenen Keimen und den antigenpräsentierenden Zellen, die eine Immunreaktion beeinflussen und bei denen die regulatorischen T-Zellen einen wichtigen Balanceakt zwischen der Vermittlung von Schutz und immunbedingten krankhaften Auswirkungen haben, ist sehr komplex [20]. Wichtige Mittler bei dieser Immunreaktion sind zum einen das Interferon gamma (IFN-γ), der Tumornekrosefaktor alpha (TNF-α), das Stickstoffmonoxid (NO) und zum anderen die Interleukine IL-1 und IL-23, die alle zu einer immunologischen Reaktion oder der Elimination bei bakteriellem Befall beitragen.

Die jeweilige Reaktion wird jedoch auch durch die bakterielle Besiedlung des Darmes ausschlaggebend mit beeinflusst, indem die Bakterien aufgrund ihrer genetischen Beschaffenheit maßgeblich auch die Gene des Wirts beeinflussen und bei einer dauerhaften, stillen Entzündung, wie sie z. B. bei dem Reizdarmsyndrom (Colon irritable oder IBS) vorliegt, einen Einfluss auf die individuelle immunologische Reaktion haben [21–23]. So wurde z. B. nachgewiesen, dass bei einer fehlenden immunologischen Toleranz gegenüber der umfangreichen Mikroflora im Darm (Mikrobiota) es zu einer krankheitsbedingten Dysregulation des darmassoziierten Immunsystems kommt, ein Krankheitsbild, das sich bei Patienten in einer Reizdarmsymptomatik und einer spezifisch veränderten Dysbiose (= Störungen in der bakteriellen Darmbesiedlung) niederschlägt. Es kann somit eine fehlerhafte Darmbesiedlung als Ursache für eine immunologische Intoleranz mit anschließender überschießender Reaktion angesehen werden, die maßgeblich in eine chronische Darmentzündung (schwelende, lokale Inflammation) mit lokalen Defekten und dem Sickerdarm (Leaky-Gut-Syndrom) führen und in dessen Folge es zu einer immunlogischen Überreaktion mit Bildung von Autoimmunantikörpern kommt. Diese Folgen lassen sich dann in einem anschließenden Wechsel im Th1-Th2-System mit recht unterschiedlichen Symptomen ablesen. Denn während ein natürlicher Wechsel von Th1 zu Th2 beim Menschen ab einem Lebensalter von etwa 40 Jahren stattfindet, können Umgebungsfaktoren solch einen Wechsel merklich beschleunigen. Hierzu gehören Faktoren wie Rauchen, Schwermetallbelastungen, langanhaltender psychischer Stress, Antibiotikaeinnahmen, Chemotherapie, oxidativer Stress, Impfungen, Proteinmangel und Vergiftungen. Insbesondere sind es jedoch die Zusätze in den Nahrungsmitteln wie künstliche Süße, Farbstoffe, Konservierungsmittel, Geschmacksverstärker und Reste von Pestiziden sowie Fungiziden, die alle als mögliche Auslöser eines Th2-Wechsels („switch") bei gleichzeitiger Verringerung der Th1- und einem Ungleichgewicht in der Th1/Th2-Balance angesehen werden können (➤ Tab. 4.1). Jegliche therapeutische Anstrengungen richten sich somit auf eine Wiederherstellung dieses immunologischen Gleichgewichts, bei denen neben den Pre- insbesondere die Probiotika (= für das Leben, indem die guten Bakterien im Darm zunehmen) sowie eine Erneuerung der natürlichen Darmbarriere eine zentrale Rolle in der Rückgewinnung der immunologischen Toleranz spielen.

Und schließlich ist auch ein Vitamin-D-Mangel in Verbindung mit allergischen Reaktionen, einer gestörten Mikrobiota im Darm, Asthma und Fettleibigkeit gebracht worden. So z. B. konnte eine

Tab. 4.1 Zusammenfassung der durch ein Ungleichgewicht im immunologischen Th1/Th2-System ausgelösten Erkrankungen

Th1-Dominanz (weniger häufig)	**Th2-Dominanz (häufig)**
• Autoimmunerkrankung • Hashimoto-Thyreoiditis • Struma • Multiple Sklerose • Sjörgen-Syndrom • Bilharziose • Psoriasis • Depression • Sarkoidose • Tuberkulose • Dermatitis mit Ni-Allergie • Endogene Depression	• Allergie auf Essensbestandteile vom IgE- und IgG-Typ • Miliartuberkulose • HIV in Kombination mit Th1-Mangel • Krebs • Leaky-gut Syndrom (Sickerdarm) • Allergische Reaktionen mit exzessiver Histaminfreisetzung • Golfkriegssyndrom • Chronisches Müdigkeitssyndrom (CFS) • Multiple chemische Sensitivität (MCS), Fibromyalgie (FMS) • Hepatitis B und C • Lupus Erythematodes • Systemische Arteriosklerose • Bronchialasthma vom allergischen Typ • Allergische Rhinitis • Atopische Dermatitis • Generalisierte Mykose

eindeutige Beziehung zwischen einem niedrigen Vitamin-D-Spiegel und dem Bronchialasthma sowie anderen allergischen Erkrankungen [24, 25] und einem erhöhten BMI (= body mass index; Zeichen für Fettleibigkeit) Index nachgewiesen werden [26]. In einem Übersichtsartikel haben Forscher Beweise dafür vorgelegt, dass die Mikrobiota des Darms mit dem Vitamin-D-Spiegel in frühen Lebensjahren und der Ausbildung von Asthma und Fettleibigkeit in Verbindung steht [27]. Hierbei ist jedoch noch unklar, ob ein Vitamin-D-Mangel dabei die Zusammensetzung der Darmbakterien beeinflusst. Berücksichtigt man jedoch die vielen übergeordneten Regelfunktionen, die das Vitamin D in der Entwicklung und der Funktion der regulatorischen T- und der dendritischen Zellen ausübt, erscheint es naheliegend, anzunehmen, dass der Vitamin-D-Status maßgeblich die Zusammensetzung der intestinalen Mikrobiota auf das Immunsystem beeinflusst [28]. So z. B. wiesen Mäuse mit einem angeborenen Mangel an Vitamin-D-Rezeptoren eine schwelende Entzündung sowie einen Mangel an T-Zellen im Intestinaltrakt auf [29]. Solche Auswirkungen halten letztendlich die Entzündung am Schwelen und sind die Basis für weitere Entzündungen als Reaktion einer ansonsten normalen Besiedlung mit nichtpathogenen Keimen [30]. Auch konnte nachgewiesen werden, dass intestinale Vitamin-D-Rezeptoren einen entscheidenden Einfluss an der Suppression einer bakterieninduzierten Aktivierung des Entzündungsmittlers NF-κB (= nukleare Faktor „kappa-light-chain-enhancer") von aktivierten B-Zellen, ein spezifischer Transkriptionsfaktor, der in praktisch allen Zelltypen und Geweben vorkommt, haben [31]. Hierbei hat die jeweilige bakterielle Kolonisierung einen Einfluss sowohl auf die Verteilung als auch auf die Expression der Vitamin-D-Rezeptoren in den intestinalen Epithelzellen, woraus eine dynamische Wechselwirkung zwischen Bakterien im Darm (dem Mikrobiom) und dem Vitamin-D-Rezeptor abgeleitet werden kann [30]. Aus diesem Zusammenspiel lässt sich aber auch zwanglos die bedeutungsvolle Wechselbeziehung zwischen dem Vitamin-D-Syntheseweg auf die vom Darm ausgehenden inflammatorischen Störungen ableiten.

Der Ausdruck Mikrobiom bezieht sich hierbei auf die ca. 100 Trillionen (!) im Darm lebende unterschiedlichen Bakterien, Hefen und Pilze sowie auch pathogenen Keime, die Parasiten, die im gesamten Darmabschnitt, besonders jedoch im unteren Dünn- und dem gesamten Dickdarm anzutreffen sind. Hierbei sind die sog. „guten" von den „schlechten" Bakterien zu trennen, wobei beide

in einer ausgewogenen Balance zueinander existieren und die guten Bakterien eine wichtige Arbeit bei der Synthese von Vitaminen und dem Training des Immunsystems übernommen haben.
Und weil das Vitamin D mittlerweile mehr als nur ein Vitamin ist, das regulatorische Aufgaben in der Zelle ausübt, ist die Empfehlung, Sonneneinstrahlung wegen der Gefahr, ein malignes Melanom zu entwickeln nur dann gegeben, wenn der Mensch sich der Sonneneinstrahlung längere Zeit und ohne Schutz aussetzt. Es wird mittlerweile eher akzeptiert und ist auch belegt worden, dass die Sonnenstrahlen und die ihnen zugehörigen UV-B-Strahlen zu einem erhöhten Vitamin-D-Spiegel führen, der zu weniger Herzerkrankungen, einer geringeren Diabetes-Typ-II-Rate, weniger Infektionen [33], einer geringeren Inzidenz von multipler Sklerose [34], einer durch die Sonne induzierten verbesserten Stimmung sowie DNA-Reparatur und einer geringeren Gesamtmortalität [35] führt. Eindeutig konnte für das Vitamin D_3 auch eine geringere Häufigkeit von mindestens 17 verschiedenen Arten von Krebs nachgewiesen werden [36]. Und weil die meisten Sonnenschutzcremes nur in die oberen Hautschichten eindringen und dabei speziell die UV-B-Strahlen (die auch die Vitamin-D_3-Synthese einleiten) blockieren, nicht aber die in die tieferen Schichten penetrierenden UV-A-Strahlen, wird eine falsche Sicherheit vermittelt, sodass die UV-A-Strahlen eher zu einer weltweiten Zunahme an malignen Melanomen geführt haben [37]. Daneben führt das in den handelsüblichen Sonnenschutzcremes enthaltene Zinkoxid nach der UV-Bestrahlung zur lokalen Entstehung freier Radikale, aggressive Stoffe, die letztendlich die Haut noch zusätzlich schädigen [38].

5 Die erworbene Mitochondriopathie

5.1 Stickoxid – ein janusköpfiges Molekül

Stickoxid (gebräuchlicher Name) oder Stickstoffmonoxid (systemischer Name) ist ein chemischer Stoff mit der molekularen Struktur NO (Stickoxid). Dieses zweiatomare Gas ist ein wichtiges Signalmolekül bei den Säugetieren, den Menschen mit eingeschlossen, sowie ein wichtiges Intermediärprodukt in der chemischen Industrie. Es ist aber auch ein Schadstoff, der bei der Verbrennung von organischen Substanzen mit Sauerstoff entsteht, wie er z. B. beim Ottomotor oder bei fossilen Kraftwerken. Als wichtiges zelluläres Botenmolekül ist es in vielen physiologischen aber auch pathologischen Abläufen des Säugetiers nachzuweisen, wobei zum einen vorteilhafte, zum anderen aber auch nachteilige Effekte auftreten können [39]. Des Weiteren sind ausreichend hohe Konzentrationen von NO notwendig, um ein Organ, wie z. B. die Leber, vor ischämischen Schäden zu bewahren. Obgleich die vasodilatatorische Wirkung von NO schon vor über 30 Jahren entdeckt wurde, ist seine Bedeutung als ein wichtiges regulatorisches Agens erst heutzutage bei vielen physiologischen Funktionen des Herzens, aber auch bei Entzündungen, Fortpflanzungsfunktionen, der Bronchodilatation, der Knochenneubildung, einer Insulinempfindlichkeit und als Schutz der Auskleidung im Gastrointestinaltrakt erkannt worden. Es ist somit ein außergewöhnliches Molekül mit bedeutenden Funktionen in vielen physiologischen Abläufen, die der menschlichen Gesunderhaltung dienen [40]. Obgleich in seiner chemischen Struktur recht einfach, so sind doch die biologischen Funktionen von Stickoxid recht komplex. In den späten 70er sowie den frühen 80er Jahren hat Robert Furchgott als erster Wissenschaftler die biologische Funktion beschrieben und es als ein endothelabhängigen Relaxationsfaktor (EDRF), der in den Blutgefäßen mit intaktem Endothel als Reaktion auf Acetylcholingabe freigesetzt wird, hervorgehoben [41]. Er konnte nachweisen, dass der Relaxationsfaktor durch das Endothel freigesetzt wird und auf die darunter liegende glatte Muskulatur im Sinne einer Vasodilatation wirkt. Erst später im Jahre 1987 beschrieben Salvador Moncada und Louis Ignarro unabhängig voneinander, dass der Relaxationsfaktor aus den Endothelzellen eigentlich Stickoxid darstellt [3, 42], der intrazellulär über eine Aktivierung des zyklischen Guanidinmonophosphats (cGMP) seine Wirkung vermittelt [43].
Stickoxid (NO) sollte hierbei nicht mit Lachgas (N_2O) verwechselt werden, welches ein Narkose- und Treibhausgas darstellt, ebenso ist es nicht mit Stickstoffdioxid (NO_2) gleichzusetzen, ein braunes giftiges Gas und ein hauptsächlicher Luftverschmutzer. Jedoch wird Stickoxid an der Luft rasch zu Stickstoffdioxid oxidiert, was seinen eher instabilen Charakter unterstreicht.

Mitochondriopathien. http://dx.doi.org/10.1016/B978-3-437-31618-0.00005-5
Copyright © 2016 Elsevier GmbH. All rights reserved.

5.2 Die biologische Bedeutung von Stickoxid (NO)

NO ist eines der wenigen gasförmigen Transmittermoleküle und stellt insofern eine Besonderheit dar, als es ein gasförmiges Radikal ist. Es ist der Schlüsseltransmitter bei den Säugetieren, der eine bedeutende Rolle bei vielen biologischen Abläufen innehat. So ist Stickoxid nicht nur der „endotheliale Relaxationsfaktor" der aus Arginin, Sauerstoff und NADPH über die induzierte Stickoxidsynthase (iNOS) synthetisiert wird.

Vielmehr ist Stickoxid auch sehr reaktionsfreudig und hat eine Wirkungsdauer von nur wenigen Sekunden, wobei es frei zwischen den einzelnen Membranen diffundieren kann. Diese Eigenschaft macht es zu einem idealen Mittler zwischen den parakrinen (untereinander in Wechselwirkung tretende Zellen) und den autokrinen (innerhalb der Zelle ablaufenden Reaktionen) Zellen. Seine Konzentration wird besonders bei Personen, die in großen Höhen wohnen, gesteigert, wobei, damit keine Hypoxie auftritt, hierdurch eine dauerhafte Erweiterung der Pulmonalgefäße garantiert wird. Weitere Funktionen betreffen die schon erwähnte Vasodilatation, die neuronale Transmission, die Steigerung im Zyklus des Haarwachstums, die Produktion reaktiver Stickstoffzwischenprodukte und die Peniserektion, die über eine gesteigerte lokale Vasodilatation in den Corpora cavernosa abläuft. Auch werden die Therapeutika Nitroglyzerin und Amylnitrit, im Rahmen einer Akuttherapie bei pektanginösen Beschwerden erfolgreich eingesetzt, zu NO abgebaut, wodurch die folgende Vasodilatation die Herzarbeit sowie den Sauerstoffbedarf des Herzens verringert. Daneben stimuliert das Aphrodisiakum Sildenfanilcitrat, bekannt geworden unter dem Namen Viagra®, hauptsächlich die penile Erektion, indem es den Signalweg zur Produktion von NO im Penis steigert.

NO wird durch unterschiedliche Synthasen in den verschiedensten Körperkompartimenten immer dann synthetisiert, wenn es gebraucht wird. So z. B. findet sich eine **endotheliale Stickoxidsynthase (eNOS)** in der inneren Auskleidung der Arterien, dort, wo der Transmitter zu einer Relaxation der glatten Gefäßmuskulatur mit anschließender Gefäßdilatation und einem Blutdruckabfall führt (➤ Tab. 5.1). Dieses Wirkprinzip macht sich auch das Pharmakon Nitroglyzerin zu eigen, das bei Herzenge wie der Angina pectoris und dem chronischen Herzversagen eingesetzt wird. Es ist eines der ältesten und effektivsten Medikamente bei Herzerkrankungen, weil es eine anginöse Attacke verkürzt oder sogar verhindert. Aufgrund seiner primär induzierten venösen Dilatation (Verminderung der Vorlast) und einer geringeren Dilatation im arteriellen System, kommt es zu einer Verringerung des Sauerstoffbedarf des Herzmuskels, was zum Sistieren eines Angina-pectoris-Anfalls führt.

Die **neuronale Stickoxidsynthase (nNOS)** findet sich dagegen hautsächlich in den Nervenzellen, wo NO als Neurotransmitter eingesetzt und durch Hypoxie und Mangeldurchblutung aktiviert wird (➤ Tab. 5.1). Die **induzierte Stickoxidsynthase (iNOS)** findet sich jedoch in den Immunzellen, wo Stickoxid dann das Abwehrsystem aktiviert, wenn es intrazellulär zu einem Befall mit pathogenen Keimen, wie z. B. einer Entzündungsreaktion durch infektiöse Keime oder der Exposition mit Chemikalien gekommen ist. Und schließlich gibt es noch die **mitochondriale Stickoxidsynthase (mt-NOS),** die sich in den Mitochondrien befindet und dort als Regulationsmechanismus in der Synthese, der Proliferation und/oder der Apoptose (dem programmierten Zelltod) eingesetzt wird [44]. Es spielt des Weiteren eine Rolle bei der embryonalen Entwicklung, der Entsorgung alter, abgestorbener Zellen, sowie der Regression von Krebszellen und reguliert schließlich den Sauerstoffbedarf und die Bildung von ATP in den energieproduzierenden Komplexen der Mitochondrien (➤ Tab. 5.1).

Stickoxid (NO) bewirkt auch eine Homöostase der Gefäße, da es nicht nur die Kontraktion der glatten Muskelzellen und ihr Wachstum hemmt, sondern auch die Blutplättchen- und Leukozyten-

Tab. 5.1 Die in den Organen unterschiedlich stattfindende Synthese von Stickoxid (NO) über die jeweilige Stickoxidsynthase (NOS) und ihre speziellen physiologischen Aufgaben, indem es als Transmitter oder als metabolisches Regulationssystem in Erscheinung tritt			
Synthasetyp	**Wirkmechanismus**	**Wirkdauer**	**Wirkort**
eNO	Ca^{++}-Zustrom-abhängig	1–5 sec	Endothelialzellen
nNO	Ca^{++}-Zustom-abhängig	1–5 sec	Glia- oder Stützzellen
iNO	Antigenproduktion, Zerstörung von Bakterien, Viren, Parasiten	Tage	Systemisches Immunsystem
mtNO	Ca^{++}-Zustrom	Tage bis Wochen	Mitochondrien

Tab. 5.2 Zusammenfassung der vielfältigen physiologischen Aufgaben von Stickoxid (NO) im Organismus
• Natürlicher Neurotransmitter, der den exzitativen Glutamatrezeptor aktiviert
• Verhindert die Peroxidation von Lipiden, indem es Sauerstoffradikale beseitigt
• Verhindert eine Thrombozytenaggregation
• Steigert die Sensibilität des Insulinrezeptors
• Erweitert die Gefäße über die endotheliale Nitritoxid-Synthase (eNOS)
• Bekämpft intrazellulär Viren, Parasiten (Borrelien, Trichomonaden, Plasmodien, Tuberkulosebazillen) über eine Hochregulation der iNOS im Immunsystem
• Zerstört Krebszellen
• Senkt den Gefäßwiderstand in den Pulmonalgefäßen
• Reguliert den mitochondrialen Stoffwechsel über die mtNOS-Synthase
• Radikalfänger für alle Hydroxyl-, Peroxyl-, Tryoxyl-Gruppen und Superoxide
• Leitet den programmierten Zelltod ein (Apoptose)

aggregation bremst. Patienten mit einer Arteriosklerose, einem Diabetes oder einem Hypertonus zeigen deswegen auch eine auffällige Störung im NO-Syntheseweg [44], während exzessive Kochsalzaufnahme (wie das einfache Küchen-NaCl) nachweislich zu einer reduzierten NO-Produktion, bei jedoch erhaltener Bioverfügbarkeit, führt [45]. Zusammengefasst hat NO folgende Aufgaben (➤ Tab. 5.2):
Stickoxid wird auch in Phagozyten (Fresszellen wie die Monozyten, Makrophagen und neutrophilen Phagozyten) gebildet, es stellt somit einen Teil der menschlichen Immunabwehr dar. wobei Phagozyten mit Hilfe der induzierbaren Nitritoxid-Synthase (iNOS) NO herstellen können und Interferon gamma (IFN-γ) als Einzelsignal oder der Tumornekrosefaktor alpha (TNF-α), in Verbindung mit einem zweiten Signalweg, die NO-Synthase aktivieren [46]. Auf der anderen Seite führt die Anwesenheit von dem Tumorwachstumsfaktor-β (TGF-β) zu einem starken Hemmsignal auf die iNOS, während Interleukin-4 (IL-4) und Interleukin-10 (IL-10) nur schwache Hemmimpulse aussenden. Mit Hilfe dieser unterschiedlichen Hemm- und Aktivierungssignale kann das Immunsystem das gesamte Armentarium von Phagozyten dirigieren, die alle eine Rolle im Rahmen der Entzündung und einer Immunreaktion spielen. Stickoxid hat speziell im Rahmen seiner Freisetzung bei der Entzündung die Aufgabe, als freies Radikal das Bakterium oder das Virus zu zerstören, wobei es auch DNA-Schäden im Genom des Eindringlings auslöst [47–49] und den Abbau Schwefel-Eisen-haltiger Kerne zu inaktiven Eisenionen und Eisen-Nitrosyl-Gruppen bewirkt [5].

Aufgrund seiner Bedeutung sollen noch einmal die vier wichtigen NO-Isomere zusammengefasst werden, die die zelluläre Funktion regulieren und den Organismus vor Schäden schützen:

- Das neuronale Stickoxid (nNO) welches als wichtiger Neurotransmitter fungiert
- Das endotheliale Stickoxid (eNO), das als wichtiger Transmitter für die Gefäßerweiterung mit Blutdruckreduktion und einer Minderung der Herzlast einhergeht.
- Das induzierte Stickoxid (iNO), das durch Zytokine der Immunzellen im Rahmen einer Entzündung aktiviert wird und alle Viren, Parasiten und Bakterien über das Giftgas NO, das in den Immunzellen gebildet wird, vernichtet. Es ist der hauptsächliche Mittler, der im Rahmen einer Hochregulierung die pathologischen Reaktionen im Organismus auslöst.
- Das mitochondriale Stickoxid (mtNO), das als Stoffwechselmodulator für die Synthese, für das Zellwachstum und für den programmierten Zelltod (Apoptose) innerhalb der Zellorganellen von Nervenzellen zuständig ist, und unter Hypoxie mit einer NO-Zunahme reagiert.

Obgleich viele pathogene Keime auch eine Stickoxidresistenz entwickelt haben [50], so wird doch mit Hilfe von NO über eine proinflammatorische Antwort mit Aktivierung oder Hemmung der Autoimmunreaktion dieses empfindliche Gleichgewicht in Balance gehalten. Diese im Rahmen einer Entzündung wichtige Ausbalancierung erfolgt über die Th1-Th2-Achse, wobei die verschiedenen Zytokine aus naiven CD4-Zellen gebildet werden.

5.3 Stickoxid, Peroxynitrit – Verursacher vielfältiger Erkrankungen

Bevor näher auf die Pathologie der reaktiven nitrosativen Spezies (NOS) sowie der reaktiven Sauerstoffspezies (ROS) eingegangen wird, soll noch einmal auf die vielfältigen physiologischen Aufgaben von NO im menschlichen Körper sowie ihren zahlreichen Stickoxidsynthasen eingegangen werden. Dies ist deshalb besonders wichtig, weil das NO-System zahlreiche physiologische Funktionen beeinflusst. Alle Formen von Stickoxidsynthase (NOS) produzieren Stickoxid aus der Aminosäure Arginin unter Zuhilfenahme von molekularem Sauerstoff und Nicotinamid-Adenin-Dinukleotid-Phosphat-Oxidase (NADPH). Weil NO frei zwischen allen Zellmembranen diffundiert, interagiert es auch mit vielen anderen Molekülen in seiner Umgebung, sodass es sofort am Ort der Entstehung wieder inaktiviert wird.

Es gibt mehrere gemeinsame Wege, bei denen Stickoxid zur Aufrechterhaltung von Körperfunktionen eingesetzt wird:

- Stickoxid agiert als Medulator für parakrine und sogar autokrine Drüsen, indem es die Zellen zur Sezernierung veranlasst.
- Stickoxid induziert eine Relaxation der glatten Muskelzellen in den Wänden von Arteriolen. Mit jeder Systole werden die Endothelzellen, die die Blutgefäße innen auskleiden, dazu veranlasst, eine Welle von NO freizusetzen. Dieses NO diffundiert in die darunter liegenden glatten Muskelzellen und veranlasst sie zur Relaxation, sodass dem Blutstrom ein geringerer Widerstand entgegengesetzt wird. Das ist der prinzipielle Wirkmechanismus aller Antihypertonika, zumal die NO-Synthasen in den Endothelzellen (eNOS) von Patienten mit Hypertonus nicht ausreichend arbeiten.
- Stickoxid induziert eine Erektion des Penis im Rahmen der sexuellen Erregung, das Stickoxid wird von Nervenendigungen im Bereich der Blutgefäße der Corpora cavernosa freigesetzt. Die folgende Relaxation führt zu einem vermehrten Bluteinstrom mit der Folge einer Erektion.
- Stickoxid, das durch eNOS in den Blutgefäßen freigesetzt wird, verhindert auch eine Entzündung an der Gefäßinnenwand. Die Entzündung an der Gefäßinnenwand wird als der ursächliche Mechanismus für die Entwicklung einer Arteriosklerose angesehen.

- Stickoxid hemmt die Kontraktionen der glatten Muskelzellen im Uterus. Zum Zeitpunkt der Geburt nimmt jedoch die Produktion von NO wieder ab.
- Stickoxid im Bereich der Glomeruli der Nieren steigert den Blutstrom, sodass die Filtrationsrate und die Urinproduktion zunehmen.
- Stickoxid beeinflusst die Sekretionsleistung zahlreicher endokriner Drüsen. So z. B. wird die
  - Sezernierung des Gonadotropin-freisetzenden Hormons (GRH) aus dem Hypothalamus gesteigert
  - Sezernierung der Amylase aus dem exokrinen Teil des Pankreas gesteigert
  - Freisetzung von Adrenalin aus dem Nebennierenmark gesteigert.
- Stickoxid wird als Neurotransmitter im Bereich des autonomen Nervensystems freigesetzt, es aktiviert die Motorneurone des Parasympathikus. Diese Nerven sind aller Wahrscheinlichkeit nach auch für die Vermittlung einer Zunahme der Peniserektion sowie der gesteigerten Darmperistaltik verantwortlich.
- Stickoxid wird auch im Hirnstamm freigesetzt; Hämoglobin transportiert neben Sauerstoff auch Stickoxid. Bei einer ausgeprägten Hypoxie wird NO aus sensiblen Zellen in der Medulla oblongata freigesetzt, wodurch die Impulse für Atemfrequenz und Atemhubvolumen gesteigert werden.
- Eine Zunahme der Stickoxid-Freisetzung zeigt im Tierexperiment eine in der CA1-Region des Hippocampus vermehrte Aktivierung der NMDA(N-Methyl-D-Aspartat)-Rezeptoren, die für die Langzeitpotenzierung (LTP) und eine damit einhergehende Aktivierung des Langzeitgedächtnisses sowie eine Optimierung des Lernverhaltens verantwortlich sind.
- Das Akrosom (= Kopfkappe des Spermiums) aktiviert seine Stickoxidsynthase zu dem Zeitpunkt, an dem es in das Ei eindringt.
  - Die anschließende NO-Freisetzung im Ei führt, so jedenfalls bei Seeigeln, zu einer Hemmung weiterer Spermien, in das Ei einzudringen.
  - Ausrichtung des Vorkerns des Spermiums für die anschließende Fusion mit der DNA des Eis.
- NO unterstützt die Zerstörung von mehrzelligen Parasiten, nachdem über Lysosomen von Makrophagen diese an den Parasiten angedockt haben.
- NO wird durch Th1-Zellen, die für Entzündungsreaktion bei Keimbefall verantwortlich sind, freigesetzt.
- Genmanipulierte Inaktivierung der eNOS führt bei Mäusen zu
  - frühzeitiger Alterung
  - einer Verkürzung der Lebensdauer
  - einem Ausbleiben der durch Kalorienrestriktion üblicherweise ausgelösten Verlängerung der Lebenspanne.
- NO wird durch „gutartige" Bakterien, die als kommensale Besiedler (= Zusammenleben mit beidseitiger Toleranz) am hinteren Rachenraum zu finden sind, bei der Reduktion von Nitraten (aus der Nahrung) zu Nitriten gebildet. Erreichen diese den Magen, so wandelt die Magensäure (pH $\approx$ 1,4) die Nitrite zu Stickoxid um. Das aggressive Radikal Stickoxid zerstört dann alle Bakterien, die über die Nahrungskette mit aufgenommen wurden.
- NO verhindert das Zusammenklumpen von Blutplättchen, wodurch ein gleichmäßiger Blutstrom aufrechterhalten wird.
- NO verhindert, dass Entzündungszellen in die Gefäßinnenwand einsprießen.
- NO steigert die Sensitivität der Zellen für Insulin.
- NO reduziert den pulmonalen Gefäßwiderstand, eine therapeutische Option, die bei der pulmonalen Hypertonie genutzt wird [51].
- NO agiert als Neurotransmitter zwischen den Nervenzellen.

- NO wird über die iNOS als giftiges Gas von Immunzellen dazu verwendet, eingedrungene Bakterien, Viren und auch Krebszellen (bei fehlender Entzündung) zu eliminieren [52].
- NO ist auch bei Pflanzen nachzuweisen, wo
  - es als Waffe gegen alle Arten von Eindringlingen eingesetzt wird. Ein Befall führt, ähnlich wie beim Säuger, zur Bildung von NO aus Arginin, das dann eine Reihe von Abwehrmechanismen bei der Pflanze auslöst.
  - ein NO-Konzentrationsgefälle den Blütenpollen in Richtung weiblichen Blütenstempel leitet. Das bekannte verschreibungspflichtige Präparat Viagra® (Sildenafilcitrat) verstärkt den Effekt der Bestäubung, ein Vorgang ähnlich wie bei der Peniserektion.
  - es die Blütenbildung bei der Pflanze hemmt.
  - es zu einer rascheren Erholung welker Blumen führt.

Im Folgenden finden sich zusammengefasst einige Beispiele für konzentrationsabhängige pathophysiologische Reaktionen von NO:

- Stickoxidfreisetzung in physiologischen Konzentrationen: Stickoxid verbindet sich mit der beta-Untereinheit des Hämoglobins, was zur Bildung von S-Nitroso-Hämoglobin führt und den oxidativen Zustand verbessert. Solche Konzentrationen bewirken auch eine Dilatation der Gefäße.
- Stickoxidfreisetzung in supraphysiologischen Konzentrationen: Stickoxid bindet mit der alpha-Untereinheit von Hämoglobin, die den desoxygenierten Zustand von Hämoglobin fördert, d. h. Sauerstoff wird leichter aus seiner Hämbindung freigesetzt. Dieser Effekt bedingt eine verbesserte partielle Sauerstoffkonzentration.
- Freisetzung exzessiver Konzentrationen von Stickoxid und von Superoxid (O_2^-) im Rahmen einer chronischen (stillen) Entzündung. Indikator hierfür ist eine gesteigerte Blutkörperchen-Senkungsreaktion (BKS) über die Norm (3–13 mm/h) und auch ein Anstieg im C-reaktiven Protein (CRP). Solche Reaktionen sind im Rahmen einer inflammatorischen Reaktion, wie z. B. beim septischen Schock und auch beim Schädel-Hirn-Trauma nachzuweisen, wobei es zur übermäßigen Freisetzung von NO kommt, ein neues Forschungsgebiet für die NOS-Synthase-Hemmer [53].

5.4 Chronische Erkrankungen mit exzessiver Freisetzung von Stickoxid

Die Annahme, dass sowohl das Chronische Müdigkeitssyndrom (CFS), die Multiple Chemische Sensitivität (MCS), das posttraumatische Stress-Syndrom (PTSD) und die Fibromyalgie (FMS) als auch mehrere weitere chronische Erkrankungen eine gemeinsame Ätiologie aufweisen, wurde ursprünglich von Miller [54] und später von Buchwald und Garry postuliert [55], wobei Donnay und Ziem vermuteten, dass alle diese Erkrankungen ähnliche, wenn nicht sogar identische Ursachen haben [56]. Generell werden heutzutage von der Westlichen Medizin unterschiedliche Formen von Krankheitsursachen angenommen:

1. Infektionserkrankungen, die sich auf ein Virus oder ein Bakterium zurückführen lassen.
2. Genetisch bedingte Störungen und Erkrankungen
3. Ernährungsbedingte Mangelerkrankungen
4. Erkrankungen aufgrund von hormonellen Fehlfunktionen
5. Allergische Erkrankungen aufgrund von Zusätzen in der Nahrung in Form von Konservierungsmitteln, Pestiziden, künstlichen Farbstoffen und Geschmacksverstärkern.
6. Ein gestörter Zellmetabolismus mit der Folge einer krebsartigen Entartung
7. Autoimmunerkrankungen aufgrund eines überaktiven Immunsystems

8. Kreislauferkrankungen aufgrund einer chronischen Entzündung
9. Neurodegenerative Erkrankungen aufgrund der Bildung von toxischen Sauerstoffradikalen und/oder aufgrund von nitrosativem Stress
10. Eine auf der Basis einer Mitochondriopathie sich entwickelnde Erkrankung mit einer gesteigerten Aktivität im NO/ONOO-Zyklus.

So liegt besonders im Fall von nitrosativem Stress eine pathologische Situation vor, die mit der überschüssigen Bildung hochreaktiver stickstoffhaltiger Abkömmlinge, wie z. B. von Stickoxid (NO^-) und von Superoxidradikalen (O_2^+) sowie dem daraus entstehenden Peroxynitrit ($ONOO^-$) einhergeht, wobei die Fähigkeit des Organismus überschritten wird, diese Radikale zu neutralisieren und zu eliminieren. Diese überschüssige Bildung kann dazu führen, dass Eiweißstrukturen der Mitochondrien verändert werden, ein Zustand, der mit einer normalen Körperfunktion nicht mehr in Einklang zu bringen ist und langfristig in eine chronische Pathologie mündet. Hinweisend hierfür sind Ergebnisse mit dem erektionssteigernden Mittel Sildenafil (Viagra®, sowie anderen potenzsteigernden Mitteln wie Cialis® and Levitra®), die zu einer vermehrten NO-Freisetzung und bei langfristiger Einnahme zu einem erhöhten Risiko für eine Melanom-Erkrankung führen [57]. In diesem Kontext müssen auch nichtmaligne Erkrankungen wie die Multiple Chemische Sensitivität (MCS), die Fibromyalgie (FMS), das posttraumatische Stress-Syndrom (PTSD) und das Chronische Müdigkeitssyndrom (CFS) ursächlich mit der Störung im NO/ONOO-Zyklus in Verbindung gebracht werden. Solche und auch andere Störungen bringen der heutigen Medizin wichtige Erkenntnisse, die viele chronische Erkrankungen erklären. Des Weiteren finden sich zusätzlich viele Formen von Co-Pathologien, die alle unter dem Dach einer Störung im NO/ONOO-Zyklus anzusehen sind, weil sie zahlreiche Aspekte miteinander gemeinsam aufweisen. Hierzu zählen u. a.:

1. Der Tinnitus
2. Das Postakute Strahlensyndrom (PRS)
3. Die Multiple Sklerose (MS)
4. Die Asthmaerkrankung
5. Der Reizdarm oder das Colon irritabile (IBS)
6. Der Neuropathische Schmerz (NP)
7. Die Arteriosklerose
8. Der Diabetes Typ 2
9. Das Komplexe Regionale Schmerzsyndrom (CRPS)
10. Die postherpetiforme Neuralgie (PHN)
11. Das HWS-Schleudersyndrom
12. Die amyotrophische Lateralsklerose (ALS)
13. Die Parkinson-Erkrankung (PD)
14. Die Alzheimer-Erkrankung (AD)
15. Das Syndrom des gebrochenen Herzens, oder die Tako-Tsubo-Kardiomyopathie.

Letztere ist durch eine apikale Erweiterung des Herzmuskels charakterisiert und geht mit einem funktionellen Ausfall nach einer übermäßigen akuten Stresssituation einher [58]. Hier lässt sich als gemeinsamer Nenner schnell das Adrenalin ausmachen, das eine übermäßige Hochregulation aufgrund der Bildung von NO^-- über die iNOS- und O_2^+(ROS)-Radikale aufweist.

> Im Rahmen pathologischer Zustände vermittelt die induzierte Stickoxidsynthase (iNOS) proinflammatorische Effekte besonders bei Autoimmunerkrankungen und schädigt über den hochregulierten NO/ONNO-Zyklus zusätzlich die Mitochondrien.

6 Energiedefizite aufgrund mitochondrialer Erkrankung

Der Organismus besteht aus einer Anzahl unterschiedlicher Zellen wie Herz-, Blut-, Muskel-, Nervenzellen usw. All diese Zellen sind zwar unterschiedlich strukturiert, weil jede für sich auch eine differenzierte Aufgabe zu erfüllen hat. Um dieser jeweiligen Aufgabe gerecht werden zu können, bedarf es Energie. Die Art und Weise, wie die Energieversorgung über die Mitochondrien erfolgt, ist jedoch bei allen Zellen im Körper, bei Mensch wie auch beim Tier, ähnlich. Es haben die Mitochondrien von Katze, Hund oder Pferd genau die gleiche Struktur wie beim Mensch und alle haben nur eine wichtige Aufgabe, nämlich Energie wie bei einem kleinen energetischen Kraftwerk zu generieren, welches diese Energie dann allen Zellen zur Verfügung stellt. Der menschliche Organismus enthält zwar in einem bestimmten Augenblick typischerweise weniger als 100 g ATP bereit, er benötigt aber bis zu 100 kg/Tag. Deshalb ist der OxPhos-Prozess des Recyclings extrem wichtig, hiermit werden mehr als 90 % des gesamten energetischen Bedarfs hergestellt. Die elektrochemische Transportkette zur Herstellung dieser notwendigen Energie endet im Proteinkomplex V der ATP-Synthase im Mitochondrium, welche im eigentlichen Sinne einen reversiblen Schrittmachermotor darstellt, bei dem innerhalb der inneren mitochondrialen Membran bei jeder Umdrehung drei Moleküle ATP aus ADP und anorganischem Phosphor (P_i) hergestellt werden [59].
Aufgrund der Evolutionsgeschichte wird ATP innerhalb der Mitochondrien an der inneren Membran generiert, um es anschließend außerhalb des Mitochondriums vom Zytosol der Zelle einzusetzen, indem ATP zu ADP und Phosphat unter Freisetzung von Energie umgewandelt wird (siehe hierzu auch ➤ Abb. 1.2). Das Phosphat ist ein negativ geladenes Ion, das zusammen mit H^+ zurücktransportiert wird. ADP^{3+} dagegen wird über ein spezielles Translokatorprotein, die Adenosinnukleotidtranslokase (TL oder SNT), im Austausch gegen ATP^{4+}, welches in das Zytosol gelangt ist, wieder in das Mitochondrieninnere rücktransportiert. Hierbei können insofern Probleme auftreten, als spezielle Moleküle, wie z. B. chemische Toxine, Umweltgifte oder übermäßig produziertes Laktat (lokale Laktatazidose), den Transfer in das Mitochondrieninnere blockieren, während andere Stoffe den Transport in das Mitochondrienäußere hemmen [60]. Es ist somit der Ort, an dem viele aus der Umgebung stammende Umweltgifte den Transfer innerhalb der Mitochondrienmembran blockieren, was anschließend zu einem Energiemangel führt.
Es gibt zwei Indikatoren (Stoffwechselprodukte), die auf eine gesteigerte Oxidation von Lipiden der Mitochondrienmembran und einen damit einhergehenden mitochondrialen Membranschaden hinweisen: die Aldehydderivate Malondialdehyd (MDA) und Crotonaldehyd. MDA ist ein reaktionsfreudiges und damit auch potenziell mutagenes Agens, das die DNS schädigen kann, während Crotonaldehyd als Störprodukt den metabolischen Ablauf hemmt. Diese Aldehyde, die aus der Peroxidation von Lipiden entstanden sind, reichern sich in der Mitochondrienmembran an und können die Translokatorproteine (TL) an der Innenmembran blockieren. Obgleich größere Ansammlungen nicht vorliegen müssen, so genügen doch schon geringe bis mittlere Mengen, um die oxidative Phosphorylierung (OxPhos) und in der Folge auch die ATP-Produktion, merklich zu beeinträchtigen. Obgleich der Nachweis von MDA im Blut nichts Genaues über das

Mitochondriopathien. http://dx.doi.org/10.1016/B978-3-437-31618-0.00006-7
Copyright © 2016 Elsevier GmbH. All rights reserved.

Ausmaß einer Schädigung aussagt, so deutet die Gegenwart von MDA jedoch auf eine Oxidation mit Schädigung hin, die die Funktion der Mitochondrienmembran deutlich beeinträchtigt. Zwar versucht der Organismus schon zum Zeitpunkt der Entstehung, das MDA an der Mitochondrienmembran zu neutralisieren, es bleibt jedoch an der Membran langfristig haften. Zielrichtung ist es deshalb immer, die Ursache einer solchen oxidativen Belastung, die eine Oxidation der Lipidmembran und eine damit einhergehende Funktionsstörung zur Folge hat, zu eliminieren.
Weil es die Aufgabe der Mitochondrien ist, Energie in Form von ATP (Adenosintriphosphat) für die zelluläre Funktion herzustellen, resultiert jegliche ungenügende ATP-Produktion in einem zellulären Funktionsabfall, der, wenn groß genug, sogar in ein Organversagen münden kann. Unter diesem Aspekt ist das ATP eine universelle energetische Währung, das für alle möglichen biochemischen Reaktionen, angefangen bei der Muskelkontraktion bis hin zur Hirnfunktion, benötigt wird. Fallen über 20 % der Mitochondrien aus, entsteht am Ende eine ungenügende ATP-Produktion und die Zellen verlangsamen ihre Funktion, weil sie nicht mehr genügend Energie für eine normale Reaktionsgeschwindigkeit aufbringen können. Dieser Zustand bedeutet im Endergebnis, dass die körperlichen Funktionen der jeweiligen befallenen Zellen verlangsamt ablaufen oder ganz sistieren.

> Jede Körperzelle kann von einer ungenügenden Energieproduktion der Mitochondrien betroffen sein.

Im Folgenden soll deshalb noch einmal im Einzelnen dargelegt werden, was sich innerhalb der Zelle im Rahmen der Energiegewinnung abspielt: ATP mit seinen drei Phosphatresten wird zur Sicherstellung der Zellfunktion zu ADP mit zwei Phosphatresten und freigesetzter Energie umgewandelt. ADP wird wieder in das Mitochondrium zurücktransportiert, wo es dann mit Hilfe der oxidativen Phosphorylierung (durch Anhängen einer Phosphatgruppe) wieder zu ATP aufgebaut wird. ATP wird im Normalfall alle 10 Sekunden erneut rücktransportiert. Ist dieser Prozess verlangsamt, so ist auch die Synthese von ATP verlangsamt und im Folgenden wird auch die Zellfunktion verlangsamt ablaufen, ein Prozess, der letztendlich, wenn die Nervenzellen des ZNS betroffen sind, auch die befallene Person in ihren Reaktionen deutlich verlangsamt. Offensichtliche Probleme entstehen immer dann, wenn das energetische System gefordert wird. Würde z. B. ein Patient mit einem chronischen Müdigkeitssyndrom (CSF) von sich mehr abverlangen, so kann dieses Mehr an Energie nicht geliefert werden, eine Tatsache, der sich die meisten CSF-Patienten offenbar nicht bewusst sind. Es wird hierbei ATP schneller zur ADP abgebaut, als es wieder hergestellt werden kann. Bei diesem Prozess wird zwangsläufig ein Mehr von ADP zu Adenosinmonophosphat (AMP) umgewandelt, eine Reaktion, die in eine echte metabolische Krise mündet, weil AMP nicht zurück in den Energiekreislauf eingeschleust werden kann (Recycling) und über den Urin verloren geht. Fällt jedoch der ATP-Spiegel als Folge eines Verlustes über AMP ab, muss erst neues ATP vom Organismus hergestellt werden. Diese Reaktion erfolgt mit Hilfe des Zuckers D-Ribose. Weil aber D-Ribose nur sehr verlangsamt aus der Glukose über den Pentosephosphat-Shunt hergestellt werden kann, braucht es 1–4 Tage, bis die Speicher für eine genügende Synthese wieder aufgefüllt sind, eine Zeitspanne, in der der CFS-Patient nach körperlicher Belastung von einer charakteristisch verspätet auftretenden Hinfälligkeit heimgesucht wird. Solch ein beim CSF-Patienten zugrunde liegender Mangel in der Energieproduktion konnte durch die Arbeitsgruppe um Myhill [62] indirekt bewiesen werden, indem ihre Untersuchung eindeutig aufzeigen konnten, dass die unzureichende mitochondriale Energiebereitstellung eng mit dem Grad der Leistungseinschränkung korrelierte.

In dieser Untersuchung wurde die mitochondriale Energie aus fünf biochemischen Parametern, dem sogenannten ATP-Profil, bestimmt, wobei sowohl die Bildung von Energie, als auch der Recyclingprozess mit in das Ergebnis einflossen. Denn wie bei jedem energiebildenden, aus mehreren Schritten bestehenden Prozess, wie er z. B. auch bei der Herstellung von elektrischer Energie vorliegt, ist die Effizienz des Herstellungsprozesses von jedem einzelnen Schritt abhängig. So ist letztendlich das Produkt aus dem Verhältnis von hergestellter ATP zu eingesetzter ADP der entscheidende Parameter, der im Wiederherstellungsprozess zu dem gewünschten Syntheseprodukt führt. Um aus ADP ausreichende Mengen an ATP zu generieren, muss das Translokatorprotein effizient arbeiten, damit ADP über das Translokatorprotein-raus (TL-raus) in Verbindung mit dem Translokatorprotein-rein (TL-rein), ausreichend ADP in das Mitochondrium resp. ATP aus dem Mitochondrium in das Zytosol der Zelle transportiert, dort, wo die Energie letztendlich benötigt wird. Die vorgestellten Ergebnisse werden auch von Ergebnissen anderer Untersucher gestützt [63, 64], woraus sich eine gemeinsame Ätiologie zur multiplen chemischen Sensitivität (MCS), zum chronischen Müdigkeitssyndrom (CFS), zum Fibromyalgiesyndrom (FMS) und zur posttraumatischen Belastungsstörung (PTSD) ableiten lässt [65]. Die Autoren postulieren, dass ein erhöhter Stickoxid/Peroxynitrit-Spiegel als eigentlicher Verursacher von CFS, FMS, MCS und PTSD in Frage kommt, weil bei allen diesen Erkrankungsformen die darniederliegende ATP-Synthese, wie sie in den neutrophilen Leukozyten gemessen wurde, eine mitochondriale Dysfunktion widerspiegelt. Mehr noch, das Ausmaß einer solchen Funktionsstörung korreliert eng mit der Schwere der Erkrankung. Und weil die neutrophilen Leukozyten als die eigentlichen Effektorzellen des Immunsystems anzusehen sind, bedeutet eine mitochondriale Dysfunktion folgerichtig auch eine verminderte Immunabwehr. In der Tat ist dies die Ursache für eine verringerte Belastungsdauer und Infektanfälligkeit, aufgrund dessen sich der Patient nur in dem Maße belasten kann, wie seine Mitochondrien die Synthese von ATP bewerkstelligen. Ist die mitochondriale Synthese verlangsamt, so sind sowohl Ausdauer als auch geistige und körperliche Leistung unzureichend. Hinzu kommt jedoch noch ein weiteres Problem: Wenn der Körper nicht ausreichend ATP herstellen kann, werden geringe Anteile von ATP direkt aus Glukose in Milchsäure überführt, ein anaerober Abbauweg, unter dem viele der Patienten mit CFS leiden. Denn eine Anreicherung von Milchsäure hat zwei Probleme zur Folge: Zum einen kommt es zur Anreicherung von Milchsäure, insbesondere in der Muskulatur, was zu Schmerz, Schwere und Wundgefühl, dem sogenannten Milchsäuresyndrom, führt. Zweitens steht dann keine Glukose mehr für die Generierung von D-Ribose zur Verfügung, sodass anschließend nicht mehr ausreichend ATP über den Pentosephosphat-Shunt hergestellt werden kann, der Energieträger, den der Patient akut am Nötigsten hat, sodass eine Erholung mehrere Tage betragen kann. Bei jedoch ausreichend arbeitenden Mitochondrien kann im Zustand der Erholung die Milchsäure schnell wieder zu Glukose über Benztraubensäure umgewandelt werden, was jedoch einen energieaufwendigen Prozess darstellt. Denn hierzu werden sechs Moleküle ATP benötigt, während im umgekehrten Fall nur zwei Moleküle ATP eingesetzt werden müssen. Ist kein ATP vorhanden, ein Zustand, der bei Versagen der Mitochondrien vorliegt, baut sich der Milchsäurespiegel über Minuten oder sogar Stunden mit daraus entspringenden Schmerzen immer mehr auf, bevor die Leber den Abbau der Milchsäure über den „Cori-Zyklus“ einleitet. Hierbei diffundiert nichtoxidierte Milchsäure vom Muskel in das Blut, wird zur Leber transportiert und in Glykogen umgewandelt.

7 Vermehrte Bildung von Stickoxid (NO) bei Entzündungen

Wird jedoch das Gas NO in mehr als notwendigen Konzentrationen freigesetzt, wie z. B. zur Bekämpfung pathogener Protozoen oder bei Vorliegen von nitrosativem Stress – als Folge der Aufnahme von Xenobiotika, Medikamenten oder dem Verzehr von mit Pestiziden oder Herbiziden belasteten Nahrungsstoffen –, wird Stickoxid intermediär in großen Mengen freigesetzt, ein Effekt, der für den Organismus auch schädlich werden kann. Dieser nachteilige Effekt tritt deshalb ein, weil Stickoxid eines der flüchtigsten Gase ist, welches ähnlich wie Wärme schnell aus dem Inneren des Körpers (dem Ort der Herstellung) in die Umgebung (wie z. B. das Blutgefäßsystem) abdiffundiert, wo es dann von schwefelhaltigen Aminosäuren, die aus den zur Synthese fähigen Bakterien (Xenobioten) innerhalb des Darmes hergestellt wurden, inaktiviert wird. Innerhalb des Blutgefäßsystems misst der Organismus stetig die Konzentration von Stickoxid, um sich vor übermäßiger Konzentrationsanreicherung zu schützen. Werden jedoch zu hohe NO-Spiegel erreicht, stoppt der Organismus seine eigene Stickoxid-Produktion, um sich vor der Aktivierung des natürlich ablaufenden apoptotischen Programms zu schützen, welches ansonsten angestoßen wird. Als Folge sind plötzlich 60 Trillionen Zellen ungeschützt und offen jeglichen Angriffen durch opportunistische Keime ausgeliefert. So z. B. waren es in der Vergangenheit HIV-Patienten, die aufgrund ihres Abusus von Amylnitrit (setzt massiv NO frei), der ungezügelten Einnahme von Antibiotika oder der Langzeiteinnahme von Paracetamol (Entkopplung der iNOS) und nicht, weil sie einen angeblichen HIV-Virus hatten (das bis dato nie nachgewiesen werden konnte) extrem hohen NO-Spiegeln ausgesetzt waren. Als Ergebnis stand der Organismus ohne Abwehr dar, was dann jedoch zu einem Wechsel („switch") im Immunsystem führte. Hierbei wurden die lymphatischen Th1-Zellen (die für die intrazelluläre NO-Herstellung verantwortlich sind) durch die Th2-Zellen abgelöst; Zellen, die für die Antikörperproduktion außerhalb der Zellen verantwortlich sind. Als Ergebnis dieser Dominanz von Th2-Zellen (➤ Abb. 7.1), bei gleichzeitiger Th1-Zellsuppression, kommt es zu einer Schwächung der Abwehr gegen alle möglichen intrazellulären Keime wie z. B. von Trichomonaden, Lyme-Borrelien und/oder Plasmodien. Dies zumal eine solche

Mitochondriopathien. http://dx.doi.org/10.1016/B978-3-437-31618-0.00007-9
Copyright © 2016 Elsevier GmbH. All rights reserved.

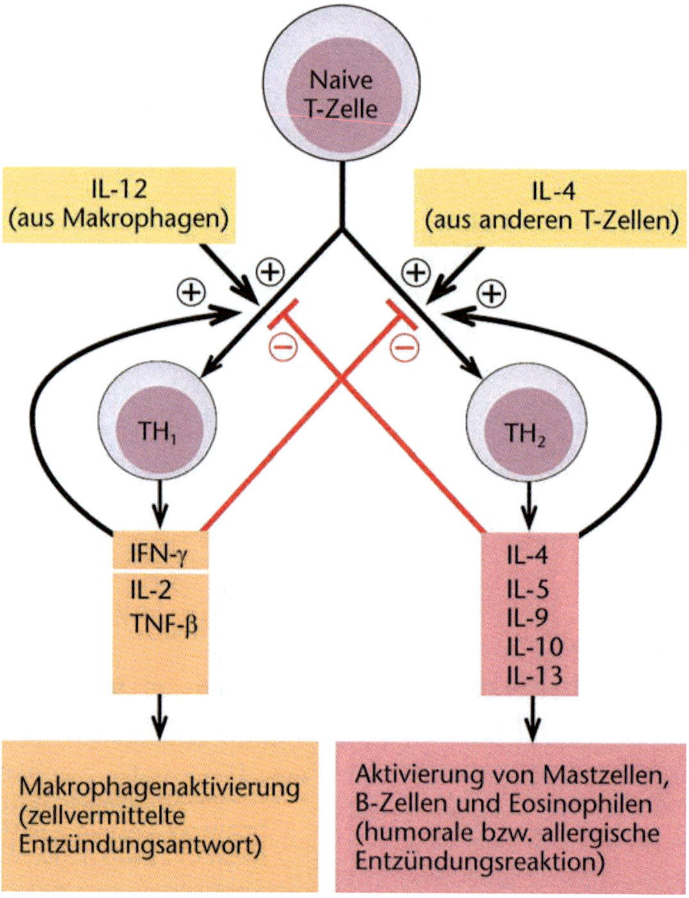

Abb. 7.1 Wechsel der Th1/Th2-Balance mit Th2-Dominanz und die daraus sich ergebenden allergischen Reaktionen mit Symptomen, die sämtliche Schleimhäute, insbesondere im Respirationstrakt attackieren, ein Zustand, der mit einer Zunahme allergischer Symptome vergesellschaftet ist. [L157]

Schwächung der intrazellulären, immunologischen Abwehr sogar der Entwicklung von Krebszellen Vorschub leisten kann, was sich dann in dem gehäuften Auftreten von Kaposi-Sarkomen niederschlägt.

Die hauptsächlichen Stellen im mitochondrialen Energiezyklus, an denen Sauerstoffradikale (ROS) angreifen, sind die Komplexe I und III innerhalb der Elektronen-Transportkette (ETC), dort, wo unpaare Elektronen entweichen können und mit Sauerstoff eine Reaktionen eingehen, um anschließend hochreaktive Radikale wie Superoxidionen und Hydroxidionen zu bilden. Weil geschädigte Mitochondrien sich schneller teilen und in der Lage sind, nur Glukose zu verbrennen, fällt ihre Energieproduktion bis auf 16 % der ursprünglichen Leistung ab. Denn der alleinige Einsatz von Glukose zur Energieherstellung führt gleichzeitig auch zur Bildung von freien Radikalen, Molekülen und Ionen mit ungepaarten Elektronen und einer offenen Konfiguration, wie z. B. das hochtoxische Peroxynitrit ($ONOO^-$), das Wasserstoffperoxid (H_2O_2), die Hydroxylradikale (OH^-) und/oder dem Singulett-Sauerstoff (O_2^-), die alle nur darauf warten, mit anderen Stoffen reagieren zu können (➤ Abb. 7.2).

Diese Bildung freier Radikale ist nachweislich mit mehr als über 60 bekannten Erkrankungsformen oder Störungen vergesellschaftet, und freie Radikale sind die Ursache für bekannte Leiden wie Herz-Kreislauf-Erkrankungen, Arthritis, Krebs, Katarakt und selbst der Alterungsprozess wird als solcher ursächlich den freien Radikalen zugeschrieben.

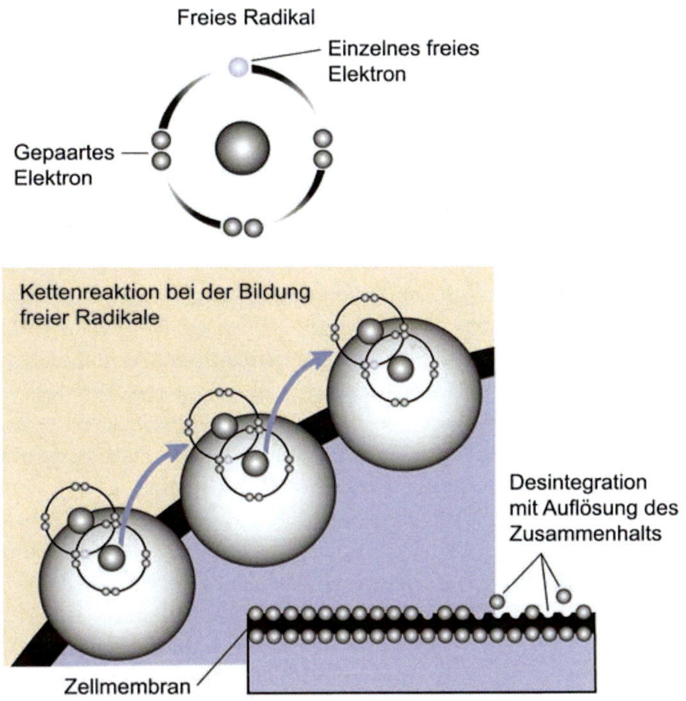

Abb. 7.2 Freie Radikale sind reaktive Atome oder Moleküle mit einem fehlenden Elektron. Sie suchen immer ein zusätzliches Elektron, um sich damit zu vervollständigen, wobei ein ehemals stabiles Atom, wie z. B. Sauerstoff ein Elektron an das freie Radikal abgibt. Dadurch geschädigt kann es nicht mehr die ihm zugedachten Reaktionen ausführen. Antioxidanzien dagegen haben die Aufgabe, dass es nicht zur Schädigung kommt, indem sie dem Radikal das fehlende Elektron zur Verfügung stellen, das hierdurch seine toxische Wirkung verliert. [G291]

Freie Radikale sind sauerstoffenthaltende chemische Gruppen, die ein unpaares Elektron enthalten. Goldstein und Mitarbeiter [66] konnten erstmals zeigen, dass diese Radikale auch in einer begrenzenden Rate mit Peroxynitrit ($ONOO^-$) reagieren, wobei zwei Moleküle Stickstoffdioxid (NO_2) und ein reaktionsfreudiges Molekül Nitrit (NO_2^-) entstehen. Dieser Vorgang führt zu einem Zyklus, der die Bildung weiterer Moleküle Stickoxid anregt, sodass letztendlich die Zahl der potenziellen Reaktionen und die Bildung weiterer aggressiver Radikale zunehmen. Ähnliche Reaktionen treten auch in vivo insbesondere dann auf, wenn sich Stickoxid schneller bildet als Superoxid.

Weil jede menschliche Zelle täglich einem Bombardement von ca. 10.000 Sauerstoffradikalen ausgesetzt ist, bedingt durch die Exposition mit Luftverunreinigungen, chemischen Zusätzen in der Nahrung, langzeitiger Sonnenlichteinwirkung, Zigarettenrauch, chronischen Entzündungsreaktionen, elektromagnetischen Wellen (EMF) usw., kommt es letztendlich zur Schädigung der zellulären, aber auch der mitochondrialen DNA (mtDNA). Hierbei sind die freien Radikale sehr reaktionsfreudig und greifen neben der DNA auch Proteinstrukturen, Membranen von Zellen, die mitochondriale Zellmaschinerie und Enzyme an. Wird bei diesem Prozess die mitochondriale DNA (mtDNA) angegriffen, mutiert sie, wobei ihre Replikationen zu ineffizient arbeitenden Mitochondrien mit einer gestörten elektrochemischen Kettenreaktion führen. Solche veränderten Mitochondrien treten dann selber als ROS-produzierende Kanonen auf, die den verhängnisvollen NO/ONOO-Zyklus noch weiter unterhalten. Zwar bilden sich selbst bei der zellulären Atmung immer wieder Radikale, diese werden jedoch normalerweise von ausreichend hohen Spiegeln an Antioxidanzien (Vitaminen, Polyphenolen, Glutathion, SOD, usw.) sofort abgefangen.

Steigt der NO-Spiegel über das normale Niveau, setzt ein Rückkopplungsmechanismus mit der Blockade weiterer NO-Produktion ein. Hält diese Blockade längere Zeit an, wird sie genetisch fixiert.

Ein typisches Beispiel für eine Blockade der Stickoxid-Herstellung mit Aktivitätsabnahme der NO-Synthase, ist das Unvermögen, Stickoxid über die eNOS nicht mehr in ausreichenden Mengen in der Arterienwand der glatten Muskulatur zur Relaxation herzustellen. Es sind deshalb die endotheliale Stickoxidsynthase (eNOS) in den glatten Muskelzellen und die
neuronale Stickoxidsynthase (nNOS) in der Nervenzelle, die beide zur Informationsübertragung über Ca^{++}-abhängige Signale gesteuert werden und die dann unter einem Stickoxid-Mangel leiden, voneinander getrennt zu betrachten. Weitere regulative Tätigkeiten beziehen sich auf die induzierte Stickoxidsynthase (iNOS) in den Immunzellen, die immer dann angestoßen wird, wenn ein Bakterien-, Viren-, oder ein Parasitenbefall vorliegt, resp. der Mensch einer Chemikalienbelastung ausgesetzt ist. Weiterhin dient die mitochondriale Stickoxidsynthase (mtNOS) dazu, Stickoxid als metabolischen Regler im Rahmen der oxidativen Phosphorylierung und der damit einhergehenden zellulären Energiebereitstellung (ATP) herzustellen.
Exzessive Stickoxid-Spiegel haben jedoch die Eigenschaft, sich mit den Eisen in Schwefeleisen(FeS)-haltigen Enzymen zu verbinden und diese zu blockieren, sodass der Prozess der oxidativen Phosphorylierung gesperrt wird. Eine solche Verbindung kann jedoch durch eine Erhöhung des Sauerstoffpartialdrucks aufgehoben werden [67], was den „Hunger" nach Sauerstoff solcher Patienten erklärt. Als Folge einer hauptsächlich auf Kohlenhydraten mit hohem glykämischen Index (d. h. einem raschen Blutzuckeranstieg) aufbauenden Kost kommt es jedoch auch zur Produktion hoher NO-Konzentrationen in den Mitochondrien, die eine Hemmung in der notwendige ATP-Herstellung zu Folge haben:

1. In diesem Kontext ist besonders die Hemmung der schwefeleisenhaltigen Enzyme in der mitochondrialen Atmungskette, hauptsächlich in den Komplexen I und II mit einer verminderten ATP-Bildung und auch mit einer gleichzeitig vermehrten Bildung von Superoxid in den Mitochondrien vergesellschaftet, ein Effekt, der im Rahmen einer vermehrten physischen Belastung auch mit einem vermehrten Bedarf an ATP einhergeht.
2. Durch die Hemmung der Schwefeleisen(FeS)haltigen Aconitase im Zitronensäurezyklus wird die Umwandlung von Zitronensäure zu Isozitronensäure verhindert (➤ Abb. 7.3), was ein Defizit in der Bildung von NADH zur Folge hat, dadurch den Elektronenfluss in den Mitochondrien stört und sich in einer verminderten ATP-Synthese niederschlägt.
3. Ein weiteres Schwefeleisen (FeS)-haltiges Enzym ist die in der Leber anzutreffende 7α-Hydroxylase, die die Umwandlung von Cholesterin in Gallensäuren ermöglicht. Eine Hemmung in diesem Ablauf führt naturgemäß zu einem frühzeitigen Anstieg des Cholesterinspiegels, eine Zunahme, die jeglichen diätetischen Bemühungen trotzt und nichts mit der Aufnahme einer cholesterinreichen Ernährung zu tun hat.

Zusammengefasst finden sich eisenhaltige Peroxidasen in folgenden Enzymen und Organen, die durch hohe NO-Konzentration beeinträchtigt werden:

- Die Cytochrom-c-Peroxidase in den Mitochondrien, die für die Einschleusung von Kohlenhydraten in den Zitronensäurezyklus benötigt wird.
- Die Lactoperoxidase in allen Zellen, die evtl. anfallende Milchsäurekonzentrationen zurück in den metabolischen Kreislauf einschleust.
- Die Myelonperoxidase, ein Enzym in den neutrophilen Granulozyten, das bei der Regulation und Terminierung von Entzündungsprozessen eine bedeutende Rolle spielt.

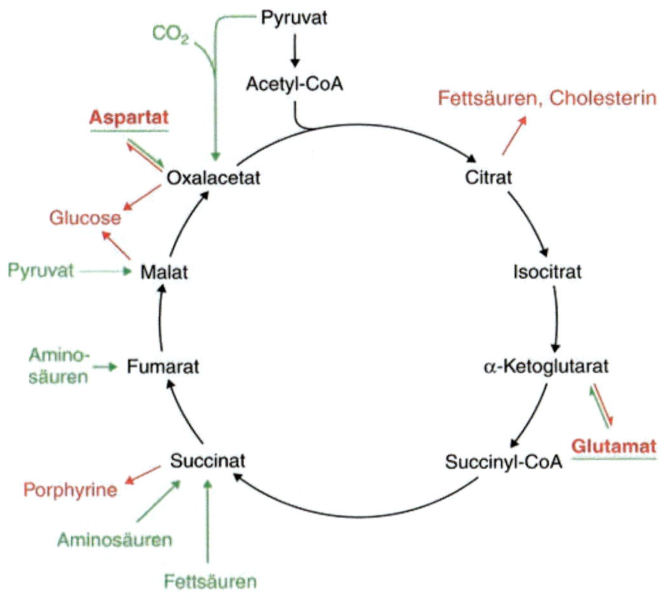

Abb. 7.3 Blockade in dem Enzym Pyruvat-(Benztraubensäure-)Dehydrogenase führt zu dem Unvermögen, Kohlenhydrate in den Krebszyklus einzuschleusen, damit diese über Acetylcoenzym A für die Energieherstellung in den Mitochondrien verwertet werden können. Stattdessen wird ein anaerober Abbauweg eingeschlagen, wobei es zur Anreicherung von Milchsäure mit einer Laktatazidose kommt, ein Effekt, der sich in einem veränderten Laktat/Pyruvatverhältnis im Blut niederschlägt. [L253]

- Die Thyroxinperoxidase in der Schilddrüse, ein Enzym, das bei der Synthese des Hormons Thyroxin (T3) und dem Einbau von Jod notwendig ist.
- Die uterine Peroxidase, ein notwendiges Enzym, das in der Synthese von Östradiol beteiligt ist.
- Zusammen mit der Glutathionperoxidase schützt die Katalase Hämoglobin, Myoglobin und andere Proteine, die SH-Gruppen enthalten, vor dem Angriff durch reaktive Sauerstoff-Spezies (ROS).
- Ähnlich wie die anderen Peroxidasen ist die Katalase ein antioxidatives Schutzsystem, die den Abbau von Wasserstoffsuperoxid (H_2O_2) zu Wasserstoff und Wasser umsetzt, weil sonst Genom und Proteine geschädigt werden.
- Die Ferrochelatase ist ein weiteres notwendiges Enzym aus der Gruppe der Peroxidasen, das den letzten Schritt in der Bildung von Häm aus Protoporphyrin katalysiert.
- Daneben bestehen noch viele weitere Enzyme, die alle die Aufgabe haben, das in den Peroxisomen entstehendes Zellgift H_2O_2 zu eliminieren

Aufgrund der Tatsache, dass die Mitochondrien einen wichtigen Anteil in der zellulären Atmung, der ATP-Synthese, dem Krebs-Zitronensäurezyklus, der β-Oxidation von Fettsäuren, der Glutaminsynthese und teilweise sogar in der Synthese von Steroidhormonen sowie an der Neubildung von Glukose (Glukoneogenese) einnehmen, können sich bei auftretenden Störungen klinisch zahlreiche Symptome offenbaren:

- Störungen in der Blutsynthese (z. B. Porphyrie)
- Eine Laktoseintoleranz, besonders in Form eines Energiedefizits in den befallenen Zellen. Die Auswirkungen einer solchen Störung werden dann besonders in den Organen mit einem hohen Energiebedarf offensichtlich, wie z. B. dem zentralen Nervensystem und der Muskulatur. Befal-

lene Patienten leiden unter einem chronischen Energiedefizit, sie sind schneller erschöpft, benötigen eine längere Erholungsphase, weisen eine Konzentrationsschwäche auf und können sich nur sehr kurzzeitig auf eine Sache konzentrieren.

- Eine längere Ausdauer, insbesondere wenn sie mit einem zusätzlich gesteigerten Energiebedarf aus der β-Oxidation von Fettsäuren einhergeht, ist fast unmöglich. Das dauerhafte Hungergefühl zwingt die Betroffenen dazu, immer zu essen, wobei eine vermehrte Kohlenhydrataufnahme zusätzlich zu nachteiligen Effekten führt. Denn es wird die Energieproduktion aufgrund des Mangels an Benztraubensäure(Pyruvat)-Dehydrogenase in den Mitochondrien noch verstärkt und es tritt unter der Nahrungsaufnahme sogenannter leerer, vitamin- und energiearmer Lebensmittel ein Energiemangel noch offensichtlicher zu Tage. Und weil die Energieträger aus den Kohlenhydraten nicht sofort von den Mitochondrien verwertet werden können, führen sie stattdessen zu einer zwangsläufigen Fettansammlung, indem Insulin die kohlenhydrathaltigen Abbauprodukte (insbesondere Glukose) in den peripheren Fettspeichern deponiert. Im Gegensatz zu den raffinierten Kohlenhydraten, wie sie üblicherweise konsumiert werden, können in solchen Fällen die angebotenen Proteine und Fettsäuren energetisch besser verwertet werden, weil sie über das Acetylcoenzym A in den Zitronensäurezyklus eingeschleust werden.
- Die offensichtlichen klinischen Symptome einer solchen metabolischen Störung zeigen sich dann nicht nur in einer zunehmenden Ansammlung von Fettzellen, vielmehr kommt es noch zu einem chronischen Hungerfühl, einer chronischem Hypoglykämie und der Tendenz zu erhöhten Cholesterinspiegeln. Hierbei steigert die Hemmung im Zitronensäurezyklus (➤ Abb. 7.3) noch das Energiedefizit, weil Acetylcoenzym A aus den Mitochondrien nicht über den Transportmechanismus des Zitratshuttle, in die zelluläre Matrix befördert wird.

Weitere Konsequenzen einer exzessiven Stickoxid-Bildung sind

- die im hämatopoetischen System auftretenden Störungen in der Hämoglobinneubildung (Hämatopoese) mit erniedrigtem Hämoglobin (Anämie), woraus das Krankheitsbild der Porphyrie entstehen kann:
- eine chronische Immuninsuffizienz mit der Zunahme von Infektionen
- eine Unterfunktion der Schilddrüse mit entsprechender Antriebslosigkeit, Schlappheit und körperlicher Hinfälligkeit
- eine verminderte Bereitstellung von gamma-Aminobuttersäure (GABA) mit dem daraus resultierenden Überwiegen exzitatorischer, glutaminerger Systeme gefolgt von innerer Unruhe, Ängsten, Depressivität, Stimmungsschwankungen und leichter Erregbarkeit.
- ein gesteigertes Schmerzempfinden aufgrund der erhöhten Aktivität der N-Methyl-D-Aspartat-(NMDA-)Rezeptoren, ein Symptom, das sich bis hin zu einer Fibromyalgie entwickeln kann.

Das chronische Energiedefizit in den neuronalen Zellen ist schließlich mit einer chronischen Müdigkeit, einer schnellen Erschöpfung, einem Konzentrationsmangel resp. einem Chronischen Müdigkeitssyndrom (CFS) verbunden. Zum Nachweis des Defizits dient die Aminosäure Citrullin, einem Abbauprodukt aus der chemischen Reaktion von Arginin mit $NO^{\cdot}$. Denn Citrullin hat die Eigenschaft, sich an gewisse Proteine, wie z. B. Fibrinogen anzulagern, wodurch dieser neue Komplex als ein Antigen vom Immunsystem angesehen wird, was zur Folge hat, dass eine Autoimmunreaktion mit einer (nichtbakteriellen) Entzündungsreaktion, insbesondere in den großen Gelenken der Extremitäten und den kleinen Gelenken der Wirbelsäule, auftritt. Dies sind Auswirkungen, die sich schwer mit den üblicherweise durchgeführten Behandlungsstrategien, wie z. B. nichtsteroidalen Analgetika (NSAIDs) und/oder Kortison dauerhaft therapieren lassen. Hält die Reaktion jedoch längere Zeit an, so entsteht eine rheumatische Arthrose der Gelenke.

Eine Blockade im mitochondrialen Energiehaushalt schließlich bewirkt, dass die Mitochondrien sprichwörtlich zu „freien Radikalkanonen" mutieren, die den oxidativen Stress nicht nur auslösen, sondern ihn dann auch noch unterhalten. Wenn dann noch eine zusätzliche Irritation des Immunsystems aufgrund von chemischen Zusatzstoffen im Essen vorliegt, werden die Th1-Lymphozyten dazu veranlasst, vermehrt Interferon-gamma (IF-γ) freizusetzen, das wiederum die Synthese von den Tumornekrosefaktor-alpha (TNF-α), einem potenten Induktor für Entzündungsreaktionen, ankurbelt. Dies mündet anschließend über die iNOS-Aktivierung in eine weitere Zunahme von NO^-. Solche Effekte führen letztendlich auch dazu, dass der NO/ONOO-Zyklus sich selbst dauerhaft unterhält, Effekte, die alle durch refraktäre Therapieansätze charakterisiert sind (➤ Abb. 7.4). Ein chronisches Energiedefizit der Zellen zwingt sie, um ein Überleben zu ermöglichen, ihr sekundäres, „notfallmäßiges Energieherstellungsprogramm", wie z. B. die NADH-Oxidoreduktase oder die anaerobe Glykolyse anzukurbeln, wobei im letzten Fall die Umwandlung von Glukose trotz der Gegenwart von Sauerstoff zu Laktat erfolgt. Gleichzeitig werden hierbei aber auch Protoonkogene aktiviert und es kommt, neben der Bildung von Stickoxid, zu einer gesteigerten Bildung von Nitrosaminen, wodurch das Risiko einer genetischen Mutation zunimmt. Während eines solchen Energiedefizits haben insbesondere die Hirnnervenzellen ein Problem, weil die ansonsten funktionierende Synthese des zur Hemmung überschießender Reaktionen notwendigen Transmitters gamma-Aminobuttersäure (GABA) nicht mehr ausreicht. Stattdessen werden die exzitativen Glutamat-Rezeptoren aktiviert, die vermehrt Ca^{++}-Ionen in die neuronalen Zellen einschleusen und aufgrund der anschließenden Überladung in einen Zustand der Übererregbarkeit versetzt werden. Die damit auch gleichzeitig einhergehende Sensibilisierung des Glutamat(NMDA)-Rezeptors induziert eine Freisetzung reaktiver Superoxide (O_2^-), einem reaktionsfreudigen, freien Radikal mit einem unpaaren Elektron, das sich über Stickoxid gerne zu dem hochreaktiven Peroxynitrit ($ONOO^-$) zusammenschließt.

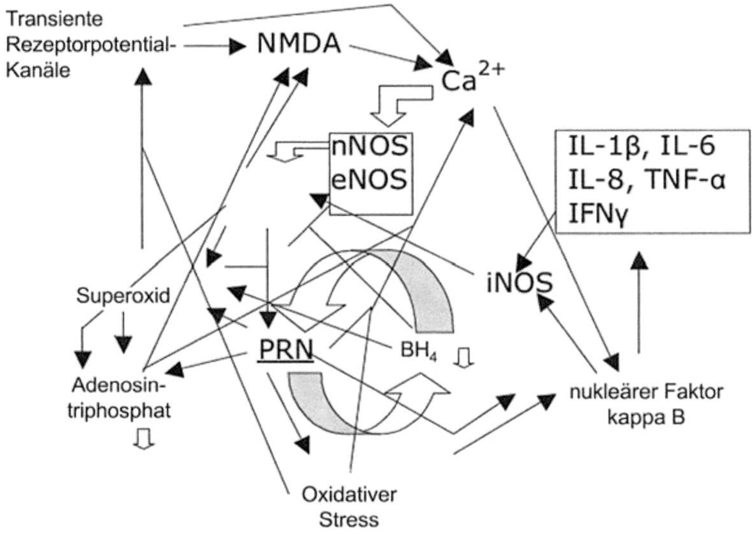

Abb. 7.4 Der Teufelskreis einer sich selbst unterhaltenden Bildung großer Mengen von Stickoxid und Peroxynitrit. NMDA = N-Methyl-D-Aspartat: exzitativer Rezeptor, der u. a. auch im Nervensystem vorkommt; PRN = Peroxynitrit oder $OONO^-$; IFγ = Interferon-gamma; BH_4 =Tetrahydrobiopterin; TRP rec. = engl. Gruppe der „transient receptor potential"-Kanäle, wobei die Unterkanäle, die Vanilloid-Rezeptor-Familie, im Rahmen der Schmerzvermittlung eine große Bedeutung erlangt haben. [T793]

Stickoxid und O_2^- führen zur Bildung des letalen Cocktails Peroxynitrit ($ONOO^-$)!

Letztlich kommt es dann im Rahmen der chronischen Inflammation zur vermehrten Bildung von Superoxid, das über die membrangebundenen NADH-Oxidoreduktasen in Kombination mit NO^- zur Bildung von Peroxynitrit ($ONOO^-$) beiträgt und die Mitochondrien vergiftet. Solche Reaktionen finden insbesondere deshalb statt, weil Superoxid eine höhere Affinität zu dem mitochondrial hergestellten Stickoxid hat und weniger zu dem manganabhängigen Entgiftungssystem Superoxid-Dismutase (SOD) der Zelle oder zu der im Zellplasma vorliegenden Kupfer-Zink-abhängigen Superoxid-Dismutase. Das sich hierbei anreichernde Peroxynitrit ist hochtoxisch, führt zu einer irreversiblen, oxidativen Schädigung der Mitochondrien und lagert sich gerne an aromatische Aminosäuren, wie z. B. Phenylalanin, Tryptophan oder seine Nebenprodukte Serotonin und Dopamin an. Im Rahmen einer solchen Anlagerung kommt es – ähnlich der von Citrullin an Aminosäuren – auch zur Anhaftung an Hormone, wie z. B. Thyroxin, und zur Anlagerung an Neurotransmitter, wie sie innerhalb des ZNS vorliegen. Solche Anlagerungen werden vom Immunsystem als fremdartig erkannt und induzieren anschließend eine Autoimmunreaktionen mit Toleranzverlust auf eigene Körperzellen, sodass z. B. von Seiten der Schilddrüse und/oder des ZNS Entzündung oder stille Entzündungsreaktionen mit Beeinträchtigung thyreoidaler respektive neuronaler Funktionen die Folge sind. Ein typisches Beispiel hierfür ist die ausgelöste Autoimmunerkrankung Hashimoto-Thyreoiditis, bei der sich Peroxynitrit mit Thyroxin verbindet, das im Blutplasma nachweisbar ist und vom Immunsystem als Antigen identifiziert wird, wobei die vom Immunsystem gebildeten Autoantikörper frühzeitig im Blut nachgewiesen werden können. Über eine Entzündung mit anfänglicher Hyper- bis zur Hypothyreose kann die Hashimoto-Thyreoiditis bis zum „Ausbrennen" der Schilddrüse und schließlich sogar zum Schilddrüsenkarzinom führen. Im ZNS kommt es entzündungsbedingt zur Hemmung eines für die Synthese von Neurotransmittern essenziellen Kofaktors, dem Tetrahydrobiopterin (BH_4). Diese Hemmung der Synthese von BH_4 bewirkt eine verminderte Bildung der aromatischen Aminosäure-Hydroxylasen, die für den Abbau von Phenylalanin sowie die Biosynthese von Neurotransmittern wie Serotonin (5-Hydroxytryptamin), Dopamin, Melatonin, Noradrenalin und Adrenalin von Bedeutung sind. Dieser Mangel an den Neurotransmittern erklärt sich nicht nur aus der Tatsache, dass aufgrund der Anlagerung von Peroxynitrit an BH_4 ein Mangel auftritt, vielmehr sind es die in Verbindung mit den Autoimmunantikörpern auftretenden lokalen Entzündungsreaktionen, die dann letztendlich zu Erkrankungen wie Migräne, Fibromyalgie, bipolare Störungen, extreme Stimmungsschwankungen und schließlich bis hin zu epileptiformen Anfällen, multipler Sklerose, Amyotrophische Lateralsklerose, ADHS sowie, aufgrund der lokal im Gehirn sich abspielenden stillen Entzündungsreaktionen an den Gefäßinnenwänden, auch zu einer Zerebralsklerose führen, alles Erkrankungsformen die letztlich auf eine Mitochondriopathie zurückzuführen sind.

Die zunehmenden Peroxynitrit($ONOO^-$)-Konzentrationen gehen aber auch mit der Bildung von Autoantigenen und einer sich in Folge entwickelnden autoimmunbedingten Entzündungsreaktion einher, sodass nicht nur die Spiegel der Schilddrüsenhormone (T3 und T4) im Plasma vermindert sind, sondern zusätzlich auch Manifestationen im Gehirn mit autoimmunbedingten stillen Entzündungsreaktionen, Defekten im Neurotransmittersystem des ZNS und den hieraus bedingten Ausfällen zu erwarten sind. Es kommt dann zu sichtbaren Ausfällen und Erkrankungsformen, die über eine Migräne, Depressionen, Ataxie (bei Befall des Kleinhirns), bipolare Störungen bis hin zur multiplen Sklerose, Erkrankungen die die volle Bandbreite der Neurologie – je nach Befall der entsprechenden Hirnregion – erfassen können.

Die Mitochondrien, die eine leicht gebogene, ovale Form aufweisen und nur 37 DNA-Moleküle enthalten, können aufgrund ihrer geringen Anteile an Histonproteinen (= Eiweißen, die die spiralisierte DNA umhüllen) im Gegensatz zur zellulären DNA bei Schäden nicht mehr repariert werden. Ein durch Peroxynitrit an der mitochondrialen DNA ausgelöster Schaden ist kein sofortiger Prozess, er wird erst nach einer gewissen Zeit augenfällig. Die Ursache für dieses verspätete Auftreten ist die Eigenschaft der Mitochondrien, 500–1.000 Kopien zu besitzen. Sind erst 5–10 % dieser Kopien beschädigt, wird kein offensichtlicher Mangel auftreten, weil noch ausreichende Kompensationsmöglichkeiten vorliegen. In diesem Fall treten noch keine Ausfälle in dem Leistungsvermögen der zellulären Funktionen auf und sind auch keine klinischen Symptome offensichtlich. Nimmt jedoch die Schädigung bis auf 40–50 % zu, dann kommt es zu einem nachweisbaren Funktionsdefizit in der mitochondrialen Energieproduktion. In der Folge ist jetzt die Benztraubensäurekinase blockiert, die den Abbau der Kohlenhydrate steuert (➤ Abb. 7.3). Die Konsequenz ist, dass durch die Mitochondrien keine Kohlenhydrate mehr (aus Glukose und anderen Nährstoffen) zur energetischen Bedarfsdeckung herangezogen und zu H_2O abgebaut werden können. Alle Kohlenhydrate müssen jetzt über einen anaeroben Kreislauf abgebaut werden, bei dem als Endprodukt Milchsäure im Verbund mit einer Laktatazidose entsteht. Dieses Stoffwechselprodukt lässt sich im Blutplasma nachweisen, indem die Relation von Laktat zu Benztraubensäure > 10:1 ansteigt. Aufgrund der Zunahme der Milchsäureproduktion, der Laktatazidose und den weiteren metabolischen Störungen verschlimmert sich z. B. das klinische Bild eines existenten chronischen Müdigkeitssyndroms.

7.1 Exzessive Stickoxidbildung schädigt Mitochondrien

Dieses kleine unscheinbare Molekül Stickoxid besitzt in Bezug auf seine Auswirkungen ein Janusgesicht. Während es auf der einen Seite eine Schutzfunktion ausübt, verursacht es auf der anderen Seite eine Zerstörung bei existent hohen NO-Spiegeln [69, 70] (➤ Tab. 7.1). Gleichbleibend hohe Stickoxid-Spiegel führen zu einer direkten Gewebstoxizität und sind bei septischem Schock maßgeblich für ein Kreislaufversagen verantwortlich zu machen, während chronisch erhöhte Stickoxid-Spiegel mit dem Auftreten verschiedener Krebsformen und Entzündungsreaktionen vergesellschaftet sind, wie sie z. B. beim juvenilen Diabetes Typ 1, der multiplen Sklerose, der chronisch-wandernden Arthritis [71] sowie der ulzerativen Colitis [72] nachgewiesen werden konnten.
Nicht nur die durch Stickoxid ausgelösten negativen biologischen Effekte, vielmehr führen auch hohe Stickoxidkonzentrationen zu weiteren biochemischen Reaktionen im Organismus. Hierzu gehören die Oxidation von eisenhaltigen Proteinen, wie z. B. die Ribonukleid-Reduktase und Aconitase, die ADP-Ribolysation von Proteinen (= Zuführen der ADP-Ribose an ein Protein, was für die Vermittlung von Zellreaktionen und Zellsignalen wichtig ist), von Eiweißschwefelgruppen sowie die Hemmung der Aktivierung eines Faktors im Eisenstoffwechsel [73]. Stickoxid induziert auch eine Zunahme des Transkriptionsfaktors NF-κB, einem weit verbreiteten Faktor, der in allen Zellen und Geweben vorkommt, und bei der Vermittlung von Entzündungen und Immunreaktionen eine entscheidende Rolle spielt, weil er u. a. die mononuklearen Zellen des Blutes in der genetischen Expression der iNOS als Antwort auf eine Entzündung aktiviert [74]. Des Weiteren wirkt Stickoxid auch an den Gefäßen, indem es über eine Stimulierung des wasserlöslichen, heterochimerischen Enzyms Guanylatcyclase (GC) zu dem zyklischen GMP umgebaut wird (➤ Abb. 7.5)

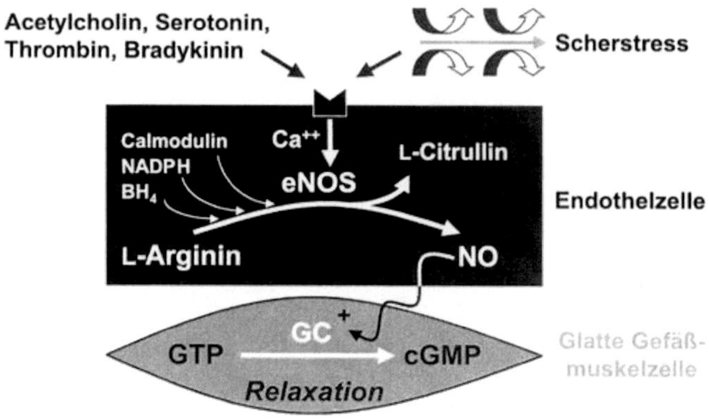

Abb. 7.5 Durch die Bindung des Kofaktors BH_4 an der oxidativen Domäne der Stickoxid-(NO-)Synthase wird diese aktiviert und bildet Stickoxid und Citrullin aus L-Arginin und Sauerstoff. Das Stickoxid diffundiert rasch in den darunter liegenden glatten Muskelzellen und führt über einen Anstieg im zyklischen Guanosinmonophosphat (cGMP) anschließend zur Relaxation [F711–004]

Tab. 7.1 Die durch hohe Konzentration von Stickoxid (NO) im Organismus ausgelösten biochemischen Reaktionen
• Blockade der Aconitase im Zitronensäurezyklus mit unzureichender Herstellung von NADH, das für die Energiebereitstellung innerhalb des respiratorischen Elektronentransportzyklus in den Mitochondrien notwendig ist
• Blockade der Leber-7-α-Hydroxylase, die Cholesterin zu Gallensäuren umwandelt, mit der Folge einer diätresistenten Hypercholesterinämie.
• Blockade der Benztraubensäure-Dehydrogenase mit unzureichender Umwandlung von Benztraubensäure in Acetyl-Coenzym A mit der Folge einer Pyruvatanreicherung, die in ein vermindertes Einschleusen von Glukose in den Zitronensäurezyklus sowie über NADH zu einer verringerten Freisetzung von Energie führt.
• Blockade der Eisenchelatase mit unzureichender Hämbiosynthese.
• Blockade der Myeloperoxidase, einem Enzym in den neutrophilen Granulozyten, das bei der Regulation und der Terminierung von Entzündungsprozessen wichtig ist und mit einer gesteigerten Infektionsbereitschaft einhergeht.
• Blockade der Thyroxinperoxidase, die für die Kopplung von Jod an Thyroxylresten notwendig ist, wobei es als Folge zu einer Unterfunktion der Schilddrüse kommt.
• Blockade des CYP-450-Enzyms in der Leber mit verminderter Entgiftungskapazität.

sowie die Proteinkinase G aktiviert, um anschließend eine Phosphorylierung der muskulären Myosin-Leichtketten-Phosphatase auszulösen, wobei als Endergebnis eine Dephosphorylierung der Myosin-Leichtketten mit Relaxation der glatten Muskelzellen erfolgt [75].

Aufgrund seiner Affinität zu Eisen und allen Schwefeleisen-haltigen Enzymen kann es zu folgenden Auswirkungen kommen (➤ Tab. 7.1):

7.2 Zusätzliche physiologische Effekte von Stickoxid

In Rahmen der klinischen Medizin wird NO primär als eine antianginöse Substanz angesehen, weil sie zur Vasodilatation führt und über eine Verminderung der Vorlast (venöses Pooling) und der Nachlast des Herzens (Blutdruckabfall) sowie über eine direkte Vasodilatation der Koronargefäße die Herzarbeit verringert [77]. Dies alles führt zu einer wünschenswerten Abnahme in der aufzubringenden Kontraktionskraft, was insgesamt in eine Verringerung des Sauerstoffbedarfs des Herzens mündet. Nitroglyzerin sublingual dient in solchen Fällen dazu, sowohl pektanginöse Beschwerden zu lindern, als auch sie zu verhindern. Hierbei reagiert Nitroglyzerin mit einer Sulfhydrylgruppe, um Stickoxid freizusetzen, das über den Mechanismus der Vasodilatation den Brustschmerz nimmt.
Neben seinen wünschenswerten Eigenschaften führt Stickoxid aber auch zu Reperfusionsschäden, dann, wenn exzessive Mengen an Stickoxid in der Phase der Reperfusion nach einer Ischämie anfallen, wo es sich mit Superoxid verbindet und das hochtoxische Peroxynitrit bildet. Im Gegensatz hierzu führt inhaliertes NO zum Überleben und zur Erholung nach einer Parquatvergiftung, da es die lungengewebszerstörende Bildung von Superoxid verhindert und die zur Bildung von Stickoxid notwendige NOS-Synthase blockiert. Eine weitere wichtige biologische Reaktion von Stickoxid ist die Schwefel-Nitrolisierung, wobei Schwefel(Thiol)-Gruppen sowie Cysteinabkömmlinge, die in Proteinstrukturen enthalten sind, zu sog. S-Nitrothiolen (RSNOSs) abgebaut werden. Die S-Nitrolisierung stellt hierbei einen Prozess des dynamischen, posttranslationalen (nach der Synthese von Proteinen) Proteintransports aller wichtigen Proteinklassen durch die Zellmembran dar. Daneben konnte auch demonstriert werden, dass das intrazellulär als Signalmolekül agierende Stickoxid in die Homöostase der Schlafarchitektur mit eingebunden ist, indem es über die nNOS (neuronale Stickoxidsynthase) den Tiefschlaf (non-REM) anstößt. So z. B. konnte über die Infusion eines Stickoxid-freisetzenden Pharmakons ein non-REM-Schlaf mit dominanten delta- und theta-Wellen im EEG angestoßen werden, der von einer Abnahme in der zerebralen ATP-Synthese begleitet war, während eine Hemmung der Stickoxid-Synthese die Ausbildung des erholsamen REM Schlafes verhinderte. Die Produktion von Stickoxid über die nNOS (neuronale NO-Synthase) im Vorderhirn scheint hierbei eine notwendige Vorbedingung für das Auslösen des wichtigen REM Schlafes zu sein [78, 79].

7.2.1 Stickoxid-/Peroxynitrit-Bildung durch Entzündung, Sauerstoff- und Stickstoffradikale

Viele der Symptome einer Mitochondriopathie treten erst im Rahmen eines ungenügenden antioxidativen Zustands zu Tage. Denn während der normalen Zellatmung und den folgenden metabolischen Stoffwechselvorgängen kommt es im Rahmen der Generierung von ATP aufgrund des hohen Umsatzes immer zur Bildung von freien Radikalen. Diese reaktiven und potenziell gefährlichen, weil unstabilen, Moleküle zeigen alle ein ungepaartes Elektron, das versucht, sich zu komplettieren und hierbei umliegende Enzyme und Zellen angreift. Der Organismus hat jedoch mehrere Abwehrmechanismen entwickelt, die in der Lage sind, die freien Radikale abzufangen, bevor sie zu viel Schaden anrichten können. So finden sich innerhalb der Mitochondrien zwei Radikalentgiftungssysteme, das Coenzym Q_{10} und die manganabhängige Superoxid-Dismutase (SOD).

Außerhalb der Mitochondrien erfolgt normalerweise ein Abfangen von freien Radikale sowohl durch die zink-/kupferabhängige Superoxid-Dismutase (SOD), die Glutathion-Peroxidase (GSH), das Acetyl-L-Carnitin und die Vitamine A, C und E als auch durch viele weitere Antioxidanzien (z. B. Polyphenole), die sich in Nüssen, Samen und allen Gemüsesorten (insbesondere den Farbigen) befinden. Ist jedoch der antioxidative Status niedrig, so übernehmen hohe Dosen an Vitamin B_{12} die notwendige antioxidative Entsorgung. Hieraus gründet sich auch die Beobachtung, dass Vitamin-B_{12}-Injektionen zu einer merklichen Verbesserung einer existenten Symptomatik führen, während ein Vitamin-B_{12}-Mangel gegenteilige Effekte zur Folge hat, indem die Rückstände von Stickoxid (NO) und Wasserstoffsuperoxid (H_2O_2) über die Nitritoxid-Synthase (NOS) zur Bildung des reaktionsfreudigen und aggressiven Peroxynitrits ($ONOO^-$) führt. Dieses regt die weitere Verstärkung lokal stattfindender stiller Entzündungen an, die alleine von sich aus schon zur Bildung von Stickoxid führen.

$$NO + H_2O_2 \rightarrow ONOO^-$$

$$\text{Stickoxid} + \text{Wasserstoffsuperoxid} \rightarrow \text{Peroxynitrit}$$

Das Augenmerk einer gemeinsamen Ätiologie aller chronischen Erkrankungen richtet sich somit auf das Stickoxid und sein oxidatives Produkt Peroxynitrit, das hochaggressive Sauerstoffradikal, wobei jegliche Hochregulierung dieses Stickoxid-Peroxynitrit-Zyklus in eine Multisystemerkrankung mündet [80]. Es liegen mittlerweile auch zahlreiche Belege dafür vor, dass ein solcher Stickoxid-Peroxynitrit-Zyklus existiert und ursächlich mit den vielen im heutigen Leben anfallenden Erkrankungen zu tun hat. Zum Beispiel führen alle Substanzen, die Stickoxid freisetzen (z. B. Nitroglyzerin und Nitroprussidnatrium) zu einer gesteigerten Stickoxid-Synthese, und zwar über alle drei Synthasen (e-NOS, i-NOS und n-NOS). Des Weiteren sind alle Elemente in diesem Zyklus in der Lage, Schmerz oder eine Hyperalgesie zu induzieren, ein Muster, das sich problemlos mit der Aktivierung der N-Methyl-D-Aspartat-Rezeptoren (NMDA) und einer Aktivierung der TRP-Bindestellen („transient receptor potential") sowie ihrer Untergruppe, den Vanilloid-Rezeptoren, in Einklang bringen lässt, wobei all diese Rezeptoren bei der Hochregulierung des Stickoxid-Peroxynitrit-Zyklus beteiligt sind. ➤ Abb. 7.6 zeigt ein Diagramm zum NO/$ONOO^-$-Zyklus, wobei jeder der Pfeile in der Abbildung einen oder mehrere Mechanismen repräsentiert, der auf ein anderes Element im Zyklus verstärkend wirkt. Insgesamt sind 30 Einzelmechanismen an dem Zyklus beteiligt und größtenteils durch bekannte biochemische und physiologische Erkenntnisse belegt [68, 81, 82]. Die einzelnen Mechanismen zusammengenommen erzeugen einen Teufelskreis, wobei die einzelnen Reaktionen wiederum miteinander in Wechselwirkung stehen. Dies erklärt die Chronizität der Erkrankungen, die Herausforderungen bei ihrer Behandlung und auch das Versagen der konventionellen Therapieansätze [63–65, 83, 84, 85]. Im Zentrum des Zyklus im Organismus steht die Reaktion der beiden freien Radikale Stickoxid und Superoxid zu Peroxynitrit (PRN). Peroxynitrit, ein wirksames Oxidationsmittel, erzeugt oxidativen Stress (➤ Abb. 7.6, Mitte unten). Als Folge des Stresses finden eine Reihe von Entzündungsreaktionen statt, wie z. B. ein Anstieg des Transkriptionsfaktors NF-κB, die vermehrte Bildung proinflammatorischer Zytokine (oben rechts) und die Induktion der induzierbaren Stickoxidsynthase (iNOS). Alle diese Reaktionen lassen erkennen, dass ein Großteil der Entzündungskaskade bei chronischen Krankheiten eine Beteiligung des NO/$ONOO^-$-Zyklus voraussetzt und den pathologischen Prozess noch beschleunigt.

Der wahrscheinlich wichtigste Teil des Zyklus ist das reziproke Verhältnis zwischen dem Anstieg von Peroxynitrit (PRN) und der Verarmung der Verbindung Tetrahydrobiopterin (BH_4) (➤ Abb. 7.6, Mitte unten). Peroxynitrit oxidiert hierbei das Tetrahydrobiopterin (BH_4) in phy-

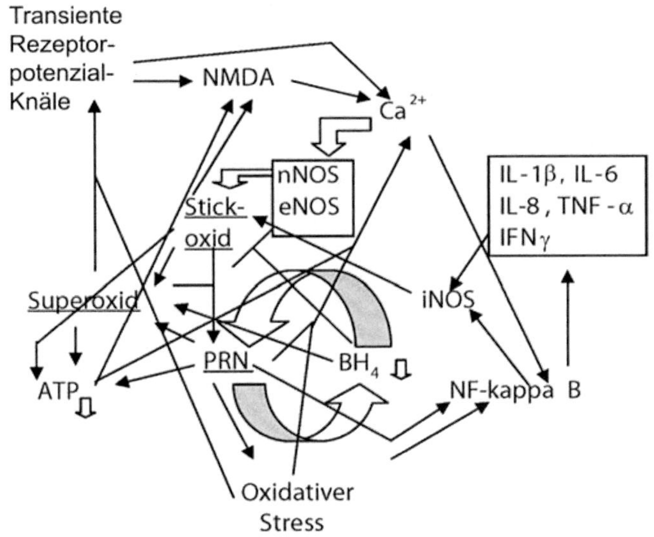

Abb. 7.6 Der Stickoxid-Peroxynitrit-Zyklus mit seinen einzelnen, sich selbst unterhaltenden Faktoren. Eine erhöhte Aktivität der Stickoxidsynthase muss nicht nur auf die iNOS-Induktion zurückzuführen sein, auch ein calciumabhängiger Anstieg der beiden Stickoxidsynthasen nNOS und eNOS (Mitte) spielt hierbei eine Rolle. Mehrere Mechanismen führen zu einem sowohl intra- als auch extramitochondrialen Anstieg von Superoxid (Mitte links). Die mitochondriale Dysfunktion wiederum resultiert in einem verlangsamten Energiestoffwechsel und einer Verarmung an ATP, der energetischen Währung innerhalb der Zelle (unten links). Ein weiteres wichtiges Element im Zyklus ist die erhöhte Aktivität der NMDA-Rezeptoren, die zur Exzitotoxizität (oben links) mit Verminderung der Schmerzschwelle führt. NMDA-Rezeptoren werden in erster Linie im zentralen Nervensystem angetroffen, sind aber sowohl in neuronalem als auch nicht-neuronalem Gewebe weit verbreitet und spielen somit im $NO/ONOO^-$-Zyklus, der in den verschiedensten Körperregionen parallel ablaufen kann, eine bestimmende Rolle. [T793]

siologisch relevanten Konzentrationen, was zu einer BH_4-Verarmung führt [64, 86, 87]. Und weil BH_4 ein Kofaktor bei der Stickoxidsynthase ist, kommt es bei einem BH_4-Mangel zu einer NOS-Entkopplung und damit zur Produktion von Superoxid anstatt Stickoxid. Bei einer partiellen Entkopplung kommt es zu einer Reaktion von Superoxid mit noch nicht von den entkoppelten Enzymen produziertem Stickoxid, wodurch weiteres Peroxynitrit gebildet wird. Weil die Reaktion von Superoxid mit Stickoxid ausgesprochen schnell abläuft, stellt die Synthese beider Moleküle durch benachbarte Enzyme einen besonders wirksamen Weg zur Erhöhung der Peroxynitrit-Konzentration dar. Die partielle NOS-Entkopplung senkt zwar die Produktion von Stickoxid, erhöht aber die Produktion von Peroxynitrit, dem Mittelpunkt des $NO/ONOO^-$-Zyklus [64, 81, 88]. Das bei einer derartigen partiellen Entkopplung produzierte Superoxid spielt somit eine wesentliche Rolle bei der Produktion von Peroxynitrit. Wird dagegen Superoxid in einiger Entfernung vom Produktionsort von Stickoxid freigesetzt, kommt es zu einem viel geringerem Anstieg in der Peroxynitrit-Konzentration. Der Grund hierfür ist der Gehalt des Enzyms Superoxid-Dismutase in den Zellen und in der extrazellulären Flüssigkeit, welche Superoxid in großen Mengen rasch wieder abbauen, bevor es zu einem weiter entfernt gelegenen Syntheseort von Peroxynitrit transportiert werden kann.

7.2.2 Der hochregulierte Stickoxid-Peroxynitrit Zyklus – erste Therapieansätze

Es liegen zahlreiche Hinweise dafür vor, dass der $NO/ONOO^-$-Zyklus ätiologisch für eine Multisystemerkrankung wie das chronische Müdigkeitssyndrom (CFS), die multiple chemische Sensitivität (MCS), die Fibromyalgie (FMS) und das posttraumatische Stresssyndrom (PTSD) der ausschlaggebende Faktor ist. Hierzu sind insgesamt 17 unterschiedliche, kurzfristig auftretende Stressoren bekannt, die alleine oder kombiniert eine der angesprochenen Krankheiten einleiten können. Auch ist bekannt, dass diese 17 Elemente im Zyklus stimuliert werden können, was bekanntermaßen zu einem Anstieg von Stickoxid und Peroxynitrit führt und den $NO/ONOO^-$-Zyklus über diese Mechanismen antreibt:

1. Es sind in der chronischen Phase dieser Erkrankungen die verschiedenen Zykluselemente, die nachweislich bei mindestens einer Erkrankung, wenn nicht in den meisten Fällen, bei allen vier Erkrankungen erhöht sind.
2. In genetischen Studien zur Auslösung dieses Stickoxid-Peroxynitrit-Zyklus konnten mehrere gemeinsame Genveränderungen nachgewiesen werden [81, 83, 89].
3. Die Rolle des Stickoxid-Peroxynitrit-Zyklus bei CFS, PTSD und MCS wurde in Studien mit Tiermodellen belegt [65, 68], wobei am umfassendsten diese Hinweise für MCS sind [89].
4. Klinische Studien belegen die Wirksamkeit einer Vielzahl von Wirkstoffen, die die verschiedenen Aspekte des gesteigerten $NO/ONOO^-$-Zyklus herunterregulieren und die in der folgenden ➤ Tab. 7.2 zusammengefasst sind.

Tab. 7.2 Wirkstoffe, die in klinischen Studien nachweislich günstige Reaktionen zeigten und die die verschiedene Aspekte des $NO/ONOO^-$-Zyklus eindämmen

Wirkstoffe	Wirkmechanismus	Wirkungsnachweis
Flavonoide, Polyphenole, Extrakt von Ecklonia cava, Nahrungsergänzungsmittel auf Algenbasis (Chlorella) und die im Grüntee enthaltene Ellaginsäure	Aufbrechen der Molekülketten von Stickoxid/Peroxynitrit mit Radikalfängern	Peroxynitrit-Radikalfänger [90–94]
NMDA-Antagonisten wie Ketamin, Lachgas und MK-801, die die NMDA-Aktivität senken; Magnesium blockiert NMDA-Rezeptor	Senkung der übermäßigen NMDA-Aktivität und der neuronalen Erregbarkeit	Einsatz in der konventionellen Medizin bei Schmerzen [95–97]
Acetylcarnitin/Carnitin, Coenzym Q_{10}	Verbesserung der mitochondrialen Atmungskette mit höherer energetischer Ausbeute und ATP-Bildung	Eingriff direkt in die Elektronen-Transportkette der Mitochondrien [98–100]
Hydroxy-, Methyl-Cobalamin und nicht Cyanocobalamin von Vitamin B_{12}	Reduktion in vivo zu einer hochwirksamen Form als Stickoxid-Radikalfänger	Höhere Dosen (5–10 mg) i. m., per inhalationem oder als Nasenspray, um hohe Plasmakonzentration zu erreichen; oral oder sublingual nur begrenzt bioverfügbar [63, 101–103]
hochdosierte Folat-Therapie	Vorstufe von 5-Methyltetrahydrofolat (5-MTHF), ein wirksamer Peroxynitrit-Radikalfänger	Unklar, ob Folsäure, Folinsäure, 5-MTHF und/oder andere Folate wirkstärker sind [104, 105]

Tab. 7.2 Wirkstoffe, die in klinischen Studien nachweislich günstige Reaktionen zeigten und die die verschiedene Aspekte des NO/ONOO⁻-Zyklus eindämmen (Forts.)

Wirkstoffe	Wirkmechanismus	Wirkungsnachweis
D-Ribose, RNA und Inosin	Erhöhung der Konzentration der Harnsäure, die ein Peroxynitrit-Radikalfänger ist, trägt zur Wiederherstellung von ATP-Reserven bei	Nachweis der Effektivität von D-Ribose und Inosit [106] [107] und Harnsäure als Radikalfänger [108, 109]
Hochdosiertes gepuffertes Ascorbat, Verabreichung intravenös bis zu 10 g!	Senkung beider Seiten der zentralen Paarung, besonders nützlicher Wirkstoff	Sauerstoffradikal- und Stickoxidradikalfänger in Kombination mit anderen Antioxidanzien [110, 111]
Infrarot-Sauna-Therapie	Erhöhung der BH_4-Verfügbarkeit; Wirkmechanismus über verstärkte Synthese von GTP-Cyclohydrolase I	Studien zur Wirkeffektivität bei MCS, FMS und CFS [112, 113]; wirkt gleichzeitig entgiftend [114]
Fischöl mit hohen Anteilen an Alpha-Linolensäure (ALA), EPA (Eicosapentaensäure) und DHA (Docosahexaensäure)	Omega 3-Fettsäuren wirken als Entzündungshemmer	Verbessern die Gehirnfunktion, präventiv bei Alzheimer [115, 116]
Sauerstoff unter Überatmosphärendruck im Wechsel mit hypoxischem Gemisch (HIT-Therapie)	Geschwächte/geschädigte Mitochondrien sterben ab und geben Anreiz zu verstärkter Neubildung	Sauerstoff und hypoxische Gemische nur unter med. Aufsicht anwenden, insbesondere bei schweren CFS-Fällen [117–119]

7.2.3 Die durch Stickoxid-Bildung ausgelösten Sekundäreffekte

1. Es kommt zu einer gesteigerten Citrullinbildung, wobei aus Arginin und einem Sauerstoffradikal (Arginin + O_2^+ = Stickoxid + Citrullin) diese nicht-proteinogene Aminosäure gebildet wird. Sie verbindet sich mit Proteinen, die dann vom Immunsystem als fremd erkannt werden, was zur Freisetzung von Antikörpern führt, wobei im Rahmen einer überschießenden Reaktion eine Entzündung in den verschiedensten Körperpartien ausgelöst und als rheumatische Reaktion interpretiert wird. Citrullin ist dann in höheren Konzentrationen im Urin nachweisbar.
2. Stickoxid aktiviert auch die Cyclooxygenase (COX-System), wodurch eine inflammatorische Kaskade mit Freisetzung von Interleukinen eingeleitet wird, was zu geschwollenen entzündeten Gelenken, Sehnenansätzen und Muskeln führt, eine Entwicklung, die letztlich in eine Autoimmunerkrankung mündet [120].
3. Gleichzeitig aktiviert Stickoxid auch Makrophagen und andere inflammatorische Zellpopulationen.
4. Aufgrund der stickoxidbedingten Blockade der Glykolyse im Zitronensäurezyklus, wo die Umwandlung von Benztraubensäure zu Acetyl-Coenzym-A und die β-Oxidation von Fettsäuren erfolgt, kommt es zu einem Mangel in der Bildung von NAD und NADH, intermediär zwei wichtige Schritte, damit die reguläre ATP-Synthese in den Mitochondrien abläuft [121].
5. Die Hochregulierung des NMDA- und des Vanilloid-Rezeptors mit einer daran sich anschließenden vermehrten Bildung und Aktivität in den schmerzleitenden Nervenbahnen, führt zu

einer Verstärkung afferenter Schmerzsignale mit gesteigerter Sensibilität auf Reize sowie einer gesteigerten Schmerzempfindung von vorher nicht-nozizeptiven Reizen (Allodynie), ein Krankheitsbild, wie es für das neuropathische Schmerzsyndrom charakteristisch ist [122]. Da diese Rezeptoren sich auch vermehrt in anderen schmerzverarbeitenden Hirnzentren wie dem Thalamus nachweisen lassen, führt ihre Sensitivierung sowie Langzeitpotenzierung verständlicherweise bei Patienten mit CFS, FMS und MCS auch zu chronischen Schmerzen, die dann als führendes Symptom zum Tragen kommen [123]. Die neuronale Sensitivierung ist durch die Aktivierung und Neubildung von Nervenzellen mit N-Methyl-D-Aspartat(NMDA)-Rezeptoren und ihren Transmittern zu erklären, was wiederum für einen erhöhte Stickoxidsynthese im ZNS spricht [124–126]. Und weil hierdurch eine Reihe biochemischer Regelkreise aktiviert wird (➤ Abb. 7.6), kommt es schließlich auch zur Bildung des hochtoxischen freien Radikals Peroxynitrit [125, 127, 128], das dann sogar bis zur Neurodegenration [129] mit Erschöpfung der ATP-Speicher führt [130, 131], ein Prozess, der in eine weitere NMDA-Rezeptor-Sensitivierung mündet [132].

6. Aufgrund der NMDA-Rezeptor-Aktivierung kommt es zu einem vermehrten Einstrom von Ca^{++}-Ionen in den Zellen des Hippocampus und des Striatum mit anschließenden apoptotischen Reaktionen und dem Verlust neuronaler Funktionen, die langfristig in Morbus Parkinson und/oder der Alzheimer-Erkrankung münden [133]. Diese Auswirkungen konnten in Studien am Tier insofern dokumentiert werden, als mitochondriale Dysfunktion und oxidativer Stress im Experiment pathophysiologische Auslöser für eine Parkinson-Erkrankung waren. Hierbei scheinen besonders die beiden Pestizide Rotenin und Paraquat extrem toxisch zu sein, weil ihre Anwendung in der Landwirtschaft mit einer vermehrten Inzidenz von Parkinson assoziiert ist [134, 135].
7. Die Nitrosierung aromatischer Aminosäuren wie Tyrosin führt zur Bildung von Nitrotyrosin, während die Nitrosierung von dem Hormon Thyroxin eine Autoimmunerkrankung mit dem Krankheitsbild der Hashimito-Thyreoiditis auslöst. Diese autoimmunologische Attacke führt schließlich zu einem Funktionsdefizit und dem Zustandsbild einer Hypothyreose. Diese wird dann erst (also verspätet) vom behandelnden Arzt diagnostiziert und im Rahmen der Therapie erfolgt die Verabreichung von Thyroxin-Tabletten (T3, gelegentlich die Kombination T4/T3, zusammen mit einem Immunantagonisten und/oder Kortison), ohne dass die eigentliche Ursache der Erkrankung therapiert wird.
8. Aufgrund der Blockade wichtiger Coenzyme für die Hormonsynthese wie das Tetrahydrobiopterin (BH_4) kommt es auch zur ungenügenden Bildung von Melatonin, Tryptophan, Melanin und Phenylalanin, Ausgangsstoffe für die Synthese wichtiger Neurotransmitter.
9. Und weil Stickoxid auch bei der Bildung von BH_4, einem Kofaktor der Stickoxidsynthasen, beteiligt ist, kommt es bei einem BH_4-Mangel zu einer NOS-Entkopplung und anschließend anstatt von Stickoxid zur Produktion von Superoxid. Bei dieser partiellen Entkopplung kommt es auch zu einer Reaktion von Superoxid mit dem noch nicht vom Enzym entkoppelten Stickoxid, wodurch zusätzlich Peroxynitrit gebildet wird.

Um ein Defizit an BH_4 auszugleichen, werden unterschiedliche Naturstoffe empfohlen, die alle mehr oder weniger die de-novo-Synthese von BH_4 anregen (➤ Tab. 7.3).

Zu den zahlreichen Verursachern, die eine $NO/ONOO^-$-Produktion und Sensitivierung der NMDA-Rezeptoren verursachen können, zählt die Exposition mit Chemikalien wie den Pestiziden oder den Weichmachern (Phthalaten), indem über die Hemmung von Acetylcholin der muskarine Rezeptor aktiviert wird, ein Zustand, der mit einer Zunahme von Stickoxid oder Formaldehyd einhergeht, wobei letzteres schon von sich aus die Bildung von Peroxynitrit auslöst [124, 148, 149]. So z. B. konnte demonstriert werden, dass flüchtige organische Verbindungen und Lösungs-

Tab. 7.3 Zusammenfassung der in Studien durchgeführten Substitution mit Nahrungsergänzungsmitteln, um die wichtige Synthese von BH_4 anzuregen

Wirkstoff	Dosierung	Wirkmechanismus
Gepuffertes Ascorbat, i. v. verabreicht	7–50 g, wiederholt	1. Peroxynitrit-Radikalfänger resp. 2. Reduktion von BH_3 zu BH_4 mit Wiederherstellung des BH_4-Spiegels. 3. Die durch i. v.-Verabreichung erzielte hohe Plasmakonzentration kann zu erhöhten Wasserstoffsuperoxid-Konzentrationen mit Induktion von GTP-Cyclohydrolase I führen, was die de-novo-Synthese von BH_4 anregt.
Ascorbat, oral	etwa 2–3 g, täglich	Die erreichten Plasmaspiegel sind wesentlich niedriger als bei i. v.-Gaben. Sie können aber ausreichen, um die Mechanismen 1. und 2. (s. o.) auszulösen.
Infrarot-Sauna-Therapie	wiederholt	Induktion der GTP-Cyclohydrolase I, die die de-novo-Synthese von BH_4 anregt.
Liposomal reduziertes Glutathion, Depot Glutathion, Glutathion als Nasenspray, i. v. oder per inhalationem	150–500 mg, täglich	Reduktion von BH_2 zu BH_4 mit Wiederherstellung der BH_4-Spiegel sowie Reduktion der partiellen Entkopplung von NO-Synthasen; Patienten mit Asthma vertragen diese Therapie möglicherweise nicht, dies ist jedoch von der Dosierung abhängig.
Inosin, RNA, D-Ribose	Dosierung unterschiedlich meistens jedoch pro re nata Ribose bis zu 1.000 mg	Jeder dieser Wirkstoffe ruft zwei Reaktionen hervor: 1. Wiederherstellung der Adeninnukleotid-Reserven und 2. Erhöhung der Harnsäure-Plasmaspiegel. Letzterer senkt die Plasmaspiegel von Peroxynitrit-Abbauprodukten, NO_2-Radikalen und Carbonatradikalen.
5-Methyltetrahydrofolat (5-MTHF) oder die Vorläufer Folinsäure resp. Folsäure	300 µg/Tag bei 5-MTHF, höhere Dosen bei den Prodrugs	Wirksamer Peroxynitrit-Radikalfänger, der BH_4-Reserven wieder herstellt; hochdosierte Folinsäure oder Folsäure tragen zur Erhöhung der 5-MTHF-Reserven bei. Denn die 5-MTHF-Reserven sind bei CFS aufgrund der durch Peroxynitrit vermittelten Oxidation erschöpft [104, 136–138].
Tetrahydrobiopterin (BH_4) oder die Prodrugs Biopterin resp. Sepiapterin	maximal ca. 5 mg, täglich, oral	Wiederherstellung der BH_4-Reserven; Peroxynitrit-Radikalfänger. Off-label-Anwendung von BH_4 [139, 140]
Vasoaktives intestinales Peptid (VIP)	i. v. oder per inhalationem	Induktion von GTP-Cyclohydrolase I, was die de-novo-Synthese von BH_4 verstärkt; off-label Anwendung [141]
Flavonoide, Polyphenole (wie Quercetin, Catechin) Grünteeextrakt Epigallocatechingallat, Ellaginsäure in Granatapfel und andere phenolische Antioxidanzien	Oral, Dosierung pro re nata	Radikalfänger für Peroxynitrit und seiner Abbauprodukte, wirkt auch direkt bei der BH_4-Wiederherstellung [91–93, 142, 143]
Vit B_{12} in Form des Hydroxy- oder Methylcobalamins	i. m., Nasenspray oder per inhalationem sowie transdermal	Die reduzierte Form (Kobalt II) ist ein wirksamer NO-Radikalfänger [102, 144, 145]; aufgrund der Bedeutung von Stickoxid in der Bildung von Peroxynitrit wird dieses indirekt gesenkt [63, 146, 147]

mittel die Energieproduktion in den Mitochondrien unterbrechen, indem es zu einer Zunahme von Superoxid kommt, welches wiederum die Peroxynitrit-Produktion anregt [150] und mit einer Gewebszerstörung und der Zunahme freier Radikale im zentralen Nervensystem einhergeht [151]. Eine mitochondriale Störung ist deshalb auch der Grund für Ausfälle bei solchen durch Chemikalien geschädigten Patienten [152], wobei die Exposition mit solchen Petrochemikalien und vielen weiteren chemischen Reizstoffen eine Entzündung auslöst [153], die, wenn der Patient ihnen länger ausgesetzt ist, mit einer chronischen neurodegenerativen Entzündung, einer erhöhten Freisetzung von Zytokinen, der Bildung freier Radikale sowie einem erhöhten Stickoxid-Spiegel einhergeht [152, 154].

7.2.4 Hormon Leptin – Auslöser für Entzündungen und Stickoxid-Freisetzung

Wie das Hormon Thyroxin, die Sexualhormone, das Insulin und die Glukokortikoide, so moduliert auch das Hormon Leptin neben der Proteinsynthese die Energieproduktion [155–157]. Leptin ist ein Hormon, das hauptsächlich in den Adipozyten übergewichtiger Patienten gebildet wird, es steht auch in Beziehung mit der Fettsucht, Diabetes Typ II, kardiovaskulärem Risiko und der ventrikulären Hypertrophie [158]. Auch konnte demonstriert werden, dass es bei der Injektion von Leptin zu einem drastischen Anstieg in der Stickoxidkonzentration bei normotensiven Wistar-Ratten, aber nicht bei fettsüchtigen Diabetes-Ratten kommt, wobei letztere eine Mutation ihres Leptin-Rezeptors aufweisen [159]. Bei der Fettsucht führt Leptin zur Zunahme der eNOS (endothelialen Stickoxidsynthase) mit einhergehender Abnahme der intrazellulären Argininkonzentration, was zu einer Entkopplung der eNOS von Stickoxid mit Konzentrationsabnahme in den Endothelzellen sowie einer Zunahme des zytotoxischen Peroxynitrits ($ONOO^-$) führt [160]. Neben dieser gefäßspezifischen Eigenschaft sowie dem proinflammatorischen Immunverhalten induziert Leptin oxidativen Stress mit Bildung von Sauerstoffradikalen (ROS) in den menschlichen Endothelzellen, was zur Ausbildung artherogener Prozesse an der Gefäßinnenwand führt [161]. Des Weiteren wird der NF-κB-Transkriptionsfaktor durch Leptin angeregt. Es liegen mehrere Studien vor, die verdeutlichen, dass eine Erhöhung des Leptinspiegels zu Entzündungsreaktionen führt, die u. a. eine Zunahme von dem Tumornekrosefaktor-alpha (TNF-α), proinflammatorischen Zytokinen, Insulin, Glukosespitzenkonzentrationen, Angiotensin II und dem Hormon Östrogen bewirken [162]. Aufgrund dieser zweiseitigen Wirkweise, einmal wie ein Hormon und ein anderes Mal wie ein Zytokin, kann Leptin als ein Bindeglied zwischen dem neuroendokrinen und dem immunologischen System angesehen werden. Die Bedeutung von Leptin in der Modulation immunologischer Reaktionen und der Inflammation konnte dadurch untermauert werden, dass während einer Infektion und Entzündung der Leptinspiegel ansteigt, sodass zwangsmäßig Leptin als Teil des Netzwerks der Zytokine anzusehen ist, welches das inflammatorisch-immunologische Geschehen im Rahmen von Abwehrmaßnahmen des Wirts aktiviert. Hohe Leptinspiegel beeinflussen insofern den Immunstatus und die Entzündung, indem das Hormon die Produktion der Zytokine steigert und einen Wechsel (Switch) zugunsten der Th1-Zellen, insbesondere über die Zunahme von TNF-α und IL-1, stattfindet [163–165]. Aus dem Grunde, dass TNF-α und IL-1 die Expression der Leptin-mRNA im Fettgewebe steigert, kann Leptin sowohl als proinflammatorischer Stimulator als auch als proinflammatorischer Mittler betrachtet werden [166]. Die grenzwertige und die ausgeprägte Hypertonie bei nichtfettsüchtigen normoglykämischen Erwachsenen sind mit einem Anstieg des freien Leptins vergesellschaftet, was auf einen leptinabhängigen

Gefäßschaden schließen lässt [167]. Leptinerhöhungen wurden auch bei Brusttumorpatienten gefunden; dies wird als eine Reaktion der Brusttumorzellen auf einen von den Fettzellen ausgehenden Stimulus angesehen [168], wobei speziell übergewichtige Patientinnen hiervon betroffen sind. Auch kann Leptin im Darm als ein neues proinflammatorisches Zytokin angesehen werden, das im Rahmen inflammatorischer Darmerkrankungen auftritt und zu epithelialen Wandschäden mit neutrophiler Infiltration führt, ein charakteristisches histologisches Bild einer akuten Darmentzündung. Diese Beobachtungen geben stringente Hinweise, dass bei entzündlichen Darmerkrankungen ein intraluminales Signal für Leptin existiert [169]. Und schließlich kann Leptin auch bei der Entwicklung neuropathischer Schmerzen beteiligt sein. Diese Annahme ist aus der Beobachtung abzuleiten, dass Neuronen, Glia- und Immunzellen ein leptinähnliches Substrat sezernieren, welches ähnlich wie die Adipozyten über eine Leptinsekretion den Schmerz über die assoziierten primären afferenten Neurone mit Ausprägung neuropathischer Schmerzen fördert [170].

7.2.5 Nitrosativer Stress und Kofaktor Tetrahydrobiopterin (BH_4)

Tetrahydrobiopterin (BH_4, THB, Warenname Kuvan®) oder Sapropterin (INN) ist ein natürlich vorkommender Kofaktor bei drei Enzymen, den aromatischen Aminosäure-Hydrolasen, die den Abbau der Aminosäure Phenylalanin im Rahmen der Synthese der Neurotransmitter Serotonin (5-Hydroxytryptamin), Melatonin, Dopamin, Noradrenalin, Adrenalin und Stickoxid vorantreibt [171]. Tetrahydrobiopterin hat hierbei als Kofaktor folgende Aufgaben zu erfüllen:

- Umwandlung von L-Tryptophan zu 5-Hydroxytryptophan (5-HTP) mit Hilfe der Tryptophan-Hydroxylase (TPH)
- Umwandlung von L-Phenylalanin zu L-Tyrosin mit Hilfe der Phenylalanin-Hydroxylase
- Umwandlung von L-Tyrosin zu L-DOPA mit Hilfe der Tyrosin-Hydroxylase
- Umwandlung der Guanidin-Stickstoffatome von L-Arginin zu Stickoxid
- Umwandlung von 1-Alkyl-sn-Glycerol zu 1-Hydroxyalkyl-sn-Glycerol über ein ubichinonabhängiges Enzym in der Innenmembran von Mitochondrien, der sn-Glycerol-3-Phosphat-Dehydrogenase, wodurch NADH aus dem Zytosol der Zelle in die Elektronen-Transportkette eingeschleust wird [172].

Angeborene Schäden in der BH_4-Biosynthese und/oder eine verminderte Regeneration führen zu dem Krankheitsbild der Phenylketonurie (PKU) mit exzessivem L-Phenylalaninspiegel oder einer Hyperphenylalaninämie (HPA). Dieses Krankheitsbild tritt oft im Verbund mit einem Mangel an monoaminergen Neurotransmittern und einem Defizit an Stickoxid auf. Die chronisch hohen Spiegel an Phenylketonsäuren führen zu schweren Gehirnschäden inklusive einer mentalen Retardierung, einer Mikroenzephalie, kombiniert u. a. mit Sprachstörungen wie Stottern und Lispeln, Krampfanfällen und Verhaltensauffälligkeiten.

Bei einem aufgrund einer Oxydation durch das Peroxynitrit erworbenen BH_4-Mangel kommt es zu einer Anzahl von Erkrankungsformen, die immer noch Ziel aktueller Forschungen sind insbesondere was das kardiovaskuläre System betrifft [173]. Die Aufgabe von Tetrahydrobiopterin besteht nicht nur darin, den Phenylalaninspiegel niedrig zu halten, sondern vielmehr in der Umwandlung von Aminosäuren in Vorstufen von Neurotransmittern sowie in der Bildung von Stickoxid. Aufgrund seiner Bedeutung bei der Umwandlung von L-Tyrosin zu L-Dopa, der Vorstufe von Dopamin, kann ein BH_4-Mangel ursächlich an dem Erscheinungsbild von neurologischen Erkrankungen beitragen, die unabhängig von der toxischen Anreicherung von Phenylalanin auftreten. So

z. B. ist Dopamin ein notwendiger Transmitter, der auch als Vorstufe für die Bildung von Noradrenalin und Adrenalin dient, wobei aktuell dieser Mangel durch die Substitution mit Carbidopa/Levodopa therapiert wird und zu einer Auffüllung der Dopaminspeicher im Gehirn führt.
Die neue und bedeutende Erkenntnis zur Wirkweise des Coenzyms BH_4 ist seine Oxidation durch Peroxynitrit im Rahmen anderer NO/ONOO-bedingter Erkrankungen mit anschließender Verarmung an Neurotransmittern [174–176]. Hierbei können kurzfristige Stressoren den Stickoxidspiegel anheben und zur Auslösung von Erkrankungen wie dem chronischen Müdigkeitssyndrom, der multiplen chemische Sensitivität, der Fibromyalgie und dem posttraumatischen Stresssyndrom führen. Diese Stressoren wirken alle über die Freisetzung von Stickoxid und Peroxynitrit, um anschließend den Teufelskreis des NO/ONOO-Zyklus zu entfachen, der dann in eine chronische Erkrankung mündet. Trotz der Komplexität des NO/ONOO-Zyklus muss die Frage erlaubt sein, wer diesen Teufelskreis aktiviert, ob er von sich aus entstanden ist oder ob eine einfache Ursache dafür verantwortlich zu machen ist. Es wird angenommen, dass hierfür zwei wesentliche Mechanismen verantwortlich zu machen sind. Es ist zum einen die Zunahme der Aktivität der Stickoxid(NO)-Synthase (NOS) und zum anderen die partielle Entkopplung der NOS-Aktivität durch einen Mangel an BH_4 [177]. Denn eine Entkopplung der NOS-Enzyme führt zur Produktion von Superoxid anstatt von Stickoxid, einem weiteren Vorläufer von Peroxynitrit. Diese partielle Entkopplung führt dazu, dass NOS-Enzyme sich wie Peroxynitrit-Synthasen verhalten, was wiederum die NF-κB Aktivität ankurbelt. Und weil bekannt ist, dass Peroxynitrit den Kofaktor BH_4 oxidiert, kann man davon ausgehen, dass die dadurch ausgelöste partielle Entkopplung einen Teufelskreis auslöst, wobei die partielle Entkopplung im Laufe der Zeit dann auch noch zunimmt. Diese Kombination aus hohen NOS-Aktivitäten und einem Mangel an BH_4 führt dazu, den Kreislauf im NO/ONOO-Zyklus weiter anzukurbeln mit der Folge, dass die Symptome einer chronischen Erkrankung jetzt klinisch immer offensichtlicher werden. Die Rolle, die Peroxynitrit in der Unterhaltung des NO/ONOO-Zyklus spielt, weist auf die Bedeutung einer Entkopplung der Stickoxidsynthase hin, sodass alle Stoffe, die diese Entkopplung rückgängig machen können, als therapeutische Option in Frage kommen [65, 178]. In diesem Zusammenhang ist es deshalb wichtig, sich noch einmal daran zu erinnern:

Tetrahydrobiopterin (BH_4) ist ein notwendiger Kofaktor in der Aktivität aller Stickoxidsynthasen (NOSs). Ist er vermindert, kommt es zu einer partiellen Entkopplung aller NOSs mit der unkontrollierten Bildung toxischer Mengen an Superoxid und Peroxynitrit anstatt von Stickoxid.

Kommen solche Entkoppelungen in Zellen und Geweben mit hoher NOS-Aktivität (➤ Tab. 7.4) vor, ist die Beeinträchtigung zahlreicher benachbarter Enzymkomplexe von Relevanz, von denen einige noch Stickoxid bilden, während andere schon Superoxid produzieren. Weil diese Stoffe rasch untereinander Reaktionen eingehen, können dabei große Mengen an Peroxynitrit gebildet werden[179]. Deshalb hat eine BH_4-Verarmung auch eine bedeutende Rolle bei der Entwicklung von Diabetes Typ II [180] und der koronaren Herzkrankheit, die oft mit dem Diabetes und einer Arteriosklerose vergesellschaftet ist [181].
Obgleich die genaue Rolle von Tetrahydrobiopterin im Rahmen der katalytischen Reaktion der Stickoxidsynthasen (NOS) nicht eindeutig definiert werden kann, so weisen doch alle Daten darauf hin, dass es als allosterischer Redoxfaktor agiert. Deswegen führen schon suboptimale Konzentrationen von BH_4 zu einer verminderten Bildung von Stickoxid, das wiederum die „Entkopplung" der NOS fördert, in deren Folge ein NOS-vermittelter Sauerstoffabfall und die Bildung von Superoxidanionen und Wasserstoffsuperoxid angestoßen wird. Hierauf verweisen auch die Arbei-

Tab. 7.4 Zusammenfassung der biologischen Reaktionen, bei denen Tetrahydrobiopterin (BH_4) ein notwendige Kofaktor ist, weil er zur Elektronenübertragung in mehreren enzymatischen Redoxreaktionen maßgeblich beiträgt
• Synthese von Adrenalin aus Tyrosin über die BH_4-abhängige Tyrosin-Hydroxylase
• Synthese von Noradrenalin aus Tyrosin über die BH_4-abhängige Tyrosin-Hydroxylase
• Synthese von L-DOPA aus Tyrosin über die BH_4-abhängige Tyrosin-Hydroxylase
• Synthese von Serotonin aus Tryptophan über die BH_4-abhängige Tryptophan-Hydroxylase
• Bildung von Stickoxid (NO) aus Arginin über die BH_4-abhängige Stickoxidsynthase (iNOS) mit der Entstehung von NO und Citrullin
• Im Gegensatz zu den Pteridinderivaten Folsäure und Riboflavin, kann der menschliche Körper BH_4 synthetisieren, sodass es nicht als essenziell einzustufen ist
• Nur die Tetrahydroform von Biopterin ist biologisch aktiv.

ten zur Pathogenese der endothelialen Dysfunktion der Arterien, die zeigten konnten, dass ein gesteigerter Abbau von Tetrahydrobiopterin unter oxidativem Stress sowohl zu Hypertonus, Hypercholesterinämie, Diabetes Typ II als auch zu Folgezuständen eines ruhe- und/oder eines ischämiebedingten Reperfusionsschadens führen kann. Nützliche therapeutische Effekte auf die endotheliale Funktion können deshalb im Rahmen der akuten und chronischen Langzeitverabreichung von Tetrahydrobiopterin und/oder der Anhebung der BH_4-Dosierung erwartet werden, wie sie auch schon bei Mensch und Tier nachgewiesen werden konnten. Es scheint, dass hierbei der Anstieg der Konzentration von BH_4 den therapeutischen Effekt einiger anderer Antioxidanzien (z. B. Vitamin C oder Methyltetrahydrofolat) auf die Gefäßfunktion verstärkt [182, 183]. Störungen innerhalb des Biopterinmetabolismus mit einem daraus resultierenden erniedrigten BH_4-Spiegel werden deswegen heutzutage mit einer großen Zahl chronischer Erkrankungen in Verbindung gebracht, bei denen anstatt einer regulären NO-Synthese (wichtig für die vasodilatative Wirkung) die Synthese von Stickoxid entkoppelt ist, was anschließend zu einer vermehrten Anreicherung von Radikalen wie Superoxidionen und Peroxynitrit führt.
Die durch vorangehende aggressive Superoxide ausgelösten morphologischen Veränderungen in der äußeren mitochondrialen Membran bzw. beeinträchtigte, zelluläre Strukturen am Mitochondrium aktivieren den mitochondrialen apoptoseinduzierenden Kanal (MAC) [184]. Es erfolgt hierauf eine Freisetzung von Cytochrom c aus den Mitochondrien, wobei über die Aktivierung der Peroxynitrit-Caspasen die Apoptose eingeleitet wird, die schließlich in den programmierten Zelltod mündet. Apoptotische Reaktionen unterscheiden sich von einer Nekrose insofern, als die dabei entstehenden zellulären Trümmer den Organismus schädigen. Es kann deswegen eine Aktivierung der NOS (iNOS) durch folgende Vorgänge ausgelöst werden:

- Inflammation über Zellen des Immunsystems
- Infektion mit pathogenen Keimen (als Regulator in der Abwehr)
- Aufnahme chemischer Giftstoffe (Xenobiotika*)
- Freisetzung proinflammatorischer Zytokine und Lipopolysaccharide** (LPS)
- Ungenügende Bildung von BH_4

*Vermehrte Aufnahme von Xenobiotika (= fremde Stoffe, d. h. chemischer Stoffe wie z. B. Pflanzenschutzmittel, halogenierte Kohlenwasserstoffe, hormonartige Kunststoffe), die dem biologischen Stoffkreislauf eines Organismus fremd sind. Sie enthalten oft Strukturelemente, die in dieser Form nicht oder nur äußerst selten in Naturstoffen vorkommen.

**Lipopolysaccharide (LPS) auch als Lipoglykane bezeichnet, sind größere Moleküle, die aus einem Lipid und einem Polysaccharid bestehen, die über eine kovalente Bindung verbunden sind. Sie finden sich in der äußeren Membran von gramnegativen Bakterien des Darms, gelangen über einen Sickerdarm („leaky gut") in das Blutgefäßsystem, wo sie wie Endotoxine wirken und zu einer ausgeprägten Immunreaktion führen.

Abbildungsnachweis

Der Verweis auf die jeweilige Abbildungsquelle befindet sich bei allen Abbildungen im Werk am Ende des Legendentextes in eckigen Klammern.

F711-004	Ganz, P.: Vasomotor and vascular effects of hormone replacement therapy. In: American College of Cardiology. 90(1A):11F-16F. Elsevier, Juli 2002.
G291	Goodman, C. C./Fuller, K. S.: Pathology: Implications for the Physical Therapist. 3rd ed. 2008, Elsevier Saunders.
L157	Susanne Adler, Lübeck
L253	Wolfgang Zettlmeier, Barbing
T793	Martin L. Pall: Professor emeritus für Biochemie und medizinische Grundlagenwissenschaften, Washington State University, Pullman

8 Nitrosativer Stress bei verschiedenen Erkrankungen

Die Folge einer Entkopplung der NO-Synthasen (NOS's) führt dazu, dass Mitochondrien jetzt zu „Radikalkanonen" mutieren, die reaktive Sauerstoffradikale (ROS) und nitrosative Radikale (NOS), mit allen daraus resultierenden Folgezuständen für den Gesamtorganismus, produzieren. So z. B. wurde erst kürzlich die multiple Sklerose dahingehend als eine Erkrankung interpretiert, die nicht aufgrund eines Verlustes der Myelinschicht von Nervenzellen, wie ursprünglich angenommen, resultiert, sondern stattdessen durch makrophagenabhängige vermehrte Freisetzung von reaktiven Sauerstoffspezies (ROS) und nitrosativen Radikalen (NOS) ausgelöst wird. Die anschließende Mitochondriopathie führt dann in der Folge zu einer Axondegeneration. Diese Annahme wird dadurch untermauert, dass eine Neutralisierung von ROS und NOS zu einem Schutz vor einer weiteren neuronalen Degeneration schon befallener Nervenaxone führt [185]. Eine weitere wichtige Erkrankung, die mehr und mehr als chronische Zivilisationserkrankung um sich greift, ist die Insulinresistenz und ein damit einhergehender Diabetes Typ II, wo die Glukose-Spitzenkonzentrationen im Verbund mit erhöhten Insulinspiegeln als Auslöser von entzündlichen Reaktionen angesehen werden müssen [186] und wo das asymmetrische Dimethylarginin (AMA) und weitere endogene Stickoxid-Synthase(NOS)-Inhibitoren die entscheidenden Ursachen der Insulinresistenz sind [187]. Es kommt im Falle von erhöhten Blutzuckerspitzenkonzentrationen, ähnlich wie bei der Adipositas, zu nitrosativem Stress mit einer Insulinresistenz, u. a. auch in den neuronalen Zellen des ZNS, was mit einer vorzeitigen und beschleunigten Alterung sowie einer NO-induzierten und durch Radikale ausgelösten Schädigung der Mitochondrien einhergeht und deswegen auch als Diabetes Typ III bezeichnet wird [188]. Klinisch zeigen sich solche Effekte vorzugsweise zuerst in einer Hypertonie, einem ungünstigen LDL/HDL-Verhältnis sowie einem Anstieg im oxidierten LDL, erste Hinweise, die der Entwicklung einer Arteriosklerose vorangehen [189].

Zusätzlich konnte bei hypertensiven Patienten mit Diabetes, neben einer ungenügenden Stickoxid-Synthese, auch eine damit einhergehende Anreicherung von Superoxiden nachgewiesen werden [190]. Beim Diabetiker beeinflussen insofern hohe Blutzuckerspiegel die mitochondriale Funktion, als sie die Freisetzung von Zytokinen aus den kleinen perivaskulären Fettpolstern anregen, die von sich aus schon die BH_4-Synthese herunterreguliert haben [191]. Zusätzlich induzierten hohe Blutzuckerspiegel aber auch eine vermehrte neuronale NO-Freisetzung mit daraus resultierenden Mitochondrienfunktionsschäden, sodass diese ihre Funktion, wie im Bereich des Hippocampus nachgewiesen werden konnte, einstellen und untergehen. Dieser Effekt geht, wenn chronisch geworden, mit Funktionsverlust und frühzeitiger Hirnalterung in Richtung Demenz einher [188]. Besonders ist in diesem Zusammenhang daran zu denken, dass hohe Blutzuckerspiegel das Entzündungssystem über die sogenannten glykierten Endprodukte (AGE) aktivieren. Indem vermehrt glykierte, d. h. an Eiweißkörpern gebundene Zuckerreste, vorliegen, wird der Transkriptionsfaktor NF-κB angekurbelt, der dann in eine Freisetzung von entzündlichen Zytokinen mündet und der den Beginn einer chronischen Entzündung darstellt [193]. Und schließlich führen hohe Blutzuckerspiegel auch direkt zu einer Funktionsstörung der Mitochondrien mit Bildung freier Radikale und einer sich anschließenden ungenügenden Synthese von ATP. Hinwei-

Mitochondriopathien. http://dx.doi.org/10.1016/B978-3-437-31618-0.00008-0
Copyright © 2016 Elsevier GmbH. All rights reserved.

send für diese Wirkung hoher Blutzuckerspiegel ist das charakteristische Symptom der „postprandialen Müdigkeit“ nach einer kohlenhydratreichen Mahlzeit, die letztlich durch einen Mangel an ATP in den Nervenzellen mit Funktionsdefizit hervorgerufen wird und mit einer verminderten Aufmerksamkeit sowie einem erniedrigtem Vigilanzniveau einhergeht.

9 Erkrankungsformen mit mitochondrialer Störung

Bezeichnenderweise können mehrere chronische Erkrankungsformen mit einer mitrochondrialen Störung assoziiert werden:

1. Die Phenylketonurie mit einer begleitenden Hyperphenylalaninämie [169].
2. Alle kardiovaskulären Erkrankungen mit einer damit einhergehenden endothelialen Dysfunktion [190, 194] und Hypertonie [190].
   In diesem Zusammenhang ist noch einmal darauf hinzuweisen, dass unabhängig von den bekannten Risikofaktoren für eine Arteriosklerose (wie z. B. Rauchen, Adipositas, Hypertriglyzeridämie, Bewegungsmangel, Diabetes Typ II usw.) der ischämiebedingte Reperfusionsschaden sowie eine Entzündung in den Endothelzellen die Bioaktivität von BH_4 maßgeblich verringert. In der Gegenwart suboptimaler BH_4-Spiegel wird die NOS sowohl Stickoxid und Superoxidanionen (O_2^+) bilden, die zur Anreicherung von Wasserstoffperoxiden (H_2O_2) aus O_2^+ sowie der Synthese von Peroxynitrit ($ONOO^-$) aus O_2^+ und Stickoxid führen [195]. Unter solchen Umständen würde die Substitution mit BH_4 die ursprüngliche Aktivität von NOS mit zunehmender Stickoxidfreisetzung wieder herstellen. Die Bedeutung von BH_4 bei Patienten mit kardiovaskulären Erkrankungen kann nicht genug hervorgehoben werden und wird durch Ergebnisse dahingehend gestützt, dass die Gabe von BH_4 in die Koronargefäße die Endotheldysfunktion insofern verbesserte, indem die Bioverfügbarkeit des im Endothel freigesetzten Stickoxids mit Hilfe der endothelialen Stickoxidsynthase (eNOS) bei Patienten mit einer Hypercholesterinämie deutlich verbessert werden konnte [196]. Und weil ein BH_4-Mangel in den Gefäßen mit einer vaskulären Dysfunktion im Zusammenhang mit einer Lumeneinengung beim Diabetiker beobachtet wird, mündet eine Substitution mit diesem Coenzym in eine Verbesserung der Endothelfunktion [197–200]. Dies stellt somit eine ursächliche Therapie dar und steht ganz im Gegensatz zu den konventionellen therapeutischen Ansätzen mit gefäßerweiternden Pharmaka, einer Statin-Therapie, Ca^{++}-Antagonisten, oder Antihypertonika. Diese offensichtliche Verbindung von BH_4 zum Hypertonus kann insofern sehr leicht durch ein Fehlen von BH_4 erklärt werden, indem es über eine Entkopplung der endothelialen NO-Synthase (eNOS) zu einer verminderten Stickoxidsynthese sowie einer vermehrten Produktion von reaktiven Sauerstoffradikalen (ROS) und als Folgereaktion zu einer Hypertonie kommt [201]. In solchen Situationen kann nur Tetrahydrobiopterin und nicht L-Arginin, wie fälschlicherweise immer wieder angenommen wird, die darniederliegende NO-Syntheseaktivität erneut herstellen, damit die Endothelzellen auch neues Stickoxid in ausreichenden Mengen herstellen können [202,

Mitochondriopathien. http://dx.doi.org/10.1016/B978-3-437-31618-0.00009-2
Copyright © 2016 Elsevier GmbH. All rights reserved.

203]. Daneben scheint BH_4 auch die Immunaktivität bei Krebs anzuregen, wobei hier ein weiterer rationaler Ansatz in der Antiangiogenese in Tumorgewebe gesehen wird [204, 205]. Und schließlich scheint BH_4 auch ein vielversprechender neuer Ansatz in der Vermeidung neuropathischer und anderer Formen von chronischen Schmerzen darzustellen. Denn die BH_4-Synthese regulierenden Enzyme Guanosintriphosphat-Cyclohydrolase 1 (GCH1) und die Sepiapterinreduktase (SPR) stellen zwei verheißungsvolle neue Ansätze zur Therapie in der BH_4-Synthese dar. Und weil eine Reduktion normaler BH_4-Spiegel auf ein niedriges Niveau immer mit einer Schmerzexazerbation einhergeht, muss die Wiederherstellung ausreichender BH_4-Spiegel als ein Ziel angesehen werden, neue schmerztherapeutische Ansätze ohne größere Nebenwirkungen in die Wege zu leiten [206]. Obgleich alle präklinischen Untersuchungen einen eindeutigen Zusammenhang zwischen BH_4 und der eNOS dokumentieren konnten, ist hieraus bisher noch kein klinisch relevanter Ansatz abgleitet worden. Dies scheint nicht ganz nachvollziehbar, zumal eine Substitution mit Tetrahydrobiopterin (BH_4) und eine Kopplung mit der NOS eindeutig belegt werden konnten, wodurch die zugrunde liegende Erkrankung behoben werden kann. Es konnte jedenfalls schon nachgewiesen werden, dass eine fortgeschrittene kardiale Hypertrophie mit Fibrose sowie eine damit einhergehende Dysfunktion des Myokards durch BH_4 wieder rückgängig gemacht werden kann [207].

9.1 Faktoren, die die Bildung von Tetrahydrobiopterin (BH_4) beeinträchtigen

Bei einem evtl. BH_4-Mangel sollte nicht nur einfach eine Substitution erfolgen, vielmehr sollte und muss die zugrunde liegende Ursache, die zur Entkopplung der eNOS mit vorangehendem BH_4-Mangel geführt hat, eliminiert werden. Denn präklinische Daten konnten eindeutig belegen, dass eine Hypertonie die Folge einer Kaskade im Rahmen der Sauerstoffradikalbildung aus NADPH (Nicotinsäureamid-Adenin-Dinukleotid-Phosphat oder $NADP^+$ – hier steht die Abkürzung $NADP^+$ für die oxidierte Form während NADPH für die reduzierte Form steht) einleitet, was zur Oxidation von BH_4 und zur Entkopplung der eNOS führt [208]. Substitution von BH_4 führt in solchen Fällen zu einer eindeutigen Verbesserung der Hypertonie [201]. Weitere pathologische Zustandsbilder, bei denen es zu einem möglichen BH_4-Defizit kommen kann, sind wie folgt:

1. Ein metabolisch proinflammatorischer Zustand, wobei es zu einer zytokininduzierten Hochregulation der GTP-Cyclohydrolasen mit anschließendem BH_4-Mangel kommt. Die GTP-Cyclohydrolasen repräsentieren eine Gruppe von Enzymen (➤ Abb. 9.1), die die Phosphatgruppen von dem durch Tyrosin phosphorylierten Rückstand aus Proteinen entfernt.
2. Jegliche Zunahme an oxidativem Stress, bei dem der proinflammatorische Zustand mit einer gesteigerten Bildung von Sauerstoffra-

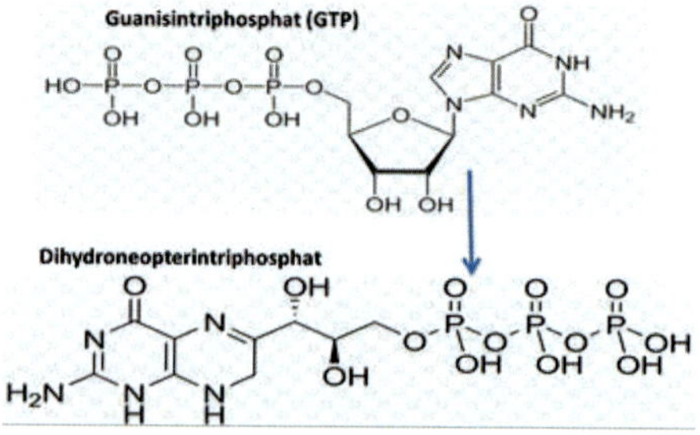

Abb. 9.1 Der chemische Reaktionsablauf, bei dem das Enzym Guanidintriphosphat-(GTP-) Cyclohydrolase das Guanidintriphosphat zu einem Vorläufer von BH_4, dem 7,8-Dihydroneopterin-3'-Triphosphat umwandelt. [P072]

dikalen (ROS) und Peroxynitrit einhergeht, mündet in eine Oxidation von BH_4 und eine verminderte biologische Aktivität des Enzyms.

3. Genetische Mutationen in der BH_4-Enzymsynthese und/oder seiner Regeneration. Hierbei zeichnen sich besonders die Enzyme GTP-Cyclohydrolase und die 6-Pyruvoyl Tetrahydropterinsynthase (PTPS) verantwortlich, während für die Regeneration erniedrigter Spiegel von BH_4, die Sepiapterinreduktase (SR) und die Dihydropteridinreduktase (DHPR) eine entscheidende Stellung einnehmen [209].
4. Eine Hyperglykämie, die zu einem nitrosativem Stress im ZNS führt und dabei das Entzündungssystem mit Freisetzung von Zytokinen aktiviert. Solche Effekte konnten bei der Adipositas dort, wo die neuronalen Zellen eine Insulinresistenz aufweisen, dokumentiert werden und wo ein Zuviel an Glukose mit einer voranschreitenden Hirnatrophie und Alterung auf Basis einer stickoxidinduzierten BH_4-Reduktion und insbesondere einer Schädigung der neuronalen Mitochondrien vergesellschaftet ist [188].

Weil Peroxynitrit von sich aus mehr BH_4 oxidiert und damit dieses wichtige Coenzym inaktiviert, wird es auch zu einer Zunahme in der partiellen Entkoppelung von NOS kommen. Eine solche reziproke Beziehung zwischen Peroxynitrit und BH_4-Mangel ist ein potenzieller Teufelskreis innerhalb des größeren $NO/ONOO^-$-Zyklus und stellt die wesentliche Triebfeder in den metabolischen Störungen dar, die dann in eine Mitochondriopathie münden [200]. Es ist zu erwarten, dass eine Verminderung innerhalb dieser Störungen zu einer deutlichen Verbesserung der klinischen Symptomatik bei jeder der NO-abhängigen Erkrankungen führt, indem eine Zunahme von Stickoxid angestrebt wird. Während der Nettoeffekt jeglicher Therapie über eine vermehrte Stickoxidbildung mit einer Verringerung in der NOS-Entkopplung erreicht werden kann, ist auch eine Herunterregulierung der Bildung hochgradig aktiver Superoxide und insbesondere der Bildung von Peroxynitrit eine weitere Voraussetzung zur Gesundung. Die verschiedenen Interaktionen zwischen den zentralen Komponenten wie Peroxynitrit ($ONOO^-$) und Tetrahydrobiopterin (BH_4) werden in ➤ Abb. 7.6 verdeutlicht, wo Peroxynitrit (PRN) zu einer Verringerung von BH_4 führt, was im weiteren Verlauf eine Störung in der ATP-Bildung in den Mitochondrien auslöst (➤ Abb. 9.1). Zusätzlich wird dann auch der zelluläre TRP(„transient receptor potential")-Ionenkanal, Teil einer großen Familie von Kationenkanälen, die in zahlreichen physiologischen Funktionen – angefangen von der Schmerzleitung bis hin zur Thermoregulierung – betroffen sein. Einer davon, der Vanilloid-Rezeptor TRPV 1–6, führt – wenn aktiviert – zu einem vermehrten Einstrom von Ca^{++}-Ionen, die dann die Erregbarkeit der Zellen steigern. Weil dieser Ionenkanal vornehmlich im ZNS, den Hinterhornganglien sowie in den peripheren A-delta und C-Fasern lokalisiert ist, führt dies zu einer gesteigerten Weiterleitung von Schmerzafferenzen. Unter physiologischen Bedingungen wird dieser Rezeptor ab Temperaturen von > 43 °C schmerzhafte Impulse auslösen, er wird außerdem bei einem erniedrigtem pH von < 5,2, einer erniedrigten Zellspannung sowie niedrigen Lipidspiegeln aktiviert. Auch ist darauf hinzuweisen, dass dieser Rezeptor durch giftige Insekten und Spinnentiere aktiviert werden kann, obgleich der genaue Wirkmechanismus hier nicht eindeutig geklärt ist. Eine Substanz, die vornehmlich mit TRP-Rezeptoren interagiert, ist das Capsaicin, eine Substanz, die der Jalapeno-Paprikaschote beim Verzehr ihre „Hitze" (in Salsa und Chilischoten enthalten) verleiht und welche als exogener Agonist am Vanilloid-Rezeptor bindet. Die Vorteile von Capsaicin sind seine lipophile Eigenschaft, rasch Zellmembranen zu durchwandern, seine relativ einfache Herstellung als Pharmakon und seine Wirkeffektivität bei neuropathischen Schmerzen. Daneben jedoch ist die Vanilloid-Rezeptor-Familie bei vielen mitochondrialen Erkrankungen insofern von Bedeutung, weil zwei Mitglieder dieser Familie aktiv an der Vermittlung von Symptomen mitochondrialer Fehlfunktionen beteiligt sind, während der Vanilloid-Rezeptor 1 (TRPV 1) dagegen eine nNOS- und eNOS-Aktivierung auslöst.

9.2 BH_4-Spiegel im Rahmen kardiovaskulärer Erkrankungen

Es gibt mehrere Möglichkeiten, wie ein niedriger Tetrahydrobiopterinspiegel wieder angehoben werden kann, sodass es zur Erholung und Verbesserung der vorliegenden Erkrankung kommt:

- Substitution von Tetrathydrobiopterin (generischer Name Sapropterin Dihydrochlorid, oder Kuvan®; Biomarin Pharmaceuticals, Merck/Serino) in Dosen von 10–20 mg/KG pro Tag. Solch hohe Dosen sind deshalb notwendig, weil das BH_4 sich durch eine niedrige Bioverfügbarkeit auszeichnet.
- Ergänzung mit dem Vorläufer von BH_4, wie z. B. dem Tyrosin oder dem 5-Hydroxytryptophan, die für die Synthese notwendig sind.
- Ergänzung von Kofaktoren, die ebenfalls für die Synthese von BH_4 unerlässlich sind, wie z. B. Magnesium, Folsäure oder 5-Methyltetrahydrofolat (5-MTHF), eine im Kreislauf zirkulierende, aktive Form der Folsäure, die daneben als eines der wirkstärksten Peroxynitritfänger anzusehen ist.
- Ergänzung mit 5-MTHF(= 5-Methyltetrathydrofolat) als Radikalfänger exzessiver Peroxynitritkonzentrationen mit anschließender Steigerung der BH_4-Synthese, wie es in der isolierten V. saphena magna und der isolierten A. mammaria interna dokumentiert werden konnte [104].
- Vermeidung der Aufnahme toxischer Chemikalien und Schwermetalle, die alle den Metabolismus und die Bildung von BH_4 hemmen und zu einer Mitochondriopathie führen.
- Steigerung des antioxidativen Schutzes durch Einnahme sog. medizinisch wirksamer Lebensmittel (Neutrazeutika) wie die Vitamine D, E, C, N-Acetylcystein (NAC), ergänzt durch den Zusatz von wichtigen Mineralien wie Zink (Zn), Kupfer (Cu), Mangan (Mn), Magnesium (Mg), sowie durch die Einnahme von Polyphenolen und Radikalfängern (wie z. B. Quercitin, Astaxantin, Resveratrol, Curcumin usw.), um den oxidativen Stress zu reduzieren.

Weil alle Infektionen als Auslöser für die Freisetzung von Zytokinen angesehen werden können, ist eine Behandlung jeglicher virus- und bakteriell bedingter Entzündungen mit einer Aktivierung der (iNOS) und exzessiver Bildung von Stickoxid verbunden, was letztlich dann auch zur weiteren Aktivierung des Stickoxid/Peroxynitrit ($NO/ONOO^-$) Zyklus führt. Eine Verabreichung von Peroxynitrit-Radikalfängern ist in solchen Fällen deshalb von Bedeutung, weil die endotheliale BH_4 das entscheidendes Zielenzym bei der Inaktivierung durch Peroxyntrit ($ONOO^-$) darstellt. Dies zumal Studien mit BH_4 dokumentieren konnten, dass dieses Coenzym bei der vaskulären Reaktion notwendig ist und dabei alle anderen Thiole und sogar das Vitamin C übertrifft.

Abbildungsnachweis

Der Verweis auf die jeweilige Abbildungsquelle befindet sich bei allen Abbildungen im Werk am Ende des Legendentextes in eckigen Klammern.

P072 Prof. Dr. med Enno Freye, Neuss

10 Mitochondrienfehlfunktion bei verschiedenen Erkrankungen

Nach heutigem Verständnisstand (obgleich nicht generell anerkannt) ist bei folgenden Erkrankungen eine Mitbeteiligung der Mitochondrien vorhanden, wenn nicht sogar die eigentliche Ursache. Denn im Rahmen einer Nitrierung, Zytokin-Freisetzung und Aktivierung des NO/ONOO-Zyklus kommt es zu einer Fehlfunktion der Mitochondrien und/oder einem Defekt in der elektronischen Atmungskette mit einem daran sich anschließenden Mangel an Energie:

1. Das **Aufmerksamkeits-Defizit-Hyperaktivitäts-Syndrom** (ADHS): durch eine strikte Reduktion von Zucker und Farbstoffen sowie der Elimination jeglicher raffinierter Nahrungsmittel weisen die Kinder wieder ein „normales" Verhalten auf [213].
2. Die **HIV-bedingte Immunschwäche** (Acquired Immune Deficiency Syndrome = **AIDS**), bei der im Gegensatz zum konventionellen Ansatz mit HAART (hochaktiver antiretroviraler Therapie), ein mitochondrialer Defekt als ursächlich für die Immunschwäche und alle HIV-bedingten Folgeerkrankungen angesehen wird [214, 215].
3. Die im Rahmen der **HIV**-Therapie eingesetzten antiretroviralen Nukleosid-Reverse-Transkriptase-Inhibitoren haben zwar zu einer verlängerten Lebenserwartung HIV-infizierter Patienten geführt. Jedoch kommt es bei langfristiger Einnahme der antiretroviralen Medikation zu Langzeitkomplikationen mit vornehmlich mitochondrialen Störungen, die sich in Form von Myopathien, einer peripheren Neuropathie, einer Leberstase mit Laktatazidose als lebensbedrohlich herausgestellt haben [216–220]. Es wird deshalb die durch eine **HAART-Therapie** ausgelöste Vergiftung ursächlich in der mitochondrialen DNA-Synthese zu suchen sein [221, 222], was dann zu mitochondrialen Fehlfunktionen mit Anreicherung von Benztraubensäure und NADH, zur Bildung von Laktat aus Benztraubensäure und schließlich zu dem Vollbild der Laktatazidose führt [223].
4. Die **Arteriosklerose,** die sich auf Basis einer über den NO/ONOO-Zyklus induzierten Entzündung im Endothel abspielt [224–226].
5. Der **Autismus** mit ursächlicher Exposition toxischer Schwermetalle (Hg, Al, As, Cd) nach zahlreichen Impfungen mit überschießender autoimmunologischer Reaktion, gefolgt von Enzephalitis [227]. Zusätzlich kann die Aufnahme von Xenobiotika im Essen oder in Lebensmittelzusätzen zur Konservierung und Verlängerung der Haltbarkeit, bzw. der Konsum genmodifizierter Nahrung (besonders mit Glyphosat) in der Schwangerschaft zu Autismus führen [228]. In diese Kategorie fallen auch die Zusätze in Form von Geschmacksverstärkern wie Mononatriumglutamat, eine chronisch vitalstoffarme Mangelernährung, die nur aus zuckerreichen Kohlenhydraten besteht, sowie die Fluoridierung von Trinkwasser, alles Faktoren, bei

Mitochondriopathien. http://dx.doi.org/10.1016/B978-3-437-31618-0.00010-9
Copyright © 2016 Elsevier GmbH. All rights reserved.

denen es in der Folge zu Hirnstörungen aufgrund einer abnormen Methylierung mit Neuroinflammation und im Endergebnis zu einer Mitochondriopathie kommt [229, 230].

6. Die **gastroösophagiale Refluxerkrankung** (GERD), ein Zustandsbild, bei der der Mageninhalt rückwärts aus dem Magen in den Ösophagus hochsteigt. Dieser Reflux wird gewöhnlich durch eine Erschlaffung des Muskels in der Barriere zwischen Magen und Ösophagus ausgelöst; durch die Relaxation erschlafft der untere ösophagiale Sphinkter (Kardia), der ansonsten den oberen Teil des Magens dicht abschließt. Und weil hohe NO-Spiegel eine solche Erschlaffung provozieren, kommt es zum Rückfluss von Mageninhalt in den Ösophagus [231].
7. Für den **Kreislaufschock** konnte belegt werden, dass die Produktion von Peroxynitrit und ein gesteigerter NO/ONOO-Zyklus bei den verschiedensten experimentellen Modellen, wie sie beim Endotoxin- und hämorrhagischen Schock sowohl am Kleintier als auch bei größeren Säugern provoziert wurden, zu charakteristischen immunologischen und immunhistochemischen Veränderungen führen. Auch konnte Peroxynitrit in menschlichem Gewebe nach einem Kreislaufschock nachgewiesen werden, während sich mit Peroxynitrit selbst eine toxisch-oxidative Reaktion in vivo und in vitro auslösen ließ und es aufgrund der Peroxidation der Lipide zu einer direkten Hemmung der Enzymaktivitäten in den Mitochondrien kam [232–235].
8. Ein kompromittiertes Immunsystem mit Nachweis eines erworbenen Defizits konnte bei Patienten mit **chronischer Granulomatose** nachgewiesen werden, wobei die NADPH-Oxidase eine Hemmung in der Rezeptorexpression aufwies [236].
9. Bei der **Depression** wird neben einer Autoimmunreaktion infolge von Glutenempfindlichkeit [237] auch eine Störung durch das dem L-Arginin ähnliche asymmetrische Dimethylarginin (ADMA) angenommen, wobei es zur Produktionsminderung von Stickoxid und einer verminderten Neurotransmitterbildung (z. B. Serotonin) kommt, zumal ADMA den Transmitter methyliert und damit auch direkt inaktiviert [238].
10. Beim **Diabetes mellitus** wurde eine quantitative Verringerung an mitochondrialer DNA (mtDNA) nachgewiesen, die über eine Entkopplung wichtiger Anteile im Rahmen der ATP-Synthese in den Mitochondrien ein Funktionsdefizit der β-Zellen des Pankreas zur Folge hat [239–241].
11. Bei der **Friedreichschen Ataxie** wird das Peroxynitrit und eine hierdurch ausgelöste Aktivierung des NMDA-Rezeptors mit anschließender Neurotoxizität verantwortlich gemacht [242, 243].
12. Bei der **Epilepsie** konnte eine vermehrte Freisetzung von exzitatorischen Transmittern am NMDA-Rezeptor nachgewiesen werden [244, 245].
13. Bei der **Alzheimer-Erkrankung** werden ursächlich Entzündungsfaktoren diskutiert, die in die Freisetzung von oxidativen Stressmolekülen mit Aktivierung der NMDA- (insbesondere im Hippocampus), der TRP- („transient receptor potential ion channel") und der Vanilloid-Rezeptoren münden. Hierbei kommt es über einen vermehrten Ca^{++}-Ioneneinstrom in der neuronalen Zelle zu einer Übererregung mit Neurodegeneration [98, 246–249]. Auch hier werden als Verursacher zahlreiche Pestizide und Herbizide diskutiert, wobei insbesondere das Herbizid Mancozeb, das sich im Arsenal zahlreicher Hobbygärtner befindet, als besonders toxisch (➤ Tab. 10.1) einzustufen ist [250].
14. Eine **hereditäre Fruktose-, Gluten- oder Laktoseintoleranz** wird ursächlich mit einem Defekt innerhalb der Glukoneogenese und der Anreicherung von Sauerstoffradikalen mit Aktivierung des NO/ONOO-Zyklus in Zusammenhang gebracht [242].
15. Die **Glaukomerkrankung** wird als Folge von oxidativem/nitrosativem Stress angesehen [251–253].
16. Eine **Herzinsuffizienz** mit energetischen Defiziten in den Herzmuskelfasern führt letztendlich zum Herzversagen, das in der westlichen Welt als Todesursache Nummer 1 angesehen wird. Aller Wahrscheinlichkeit nach beruht der zelluläre Mangel an dem energetisch wichtigen Betriebs-

Tab. 10.1 Die mit unterschiedlichen Pestiziden und Herbiziden ausgelöste Häufigkeit an Alzheimersymptomen am Kleintier. Hierbei weist besonders das Herbizid Mancozeb einen extrem hohen toxischen Effekt auf. Nach [250]

Produktreihe	Risiko zur Alzheimererkrankung
Pestizide	58 %
Herbizide	36 %
Insektizide	37 %
Organische Lösungsmittel	51 %
Mancozeb	**118 %**

stoff ATP auf einen Defekt innerhalb der oxidativen Zellatmung mit Störungen in der Elektronen-Transportkette [254–256]. Diese Annahme konnte durch eine Metaanalyse zahlreicher Arbeiten zu dem Betriebsstoff der Mitochondrien, dem Q_{10}, gestützt werden, wo im Rahmen einer Herzinsuffizienz mit Herzmuskelversagen, die Supplementierung dieses notwendigen Coenzyms zu einer deutlichen Verbesserung der klinische Symptomatik führte [257].

17. Bei Patienten mit **Amyotrophischer Lateralsklerose** (ALS) liegt, im Gegensatz zu Gesunden, eine Immunreaktivität auf hohe Konzentrationen von Nitrotyrosin in den Motorneuronen vor [258–261]. Letztlich wird diese Annahme einer hieraus resultierenden energetischen Verwertungsstörung in den motorischen Vorderhornzellen auch dadurch gestützt, dass unter einer ketogenen Diät wieder Betriebsstoff für die motorischen Zellen zur Verfügung steht, der im Gegensatz zur Glukose verwertbar ist und in eine deutlich signifikante Verbesserung der klinischen Symptomatik mündet [262].
18. Die **Multiple Chemische Sensitivität** (MCS) beruht, wie mehrere Studien eindeutig demonstrieren konnten, auf einem Defizit in der ATP-Synthese in den Mitochondrien, ein Defekt der durch Xenobiotika ausgelöst wird [88, 150, 151, 263–266].
19. Die **Krebserkrankung** wird mittlerweile von vielen Forschungsgruppen als eine metabolische Störung innerhalb der elektrochemischen Atmungskette in den Mitochondrien angesehen, wobei aufgrund der Exposition mit Sauerstoffradikalen eine Blockade der Aconitase im Krebszyklus und eine Veränderung der mitochondrialen DNA verursacht werden, die einen Wandel hin zur anaeroben Glykolyse, einem Charakteristikum aller Krebszellen, einleitet [267]. Bei dieser steht die Fermentation bei der Herstellung von ATP als ein archaischer Zustand im Vordergrund der Energiegewinnung, wodurch es in Folge zu einer unkontrollierten Mitose mit Fehlen jeglicher apoptotischer Zellregulation kommt [268–270]. Es ist somit aufgrund einer lokalen Vergiftung durch umweltbedingte Xenobiotika eine mitochondriale Fehlfunktion zu erwarten, die in einem Wechsel der OxPhos-Reaktion in den Mitochondrien bis hin zur anaeroben Glykolyse (Warburgeffekt [271]) mit lokaler Fermentation, Milchsäureproduktion und Entzündungen mündet und als hauptsächlicher Mediator zu einer krebsassoziierten Morphogenese führt [272].
20. Die **ventrikuläre Arrhythmie** mit einer im Verbund auftretenden hypertrophen Kardiomyopathie wird ursächlich einem gestörten myokardialen Stoffwechsel von Fettsäuren und einer ungenügenden oxidativen Phosphorylierung (OxPhos) aufgrund mitochondrial gebildeter Sauerstoffradikale zugeschrieben. Die hierdurch ausgelöste Kardiomyopathie stellt eine fetale Form des Abbaus von Glukose zu Laktat dar [273]. Zusätzlich reichert jegliche mitochondriale Fehlfunktion noch Sauerstoffradikale (ROS) in der Zelle an, die dann die mtDNA, die nDNA, aber auch Proteine und Lipidmembranen attackieren. Dieser Effekt konnte an Mäusen mit einem fehlenden antioxidativen Enzym, der Mangan-abhängigen Superoxid-Dismutase (SOD),

dokumentiert werden, indem die Tiere eine dilatative Kardiomyopathie entwickelten. Aber auch bei Patienten mit Kardiomyopathie war ein indirekter Nachweis möglich, indem durch die therapeutische Gabe mitochondrial aktiver Supplemente wie L-Acetyl-Carnitin und Coenzym Q_{10} eine sichtbare Verbesserung der klinischen Symptomatik erreicht werden konnte [274]. Es wird hierbei vermutet, dass die funktionelle Störung der Mitochondrien durch Sauerstoffradikalbildung innerhalb von Kardiomyozyten ausgelöst wird [275, 276].

21. Beim **akuten Schmerz** ließ sich eine negative Korrelation herstellen, während beim chronischen Entzündungsschmerz eine direkte Korrelation zur NO-Produktion über die induzierte Stickoxidsynthase (iNOS) nachgewiesen werden konnte [277], Ergebnisse, die gut in das Erscheinungsbild einer opioidinduzierten Hyperalgesie passen [278].
22. Bei der **opioidinduzierten Hyperalgesie** (OIH) wurde eine kausale Rolle von Peroxynitrit festgestellt, weil die antinozizeptive Toleranzentwicklung auf Opioide eng mit dem Auftreten verschiedener tyrosinnitrierter Proteine im Hinterhorn und mit Entzündungsreaktionen sowie einer Aktivierung von Metallproteinen in den sensorischen Nervenendigungen im Rückenmark einhergehen. Therapeutika mit Peroxynitrit-zersetzenden Eigenschaften vermitteln in solchen Fällen, zusätzlich zum Opioid gegeben, eine Verstärkung des analgetischen Effekts, indem sie die chronischen Schmerzen vermindern [279]. Im Gegensatz hierzu verstärkt jedoch L-Arginin, der Vorläufer von Stickoxid (NO) – wenn es gleichzeitig mit Morphin verabreicht wird – die Toleranzentwicklung auf Opioide, während eine vorangehende Gabe die Wirkpotenz von Morphin verringert [280].
23. Bei der **Makuladegeneration** wird ursächlich eine Sauerstoffradikal-ausgelöste Angiogenese mit Einsprossungen in die Netzhaut und in den Punkt des schärfsten Sehens (Makula) angenommen, ein Effekt, der schließlich zur Funktionseinschränkung der Retina mit randbedingter Unschärfe und Gesichtsausfällen führt [283, 284].
24. Der **Tinnitus** wird laut verschiedener Forschungsgruppen durch wenigstens 11 verschiedene Kurzzeitstressoren ausgelöst, die alle durch eine Zunahme von NO und/oder eine Aktivierung der NMDA-Rezeptoren, induziert durch eine Zunahme von Peroxynitrit, charakterisiert sind. Hierbei können Sauerstoffradikale als das auslösende Agens angesehen werden [85]. In Ermangelung konventioneller Methoden, die alle langfristig nicht von Erfolg gekrönt sind, haben sich Radikalfänger als erfolgreiche alternative Therapie bewährt [285].
25. Beim **metabolischen Syndrom** ist eine Störung der funktionellen Kapazität der Muskelmitochondrien symptomatisch, ein Effekt, der ähnlich wie beim Diabetes Typ II auch bei der Adipositas beobachtet werden kann [240, 286].
26. Bei der **multiplen Sklerose** (MS) werden pathologische mitochondriale Mechanismen diskutiert, die bei der Entstehung dieser Erkrankung eine Rolle spielen, sodass frühzeitig eine Neuroprotektion mit Antioxidanzien, in Kombination mit weiteren anerkannten Verfahren, die die entzündungsbedingte Demyelierung in Form von z. B. Omega-3-Fettsäuren aufhalten, in Frage kommt [287].
27. Bei der **Neurodermitis** wird neben einer gesteigerten Cyclooxygenase-Aktivität die Freisetzung von Stickoxidradikalen am Ort der Entzündung diskutiert [288].
28. Eine durch die Einnahme des β-Blockers Propanolol ausgelöste Poylarthralgie mit Muskelsteife **(Stiff-Man-Syndrome)** ist aller Wahrscheinlichkeit nach ebenfalls als eine mitochondriale Störung anzusehen [289], obgleich hier auch immunologische Faktoren mit erhöhter Glutaminsäure-Decarboxylase-(GAD-)Antikörperbildung auf eine Immunerkrankung hinweisen [290].
29. Die **Osteoarthrose** (OA) zeichnet sich durch eine Störung in der Synthese der Chondrozytenmatrix und ihrer Mineralisierung aus, eine Balance, die mit ATP-Verbrauch und -Herstellung einhergeht, eine Energiesynthese, die nachweislich durch die Chondrozyten bewerkstelligt wird [291, 292]. Eine Untersuchung zur Aktivität der mitochondrialen Atmungskette in Chondrozy-

ten von Osteoarthrose-Patienten wies eine signifikante Abnahme im Komplex II und III im Vergleich zur Normalpopulation auf. Andererseits war die Gesamtmenge der Mitochondrien bei Osteoarthrose vermehrt, wohingegen das transmembranöse Spannungspotenzial der Mitochondrien ($\Delta\ \psi$, gemessen mit Hilfe der Fluoreszenz-JC-Methode) eine deutliche Abnahme aufwies [293]. Weil exzessive Stickoxid-Konzentrationen besonders die Aktivität im Komplex IV der Mitochondrien beeinträchtigen, lässt sich dies in einer Abnahme des transmembranösen Spannungspotenzials ablesen. Aus diesen Fakten kann abgleitet werden, dass die im Rahmen der Pathogenese einer OA gebildeten höheren Mengen an NO ursächlich als Folge einer Hochregulierung der Chondrozyten-induzierten Stickoxidsynthase (iNOS) mit vermehrter Bildung von Zytokinen wie IL-1 und TNF-alpha sowie weiterer Entzündungsmarker eine Rolle spielen. Des Weiteren verringert NO die Überlebenszeit der Chondrozyten und induziert einen frühzeitigen Zelluntergang mit Veränderungen, wie sie für eine Chondriopathie charakteristisch sind.

30. Bei der **Polyneuropathie** wurden, wie vorangehende Studien bei Patienten unter Statin-Therapie deutlich machten, als Ursache eine ungenügende mitochondriale Funktion aufgrund eines Q_{10}-Mangels dokumentiert [294].
31. **Asthma** stellt eine sehr aggressive Form im Rahmen der Bildung von Peroxynitrit dar, wobei es zu einer Dysfunktion der oberflächlichen Zellen im Bronchialsystem kommt, ein Effekt, der auf einer ungenügenden Bildung des zelleigenen antioxidativen Glutathions (GSH) basiert [295, 296].
32. Die **Rheumatische Erkrankung,** die mit einer exzessiven Bildung von Citrullin und Nitrotyrosin einhergeht, weist eindeutig auf eine gesteigerte Stickoxid- und Peroxyniritbildung hin, wobei eine spezifische Antikörperbildung dieses Bild noch unterstreicht [297, 298].
33. Bei der **Präeklampsie** ist die Bildung des asymmetrischen Dimethylamins (ADMA) [299] und eine direkte Hemmung der mitochondrialen ATP-Bildung aufgrund einer Intoxikation mit organischen Lösungsmitteln für das mitochondriale Funktionsdefizit hinweisend [300].
34. Bei der **Löungsmittel-induzierten Enzephalopathie** kommt es zur Hochregulierung der Stickoxidsynthase (NOS) [299], wobei zusätzlich auch noch eine toxische Hemmung in der mitochondrialen ATP-Bildung durch das organische Lösungsmittel nachweisbar ist [301–306].
35. Selbst die **Hypercholesterinämie** wird ursächlich mit einer exzessiven Bildung von Stickoxid in Verbindung gebracht, weil NO an das eisenhaltige Enzym der Leber bindet, was zur Hemmung der Cholesterin-7-alpha-Hydroxylase und einem diätresistenten Anstieg von Cholesterin führt [307].
36. Beim **Morbus Parkinson** kommt es über eine $NO/ONOO^-$ abhängigen Hemmung zur unzureichenden Bildung von den Energiesubstanzen ATP und NADH, wobei speziell das NADH der eigentliche Funken für die Aktivierung der mitochondrialen Atmungskette in den Basalganglien darstellt [308, 309]. Auch hier hat die Verabreichung von Q_{10} eine deutliche Verbesserung der Symptomatik im Rahmen einer Therapie zur Folge [100], ein Effekt, der durch die zusätzliche Gabe von NADH noch verstärkt werden konnte [310].
37. Beim chronisch **neuropathischen Schmerz,** der eine Herausforderung für jeden Schmerztherapeuten darstellt [311], ist trotz der zahlreichen zur Verfügung stehenden Medikationen die Therapie immer noch unzureichend. Es muss hierbei die dominierende Rolle der exzitatorischen Glutamatrezeptoren hervorgehoben werden [131, 149]. Diese Rezeptoren beeinflussen maßgeblich die Elektronen-Transportkette in den Mitochondrien und werden als Folge einer Aktivierung des $NO/ONOO^-$-Zyklus sowohl beim neuropathischen als auch beim Entzündungsschmerz als der kausale Auslöser für das Schmerzsyndrom angesehen [312].
38. Bei der **akuten intermittierenden Porphyrie** wird ein möglicher Defekt in der Oxidation der mitochondrialen NADH diskutiert [313]. Denn Lymphozyten von Frauen mit Porphyrie wiesen eine höhere mitochondriale Produktion von Sauerstoffradikalen (ROS) mit an-

schließender Oxidation insbesondere dann auf, wenn sie einem akuten Stress ausgesetzt waren [221].

39. Beim **Fibromyalgiesyndrom** (FMS) wird als mögliche Ursache einen abnorme mitochondriale Funktion angenommen, bei der die Membranfunktionen der Mitochondrien gestört sind und es in der Folge zu einer gesteigerten Sauerstoffradikalbildung (ROS) kommt. Diese Annahme konnte dadurch untermauert werden, dass Patienten – je nach Schmerzniveau – auch höhere Sauerstoffradikalspiegel im Blut hatten, während die Muskelzellen dieser Patienten eine signifikante Abnahme in der Anzahl der Mitochondrien (Mitophagie) aufwiesen [314, 315]. Auch geht die begleitende Müdigkeit auf das Konto einer unzureichenden Energieproduktion in den Mitochondrien des ZNS [81].
40. Das in diesem Zusammenhang oft beschriebene **chronische Müdigkeitssyndrom** (CSF) weist eine bemerkenswerte enge Korrelation zu dem Ausmaß der mitochondrialen Dysfunktion und der Schwere der Erkrankung auf. Die individuellen Defizite, dargestellt in den einzelnen mitochondrialen Parametern, zeigen auf, von welchen Ergänzungsmitteln und/oder Entgiftungsmaßnahmen der jeweilige Patient am meisten profitiert [62, 316]. Auch weisen Patienten mit einem CFS im Vergleich zu einer Kontrollgruppe ohne CFS eine 2-fach höheres Risiko auf, ein metabolisches Syndrom zu entwickeln, ein Zustand, der sich auch in der Relation zur Anzahl weiterer metabolisch relevanter Erkrankungen und einer CFS nachweisen lässt, wobei jeder Faktor für sich allein mit einer 37 % höheren Wahrscheinlichkeit assoziiert ist, gleichzeitig auch in eine CFS zu münden [317]. Die Daten unterstreichen eindeutig die Hypothese, dass bei vielen dieser so unterschiedlichen Erkrankungsformen eine ähnliche Pathologie zugrunde liegt.
41. Das **Reizdarmsyndrom** (IBS), bei dem aufgrund der stillen Entzündung mit Radikalbildung letztendlich die Schleimhautbarriere im Darm gestört wird, sodass sich ein Sickerdarm („leaky gut") mit anschließender Durchwanderung von Bakterien und Makromolekülen entwickelt. Dieser Zustand führt letztendlich zu einer Aktivierung des Immunsystems mit Antikörperbildung sowie zu einer Störung im enteralen Nervensynzitium (dem enteralen Nervensystem) mit Energiedefizit [318].
42. Die **Hashimoto-Thyreoiditis** ist eine Erkrankung der Schilddrüse auf immunologischer Grundlage, wo aufgrund der Nitrosierung der Schilddrüsenhormone diese dann wie Antigene wirken [319], eine Bildung von Antikörpern bewirken, die die Schilddrüse angreifen, und einen Drüsenuntergang einleiten, sodass der Entwicklung einer Schilddrüsenunterfunktion Vorschub geleistet wird [320].
43. Selbst der **Schlaganfall** stellt, ähnlich wie die anderen ZNS-bedingten Störungen wie Parkinson und Alzheimer, nur eine weitere Ausdrucksform der zugrunde liegenden mitochondrialen Störung dar, indem über eine exzessive Bildung von Stickoxid (NO) und seinen toxischen Metaboliten, insbesondere von Peroxynitrit ($ONOO^-$), die Elektronen-Transportkette in den Mitochondrien gestört ist und sich ein Zustand entwickelt, der die zelluläre Energieproduktion in den neuronalen Zellen dermaßen beeinträchtigt, dass sie absterben [321, 322].
44. Bei der **interstitiellen Zystitis** wird eine Störung innerhalb des endoplasmatischen Retikulums über Ca^{++}-puffernde biologische Zwischenmembranen der Mitochondrien angenommen [323, 324].
45. Das bei Tschernobyl-Überlebenden beobachtete **metabolische Syndrom X** (MSX) wies nachweislich Parallelen zu dem gleichzeitig auftretenden chronischen Müdigkeitssyndrom auf, was ursächlich nur eine andere Ausdrucksform für die zugrunde liegenden neuropsychiatrisch und physisch-physiologischen Zustände bei ein und derselben Pathologie darstellt, indem einmal ein CSF und ein anderes Mal das MSX im Vordergrund steht. Hieraus kann abgleitet werden, dass die durch Strahlung im mitochondrialen Genom ausgelösten Veränderungen weitgehend mit Störungen in den transmembranösen Ionenströmen der Mitochondrien und damit als Ursache für CFS und/oder MSX anzusehen sind [325].

46. Die durch ein Sickerdarmsyndrom („leaky gut") ausgelöste **chronische fibrosierende primär sklerosierende Cholangitis** (PSC) der intra- und/oder extrahepatischen Gallengänge wird aller Wahrscheinlichkeit nach durch Autoimmunvorgänge hervorgerufen, wobei die Mitochondrien der Gallengangszellen befallen sind und bis hin zu einem bösartigen cholangiozellulären Karzinom entarten können [326]. Die PSC ist meist mit einer chronisch-entzündlichen Darmkrankheit assoziiert, am häufigsten mit einer Colitis ulcerosa, wo nachweislich die Barrierefunktion des Darmes gestört ist [327].

10.1 Umstände, die den nitrosativen Stress begünstigen

Bei einer exzessiven Bildung von Stickoxid (NO) und Peroxynitrit ($ONOO^-$) binden diese nitrosativen Radikale an eisen- und schwefelhaltige Enzyme, die grundsätzlich für ein regelhaftes Funktionieren der mitochondrialen Sauerstoffatmung von Bedeutung sind. Insbesondere die mitochondrialen Enzyme wie die Aconitase, ein Enzym, das Schwefelwasserstoffgruppen aus dem Krebszyklus erhält, werden hierbei rasch durch Peroxynitrit, nicht jedoch durch seinen Vorläufer, das NO inaktiviert, sodass als Folge eine Blockade der Cytochromoxidase resultiert, die zur ungenügenden Bildung des hochenergetischen Betriebsstoffs ATP führt [328].
Daneben bewirkt das Peroxynitrit – neben der Hemmung der Aconitase – auch weitere Blockaden und Funktionen anderer Organe und Organellen:

1. Das Cytochrom P_{450}, ein Entgiftungsenzym in der Leber
2. Die Synthese von Häm- und Myoglobin
3. Die Tryptophan-Hydroxylase (TPH2), ein Enzym, das die Synthese von Neurotransmittern reguliert.
4. Die Thyreoperoxidase, welche die Synthese von Thyroxin ermöglicht.
5. Die mitochondriale Cytochrom-c-Oxidase, ein Enzym, welches die Bildung von ATP in den Mitochondrien reguliert und das bei einer Blockade letztendlich mit
   a. einer ungenügenden ATP-Synthese,
   b. einem intrazellulären Energieverlust und
   c. einer damit einhergehenden ungenügenden Funktion der Zelle
   einhergeht.
6. Die Aktivierung der Cyclooxygenase (COX), einem Enzym, das für die Biosynthese proinflammatorischer Prostaglandine und Thromboxane verantwortlich ist und bei allen chronischen Entzündungen von Gelenken gleichzeitig
   a. eine immunologische Aktivierung von Entzündungsfaktoren wie TNF-alpha, IL-1 und den Lipopolysacchariden (LPS) bewirkt,
   b. chronisch schwelende Entzündungen in den Gelenken (z. B. Polyarthritis), aber auch im Darm (z. B. Reizdarm) auslöst, aber auch von sich aus alleine eine
   c. gesteigerte Aktivierung des $NO/ONOO^-$-Zyklus mit gegenseitiger Verstärkung hervorruft, ein Vorgang der in einen „Circulus vitiosus" mündet.

Zusätzlich führt die regelmäßige Einnahme spezieller Medikamente, die als potenziell toxisch für die Mitochondrien eingestuft werden können, zu einer Verstärkung der Blockade innerhalb der Elektronen-Transportkette der Mitochondrien.

10.2 Exogene Faktoren und mitochondriale Toxizität

Alle Stoffgruppen können für die Mitochondrien potenziell toxisch sein, wenn sie die intrinsische Elektronen-Transportkette in irgendeiner Weise stören. Die daraus sich entwickelnde „oxidative Phosphorylierungserkrankung" ist dann als Folge einer Unterbrechung in der Elektronen-Transportkette zu sehen. Der Sauerstoff, der scheinbar für eine ATP-Synthese unbedingt notwendig ist, kann aber auch per se schädigend werden. Denn es führen viele Wege zur Bildung von freien Radikalen und insbesondere von Sauerstoffradikalen, die von sich aus toxisch sein können, wenn sie nicht richtig entsorgt werden, sodass es zu einen durch den Radikalschaden ausgelösten vermehrten Energiebedarf kommt, der das Grundproblem dann noch verschlimmert.

11 Pharmazeutika mit mitochondrialer Hemmung

Wird ein Medikament verordnet, ist es generell das Ziel, ein Nutzen-Risiko-Profil im Auge zu behalten. Und obgleich die durch Medikamente ausgelösten pathobiologischen Abläufe im Einzelnen nicht geklärt sind, so wird es doch immer offensichtlicher, dass eine zugrunde liegende Pathologie nicht durch zusätzliche Therapiemaßnahmen mit chemischen Wechselwirkungen behoben wird, sondern dies öfters sogar in eine Verstärkung des Problems münden kann. Hierbei sind die toxischen Nebenwirkungen der pharmazeutischen Präparate streng genommen von denen, die durch Diagnostika, chirurgische Maßnahmen, Umgebungsfaktoren, falsche Ernährung, stressbedingte Einflüsse, endogene Substanzen oder auch durch mitochondriale Kofaktoren ausgelöst werden, getrennt zu betrachten (➤ Abb. 11.1).

Viele der Medikamente, aber auch ihre elektrophilen Metabolite können die Elektronen-Transportkette in den Mitochondrien beeinträchtigen oder Anlass zur Bildung reaktiver Sauerstoffradikale (ROS) geben, indem sie die Freisetzung von MMP (Matrix-Metalloproteasen, eine Gruppe verwandter Enzyme, die die Spaltung von Peptidbindungen in Proteine katalysieren) und Cytochrom c blockieren. Alternativ kann ROS auch durch pro-oxidative Medikamentenradikale über den Perioxidase-gesteuerten Abbauweg gebildet werden. Eine Hemmung in einem der Glieder der Atmungskette (Komplex I–IV) induziert eine Sauerstoffradikalbildung (ROS). Und schon eine Hemmung der Cytochromoxidase im Komplex IV z. B. verhindert die Bildung von Wasser aufgrund einer Unterbrechung in der Elektronen-Transportkette mit anschließender Bildung eines Sauerstoffradikals mit vier Elektronen. Es ist jedoch die Beurteilung einer möglichen mitochondrialen Toxizität von Medikamenten in der Medizin kein etabliertes Verfahren bei den Zulassungsbehörden (wie z. B. das deutsche Bundesinstitut für Arzneimittel und Medizinprodukte kurz BfArM oder die schweizerische Arzneimittelkontrollstelle kurz Swissmedic), sodass niemand so richtig weiß, ob und welches Produkt für die Mitochondrien potenziell toxisch ist. Auch gibt es keine absolute Kontraindikation gegenüber einem speziellen Medikament, dies obgleich einige dieser Präparate unbedingt zu meiden sind. Denn es haben einige der Präparate, entweder aufgrund von experimentellen Untersuchungen oder anhand von Beobachtungen bei Patienten, eine direkte mitochondriale Toxizität unter Beweis gestellt. Indem diese Präparate entweder die elektrische Transportkette, die Proteinsynthese, die Transkription der mitochondrialen DNA oder die Enzymaktivitäten hemmen oder sogar unterbrechen, führen sie zu Mitochondrienuntergang. Jedoch können Präparate auch eine indirekte Toxizität bewirken, indem sie die Zunahme freier Radikale unterhalten, die Produktion endogener Antioxidanzien (wie z. B. SOD und Glutathion) behindern, resp. die Aufnahme/Speicherung notwendiger Nahrungsstoffe zur Entsorgung der

Mitochondriopathien. http://dx.doi.org/10.1016/B978-3-437-31618-0.00011-0
Copyright © 2016 Elsevier GmbH. All rights reserved.

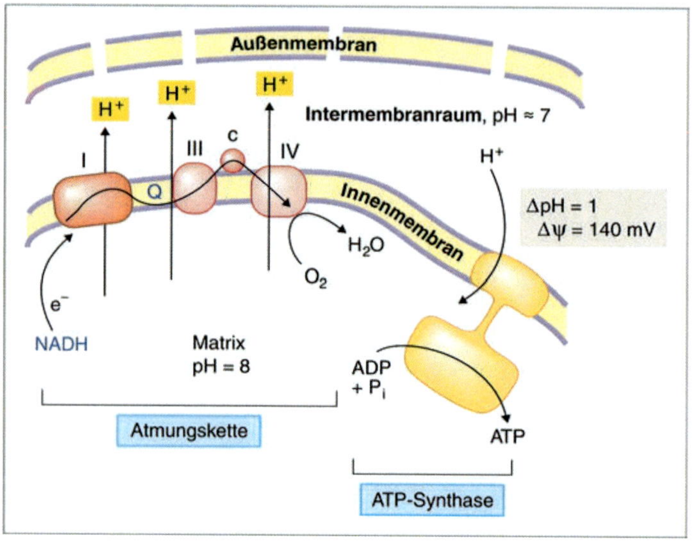

Abb. 11.1 Die Stellen im Mitochondrium, an denen unterschiedliche Medikamente ihre Toxizität manifestieren. Q = Ubiquinon Q10; C = Cytochrom c [L253]

freien Radikale beeinträchtigen. Im Folgenden sollen einige Präparategruppen in Bezug auf ihr Verhalten auf die mitochondriale Aktivität angesprochen werden:

- **Antikonvulsiva** sind Arzneimittel zur Behandlung oder Verhinderung von epileptischen, z. B. tonisch-klonischen Anfällen. Während die meisten Antikonvulsiva problemlos vertragen werden, so kann jedoch ein Antikonvulsivum und stimmungsaufhellender Stoff wie die Valproinsäure (z. B. Convulex®, Depakine®, Valproat®) gleichzeitig Funktionsabläufe in den Mitochondrien insofern beeinträchtigen, indem es die Verwertung des notwendigen Stoffs Carnitin, speziell im Komplex IV der mitochondrialen Energiekette, hemmt. Zusätzlich kann es auch eine Leberfunktionsstörung auslösen. Dies alles soll nicht unbedingt bedeuten, dass es nicht eingenommen werden darf, vielmehr muss hier eine sorgfältige Nutzen-Risiko-Bewertung in eine Verschreibung einfließen und es sollte regelmäßig der Plasmaspiegel von Carnitin unter der Antikonvulsivagabe bestimmt werden [329].
- **Psychotropika,** d. h. die Psyche des Menschen beeinflussende Stoffe sind potenziell als toxisch einzustufen. So z. B. können die **Antidepressiva** wie z. B. Fluoxetin (Prosac®), Amytriptilin (Elavil®, Laroxyl®) und Citalopram (Cipramil®) eine Fehlsteuerung des autonomen Nervensystems auslösen, verbunden mit Mundtrockenheit, Verdauungsbeschwerden, Kopfschmerzen, übermäßigem Schwitzen, körperlicher Schwäche, Herzklopfen und Orgasmusschwierigkeiten. Insbesondere haben jedoch neuere Untersuchungen ergeben, dass diese Stoffgruppe zur Unterdrückung des REM-Schlafs führt. Dieser Wirkmechanismus beeinflusst aber auch die kognitiven Leistungen, denn in den REM-Schlafphasen werden Erinnerungen im Langzeitgedächtnis verfestigt und fördern damit das prozedurale Lernen, d. h. automatisierte Lernvorgänge, wie beispielsweise Klavierspielen oder Fahrradfahren [330]. Weitere psychotrope Substanzen wie **Antipsychotika,** Barbiturate und Antidepressiva hemmen aber auch direkt verschiedene mitochondriale Funktionen. Inzwischen weiß man jedoch, dass sie auch unerwartet zum Tode führen können, weil lebensbedrohliche Herzrhythmusstörungen auftreten können. Das Citalopram (Cipramil®, Seropram®) zählt zu einem der am häufigsten verschriebenen Antidepressiva und es zählt auch zur Kategorie der potenziell tödlichen Psychopharmaka, weil es das QT-Intervall im EKG verlängert und schwere Herzrhythmusstörungen heraufbeschwört [331].

- Jegliche **Cholesterinsenker,** insbesondere die so häufig verschriebenen Statine (weltweit ein Billionengeschäft!) hemmen nachweislich die endogene Produktion von Coenzym Q_{10}. Es ist ein für die ausreichende mitochondriale Funktion notwendiger Stoff, und weil es den gleichen metabolischen Syntheseweg wie das Cholesterin hat, wird im Rahmen einer Statin-Einnahme sowohl die Cholesterin- als auch die Q_{10}-Bildung gehemmt. Statine können deshalb generell als kontraproduktiv angesehen werden, dies zumal ausreichende Q_{10}-Spiegel unbedingt für eine ausreichende Herzfunktion bei Patienten mit chronischer Herzinsuffizienz (CHV) anzusehen sind [332, 333]. Auch konnte in einer placebokontrollierten Studie bei Patienten, die Statine über einen Zeitraum von 2 Monaten eingenommen hatten, bei 56 % eine Gedächtnisstörung festgestellt werden, ein Effekt, der nach Absetzen der Medikation wieder rückläufig war [334]. Auch andere Cholesterinsenker wie das Cholestyramin (Quantalan®), welches die Cholesterinresorption über eine Bindung der Gallensäure blockiert, können gleichzeitig den Elektronentransport in den Mitochondrien unterbrechen. Immerhin konnte auch ein Statin-bedingter Autoantikörpernachweis gegen das 3-Hydroxy-3-Methylglutaryl-Coenzyme A-Reduktase (HMGCR) bei Patienten mit autoimmun bedingter Myopathie und einer damit einhergehenden Nekrose der Myofibrillen nachgewiesen werden [335]. Besonders jedoch behindern sämtliche neben dem Statin bekannten **Cholesterinsenker** die mitochondriale Funktion, indem sie die körpereigene Synthese des wichtigen Coenzyms Q_{10} im Rahmen der Elektronenkopplung beeinträchtigen [333]. Und weil Q_{10} und Cholesterin einen gemeinsamen Syntheseweg haben, der durch Statine unterbrochen wird und Q_{10} ein notwendiges Coenzym in der Elektronen-Transportkette der Mitochondrien darstellt, muss gefordert werden:

> Werden Statine verschrieben, so ist der Zusatz von Q_{10} unabdingbar, damit eine Fehlfunktion der Mitochondrien vermieden wird.

- Die langfristige Einnahme von **Analgetika und Entzündungshemmern (NSAIDs),** insbesondere Präparate, die als nichtsteroidale Antirheumatika frei verkäuflich sind und nicht der Rezeptpflicht unterliegen, werden in ihrer Gefährlichkeit völlig unterschätzt. Zu den am häufigsten eingenommenen Präparaten zählen die Acetylsalicylsäure (Aspirin®) und auch das Paracetamol, das meistens in Kombination mit Coffein oder Codein verabreicht wird (Thomapyrin®, Grippostad®, Azur®comp.). Diese erhöhen alle den oxidativen Stress und sind deswegen als potenziell toxisch einzustufen. In diesem Zusammenhang führen neben Aspirin auch andere NSAIDs zusätzlich zu intestinalen Veränderungen, die einer Glutensensitivität mit anschließendem Sickerdarm Vorschub leisten [336], sodass im Rahmen der Bildung von Autoimmunantikörpern [337] sogar neuropsychiatrische Symptome ausgelöst werden können [338, 339]. Auch ist Aspirin bei Kindern kontraindiziert, weil bei einigen Patienten schwere Störungen in den Mitochondrien mit einer Mitochondriopathie ausgelöst werden können, die sich in einem Rye-Syndrom mit Schädigung des Gehirns (Enzephalopathie) und akutem Leberversagen manifestieren, Symptome, die nur eine andere Ausdrucksform der mitochondrialen Toxizität darstellen. Hierbei ist jedoch zu berücksichtigen, dass bei einigen Patienten eine Fiebersenkung angezeigt ist, sodass diese Medikamente dann von Nutzen sein können, wenn Fieber bei Patienten mit einer Mitochondrieninsuffizienz zu vermeiden ist. Hierbei überwiegt dann der potenzielle Nutzen bei einer Erkrankung und es würde zu einem Nachteil für den Patienten führen, wenn die Präparate nicht zur Anwendung gelangen. Andererseits ist aber auch zu bedenken, dass alle NSAIDs und auch die neueren COX-2-Hemmer (z. B. Celebrex®), insbesondere bei einer Langzeiteinnahme und bei älteren Patienten, mit einer höheren Rate an vaskulären Komplikationen (bis hin zum Herzinfarkt und Schlagfall) sowie ulzerativen Blutungen im Intestinaltrakt vergesellschaftet sind [340].

- **Antibiotika,** insbesondere die Tetrazykline, das Monozyklin, das Chloramphenicol, aber auch die Cyanoglycoside können die Mitochondrien schädigen, indem sie die mtDNA im Rahmen der Translation und der Proteinsynthese behindern und sie mit den bakterienähnlichen Ribosomen der Mitochondrien interagieren. Zusätzlich kann es bei ihrer Anwendung auch zu einem Hörverlust, einer kardialen oder renalen Vergiftung der Mitochondrien sowie einer Dysbiose, einem Bakterienungleichgewicht in Darm mit all seinen späteren Auswirkungen (mehr dazu siehe das Sickerdarm oder Leaky-gut-Syndrom) kommen.
- **Steroide** schaden, systemisch eingenommen, das transmembranöse elektrische Potenzial der Mitochondrien, während sie bei der lokalen Verabreichung dagegen, wie z. B. der Inhalation von Steroiden oder ihrer Injektion in spezielle Köperteile (z. B. in das Kniegelenk bei der Osteoarthritis) als sicher eingestuft werden können.

Im Einzelnen können nachfolgende Störungen am Mitochondrium ausgelöst werden, die zu einer Hemmung der Komplexe I und III und aufgrund einer Vergiftung der reduzierten Komplexe zur Bildung hochreaktiver Sauerstoffradikale führen, wobei folgende Funktionsstörungen nachweisbar sind:

a. Eine Entkopplung der mitochondrial-oxidativen Phosphorylierung, indem proteinaffine Medikamente den Transport der Protonen durch die Mitochondrienmembran blockieren, was zu einem Abfall des Protonengradienten mit anschließender Unterbrechung der Elektronen-Transportkette und der ATP-Synthese mit Funktionsdefizit führt.
b. Eine Hemmung der mitochondrial-oxidativen Phosphorylierung durch die an die ATP-Synthase bindenden Medikamente.
   Spezielle Medikamente oder Medikamentengruppen, die eine solche Störung verursachen:
   i. Eine durch den Metabolit des Chemotherapeutikums Doxorubicin semiquinion ausgelöster autooxidativer Stress, der am Komplex I entsteht oder diesen direkt hemmt.
   ii. Alle antiviralen Medikamente, die die Mitochondrien hemmen, indem sie die Replikation der mitochondrialen DNA-Polymerase und ihre Proteinsynthese blockieren [341].
   iii. **Antiarrhythmika,** wie z. B. **Amiodaron** (Amiogamma®, Cordarone®), die von einer großen Patientenpopulation eingenommen werden, haben eine potenzielle Toxizität insbesondere dann, wenn sie über einen längeren Zeitraum eingenommen werden [342].
   iv. **Alle Antivirostatika,** wie z. B. Interferon, aber auch alle **Antiretrovirostatika,** wie sie von AIDS-/HIV-Patienten eingenommen werden [343], weisen alle eine ähnliche toxische Auswirkung auf die Mitochondrienfunktion auf, wie sie von der **Chemotherapie** bei Krebspatienten her bekannt ist [344].
   v. Das **Metformin** (Diabesin®, Glucophage®) aber auch andere **Thiazolabkömmlinge,** die häufig den Patienten mit Diabetes Typ II verschriebene werden [345], können als potenziell giftig für die Mitochondrien eingestuft werden. Ihre Langzeiteinnahme führt zur Laktatazidose und damit zur sekundären Schädigung der Mitochondrien [346]. Außerdem führt das Präparat zu einer verminderten Bildung von Endozyten in Darm was mit einer verminderten Resorption des gesamten Vitamin-B-Komplexes (insbesondere Vitamin B_{12}) und Folsäure führt, ein Mangel, der sich letztlich dann in einer mitochondrialen Funktionseinschränkung niederschlägt.
   vi. **Alle Beta-Blocker,** die im Rahmen einer Herzinsuffizienz und der Hypertonie eingenommen werden, weisen eine mitochondriale Toxizität aufgrund einer erhöhten Sauerstoffradikalbildung auf. Sie führen dann auch zu Müdigkeitserscheinungen, die aufgrund einer ungenügenden Bildung von ATP in den Nervenzellen beruhen [345, 347–351].

Zusammenfassend ist festzuhalten:

> Bei den typischen Erkrankungen der heutigen westlichen Welt vermindern die hierfür eingesetzten Medikamente letztlich nur das Symptom, ohne den Verursacher auch nur annähernd zu berücksichtigen.

Stellvertretend für diese Aussage sollen einige der hauptsächlichsten Erkrankungen und die hierbei eingesetzten Medikamente der heutigen Zeit herausgegriffen werden:

- Beim **Diabetes Typ II** sind speziell die β-Zellen des Pankreas gegenüber erhöhten Stickoxidspiegeln sehr empfindlich, während die wechselnden Blutzucker-Spitzenkonzentrationen als Auslöser für eine Freisetzung von NO^{-} durch eine Entkoppelung der iNOS mit anschließenden Entzündungsreaktionen in der Gefäßintima anzusehen sind. Diese enge Beziehung von Diabetes und der ROS/NOS-Bildung konnte eindeutig bei Kindern von Müttern mit Diabetes Typ II dokumentiert werden. Denn im Vergleich zu einem Kontrollkollektiv wiesen diese Kinder eine um 60 % geringere Aufnahme von Glukose durch die Muskelzellen, eine um 80 % höhere Anreicherung von Lipiden innerhalb der Muskulatur und eine um 30 % geringere oxidative Phosphorylierung (OxPhos) innerhalb der Mitochondrien auf [241, 352]. Diese Ergebnisse bestätigen die klinische Beobachtung, dass Glukose, wenn sie nicht in die Muskelzelle transportiert werden kann, zu Fett umgewandelt wird.
- Eine **unzureichende Methylierung** führt nicht nur zu einer verminderten Bildung von Melatonin, Serotonin und Adrenalin. Vielmehr kommt es zu einer vermehrten Bildung des asymmetrischem Dimethylarginins (ADMA), einem wichtigen Marker für kardiovaskuläre Erkrankungen unter Verwendung des spezifischen ADMA-Elisa-Tests [254, 353].
- Die regelmäßige Einnahme von **Cholesterinsenkern** verhindert neben einer gesteigerten Bildung von NO auch noch die endogene Bildung von ausreichenden Mengen an Q_{10}. Und selbst, was die Nebenwirkungen betrifft, halten die Cholesterinsenker nicht das, was sie versprechen. So führen sie nicht nur zur Rhabdomyolyse (= Muskelzellzerfall) und Azotämie (= Ansäuerung des Blutes) [354], vielmehr konnte in einer 5-Jahre-Studie unter Statin-Medikation im Vergleich zur Placeboeinnahme eine höhere Inzidenz an malignen Melanom nachgewiesen werden [355], steigt das Risiko, einen Diabetes Typ II zu bekommen, um 48 % [356, 357] und ist seine Einnahme sogar mit einem frühzeitigen geistigen Abbau und Alzheimer [358, 359] vergesellschaftet, respektive kommt es aufgrund des erniedrigten Cholesterinspiegels zu einer signifikant höheren Wahrscheinlichkeit, an einem Herzversagen zu versterben [360].
- Die regelmäßige Einnahme des **selektiven β-Blockers Nebivolol** (Nebilet®) induziert eine gesteigerte NO-Synthese [361].
- Die Langzeiteinnahme von **Koronargefäßdilatatoren** in Form von **Nitraten** oder **Nitroglyzerin** bei akuten anginösen Zuständen führt zur wünschenswerten Aktivierung der NO-Synthese mit erhöhten NO-Spiegeln, die zwar die glatten Muskelzellen erschlaffen lassen, gleichzeitig jedoch die Mitochondrien in ihrer Funktion merklich beeinträchtigen.
- Acetylsalicylsäure und jegliche **nichtsteroidalen Antirheumatika (NSARs),** sowie alle **Protonenpumpenhemmer** (Antazida), führen über eine Schädigung der Magen- und Darmschleimhäute mit verminderter Bildung des intrinsischen Faktors zu einer unzureichenden Absorption von Vitamin B_{12} und Folsäure, zwei essenzielle Stoffe zur Aufrechterhaltung der mitochondrialen Funktion. Ähnliche Effekte sind auch unter Einnahme von **Histaminantagonisten** beobachtet worden [362].

- Die Triglyzerid-senkenden Präparate, wie z. B. alle **Fibrate** (Gemfibrozil = Gevilon®), weisen eine potenzielle Toxizität gegenüber den Mitochondrien mit anschließender Rhabdomyolyse auf, was aufgrund eines Abfalls der Konzentration der Citratsynthase, einem wichtigen Enzym für die aerobe Energiegewinnung aus Mitochondrien zur funktionellen Einschränkung in den kontraktilen Elementen des Myokards führt [363].
- Das **Antiarrhythmikum Amiodaron** (Amiogamma®, Cordarone®) mit einer bis zu 100 h anhaltenden Halbwertszeit und einer damit einhergehenden Akkumulationsgefahr, kann aufgrund seines Jodgehalts zu toxischen Spiegeln bis hin zur Hyperthyreose führen und ist Wegbereiter für die gefährliche interstitielle Lungenfibrose. Des Weiteren kann es auch zu einer Laktatazidose führen, die letztlich für eine regelhafte Mitochondrienfunktion nachteilig ist [364].
- Das **Antihypertonikum und gleichzeitiger ACE-Hemmer** (Angiotensin Converting Enzyme) **Analapril** (Benelapril®, Elpradil®), der zusätzlich die Bildung von NO anregt und hierdurch über einen exzessiven NO-Spiegel die Mitochondrien negativ beeinflusst.
- Alle Präparate, die bei einer erektilen Dysfunktion, wie z. B. **Sildenafil** (Viagra®) eingesetzt werden, führen ebenfalls zu einer vermehrten Freisetzung von NO mit anschließender Beeinträchtigung der mitochondrialen Funktionen.
- **Arginin,** eine Aminosäure, die des Öfteren den **Nahrungsergänzungsmitteln** zugesetzt wird, führt zu einer gesteigerten Neubildung von NO und Citrullin. Diese Aminosäure ist deshalb bei allen Patienten mit koronarer Herzerkrankung zu meiden, weil hierdurch die Mitochondrien in den kontraktilen Elementen des Myokards noch zusätzlich in ihrer Funktion beeinträchtigt werden [365].

11.1 Zusammenfassung – Medikamentös bedingte Mitochondrienschäden

Stresshormone, wie z. B. die Katecholamine Adrenalin, Nordadrenalin und Cortisol, aber auch das Testosteron, können für all diejenigen Patienten nachteilig sein, die schon eine gestörte Mitochondrienfunktion aufweisen. Deswegen sollte jegliche Form von Stress, insbesondere aber der psychische Stress, so weit wie möglich vermieden werden, um die eingeschränkte mitochondriale Funktionseinheit nicht noch weiter zu kompromittieren. Es kann sogar das für den eigentlichen Energiegewinnungsprozess in den Mitochondrien so notwendige Q_{10} von sich aus alleine auch einen zusätzlichen Stress dann darstellen, wenn Dosen > 20 mg/kgKG/Tag eingenommen werden. Für die reduzierte Form von Ubichinon, dem Ubichinol mit höherer Bioverfügbarkeit, sollten Dosen von > 10 mg/kgKG/Tag (Normbereich 6–8 mg/kgKG/Tag) nicht überschritten werden. Auch können hohe (!) Dosen von Riboflavin, L-Carnitin, und L-Arginin für eine reguläre Mitochondrienfunktion nachteilig sein, wobei eine exakte Registrierung auf etwaige Ermüdungszeichen und Gedächtnisstörungen nach der Q_{10}-Einnahme zu beachten sind, weil speziell die Mitochondrien, die im ZNS schon Vorschäden aufweisen, dann übermäßig aktiviert werden. Und weil die ältere Patientenpopulation (50 plus) gewöhnlich unter einer Langzeitmedikation steht, sollten alle folgenden Medikamente insbesondere bei hohen Dosierungen mit Vorsicht eingesetzt werden, weil sie die mitochondrialen Vorschäden, wie sie z. B. bei einer Herzinsuffizienz, einem Bluthochdruck, einem Diabetes Typ 2, einer beginnenden Demenz oder einem Alzheimer vorliegen, zu einer weiteren Verschlechterung der Mitochondrienfunktion führen (➤ Tab. 11.1).
Es gilt mittlerweile als erwiesen, dass Substanzen und auch Substanzgruppen existieren, die für Mitochondrien als toxisch einzustufen sind und deshalb, soweit wie möglich zu meiden sind. Daneben gilt es aber auch bei existenter Mitochondriopathie die vielen weiteren Substanzen zu elimi-

Tab. 11.1 Zusammenfassung aller der Medikamente, die nachgewiesenermaßen eine potenzielle mitochondriale Toxizität mit Befall der Elektronen-Transportkette aufweisen. HMG-CoA = Hydroxy-Methylglutaryl-Coenzym A-Reduktase, ein notwendiges Enzym zur Synthese von Cholesterin in der Leber. Modifiziert nach [366]

Jegliche Form von Barbituraten	Amytal, Nembutal, Seconal, Phenobarbital
Neuroleptika	Chlorpromazin, Fluphenazin, Haloperidol, Risperidon
Chemotherapeutika	Doxorubicin, Mitomycin C
Lokalanästhetika	Lidocain, Bupivacain, Xylocain, Tetracain
Antidiabetika	Metformin, Phenformin, Triglitazone, Rosiglitazon, Pioglitazon
Nichtsteroidale Antirheumatika (NSARs), nichtopioidhaltige Analgetika	Diclofenac, Indomethacin, Naproxen, Finiprofen, Salicylsäure, Ibuprofen Paracetamol
Anästhetika	Halothan, Desfluran, Sevofluran, Propofol
Insektizide, Herbizide, Fungizide	Dinitrophenol, Pentachlorphenol, Rotenoid
$Ca2^{+}$-Antagonisten	Flunarizin, Cinnarizin
Trizyklische Antidepressiva	Fluoxetin, Amitriptylin, Amoxapan, Citalopram
Fibrate	Ciprofibrat
Antianginosa, Kardiotonika	Amiadaron, Perhexelin, Dimethylaminoethoxyhexestrol, β-Blocker
Antivirostatika	Zidovudin (AZT), Stavudin, Didanosin, Zalcitabin, Lamivudin, Abacavir, Interferon
Antituberkulostatika	Isoniazid
Steroide	Östrogen, Progesteron, Testosteron, Cortisol
Antibiotika	Aminoglykoside wie z. B. Neomycin, Streptomycin, Kanamycin, Tetrazyklin, Antimycin
Antiepileptika	Phenytoin, Valproinsäure
Statine oder HMG-CoA-Reduktasehemmer	Clofibrat, Atorvastatin, Fluvastatin, Lovastin, Pitavastin, Pravastatin, Rosuvastatin, Simvastatin
Antipsychotika	Diazepam, Alprazolam, Midazolam

nieren, die alle potenziell toxische Eigenschaften innehaben (➤ Tab. 11.1). Bei Anwendung solcher potenziell für die Mitochondrien toxischen Substanzen wird geraten, jegliche Zeichen von mentalem Abbau, eingeschränkter geistiger Kapazität oder einer Abnahme des Vigilanzniveaus als Hinweis für eine sich verschlechternde Mitochondrienfunktion exakt zu registrieren. Und wird ein neues Behandlungskonzept eingeleitet, so sollte nur ein Medikament nach dem anderen neu hinzugefügt werden, damit die jeweils auftretenden negativen oder auch positiven Effekte exakt erfasst werden und diese dann mit dem Hausarzt besprochen werden können. In diesem Zusammenhang ist auch festzuhalten, dass die Langzeitgabe und Therapie jeglicher Medikationen bei speziellen Patientenpopulationen zu einem Defizit in der Aufnahme und der Verwertung von essenziellen Vitaminen und Mikronährstoffen führt. Zu dieser Gefährdungsgruppe zählen alle Patienten mit Epilepsie, Diabetes Typ II, Hypertonie, rheumatoider Arthritis, Herzkreislauferkrankungen, Patienten mit chronischen Schmerzen, aber auch Schwangere sowie stillende Mütter. Dies liegt an einer mit der täglichen Einnahme von Medikamenten einhergehenden ungenügenden Resorption von Vitalstoffen, einer gesteigerten Metabolisierungsrate und einer verstärkten

Ausscheidung, sodass die Wirkung von Vitaminen und Nährstoffen vermindert wird und sich in Folge ein Defizit einstellt, ein Mangel, der jedoch nicht immer sofort offensichtlich wird. Weil jedoch insbesondere Schwangere, Kleinkinder und ältere Menschen solche Defizite nicht kompensieren können, wird sich dieser Mangel mit Ausfällen in der Mitochondrienfunktion am ehesten offenbaren. Es ist eines der Gründe, warum bei diesen Patientengruppen eine Nahrungsergänzung unbedingt anzuraten ist.
Weitere umgebungsbedingte Faktoren, die letztlich in eine Mitochondrienfunktionsstörung münden, sind u. a.

- die der Menschheit dargelegten Vorteile einer **Nanotechnologie,** die jedoch in Bezug auf die Gesundheit auch potenzielle Nachteile mit sich bringt. Denn dieses neue Gebiet führte auch zur Entwicklung eines neuen Forschungszweigs, der Nanotoxikologie, eine Forschungsrichtung, die sich damit beschäftigt, die möglichen gesundheitlichen Auswirkungen und die potenziellen Gefahren der Nanotechnologie zu erforschen, aber auch, um neue Sicherheitsrichtlinien zu entwickeln. Obgleich bisher noch keine Erkrankungsform in Bezug auf den Einsatz der Nanotechnologie beschrieben wurde, so weisen doch experimentelle Ergebnisse auf eine Beeinträchtigung biologischer Prozesse mit möglichen toxikologischen Folgen, insbesondere durch die Bildung reaktiver Sauerstoffradikale (ROS) und der hierdurch ausgelösten gesundheitlichen Schädigungen, hin [367]. Beispielsweise kam es bei Personen, die dem Nanostoff **Nano-Titandioxid** (TiO_2) ausgesetzt waren, ein Stoff der als Pigment vermehrt in der Kosmetikindustrie eingesetzt wird, vermehrt zu Atemproblemen, dies obgleich es laut Literatur als biologisch inert angesehen wird. Der Nachweis für einen ursächlichen Zusammenhang konnte insofern erbracht werden, dass Inflammasone mit dem Protein Cryopyrin, aus denen das Inflammason im Lungenepithel aufgebaut ist, durch Bestandteile von Bakterien, Harnsäurekristalle, Siliciumdioxidkristalle und insbesondere der Inhalation von Titandioxidkristallen sowie Asbest stimuliert wird, bei IL-1R und IL-1-alpha-defekten Mäusen *keine* Lungenentzündung auslöste. Jedoch konnte bei normalen Mäusen durch das Nanoprodukt TiO_2 ein biologischer Effekt insofern ausgelöst werden, indem eine Aktivitätssteigerung von entzündungsauslösenden IL-1R-Zytokinen nachgewiesen wurde. Letztlich ist dies der Nachweis für TiO_2-induzierte Lungenerkrankungen, woraus abzuleiten ist, dass der Umgang mit TiO_2 als ein potenzielles Gesundheitsproblem angesehen werden muss, ein Gefährdung, die der Exposition von Asbest nicht unähnlich ist [368].
- Auch im Rahmen der **Anästhesie,** insbesondere dann, wenn bei älteren Patienten **volatile Anästhetika** zum Einsatz kommen und bei einem beginnenden Alzheimer zu einer Pregredienz führen können. Dieser nachteilige Effekt wird dadurch unterstrichen, dass die Rate eines postoperativen kognitiven Defizits (POCD mit oder ohne Delir) bei bis zu 66 % liegt (bei Intensivpatienten sogar bis zu 80 %) und noch bis zu einem Jahr nach der Narkoseexposition nachwirken kann [369–371]. Probleme ergeben sich durch die im Rahmen des operativen Eingriffs und der Narkose freigesetzten proinflammatorischen Zytokine, inbesondere IL-1, die naturgemäß die mitochondriale Energiebereitstellung in den Neuronen maßgeblich beeinträchtigen. Besonders jedoch ist die Rate eines kognitiven Defizits noch höher, wenn der Patient schon eine manifeste Mitochondriopathie aufweist. Aus diesem Grunde ist in solchen Fällen eine engmaschige Überwachung auch dann gerechtfertigt, wenn nur intravenöse Anästhetika zum Einsatz kommen. Hierbei ist besonders unter dem Gesichtspunkt einer Langzeitgabe des Anästhetikums und Hypnotikums Propofol auf der Intensivstation das sog. **Propofolinfusionssyndrom** zu berücksichtigen, wo aufgrund einer Mitochondrienvergiftung am Komplex II, ein akutes Herzversagen mit metabolischer Azidose zum Tragen kommt [372]. Obgleich selten, so ist dieses lebensgefährliche Syndrom besonders bei Kindern beobachtet worden [373]. Diese Komplikation kann dadurch umgangen werden, dass nur geringe Mengen zum Einsatz kommen, wobei die

Tab. 11.2 Die im Rahmen der Anwendung chemischer Giftstoffe zu erwartende Wahrscheinlichkeit, an Morbus Parkinson zu erkranken. Hierbei ist das von Hobbygärtnern oft eingesetzte Breitbandfungizid Mancozeb (Dithane®, Manzeb®) als besonders toxisch einzustufen. Nach [250]

Produktname	Risko einer Parkinsonerkrankung (%)
Pestizide	58
Herbizide	36
Lösungsvermittler	51
Insektizide	31
Rotenoide (Mancozeb®)	**118**

geringste notwendige Dosis nur über einen kurzen Zeitraum verabreicht werden soll, eine Zielvorgabe, die bei Propofol-gestützten Narkosen insbesondere bei Patienten mit existenter Mitochondriopathie gefordert wird [374]. Deswegen ist der Anästhesist bei jeder Prämedikationsvisite auch dahingehend zu informieren, dass ein Mitochondrienschaden vorliegt, sodass größtmögliche Sicherheitsmaßnahmen beim Patienten mit erweitertem Monitoring im Rahmen der Verabreichung der Narkose schon von Anfang an getroffen werden.

- Umgebungsbedingte, toxische Stoffe wie z. B. **Tabakrauch** (primär oder im Rahmen der sekundären Inhalation), aber auch der **Alkohol** sind beide für die Mitochondrien als nachteilig einzustufen.
- Andere Umgebungsfaktoren, die zwar nicht kontrollierbar, aber wegen Ihrer Toxizität doch vermieden werden sollten, sind alle **Pestizide** und **Insektizide** (➤ Tab. 11.2). Hier weist besonders das Furocumarinderivat Rotenon (**Mancozeb**®) eine toxische Wirkung auf, weil es aufgrund seines Benzenrings eine gute Fettlöslichkeit und die damit einhergehende besondere Eigenschaft innehat, sich in fettähnliche Strukturen, insbesondere im ZNS, anzureichern. Seine Bedeutung wird leider völlig unterschätzt, zumal es sich in den meisten Haarfärbemitteln sowie Farbverdünnern wiederfindet. Rotenon vermittelt seine toxische Wirkung über eine direkte Hemmung der Elektronen-Transportkette, speziell über eine Hemmung der Übertragung von Elektronen aus dem Schwefel-Eisen-haltigen Zentrum im Komplex I auf das Ubichinon (Q_{10}) in den Mitochondrien. Hierbei kann es in Folge bis hin zur Auslösung eines manifesten Parkinsons kommen [375].
- Grundsätzlich kann eine **ketogene Diät,** wie sie z. B. für Patienten mit Epilepsie empfohlen wird, ein Stressor bei schon existenter mitochondrialer Störung sein. Denn eine solche Diät setzt auf den primären Metabolisierungsweg über die β-Oxidation. Die Diät kann aber dann hilfreich sein, wenn eine Blockade der Benztraubensäuredehydrogenase mit einer damit einhergehenden mangelhaften Energiebildung in den Mitochondrien vorliegt. Ist eine solche Therapie geplant, so sollte eine mit Vitaminen ausgeglichene Diät zum Einsatz kommen, wobei Pyrodoxin (B_6), Ferrodoxin (ein Eisen-Schwefel-haltiges Protein in Pflanzen, das in Kombination mit anaeroben Bakterien den Elektronentransport bei der Fotosynthese reguliert), Eisen, Kupfer, Riboflavin (Vit. B_2), Zink und Selen, zusammen mit weiteren Vitaminsupplementen und Mineralien im Vordergrund stehen. Eine **Fastenperiode** ist hierbei unbedingt zu vermeiden, weil eine damit einhergehende **Hypoglykämie** auf die Mitochondrien einen nachteiligen Effekt, ähnlich wie bei einem Diabetiker, hat. Auch kann eine sich daran anschließende Hyperglykämie zu einer verstärkten Bildung der aggressiveren Radikale von Stickoxid (NO^-) und Superoxid (O_2^+) im Endothel führen, was mit einer anschließenden Dysfunktion der Gefäßwand und einer darauf folgenden metabolischen Instabilität in Verbindung mit lokalen Entzündungsreaktionen auftritt, alles Vorbedingungen für eine sich entwickelnde Arteriosklerose [376].

- In diesem Zusammenhang ist darauf hinzuweisen, dass selbst einige Körnerprodukte, wie z. B. Weizen, Gerste und Roggen, aber auch Hafer, die das für den menschlichen Organismus unverdauliche **Klebereiweiß Gluten** enthalten, nicht nur zu einer Zöliakie [377], sondern bei 40 % der Bevölkerung mit Glutentoxizität zu nachteiligen gesundheitlichen Effekten führen [378, 379]. Denn die darin enthaltenen Fremdeiweiße (neben den in Getreide enthaltenen Gliadinen und den in Körnern, Nachtschattengewächsen wie der Tomate, der Kartoffel und sogar in der Milch enthaltenen Lectinen) sind in der Lage, eine Autoimmunreaktion auszulösen, und können, im Kontext mit der Gewebstransglutaminase (tTG), einen Komplex bilden, der von den Immunzellen als fremd erkannt wird und die Bildung von Antikörpern anregt. Hierbei besteht im Rahmen einer Kreuzreaktion die Möglichkeit, dass die Antiköper sich gegen körpereigene Zellen und die in den Zellen wichtigen Mitochondrien richten, sodass es im Verbund mit einer immunbedingten Entzündungsreaktion zum Versagen der Mitochondrien und damit letztlich zum funktionellen Versagen der Zellfunktion kommt, wie es beispielsweise vom Diabetes Typ I, der Hashimoto-Thyreoiditis, den stillen Entzündungen mit Funktionsausfällen im ZNS und sogar der MS her bekannt ist. Hierbei sind es insbesondere die neurodegenerativen Erkrankungen wie Alzheimer, Parkinson und die progressive supranukleäre Blickparese (eine degenerative Erkrankung der Basalganglien des Gehirns), die vermehrt in das Blickfeld einer aberranten Transglutaminase-Aktivität gerückt sind [380].
- Die im Rahmen einer Zöliakie und/oder einer Glutensensitivität beobachtete Depression, die laut einer italienischen Studie bis zu 27 % der Normalpopulation betrifft [381], wird nicht durch Antidepressiva, sondern durch eine glutenfreie Ernährung verbessert. Diese Annahme beruht darauf, dass 1. der Darm (das zweite Gehirn) besonders hohe Konzentrationen (90 %!) von dem Wohlfühltransmitter Serotonin herstellt und 2. durch die dauerhaft schwelende Darmentzündung ungenügende Mengen an Vitamin D, Vitamin-B-Komplex, Tryptophan und Zink resorbiert werden, die als wichtige Nutrazeutika für das Immunsystem und für die Synthese von Serotonin anzusehen sind [382]. Und schließlich wandern 3. über den dabei sich entwickelnden Sickerdarm sog. Makromoleküle, d. h. unverdaute Nahrungsreste, aber auch Viren und Bakterien, in das Blutgefäßsystem ein, die eine Autoimmunreaktionen auslösen, bei der – aufgrund der dabei auftretenden molekularen Ähnlichkeit (= molekulare Mimikrie) – Hirnstrukturen angegriffen werden, die sich dann in einer Mitochondrienfunktionsstörung mit Funktionsminderung zerebraler Strukturen niederschlagen.
- Und schließlich soll laut Studien selbst die amyotrophe Lateralsklerose (ALS), eine nicht heilbare und stetig voranschreitende Erkrankung der motorischen Vorderhornzellen mit zunehmenden Lähmungserscheinungen, eine Verbindung zu chronischen Darmentzündungen aufweisen. Dies wird dadurch untermauert, dass in einer ALS-Studie die Autoimmunantikörper gegen das Endomysium (die Muskelzellen umgebende Schicht) und gegen Gliadin (das Klebereiweiß) und Antikörper gegen die Gewebstransglutaminase (mit Hinweis auf eine existente Zöliakie) erhöht waren [384], woraus sich stringente Hinweise auf eine Assoziation zu einer Glutenenteropathie (= Glutenempfindlichkeit) ableiten ließen [385].

Abbildungsnachweis

Der Verweis auf die jeweilige Abbildungsquelle befindet sich bei allen Abbildungen im Werk am Ende des Legendentextes in eckigen Klammern.

L253 Wolfgang Zettlmeier, Barbing

12 Nahrungsmittelzusätze mit mitochondrialer Toxizität

Viele Zusatzstoffe und Konservierungsmittel, die sich in den täglich konsumierten Nahrungsmitteln nachweisen lassen, werden als Auslöser betrachtet, den NO/ONOO-Zyklus zu aktivieren (➤ Tab. 12.1), wobei künstliche Farbstoffe (E100–E180), wie z. B. Tartrazin (E 102) Chinolingelb (E104) und Canthacanthin (E161 g) als besonders toxisch, aber auch allergiefördernd angesehen werden können. Hinzu kommen aber noch viele weitere Zusatzstoffe, die in Kombination alle als nachteilig für eine regelhafte Zellfunktion anzusehen sind:

Insbesondere jedoch ist der künstliche Süßstoff **Aspartam** Objekt einer großen Debatte geworden, weil gezeigt werden konnte, dass es kein diätetisches Lebensmittel ist und in vielen Fällen gehäuft zu Nebenwirkungen führt. Ursprünglich von der amerikanischen Gesundheitsbehörde (FDA) verboten, dann doch im Jahre 1981 wieder zugelassen, führt es zur Gewichtszunahme, kann nicht als ein sicheres Zusatzprodukt in Nahrungsmitteln angesehen werden und kann, wenn es in höheren Mengen konsumiert wird, sogar zum Gift werden. Es befindet sich mittlerweile in mehr als 6.000 Nahrungsmittelprodukten. Obgleich die tägliche Dosis laut der amerikanischen FDA auf 50 mg/kgKG limitiert werden sollte, konnte erst kürzlich an Freiwilligen demonstriert werden, dass schon 25 mg/kgKG, über 4 Wochen eingenommen, Verhaltensauffälligkeiten in Form von Aufmerksamkeitsdefiziten, Reizbarkeit und Depressionen zur Folge hatte [419]. Ursächlich wird ein aus dem Abbau von Aspartam entstehender Metabolit, die zu den exzitativen Transmittern zählende Asparaginsäure nachgewiesen, die im Rahmen einer Ca^{++}-Überladung zu neuronalen Schäden bis hin zum Neuronenuntergang führt [420]. Daneben entsteht beim Abbau von Aspartam aber auch noch Phenylalanin und Methanol, wobei Letzteres schließlich zu dem Karzinogen Formaldehyd metabolisiert wird [421, 422]. Die Diskrepanz zu Fragen der Sicherheit dieses Produkts rührt aus vielen weiteren epidemiologischen und tierexperimentellen Daten, die nachweislich zeigen konnten, dass Aspartam sogar Hirntumoren auszulösen imstande ist [394, 423].

Auf all diese schweren nachteiligen Effekte auf Zellen und insbesondere auf die in den Zellen enthaltenen Mitochondrien gilt es nicht nur, ein besonderes Augenmerk zu lenken, sondern speziell auf die meisten Lebensmittelzusätze sowie die sog. funktionellen Nahrungsmittelzusätze, denen alle ein angeblicher Gesundheitsvorteil innewohnen soll. Hierbei sind es besonders die darin enthaltenen Transfette (speziell in Blätterteiggebäck, Croissants, Pommes, Brötchen, Schokoladenglasur, Margarine, Industrieplätzchen, Speiseeis, Chips, Donuts, Pfannkuchen, Krapfen, Schnitzelpanade), die offensichtliche Nachteile aufweisen. Sie zeichnen sich dadurch aus, dass sie als ungesättigte Fettsäuren eine, im Gegensatz zu der in der Natur vorkommenden stereochemischen Cis-Form, eine Trans-Form (das ε-Isomer) aufweisen. Die Terminologie entstammt der Tatsache, dass diese Fette eine doppelte Kohlenstoffbindung haben (➤ Abb. 12.1), wobei Transfette entweder einfach oder auch mehrfach ungesättigte, aber nie gesättigte Fettsäuren sein können. Im Verlauf der chemischen Umwandlung zu Transfetten wird ein Wasserstoffatom der Cis-Form der ungesättigten Fettsäure angelagert, sodass die Doppelbindung entfällt und eine partiell oder vollständig gesättigte Fettsäure entsteht. Dieser Prozess erfolgt jedoch nicht enzymatisch, sondern chemisch, indem einfach die Cis-Form in eine Trans-Form der ungesättigten Fettsäure überführt wird,

Mitochondriopathien. http://dx.doi.org/10.1016/B978-3-437-31618-0.00012-2
Copyright © 2016 Elsevier GmbH. All rights reserved.

Tab. 12.1 Zusammenfassung von Nahrungsmittelzusätzen, die alle nachweislich für die Mitochondrienfunktion als toxisch einzustufen sind. Modifiziert nach [417, 418]
• **Konservierungsmittel (E200–E297)** wie Sulfite (E220–E228), die Asthmaanfälle auslösen sowie Salze der Benzoesäure (E210–E219), die als Hefe- und Schimmelpilzhemmstoffe zu allergischen Reaktionen führen [386]. Einige Experten vermuten sogar, dass diese Konservierungsmittel für die Zunahme von **Parkinson** verantwortlich zu machen sind, indem es über Sauerstoffradikale die Mitochondrien schädigt und zusätzlich auch noch mutagene Effekte auslöst [387, 388]. Besonders in der Kombination mit Vitamin C (finden sich in Fanta-, Pepsi-, Cola-Softdrinks!) wird die Bildung von Benzen, einem starken Karzinogen, angeregt.
• **Geschmacksverstärker (E620–E625)** wie Mononatriumglutamat beeinträchtigen das Sättigungsgefühl und verleiten zu gesteigerter Essensaufnahme. Sie führen zum „China-Restaurant-Syndrom" mit Übelkeit, Kopfschmerzen und Hitzewallungen, Symptome, die bis zu zwei Stunden anhalten. Wiederholt verabreicht sind jedoch auch zentralexzitatorische Effekte, Hirnläsionen [389] mit Untergang neuronaler Zellen [390] bis hin zu Hirntumoren beim Tier nachgewiesen worden.
• **Zuckerersatzstoffe (E950–E1518) wie Saccharin (E 954), Cyclamat (E 952) oder Acesulfam-K (E 950),** die vorzugsweise in sog. „Light"-Getränken eingesetzt werden, stehen unter Verdacht, Krebs auszulösen und sind maßgeblich an der Adipositasentwicklung beteiligt [391]. Cyclamat wird wegen seiner appetitanregenden Wirkung deswegen auch in der Schweinemast eingesetzt.
• **Aspartam (E 951),** bekannt unter den Namen Nutrasweet®, Candarel®, Sanecta® oder Spoonful®, ist für viele einfach nur ein weiterer von der US-Gesundheitsbehörde FDA (Food and Drug Administration) zugelassener Zuckerersatz, der anscheinend doch gesundheitlich sicher sein muss, denn sonst wäre er wohl kaum auf dem Markt. Doch leider ist die Wahrheit über Aspartam nicht so rosig, eingeschlossen die Art und Weise, wie es die Marktzulassung erhielt. Und dank der Absprachen zwischen Regierung und mächtigen Pharmainteressen gibt es noch viel mehr in dieser Aspartam-„Story". Aspartam, das aus drei Komponenten besteht, ist eine synergistisch wirkende, toxische Chemikalie. Das bedeutet, dass die Summe seiner drei Bestandteile giftiger ist als jeder allein. Und sogar isoliert voneinander sind die drei Hauptbestandteile von Aspartam – Asparaginsäure, Phenylalanin und Methanol – jeweils auf ihre eigene Weise giftig. Es wird vom Körper in die krebsverursachende Chemikalie Formaldehyd umgewandelt und findet sich ebenfalls in vielen sog. Diät- oder „Light"-Getränken. Es steht im Verdacht, bei langfristiger Aufnahme zu Lymphom und Leukämie [392], degenerativen Hirnerkrankungen mit Depression [393] und/oder Hirntumoren zu führen, was experimentell durch eine um 74 % höhere Inzidenz an Hirntumoren bei Ratten nachgewiesen wurde [394]. Insbesondere ist jedoch das freie Methanol hochtoxisch, denn es wandelt sich nach dem Verzehr zunächst in Formaldehyd und anschließend in Ameisensäure um. Anders als das Methanol in alkoholischen Getränken oder verschiedenen Früchten und Gemüsesorten ist das von Aspartam produzierte Methanol nicht von Ethanol begleitet, das als Schutz gegen eine Methanolvergiftung agiert. Für sich alleine „balsamiert" Methanol lebendes Gewebe ein, schädigt die DNA und kann neben Lymphom und Leukämie auch andere Formen von Krebs auslösen.
• Auch das aus der Steviafrucht isolierte **Truvia**® ist nicht ganz frei von Nebenwirkungen, weil es sich als potentes Insektizid herausgestellt hat [395]. Als Alternative wird Xylit, Luo Han Guo (Frucht aus dem Süden Chinas) [396], Palatinose oder Tregalose [397] empfohlen.
• Auch das das seit Neustem zugelassene **„Advantame" (E 969),** eine Verbindung aus Aspartam und Vanillin (weil Aspartam mittlerweile eine schlechte Presse bekommen hat), ist alles andere als sicher. Chemisch ist es dem Aspartam und dem Neotame ähnlich, enthält jedoch die toxischen Metalle Platin und Vanadium, die im Herstellungsprozess als Katalysatoren eingesetzt werden.
• **Konservierungsstoffe zur Haltbarmachung,** wie z. B. Nitrite und Nitrate in fast allen Wurstartikeln, die mit Dickdarm- und Bauchspeicheldrüsenkrebs in Verbindung gebracht werden [398].

Tab. 12.1 Zusammenfassung von Nahrungsmittelzusätzen, die alle nachweislich für die Mitochondrienfunktion als toxisch einzustufen sind. Modifiziert nach [417, 418] (forts.)
• **Hohe Anteile an Zucker** – oder noch schlimmer Fruktose – finden sich in fast allen Fertigprodukten, die den Gaumen des auf süß getrimmten Konsumenten verwöhnen sollen, um schließlich in Adipositas, Diabetes Typ II, Hypertonus und Alzheimer zu münden [399, 400]. Insbesondere wurde wiederholt ein erhöhter Blutzuckerspiegel als einer der wichtigsten Verursacher von Alzheimer nachgewiesen [401, 402].
• **Reste von Antibiotika finden sich in Puten, Schweinen oder Rindern,** was die weltweit zunehmende Antibiotikaresistenz ursächlich erklären hilft [403].
• Reste von Arsen in Hühnern, die mit dem arsenhaltigen Anthelminthikum Roxasone® (einem Wurmmittel) gefüttert wurden [404].
• **Aluminiumreste im Trinkwasser,** das dem Wasser zur Ausfällung von Schwebestoffen in Klärwerken zugesetzt wurde und, weil neurotoxisch, zur frühzeitigen Demenz und zu Alzheimer führt [405]. Aluminium befindet sich aber auch im gepufferten Aspirin sowie in dem zur Therapie des Sodbrennens eingesetzten Maaloxan®. Besonders beliebt sind bioaktive Aluminiumverbindungen in der Kosmetikindustrie: In Sonnencreme fördert Aluminium die gleichmäßige Verteilung. In Deos reagiert es mit den Zellen der Haut, sodass sie nicht mehr schwitzen können. Medikamente gegen Sodbrennen enthalten oft Überdosen an Aluminium. In zwei Dritteln aller **Impfstoffe** ist Aluminium als Wirkverstärker enthalten. Viele Wasserwerke verwenden Aluminiumverbindungen zum Klären und liefern das **Trinkwasser** dann mit unvermeidlichen **Aluminium-Rückständen** in die Haushalte. Im totalen Widerspruch zu dieser sorglosen Anwendung stehen die aktuellen Erkenntnisse der Wissenschaft: Brustkrebs wird am häufigsten neben den Achseln diagnostiziert: dort, wo **aluminiumhaltige Deos** aufgetragen werden [406]. Aluminium erzeugt im Tierversuch Demenz und gilt als möglicher Auslöser der Alzheimerkrankheit beim Menschen. Aluminium wirkt aber auch auf das Immunsystem und kann es in eine allergische oder in eine autoaggressive Richtung dirigieren [407].
• In die gleiche Richtung läuft auch das dem **Trinkwasser zugesetzte Fluor** (angeblich kariesprotektiv), das ebenfalls neurotoxisch ist und in Verbindung mit Aluminium eine noch höhere toxische Wirkung auf die Nervenzellen offenbart [408]. Fluoridionen haben die Eigenschaft, mit anderen Schwermetallen zu interagieren, indem sie als Transporterion das Schwermetall in Gewebeteile wie z. B. das Gehirn transportieren, wo es sich z. B. in der Hirnanhangsdrüse, aber auch in peripheren Organen wie z. B. in der Schilddrüse anreichert und zu Funktionsdefiziten mit Hypothyreose [409, 410] und bei Schwangeren sogar zu Autismus beim Neugeborenen führen kann [411].
• Hohe Anteile von den in der Landwirtschaft eingesetzten **Pestiziden, Herbiziden und Fungiziden,** die, wenn längere Zeit durch kontaminiertes Gemüse, Früchte oder Salate usw. konsumiert, größtenteils karzinogene (krebsauslösende) Wirkungen offenbaren [412].
• Die weiterhin – trotz besseren Wissens – verbreitete Unsitte, **sog. gehärtete Fette** (Mais-, Raps-, Sonnenblumen-, Sojakeim- und Distelöle) in Essensprodukte zu geben oder sie damit zu „verfeinern" (Beispiel Pommes frites, alle [!] Margarinesorten, sog. Kuchenteilchen usw.), wobei der Arteriosklerose massivst zugearbeitet wird [413].
• Die zunehmende Verbreitung **von gentechnisch verändertem Weizen, Mais, Tomaten, Soja und Zuckerrüben,** die nach Aussage der Vertreiber (Fa. Monsanto, Syngenta, Bayer) einen höheren Ertrag und einen höheren Widerstand gegen etwaige Schädlinge aufweisen. Dabei wird aber tunlichst verschwiegen, dass die gegen Herbizide (Glyphosat) resistenten Ähren beim Konsumenten Darmentzündungen, Nierenstörungen und Nieren- bzw. Prostatakrebs auslösen können [414, 415]. Das Endprodukt mit seiner hierdurch erreichten höheren Gewinnspanne hat nur (!) den Nachteil, ohne ein Herbizid nicht mehr auszukommen und auch nicht mehr keimfähig zu sein, sodass der Bauer zur Neusaat jedes Mal beim Produzenten neu einkaufen muss. Noch nachteiliger ist jedoch, dass ihre Unbedenklichkeit in Langzeitfütterungsversuchen (> 6 Monate) nie (!) getestet wurde!

Tab. 12.1 Zusammenfassung von Nahrungsmittelzusätzen, die alle nachweislich für die Mitochondrienfunktion als toxisch einzustufen sind. Modifiziert nach [417, 418] (forts.)
• **Säuerungsmittel (E338–E341)**, wie z. B. organische **Phosphate**, finden sich als Konservierungsmittel in allen Cola-Getränken. Sie hemmen die Ca^{++}-Aufnahme und verringern nachweislich die Knochendichte um 3,8 %.
• **Tortenglasur (E173)**, wie sie zum Backen von Torten und Kuchen verwendet wird, enthält Aluminium und Zitronensäure, die das Aluminium als „Tandem" benutzt und hiermit die Bluthirnschranke leichter überwindet, ein Effekt, der mit nachweislichen Aluminiumablagerungen bei Alzheimerpatienten einhergeht.
• **Das Pestizid Methomyl (Lannat® oder Nudrin®)**, eine chemische Verbindung der Gruppe der Carbamate und Thioether, wird als Insektizid und Nematizid zur Haltbarmachung aller Arten von Früchten vermehrt außerhalb der EU eingesetzt, wobei Konzentrationen von > 1.000 % oberhalb der erlaubten Grenzwerte gefunden wurden. Das Pestizid kann Krebs, neurotoxische Degenerationen und DNA-Schäden auslösen.
• **Azofarbstoffe wie das Gelborange (E110)**, auch unter dem Namen Yello bekannt, ist in Puddings, Kartoffelchips, Fruchtgummi (Gummibärchen) enthalten und wird aus Rohöl hergestellt. Es führt zum Aufmerksamkeits-Defizit-Hyperaktivitäts-Syndrom (ADHS).
• **Farbstoffe wie Tartrazin (E102), Chinolingelb (E104), die roten Farbstoffe Allurarot (E129) Cochenillerot (E124), Azorubin (E122), Canthaxanthin (E161 g) oder die braune Farbe Zuckercouleur (E150a–E150d) in Cola** und alkoholischen Getränken, deren Metabolite 2-Methylimidazol und 4-Methylimidazol imstande sind, bei der Ratte Leber-, Lungen- und Schilddrüsenkrebs auszulösen [416].
• **Emulgatoren, Quellmittel, Verdickungsmittel und Gelbildner (E400–E440 + E460–495) wie Natriumalginat (E400–405), Agar-Agar (E406), und Johannisbrotkernmehl (E410)** führen alle zu einer verminderten Mineralienaufnahme. Insbesondere ist der Metabolit von **Carageen (E407)** dafür verantwortlich, Allergien und ulzerative Colitis auszulösen.

(➤ Abb. 12.1) ohne, dass während der Hydrierung eine gesättigte Fettsäure entsteht. Obgleich die Nachteile der Transfette mittlerweile auch in der Medizin angekommen sind, hat jedoch die Mär einer Gefäßsklerose-fördernden Eigenschaft der gesättigten Fettsäuren immer noch Bestand. Sie sind es jedenfalls nicht, die als Verursacher der weltweiten Zunahme der Kreislauferkrankungen anzusehen sind, sondern der immer mehr zunehmende Kohlenhydratverzehr. Dies konnte jedenfalls in einer großen Metaanalyse an > 370.000 Patienten über einen Zeitraum von 3–21 Jahren eindeutig belegt werden [424].

Vorteil dieses Verfahrens der Umwandlung einer Cis- in eine Transfettsäure ist seine längere Lagerungsfähigkeit und die Eigenschaft, durch Oxidation nicht ranzig und damit ungenießbar zu werden. Transfette gibt es auch in der Natur, sie sind jedoch in nur sehr geringen und für den Menschen nicht schädigenden Konzentrationen vorhanden, wobei die Vaccenyl- und die mono-

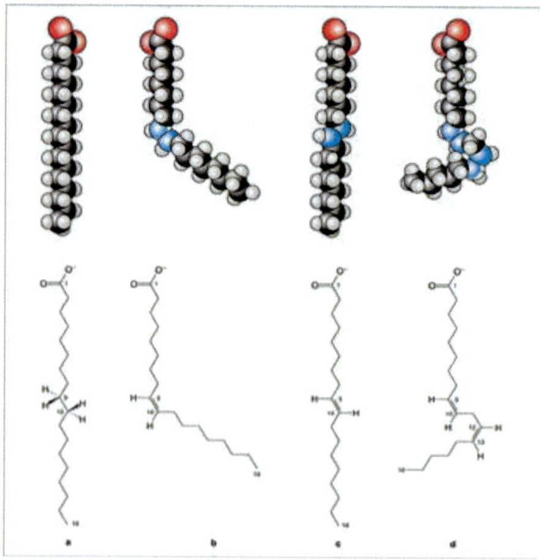

Abb. 12.1 Ölsäure und Elaidinsäure als Beispiel für eine C18-Cis- und eine C18-Trans-Fettsäure. Der Unterschied liegt in der polaren Anordnung. [L253]

konjugierte Linolsäure (eine mehrfach ungesättigte Ω-6-Fettsäure) in Spuren im Fleisch und in den Milchprodukten von frei grasenden Rindern zu finden sind. Es gibt bei den Fettsäuren nur zwei essenzielle Verbindungen, die für den Menschen notwendig sind: die alpha-Linolensäure (ALA), eine Ω-3-Fettsäure, und die Linolsäure, eine Ω-6-Fettsäure. Die weiteren Fettsäuren wie die gamma-Linolsäure (eine Ω-6 Fettsäure), die Laurinsäure (eine gesättigte Fettsäure) und die Palmitinsäure können als „fakultativ essenziell" angesehen werden, wobei ihr biologischer Wert deutlich unter dem der essenziellen Fettsäuren liegt. Jedoch verdient die Laurinsäure, die ca. 50 % der mittelkettigen Fettsäuren (MCT) mit zwölf Kohlenstoffatomen im Kokosöl ausmacht, eine besondere Aufmerksamkeit. Sie wird im Körper in Monolaurin umwandelt, das zu den besten natürlichen antiviralen, antibakteriellen und antimykotischen Mitteln der Welt gilt. Es wird sogar behauptet, Monolaurin könne neben den meisten pathogenen Bakterien auch lipidumhüllte Viren unschädlich machen, wie beispielsweise die Erreger von Masern, Herpes, Influenza oder sogar von HIV.
Die Transfette dagegen sind keine essenziellen Fettsäuren, sie existieren in dieser Form nicht in der Natur und werden größtenteils aus pflanzlichen Ölen durch einen chemischen Prozess gehärtet, wobei als Zwischenstufe bis zu 50 % Transfette entstehen. Sie sind somit als künstlich einzustufen und kommen in allen Margarineprodukten, den billigen Küchenölen, den Fritierfetten wie Sonnenblumen-, Distel-, Sojakern- und Rapsöl vor und werden zur geschmacklichen Abrundung der Biskuitkuchen, der sog. Snacks, der Plätzchen, zum Backen von Pommes, auf Brötchen und in sog. Kuchenteilchen als Zusatz verwendet.

> Ein Wort der Warnung – der Konsum von Transfetten steigert das Risiko einer koronaren Herzerkrankung!

Die Gesundheitsbehörden haben weltweit die Empfehlung ausgegeben, dass der Konsum von Transfetten nur in geringen Mengen erfolgen sollte, denn die Transfette der sog. teilhydrierten Öle sind weitaus gefährlicher als alle natürlichen Fette [425], indem sie den Spiegel des „bösen" Cholesterin LDL („low density lipoprotein") anheben und den des „guten" Cholesterins HDL („high density lipoprotein") senken [426]. Soll der Cholesterinspiegel unter allen Umständen gesenkt werden, vermitteln Bohnen, Fisch (Makrele, Sardine, Lachs und sogar Thunfisch), Olivenöl, grüner Tee und Haferflocken einen cholesterinsenkenden Effekt [427–429]. Insgesamt muss aber festgehalten werden:

> Ein erhöhter Cholesterinspiegel ist nicht der Verursacher von Herzkreislauferkrankungen, diese werden durch eine Entzündung an den Gefäßen ausgelöst.

Abbildungsnachweis

Der Verweis auf die jeweilige Abbildungsquelle befindet sich bei allen Abbildungen im Werk am Ende des Legendentextes in eckigen Klammern.

L253 Wolfgang Zettlmeier, Barbing

13 Chemikalien aus der Umgebung – Auslöser einer Mitochondriopathie

Im täglichen Leben ist der Mensch ungefähr 80.000 unterschiedlichen chemischen Substanzen ausgesetzt, von denen 4.000–6.000 eine potenziell krebsfördernde Wirkung offenbaren:

1. Kontamination über die Haut:
   a. Die verschiedensten Konservierungsstoffe, wie z. B. Lindan, Pentachlorphenol, halogenierte Fungizide usw.
   b. Unterschiedliche Farbstoffe, wobei von den 8.000 bekannten 2.000 der Gruppe der Azofarbstoffe und ca. 6.000 den Textilfarbstoffen (z. B. halogenierte Hydrocarbone, Phosphorsäureester, Formaldehyd, Ammoniak usw.) zuzuordnen sind.
2. Inhalation über die Lungen:
   a. Stickstoffoxide
   b. Nitrosamine, Ozon
   c. Aromatische Hydrocarbone wie Benzpyren
   d. Benzanthrazen und andere
   e. Metallstaub
   f. Organische Lösungsmittel
   g. Plutonium, Radon, Tritium und andere radioaktive Stoffe.
3. Kontamination über Nahrungsmittel, die von der konventionellen Lebensmittelindustrie hergestellt werden oder aus konventionellen Agrarbetrieben stammen:
   a. Schwermetalle
   b. Pestizide, Insektizide, Herbizide usw.
   c. Nitrate, Nitrosamine
   d. Aliphatische und aromatische Hydrocarbone
   e. Weichmacher und Bisphenol A in allen Plastikflaschen
   f. Farbstoffe und Konservierungsmittel.

Es gibt einige Produkte, die sowohl für Kinder als auch für Erwachsene toxisch sind, wobei man solche Hinweise und Empfehlungen dazu benutzen sollte, sich eine mögliche Schadensbegrenzung über einen verminderten Gebrauch zu eigen zu machen. Jedoch gibt es immer noch eine Anzahl von nicht bekannten toxischen Stoffen und deren Auswirkungen auf den Organismus, weil zum einen hierzu keine Untersuchungen vorliegen und zum anderen gewisse Stoffe aufgrund

Mitochondriopathien. http://dx.doi.org/10.1016/B978-3-437-31618-0.00013-4

Copyright © 2016 Elsevier GmbH. All rights reserved.

Ihrer Struktur von vornherein als nicht toxisch eingestuft wurden. Somit beruhen viele der beschriebenen Nebenwirkungen auf anekdotischen Fallberichten oder Studien mit nur einer kleinen Fallzahl. So z. B. gibt es eine lange Liste von Psychopharmaka, die als „wahrscheinlich toxisch" eingestuft werden, wobei aber viele von ihnen keine eigentliche Kontraindikation aufweisen, sondern nur dann ein Wechsel vorgenommen werden sollte, wenn bei wiederholter Anwendung die gleichen Nebenwirkungen auftreten, sodass ein Umsteigen auf eine alternative Medikation angezeigt ist. Dieser Wechsel sollte dabei jedoch nur für ein Medikament nach dem anderen erfolgen, damit der mögliche Auslöser der Nebenwirkung exakt eingegrenzt werden kann. Diese Quintessenz gilt jedoch nicht für Medikamente, die einen deutlichen lebensrettenden Benefit im Vergleich zu ihrem Nebenwirkungsprofil, speziell in akuten lebensbedrohlichen Situationen (z. B. im Rahmen der Wiederbelebung) aufweisen. Es ist jedoch zwingend, das Nebenwirkungsprofil potenziell toxischer Substanzen, die über einen längeren Zeitraum eingenommen werden, zu berücksichtigen, weil dann der mögliche Benefit im Rahmen einer medizinischen Behandlung nicht mehr vorliegt und sich stattdessen toxische Auswirkungen auf die Mitochondrienfunktion demarkieren. Obgleich einige der negativen Effekte auf die Mitochondrien reversibel sind, so sollten doch etwaige Funktionsstörungen identifiziert und entsprechend auch darauf reagiert werden. Dieser Hinweis erfolgt besonders unter Berücksichtigung der Tatsache, dass eine auftretende Toxizität in der Mitochondrienfunktion erst dann offensichtlich wird, wenn mindestens 60 % aller Mitochondrien schon einen Funktionsverlust aufweisen. Das Problem hierbei ist, die bei den Patienten individuell vorliegende Empfindlichkeit auch dem jeweiligen Präparat anzulasten. Denn es können zwar bestimmte Medikamente eine toxische Reaktion auslösen, die Aufgabe liegt jedoch darin, festzustellen, ob die Symptome durch einen schon existenten Schaden der Mitochondrien bedingt sind, sie den natürlichen Verlauf einer Erkrankung reflektieren, oder von der neuen Medikation ausgehen. Dann, wenn eine toxisches Medikament absolut nicht vermieden werden kann (z. B. bei der Chemotherapie), sollte jedoch soweit wie möglich die Funktion der Mitochondrien gestützt werden, indem die essenziellen Elemente im mitochondrialen Zyklus wie Q_{10}, L-Carnitin, der Vitamin-B-Komplex (insbesondere Vitamin B_{12}, weil es als NO-Radikalfänger agiert), Antioxidanzien (wie die Vitamine C und E, alpha-Liponsäure, Selen) im Verbund mit NADH verabreicht werden, sodass mitochondrialer Stress und Krankheitssymptome so weit wie möglich verringert werden. Bei der Chemotherapie z. B. vermittelt eine Selengabe nachgewiesenermaßen besondere protektive Eigenschaften, indem die gesunden Zellen geschützt werden, während das im Krebsgewebe übermäßig zum Eigenschutz produzierte heterogene Glutathion [430] durch Selen gebunden und eine Therapieresistenz umgangen wird [431, 432].

13.1 Toxische Chemikalien in Parfüms und Duftstoffen

In die Gruppe potenzieller Kanzerogene reihen sich auch die so beliebten unterschiedlichen Duftnoten ein, die eine Quelle voller chemischer Gifte darstellen. Um dieser kanzerogenen Quelle zu entgehen, sollten nur Düfte, Parfums oder Eau de Cologne verwendet werden, die aus essenziellen Ölen, natürlichen Duftstoffen und nicht aus künstlichen chemischen Zusätzen bestehen (➤ Tab. 13.1). Letztere sind jedoch besonders teuer, machen damit eine übermäßig Anwendung obsolet, zumal die meisten Menschen sich viel zu viel von den künstlichen Düften auf ihren Körper sprühen, ein Umstand, der letztendlich auch zu einem Abstumpfen ihrer Sinne und Geruchsnerven auf das jeweilige Parfum mit Toleranzentwicklung führt. Die Verwendung weniger Düfte bedeutet eigentlich eine Schärfung der Sinne und des Geruchs!

Tab. 13.1 Einige der am häufigsten verwendeten Zusätze in bekannten handelsüblichen Parfüms (Christian Dior, Coco Chanel, Calvin Klein, Giorgio Armani, Old Spice, AXE, American Egale, Jennifer Lopez, usw.), die zu diversen Nebenwirkungen bis hin zum Krebs führen können und die auf der Verpackung **nicht** aufgeführt werden müssen!

Chemische Stoffe im Parfum	**Nebenwirkung(en)**
Aceton	ZNS-hemmend, laut Umweltschutzbehörde gefährliches Abfallprodukt
Amylcinnamaldehyd	Duft- und Reizstoff für Augen, Bronchien und Haut
α-Pinene	Ätherisches Öl, Inhalation hoher Konzentrationen führt zu Atemwegsreizung
α-Terpineole	Duftstoff, hemmt ZNS, kann Ataxie und Kopfschmerzen auslösen
Benzaldehyd	Gefährlich, wenn es verschluckt wird, führt zu Heiserkeit, Ausschlag und Augenschmerzen
Benzophenon	Stört Hormonsynthese, besonders i. d. Thyreoidea
Benzylacetat	Karzinogen, möglicher Verursacher von Pankreaskrebs
Benzylalkohol	Verursacht Kopfschmerz, Übelkeit, Schwindel
Benzylbenzoat	Hormondisruptor
Benzylcinnamat	Irritans, gefährlich für Umgebung
Benzylsalicylat	Hormondisruptor, als hormonaktive Substanz bekannt
β-Ionon	Duftstoff, möglicherweise karzinogen
Butyliertes Hydroxytoluen (BHT)	Hormondisruptor, der die natürliche Hormonsynthese besonders in der Thyreoidea stört, möglicherweise karzinogen
Cinnamylalkohol	Irritans für Augen und Haut
Coumarin	Karzinogen, toxisch für Leber und Niere, in Rattengift und Zigaretten enthalten
Diethylphthalate (DEP)	Spermienschädigend, führt zur abnormen Entwicklung männlicher Geschlechtsmerkmale
Ethanol	Ein laut Umweltschutzbehörde gefährliches Abfallprodukt, führt zu Störungen im ZNS
Ethylacetat	Ein Narkotikum, steht auf der Liste gefährlicher Abfallprodukte der Umweltschutzbehörde
Eugenol	Sensibilisierende Substanz, führt zu Allergien
Farnesol	Allergen, führt zu Hautirritationen
Formaldehyd	Ein Karzinogen sowie Allergen und Luftverschmutzer, führt zu Krebs, Atembeschwerden und Hautausschlägen
Galaxoide	Toxisch für hormonproduzierende Drüsen
Galaxoide	Führt zu zentralnervösen Störungen
Lilial (Butylphenyl methylpropional)	Hormondisruptor, der durch Veränderung im Hormonsystem die Gesundheit schädigt, kann auch als Allergen wirken
Limonen	Karzinogen, induziert zentralnervöse Störungen
Linalool	Wirkt wie ein Narkotikum, induziert zentralnervöse Störungen
Lyral	Wirkt als Allergen und führt zur Ausbildung von Ekzemen

Tab. 13.1 Einige der am häufigsten verwendeten Zusätze in bekannten handelsüblichen Parfüms (Christian Dior, Coco Chanel, Calvin Klein, Giorgio Armani, Old Spice, AXE, American Egale, Jennifer Lopez, usw.), die zu diversen Nebenwirkungen bis hin zum Krebs führen können und die auf der Verpackung **nicht** aufgeführt werden müssen! (Forts.)

Chemische Stoffe im Parfum	Nebenwirkung(en)
Methylenchlorid	Karzinogen, von der amerikanischen Gesundheitsbehörde FDA verboten; laut Umweltschutzbehörde auf der Liste gefährlicher Abfallprodukte, induziert zentralnervöse Störungen
Musketon	Ein Hormondisruptor und damit eine hormonaktive Substanz
Myrcen	Es liegt der Verdacht auf Kanzerogenität vor
Octinoxat (Octylmethoxycinnamat)	Ein Hormondisruptor, blockiert die Funktion der Thyreoidea
Oxybenzon	Ein Hormondisruptor und damit eine endokrin aktive Substanz
Toluen	Ein bekanntes Karzinogen das zu Krebs führt

13.2 Toxische Chemikalien in fast allen Waschmitteln

Die Waschmittel stellen jedoch nur den Beginn einer Kette potenzieller toxischer Chemikalien dar, weil sich in den für die Reinigung der Wäsche verwendeten Waschpulvern mit ihren Detergenzien Zusatzstoffe zur Überdeckung des Geruchs von Formalin (= 35-prozentige wässrige Formaldehydlösung), insbesondere in den sog. Trocknertüchern, nachweisen lassen. Hierbei überziehen diese Trocknertücher die Kleidung mit einer Schicht toxischer Chemikalien, die beim Tragen in Verbindung mit der Hautfeuchtigkeit in Kontakt mit der Haut geraten, von dort direkt aufgenommen werden und in das Blutgefäßsystem gelangen. Es ist der direkte Weg, den Organismus mit potenziellen Kanzerogenen zur überfluten.

> Neben dem Preis will die Hausfrau/der Hausmann genau wissen, wonach das Waschmittel riecht. Und während sie/er die Duftnoten von grünen Gräsern, Meer oder der Bergwelt zu genießen glaubt, ist es in Wirklichkeit Formaldehyd, ein potenzielles Karzinogen, das sie/er tief inhaliert.

13.3 Giftstoffe aus der Küche schädigen Mitochondrien

Eine der am häufigsten im Küchenbereich nachweisbaren, für die Mitochondrien giftigen, chemischen Verbindungen ist das Bisphenol A (BPA), das insbesondere Brustzellen zum Karzinom aktiviert [433, 434]. Die Substanz befindet sich den Innenauskleidungen aller Konservendosen und wird zur Herstellung von Polycarbonplastikflaschen sowie von Epoxidharzen eingesetzt, ein chemisches Verfahren, das seit dem Jahre 1953 Anwendung findet. BPA ist eine anorganische Verbindung mit zwei funktionellen Phenolgruppen, es ist durchsichtig, fast vollständig bruchsicher und wird neben den bekannten PET-, Wasser- und Colaflaschen im Rahmen der Herstellung einer großen Anzahl von

Produkten, wie z. B. Zahnfüllungen, Dichtestoffen, Sportgeräten, Augenlinsen, CDs und DVDs sowie elektrischen Haushaltartikeln verwendet. BPA wird auch im Rahmen der Herstellung von Polysulfonen und Polyätherketonen sowie als Antioxidans bei der Herstellung von Weichmachern (Phthalate) eingesetzt und findet als Polymerisationshemmer bei der Herstellung von Polyvenylchlorid (PVC) Verwendung. Bisphenol A ist auch ein Vorläufer der flammenhemmenden Verbindung Tetrabromobisphenol A, die früher als Fungizid zum Einsatz kam. BPA kleidet nicht nur das Innere fast aller Konserven aus, es ist auch die Innenauskleidung von Essensbehältern und wurde deswegen in Japan wegen des Verdachts, gesundheitliche Schäden auszulösen, durch Polyethylenterephthalat (Kurzbezeichnung **PET**) ersetzt. Des Weiteren befindet sich Bisphenol A bevorzugt in Farbentwicklern, in kohlefreien Kopierseiten und in Thermodruckpapier, zwei Papiersorten, die besonders im Rahmen der Quittungserstellung in den meisten Geschäften und Discounterketten zur Anwendung gelangen. Auf der Grundlage von BPA finden sich auch die Auskleidungen von Gussteilen und in Wasserrohren.

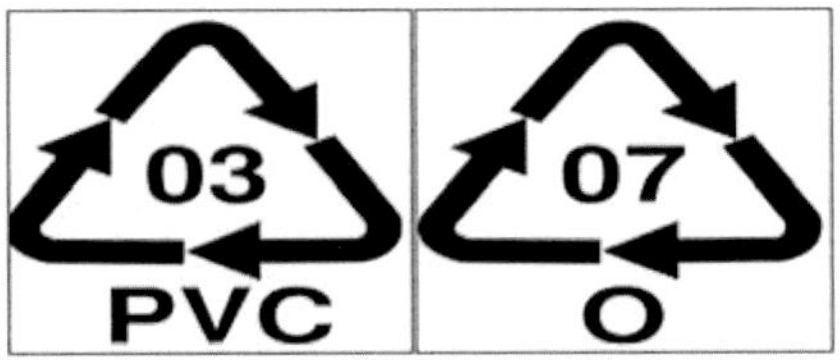

Abb. 13.1 Repräsentatives Bild, wie es sich auf dem Etikett von Plastikflaschen mit den Recyclingkodes 03 und 07 befindet, wobei in beiden Fällen Bisphenol in den Inhalt übergehen kann. Es gibt insgesamt sieben unterschiedliche Plastikverpackungen, von denen der Typ 07 alle anderen umfasst und einige mit dem Kode 07, wie z. B. Polycarbonate, den Buchstaben „PVC" neben dem Recyclingsymbol aufweisen, während einige Epoxidharze aus Bisphenol-A-Monomer (= niedermolekulare, reaktionsfähige Moleküle, die sich zu unverzweigten oder verzweigten Polymeren zusammenschließen) hergestellt worden sind. [W923]

Plastikflaschen lassen sich bezüglich ihres Gehaltes an BPA insofern identifizieren, als alle wiederverwertbaren Flaschen mit dem Recyclingkode 01, 02, 03, 04, 05 und 06 aller Wahrscheinlichkeit nach keine BPA-Anteile enthalten. Die Plastikflaschen mit dem Recyclingcode 03 (PVC), 06 (PS) oder 07 enthalten aber BPA (➤ Abb. 13.1). Insbesondere unter dem Code 03 (PVC) verbirgt sich zusätzlich auch noch BPA, das als Antioxidans im Rahmen der Herstellung der Plastikflaschen verwendet wurde. Dies trifft besonders für die flexiblen PVC-Flaschen, nicht jedoch für die flexiblen PVC-Rohrleitungen. Der aufgrund der negativen Pressemeldungen neuerdings auch zugelassene Ersatzstoff BPS (Bisphenol S) ist nicht besser als sein Vorläufer, zumal es in weiblichen Tieren Herzarrhythmien auslöste. Wie jedoch entfernt man die Hormondisruptoren, d. h. Stoffe, die durch Veränderung des körpereigenen Hormonsystems der Gesundheit abträglich sind, wieder aus dem Körper? Es gibt mehrere natürliche Verfahren, sich dieser hormonähnlichen Substanz zu entledigen, indem sie abgebaut, gebunden oder über Schwitzen eliminiert werden:

1. Vermehrt schwarzen Tee trinken
2. Genuss des fermentierten Tees Kombucha [435]
3. Einnahme von Probiotika, angereichert mit dem Bifidobacterium breve und Lactobacillus casei
4. Einnahme des Flavonoids Quercetin
5. Entgiftung durch Schwitzen (siehe auch unter Entgiftung, Nah-Infrarotsauna).

Bisphenol ist insofern als potenziell karzinogen einzustufen, als es eine endokrin ähnliche Substanz (einen endokrinen Disruptor) darstellt, der die körpereigene Wirkung von Hormonen nachahmt und hierdurch eine ausgesprochen negative gesundheitliche Wirkung offenbart [436–438]. Dies trifft besonders für die frühe Phase der Entwicklung im Menschen zu, dann, wenn eine besondere Sensitivität auf etwaige hormonelle Änderungen, wie z. B. in der Pubertät, vorliegt. Zwar haben die Gesundheitsbehörden maximale Sicherheitsmengen festgelegt, diese maximal erlaubten Mengen sind jedoch aufgrund aktueller wissenschaftlicher Ergebnisse stark in die Diskussion geraten.

13.4 Umweltbedingte Nickel-Quecksilber-Toxizität

Eine reine Nickelvergiftung ist relativ häufig anzutreffen und als besonders giftig einzustufen, weil sich das Metall Nickel irreversibel mit der Desoxyribonukleinsäure (DNA), dem Träger der Erbinformationen, verbindet. Im Grunde genommen sollte eine mögliche toxische Nickelbelastung immer dann ausgeschlossen werden, wenn Patienten eine Krebserkrankung haben oder einer potenziellen Nickelquelle ausgesetzt waren. Fast obligat finden sich toxische Nickelkonzentrationen in Verbindung mit dem Insektizid Lindan (Hexachlorcyclohexan) oder den polybromierten Biphenylen (PBBs), einer Gruppe polyhalogenierter Stoffe, die neben ihren Chloranaloga, den Polycarbonaten (PCB), zusammen mit anderen Schwermetallen auftreten. Und weil Nickel dem Zink sehr ähnlich ist, wird es in den Enzymen oder Hormonen, die Zink in ihrem Grundgerüst aufweisen, sowie bei einem Zinkmangel durch das Schwermetall Nickel ersetzt. Dies führt naturgemäß zu einem Versagen der enzymatischen oder der hormonellen Funktionen, wobei sich eine Nickeltoxizität des Öfteren im Rahmen einer Hypoglykämie nachweisen lässt.

Patienten, die dagegen in ihrem Körper einen hohen Quecksilberspiegel aufweisen, können unter der Gabe von alpha-Liponsäure gelegentlich eine Verstärkung ihrer Krankheitssymptome beobachten, weil die alpha-Liponsäure das in den Fettzellen gespeicherte Quecksilber mobilisiert, dieses dann in den Kreislauf gelangt, von wo es auf besonders empfindliche Organe wie das ZNS eine neurotoxische Wirkung ausübt. Deswegen sollten alle Patienten, die einen hohen Quecksilberspiegel in ihrem Organismus aufweisen, vor der Therapie mit Mikronährstoffen erst eine Quecksilberentgiftung durchmachen. Denn das Quecksilber reguliert den schädigenden $NO/ONOO^-$-Zyklus hoch und seine Metabolite steigern die Aktivität der NMDA-Rezeptoren mit einer daraus resultierenden Schmerzzunahme. Auch sind alle Substanzen, die dazu dienen, den biochemisch hochregulierten $NO/ONOO^-$-Zyklus zu senken, nur dann von therapeutischem Nutzen, wenn eine Aufnahme der auslösenden Noxen unterbunden wird, weil ansonsten der Zyklus erneut angekurbelt und zu einer Verstärkung der Symptomatik führt. Zu vermeiden sind deshalb alle Stoffe, die den Zyklus in nur irgendeiner Form aktivieren, wobei es gilt, besonders alle Chemikalien und eine exzessive körperliche Belastung in der Patientengruppe mit multipler chemischer Empfindlichkeit (MCS) zu vermeiden. Ähnlich sieht es bei der Patientengruppe mit einem chronischen Müdigkeitssyndrom (CFS) aus, wo die nach einer körperlichen Belastung anschließende Ermüdung, wenn möglich, vermieden werden sollte, weil hierdurch die Schwere der Erkrankung noch zunimmt. Auch sind chronische Infektionen, insbesondere in der Patientengruppe mit CFS oder Fibromyalgie (FMS), zu meiden, weil diese Belastung die sowieso schon angeschlagene Mitochondrienfunktion weiter schädigt, während eine Nahrungsmittelallergie im Verbund mit Stress generell bei allen Patienten, aber insbesondere bei Patienten mit einer posttraumatischen Belastungsstörung (mit oder ohne begleitende Fibromyalgie) vermieden werden sollten.

Abbildungsnachweis

Der Verweis auf die jeweilige Abbildungsquelle befindet sich bei allen Abbildungen im Werk am Ende des Legendentextes in eckigen Klammern.

W923 ASTM International, West Conshohocken, PA, USA

14 Spezielle Erkrankungen mit Funktionsstörungen der Mitochondrien

14.1 Das komplexe regionale Schmerzsyndrom (CRPS) – der neuropathische Schmerz

Charakterisiert durch eine Hyperalgesie und einer Allodynie, bei der zuvor nicht schmerzhafte Reize jetzt als schmerzhaft empfunden werden, weist die betreffende Extremität oder der Körperteil eine livide bis blasse Verfärbung auf, es besteht eine deutlich niedrigere Temperatur zur korrespondierenden Seite mit einem deutlichen Funktionsdefizit, wobei anamnestisch oft eine nachweisbare traumatische Einwirkung vorausging. Diese Vielfalt unterschiedliche Symptome stellt für einen Schmerztherapeuten eine echte Herausforderung dar, weil eine Schädigung im Bereich der peripheren Nerven, der zentralen Schmerzleitung im Rückenmark oder der schmerzverarbeitenden Zentren im Gehirn vorliegt. Deshalb wird der neuropathische Schmerz auch in eine peripher-neuropathische und eine zentral-neuropathische Schmerzkomponente unterteilt, wobei es natürlich auch Mischformen geben kann. Das zentral-neuropathische Schmerzsyndrom ist z. B. oft bei Verletzungen im Bereich des Rückenmarks, der multiplen Sklerose oder nach einem Schlaganfall anzutreffen. In diesem Kontext kann die Fibromyalgie als eine zentral bedingte Störung in der Schmerzverarbeitung angesehen werden, weil der Schmerz diffus über den ganzen Körper verteilt ist und auch auf Medikamente reagiert, die im Rahmen von zentral bedingten neuropathischen Schmerz eine Wirkung offenbaren [439]. Bei peripher bedingten neuropathischen Schmerzen liegen in den meisten Fällen Läsionen in peripheren Nerven vor, wie sie nach traumatischer Einwirkung (also z. B. auch postoperativ!), durch Chemotherapeutika oder durch Infektionserreger (z. B. Borreliose) ausgelöst werden. Ausgangspunkt ist deshalb immer eine Läsion, wobei der momentane Wissenstand zum Wirkmechanismus immer noch recht begrenzt ist, zumal Tiermodelle mit peripheren Nervenläsionen (z. B. Ligation von Nervenwurzelfasern) hierzu auch nicht die entscheidende Erklärung geben konnten. Während Schmerzspezialisten sowohl den Einsatz von Antidepressiva, Antikonvulsiva (mit oder ohne Gabe von wirkstarken Opioiden), selektiven Noradrenalin-/Serotin-Wiederaufnahmehemmern (SSRIs) oder trizyklischen Antidepressiva, als auch die topische Applikation von Lidocain oder Capsaicin (evtl. sogar in Kombination mit Cannabinoiden) propagieren, sind die Ergebnisse hierzu nicht immer zufriedenstellend. Einige Schmerztherapeuten vermuten deshalb, dass es sich hierbei auch um eine von den Mitochondrien ausgehende funktionelle Störung handelt, bei der Mikro-

Mitochondriopathien. http://dx.doi.org/10.1016/B978-3-437-31618-0.00014-6
Copyright © 2016 Elsevier GmbH. All rights reserved.

nährstoffe (sive Neutrazeutika), wie z. B. Q_{10} (200 mg), Vitamin B_1 (100 mg) und/oder L-Carnitin (3 × 330 mg) in Verbindung mit Vitamin C (2 × 500 mg/Tag) insofern einen positiven Effekt aufweisen, dass sie die Bildung von Sauerstoffradikalen und insbesondere die Bildung von Peroxynitrit unterbinden, ohne dabei irgendwelche Nebenwirkungen zur Folge zu haben. Zum eigentlichen Wirkmechanismus der Mikronährstoffe bei einer solchen das tägliche Leben behindernden Erkrankung wird die ursächliche Hochregulation der exzitativen Rezeptoren vermindert, die ansonsten mit einer Verstärkung und Sensibilisierung schmerzhafter Nervenimpulse einhergeht (➤ Abb. 14.1). Weil sowohl der NMDA- als auch der TPR-/Vanilloid-Rezeptor bei der Vermittlung neuropathischer Schmerzen mitbeteiligt ist, kommt als alternativer therapeutischer Ansatz eine Herunterregulierung des überschießenden $NO/ONOO^-$-Zyklus in Frage. Dies v. a., weil die TRP-Rezeptoren (sive transienten Vanilloid-Kanalrezeptoren 1–4: TRPV1, TRPV2, TRPV3 und TRPV4), die üblicherweise nur bei chemischen und thermalen Noxen exprimiert werden, als Mittler dieser beim neuropathischen Schmerz auftretenden Schmerzen vermehrt gebildet werden [440]. Somit können Therapeutika, die speziell diesen Kanal blockieren, eine Anwendung im Rahmen der Prävention und der Therapie solcher Schmerzerkrankungen finden.

Ein weiterer Ansatz in der Therapie neuropathischer Schmerzen geht von der Tatsache aus, dass Stickoxid (NO) den Peroxynitritspiegel ($ONOO^-$) anhebt, der von sich aus als oxidativer Stressor anzusehen ist und im Rahmen der Rückkopplung über die induzierte Stickoxid-Synthase (iNOS) mit Hochregulierung des Transkriptionsfaktors NF-κB die Konzentration von Stickoxid weiter steigert.

Diese Entwicklung mündet, für sich betrachtet, in einen Circulus vitiosus, und es existieren Belege dafür, dass eine präexistente Mitochondriopathie die Folgen eines mechanischen Insults in Form eines neuropathischen Schmerzsyndroms fördert. So z. B. stellt der Prozess der Exzitotoxizität (= durch äußere Toxine ausgelöste Übererregung) einen Zustand dar, bei dem es aufgrund der vermehrten Freisetzung der exzitativen Neurotransmitter Glutamat, Glycin und/oder Asparaginsäure zu einer Schädigung oder sogar zum Untergang von Neuronen kommt. Weil der NMDA-Rezeptor mit seinem Glutamat-Ionenkanal weit über das gesamte ZNS verteilt ist, kann er als ein fundamentaler Teil in der Vermittlung erregender Impulse von Neuronen angesehen werden. Entscheidende Voraussetzung hierfür ist die durch das Glutamat induzierte übermäßige Stimulierung des Glutamat-NMDA- und -AMPA-Rezeptors (= α-Amino-3-

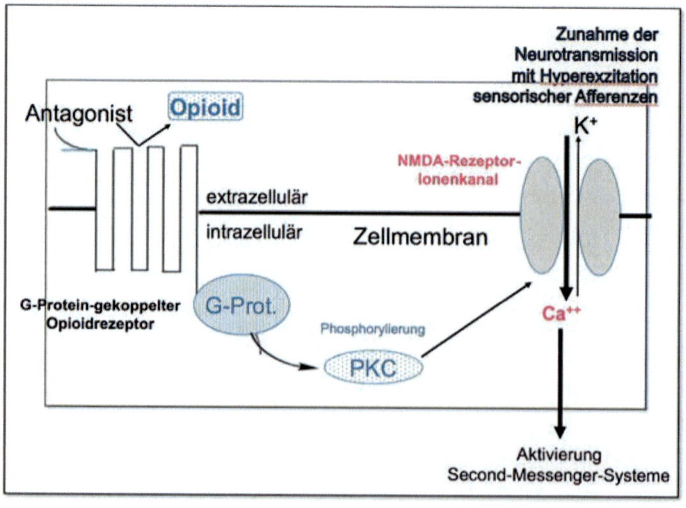

Abb. 14.1 Prinzip der Hochregulierung der exzitatorischen in der Schmerzverarbeitung eingebundenen N-Methyl-D-Aspartat-(NMDA-)Rezeptoren, wobei es im Rahmen der Aktivierung zu einem Transfer von Ca^{++}-Ionen in die Nervenzelle mit anschließender Übererregbarkeit kommt. [P072]

Hydroxy-5-Methyl-4-Isoxazolepropionsäure). Exzitoxine wie z. B. N-Methyl-D-Aspartat und Asparaginsäure binden an diesen Rezeptor und führen dann – insbesondere wenn der Spiegel des Neurotransmitters Glutamat sehr hoch ist – zu einer exzitatorischen, durch den Ca^{++}-Ionenstrom in die Zelle induzierten, Übererregung, die in eine Freisetzung von Enzymen wie Phospholipasen, Antinukleasen und Proteasen wie das Calpain führt, die für sich die Zellstrukturen (Zytoskeleton, Zellmembran, mitochondriale DNA) soweit schädigen, dass es zur Hochregulierung und der Ausbildung von spontan entstehenden Schmerzafferenzen mit dem klinischen Bild der Allodynie kommt. Der hier in den schmerzverarbeitenden Systemen aufgezeigte kausale Verursacher Peroxynitrit ($ONOO^-$) kann sich auch in einer durch die langfristige Gabe von Opioiden ausgelösten antinozizeptiven Toleranzentwicklung niederschlagen [279], wobei Therapeutika mit Peroxynitrit-abbauenden Eigenschaften (Antioxidanzien) insofern ein mögliches therapeutisches Potenzial in Kombination mit Opioiden darstellen, weil hiermit eine effektivere Schmerzlinderung erreicht wird.

14.2 Neurodegenerative Erkrankungen infolge Mitochondrienschädigung

Bei neurologischen Erkrankungen, bei denen Tetrahydrobiopterin (BH_4), ein natürlich vorkommender essenzieller Cofaktor bei der Bildung von Serotonin, Melatonin, Dopamin, Adrenalin und Noradrenalin nur unzureichend in einigen NOS-produzierenden Zellen vorhanden ist, kann es statt zur Bildung von Stickoxid zur Generierung von Superoxid kommen Andere mit BH_4 gesättigte NOS-Systeme sind dagegen noch in der Lage, ausreichend Stickoxid zu bilden, sodass dann das Superoxid O_2^- mit dem NO zu Peroxynitrit reagiert, ein Szenario, welches der Bildung von Peroxynitrit sehr förderlich ist. Wenn eine solche Anreicherung nicht durch Antioxidanzien oder durch das körpereigene Glutathion – das in solchen Fällen für die Neutralisierung dieser Sauerstoff-/Stickstoffradikalbildung verantwortlich ist – unterbunden wird, kann sich eine irreversible Blockade kritischer Zellenzymsysteme manifestieren, ein Effekt, der sich klinisch in dem Auftreten der verschiedensten neurologischen Erkrankungen manifestieren kann:

- Der Alzheimer Erkrankung [443]
- Dem Morbus Parkinson [444, 445]
- Dem Autismus [446]
- Der Depression [445]
- Der DOPA-sensiblen Dystonie [447, 448].

Jegliche neuronale Sensibilisierung oder Hochregulierung weist dann in Folge einen Impuls oder eine Noxe, eine sich selbst unterhaltende Neuroexzitation, sowie eine überschießende Reaktion auf, wobei besonders der Patient davon betroffen ist, der chemischen Substanzen, wie z. B. organischen Lösungsmitteln, Pestiziden und Herbiziden, wie sie in den Düngemitteln regelmäßig enthalten sind, sowie einer Kontamination mit Schwermetallen ausgesetzt ist [150, 449]. Dieser dauerhafte toxische Kontakt, dem die Mitochondrien aus unterschiedlichen Quellen ausgesetzt sind, hat einen entscheidenden Einfluss auf eine Krankheitsentwicklung, weil es zu einer langfristigen Hochregulierung der NMDA-Rezeptoren mit Bildung von Stickoxid und Peroxynitrit führt (➤ Abb. 14.2). Die Auswirkungen münden dann aufgrund der Übererregbarkeit letztendlich in einen stetigen Untergang von Hirnnervenzellen, um schließlich in einer klinisch neurodegenerativen Erkrankung offen zu Tage zu treten [129, 132, 149, 151, 450–452]. Daneben führt das aggressive Peroxynitrit auch zu einer Schädigung der Blut-Hirn-Schranke, sodass Giftstoffe, insbesonde-

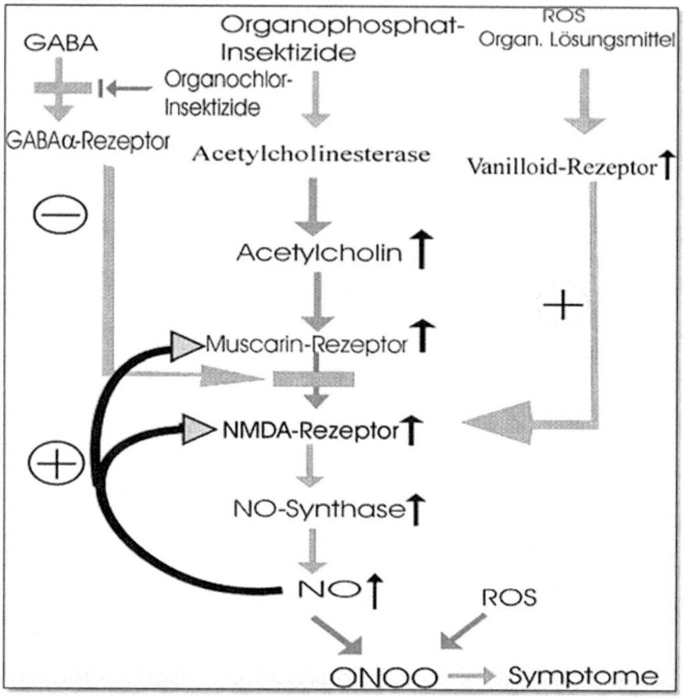

Abb. 14.2 Sensitivierung und Hochregulierung der in den Nervenzellen sitzenden NMDA-Rezeptoren mit den aktivierenden Neurotransmittern Glutamat und Glycin, wodurch ein vermehrter Einstrom von Ca^{++}-Ionen ausgelöst wird, der in der Folge zu Entzündung, Neurodegeneration und Mitochondrienschäden führt und wo das Element Magnesium ein wirkungsvoller Antagonist ist sowie die NMDA-Antagonisten Ketamin, Lachgas, Dextromethorphan und Phencyclidin (PCP), bzw. die experimentelle Substanz MK-801 (Dizocilpin), eine am NMDA-Rezeptor hemmende, antagonistische Wirkung offenbaren. [T793]

re Schwermetalle, in höheren Konzentrationen leichter diese ansonsten effektive Barriere überwinden können [453].

Weil mittlerweile auch bekannt ist, dass Stickoxidradikale die erste Entgiftungssubstanz in der Leber, das Cytochrom P450, blockieren, kommt es zur Anreicherung von potenziell toxischen Substanzen [454]. Dadurch entsteht ein Teufelskreis, der unter allen Umständen durchbrochen werden muss. Die Symptome, die auf eine Sensibilisierung und Überstimulierung im NO/ONOO-Zyklus hinweisen, sind anfänglich nur Warnsymptome, die, wenn sie nicht behandelt werden, in eine langfristig ablaufende, toxisch induzierte Mitochondriopathie münden. Hierbei zeigen sich Ausfallerscheinungen erst dann, wenn 60 % der Mitochondrien in unterschiedlichsten Organen befallen sind und in ihrer Funktion ein Defizit aufweisen. Diese zunächst latent, schließlich dann aber sichtbar ablaufende und offen zu Tage tretende Mitochondriopathie weist dann Symptome auf, wie sie z. B. von Seiten der Leber, der Bauchspeicheldrüse, des Immunsystems, der Nebennieren oder des zentralen Nervensystems auftreten [455–460]. Jegliche nur auf Symptombeseitigung und/oder eine nur auf Linderung ausgerichtete Therapie des überaktiven $NO/ONOO^-$-Zyklus korrigiert nicht die eigentliche Ursache einer gestörten biochemischen Reaktion innerhalb der Mitochondrien. Es wäre so, als ob bei einem Feuer nur die Sirene abgestellt wird, ohne den eigentlichen Verursacher, das Feuer selbst, zu bekämpfen. Aufgrund einer zunehmenden neurodegenerativen Symptomatik in der Bevölkerung und den daraus sich abzeichnenden Erkrankungen wie Parkinson, Demenz und Alzheimer oder einer ebenfalls über die Mitochondrien im Herzen voranschreitenden Herzinsuffizienz, die alle aufgrund einer voranschreitenden Störung in den Mitochondrien der Zellen des jeweiligen Organs zu suchen sind, führt jede zusätzliche Produktion von Peroxynitrit zu einer Verschlechterung und zu einem Voranschreiten der Grunderkrankung. Diese Erkenntnis konnte z. B. im Rahmen der Erforschung der Herzinsuffizienz am isoliert perfundierten Herzen gewonnen werden, wo nachweislich proinflammatorische Zytokine eine Zunahme der Radikale Superoxid und anderer Stickoxidbildner zur Folge hatte, was schlussendlich dann in einer Zunahme von Peroxynitrit und einem sich daran anschließenden Kontraktionsverlust des Myokards mündete [461]. Auch konnten diese Ergebnisse dadurch gestützt werden, dass die Gabe von NO-Synthaseinhibitoren wie dem NG-Nitro-L-Argininmethylester (L-NAME) oder einem Superoxid-Radikalfänger wie der Kupfer-Zink-Superoxiddismutase (SOD), der Mangandismutase und von L-Propionyl-Carnitin eine weitere Verringerung in den kontraktilen Elementen der Myokardzellen verhinderte und den Spiegel von Nitrotyrosin als Ausdruck einer Nitritradikalbelastung deutlich verringerte [130, 462]. Als Therapiemöglichkeit ist dieser Einsatz von Superoxidradikalfängern in der Medizin ein „heißes" Forschungsgebiet geworden, wobei zahlreiche Patente und auch Substanzen auf ihre Effizienz hin in ersten Versuchsreihen getestet wurden, von denen neben den Naturstoffen Curcumin und Resveratrol sowohl Tiron und Templon [463], als auch das isolierte rekombinante menschliche NADPH, die Chinon-Oxidoreduktase 1, deutliche therapeutische Effekte bewirkte [464, 465].

14.3 Peroxynitritbildung bei ADHS, Autismus und Alzheimer

Weil Stickoxid, Superoxid und auch Peroxynitrit, wie sie im Rahmen der Mitochondriopathie auftreten, nur eine begrenzte Diffusion in benachbartes biologisches Gewebe aufweisen und weil ein solcher Zustand sich individuell unterschiedlich in jeder Zelle abspielen kann, sind die pathologischen Veränderungen bei einer Mitochondriopathie zuerst nur auf ein begrenztes Gebiet beschränkt. Die Konsequenz einer solchen lokal begrenzten Pathologie wird sich dann später jedoch in einer universellen Multisystemerkrankung, die von Patient zu Patient unterschiedlich ausgeprägt und auch unterschiedliche Organe oder Organsysteme befallen sein kann, manifestieren. Aufgrund dieser unterschiedlichen Auswirkungen des toxischen $NO/ONOO^-$-Zyklus und seinen daraus entstehenden Folgen für die Mitochondrienfunktion kommt es zu unterschiedlichen Symptomen bei den Patienten. Mit Hilfe von computergesteuerten Untersuchungen am Gehirn von Patienten mit ADHS konnten diesbezügliche Veränderungen direkt visualisiert werden.
Es sollte aufgrund ähnlicher Ursachen in solchen Fällen generell immer zuerst darauf geachtet werden, den hochregulierten $NO/ONOO^-$-Zyklus herunterzufahren und nicht das Symptom mit sogenannten First-line-Medikamente wie Amphetaminderivaten (Adderall®, Attentin®) zu therapieren, sondern die eigentliche Ursache anzugehen. Stickoxid, Superoxid und Peroxynitrit sind die Komponenten, die im Zentrum eines aktivierten $NO/ONOO^-$-Zyklus stehen und wegen ihrer sehr kurzen Halbwertszeit in biologischen Geweben und ihrer Tendenz, nicht weit vom Ort ihrer Entstehung zu diffundieren, einen recht guten Ansatz zur Therapie bieten. Obgleich hierbei das Stickoxid die längste Halbwertszeit aufweist, so diffundiert es doch nur einen Millimeter von seinem Entstehungsort in das Gewebe. Und weil der größte Teil der in $NO/ONOO^-$-Zyklus involvierten Radikale zuerst nur auf zellulärer Ebene seine Wirkung entfaltet und in dem benachbarten Gewebe keinen oder einen nur geringen Anstieg aufweist, werden benachbarte Mitochondrien

hiervon nicht beeinträchtigt. Solche zuerst nur lokal ablaufenden Reaktionen machen gleichzeitig aber auch deutlich, dass die sich in einem Organ abspielenden Veränderungen von Patient zu Patient sehr unterschiedlich verlaufen können, wobei Parkinson, das chronische Müdigkeitssyndrom, eine Fibromyalgie respektive eine amyotrophe Lateralsklerose auftreten können. Diese auf den ersten Blick zwischen den Patienten stark differierende Symptomatik stellt ein großes Rätsel für den diagnostizierenden Arzt dar. Sie darf aber darüber nicht hinwegtäuschen, dass die Ursache all dieser Symptome der hochregulierte NO/$ONOO^-$-Zyklus ist, der je nach Lokalisation im Organismus zu unterschiedlichen Auswirkungen auf die sich in den Zellen befindlichen Mitochondrien führt. Auch darf der anfänglich lokal ablaufende Prozess nicht darüber hinwegtäuschen, dass es ebenfalls zu systemischen Auswirkungen kommt. So wird z. B. eine durch den lokalen oxidativen Stress und auch durch die Freisetzung inflammatorischer Zytokine induzierte Verringerung in der Aktivität der Superoxiddismutase (SOD) und/oder eine Verringerung des Glutathionspiegels (GSH) ebenfalls zu systemischen Effekten führen. Diese münden dann in eine unzureichende Aktivität neuroendokriner und immunologischer Funktionen mit allen daraus resultierenden systemischen Folgen. Jedoch gestattet diese sich vorerst lokal abspielende Pathologie, die tiefgreifenden biochemischen Veränderungen und die daraus entstehenden Symptome bei dem einen oder anderen Patienten besser zu verstehen. Und obgleich eine Erkrankung und die von den Patienten angegebenen Symptome sich sehr von denen eines anderen Patienten unterscheiden können, so teilen sie doch alle die gleiche Ätiologie eines überaktiven NO/$ONOO^-$-Zyklus mit seinen daraus entstehenden Fehlfunktionen die alle auf eine unzureichende mitochondriale Energieerzeugung beruhen. Nach dem Herzen ist das ZNS das Organ, das den höchsten Energieverbrauch hat. Dies konnte in einer Studie verdeutlicht werden, in der gezeigt wurde, dass die Unfähigkeit der Neuronen, ausreichend Energie herzustellen, eng mit eingeschränkten kognitiven Fähigkeiten bis hin zum Autismus korrelierte. Weil die Mitochondrien die wichtigste Quelle für die Energiebereitstellung sind und auch ihren eigenen genetischen Code (mtDNA) besitzen, arbeiten sie streng nach der Vorgabe der aeroben Atmung. Jegliche Fehlsteuerung innerhalb der im neuronalen Netzwerk enthaltenen Mitochondrien kann somit zu unterschiedlichen neurologischen Fehlregulationen, ausgehend von Parkinson über Alzheimer, Schizophrenie und bis hin zur bipolaren Störung führen. Es konnte z. B. nachgewiesen werden, dass bei Kindern mit Autismus im Vergleich zu einer Kontrollgruppe von Kindern ohne Autismus die Mitochondrien auffällig weniger Sauerstoff für die Energieproduktion benötigten, was ein signifikantes Zeichen für eine verminderte mitochondriale Leistung ist. Ähnliche Daten wurden auch bei Patienten mit Alzheimer erhoben, die letztendlich nur belegen, dass in der Endstrecke einer gestörten neuronalen Leistung immer die Mitochondrien stehen.

Zusammenfassend ist festzuhalten, dass der Morbus Alzheimer nicht unbedingt eine Erkrankung des Alters darstellt und er auf andere kausale Ursachen (➤ Tab. 14.1) zurückzuführen ist. Diese Erkrankungsform geht nachweislich mit einem Verlust der Mitochondrienfunktion einher [443]. Die wesentliche Bedeutung der Astrozyten, den sogenannten Bindezellen zwischen den einzelnen Neuronen, besteht darin, die Hirnnerven mit Cholesterin und Fetten zu versorgen. Wegen der jedoch heutzutage vornehmlich über Glukose und kombinierte Kohlenhydrate laufenden Versorgung und den damit einhergehenden Blutzuckerspitzen, kommt es zu einer Glykierung (Karamellisierung) von Eiweißstoffen und einer Oxidation mit der Zunahme von Sauerstoffradikalen und und dem Apolipoprotein E (ApoE) in den Astrozyten. Als Konsequenz wird eine Kaskade von Defekten in der Übertragung neuronaler Signale angestoßen, die sich bis hin zu einer mitochondrialen Fehlfunktion, einer Insulinresistenz, sowie einer gesteigerten Synthese von Amyloid-β entwickeln. Aufgrund der Doppelrolle wird jetzt Amyloid-β statt Cholesterin verstoffwechselt und es wird die alternative Energiebildung von den Mitochondrien auf das Zytosol der Zelle übertragen,

Tab. 14.1 Zusammenfassung der chemisch-toxischen Substanzen, die an der Auslösung einer Neurotoxizität und neurodegenerativen Erkrankung beteiligt sind

Risikofaktoren für Alzheimer	Vermuteter Wirkmechanismus
Vorangegangene Schädel-Hirn-Traumata	Gesteigerte NMDA-Aktivität der Mikroglia
Aluminiumaufnahme	Hemmung der BH_4-Reduktase mit anschließendem BH_4-Mangel
Genetische Ursache bei Patienten mit Apolipoprotein(Apo)-ε4-Allel mit höherer Sensitivität für perioperative neuronale Insulte [467]	Induktion mit vermehrter Bildung von Sauerstoffradikalen, die eine Stimulation des Transkriptionsfaktors NF-κB zur Folge haben
Vermehrte Belastung durch elektromagnetische Wellen	Zunahme der NADH-Oxidase mit gesteigerter Superoxidproduktion
Bleivergiftung	Inaktivierung der Glutamattransportersystems mit intrazellulärer Glutamatanreicherung und anschließend gesteigerter NMDA-Aktivität
Exposition mit flüchtigen organische Stoffen	Stimulierung der TRPV1- und TRPV2-Rezeptoren mit anschließend gesteigerter NMDA-Aktivität
Exposition mit Organophosphor, einem nachweislich zentralwirkendem Pestizid	Hemmung der Bildung von GABA mit anschließender Stimulierung der NMDA-Aktivität
Exposition mit Organochlorid, einem Pestizid	Hemmung von GABA mit anschließender Stimulierung der NMDA-Aktivität
Exposition mit 2,4-Dichlorophenoxyacetsäure (2,4-D), ein häufig verwendetes Pestizid zur Vermeidung von Unkrautbefall der Laubbäume	Hemmung einer ausreichenden ATP-Synthese innerhalb der Mitochondrien
Exposition mit einer neurotoxischen nicht-proteinogenen Aminosäure, dem β-Methylamino-L-Alanin (BMAA)	Aktivierung exzessiver Bildung von N-Methyl-D-Aspartat
Konsum von MPTP (1-Methyl-4-Phenyl-1,2,3,6-Tetrahydropyridin), ein neurotoxisches Nebenprodukt bei der Synthese des Designeropioids MPPP (1-Methyl-4-Phenyl-4-Propionoxypiperidin), das ähnlich wie Heroin wirkt	Blockade der Energieproduktion im Komplex I der Mitochondrien bei gleichzeitiger exzessiver Superoxidproduktion
Exposition mit Rotenon, einem Insektizid	Blockade der Energiesynthese im Komplex I der Mitochondrien mit anschließender exzessiver Superoxidbildung
Exposition mit Maneb, einem Herbizid, das als Pilzmittel vermehrt im Gartenbereich eingesetzt wird	Hemmung des Glutamattransportersystems mit anschließender NMDA-Aktivierung

damit die durch glykierte (karamellisierte) Eiweißstoffe und anfallende Oxidationsprodukte hervorgerufenen potenziellen Schäden an den metabolisch noch aktiven Proteinen vermindert werden. Der entscheidende Wechsel in der Energieherstellung, vom Mitochondrium auf das Zytosol der Zelle, geht jedoch mit einer Verringerung in der Bildung von ATP einher, ein Effekt, der sich in einer Verlangsamung in der Neurotransmission, aber auch in einer unnötigen zusätzlichen Bildung aggressiver Radikale niederschlägt. Werden im Laufe der Zeit jedoch das proteosomale und das lysosomale System zusammen mit einer verminderten ATP-Produktion weiter geschädigt, leiten die Mikroglia ein Selbstmordprogramm (Apoptose) ein und es bleibt als Rest nur ein Haufen von Zellabfall mit einer „Narbe“ übrig.

Die kohlenhydratreiche und stark zuckerhaltige Ernährung ist aller Wahrscheinlichkeit nach eine der wichtigen Ursachen für den Anstieg von Morbus Alzheimer (Diabetes Typ III).

Ein weiterer Hinweis für eine unzureichende Energieproduktion ist der von dem wichtigen Enzymkomplex NADH-Oxidase innerhalb der Mitochondrien verbrauchte Sauerstoff. Bei autistischen Kindern betrug der Sauerstoffbedarf in diesem Enzymkomplex nur ein Drittel im Vergleich zu einer Kontrollgruppe. Die verminderte Enzymaktivität ist bei autistischen Kindern als Zeichen einer geringeren Energieausbeute deutlich eingeschränkt, 80 % wiesen eine erniedrigte NADH-Oxidase-Aktivität gegenüber der Kontrollgruppe und eine um 60 %, 40 % und 30 % verminderte Aktivität in der Succinatoxidase, der ATPase und der Cytochrom-c-Oxidase auf. Die Forscher konnten auch die Stellen der Defekte innerhalb der fünf Enzymkomplexe im Mitochondrium ausmachen [229]. So war der Komplex I bei 60 % der autistischen Kinder der am häufigsten betroffene Anteil und in fünf von sechs möglichen Defekten mit dem Komplex V kombiniert, während die restlichen Kinder Störungen im Komplex III und IV aufwiesen. Auch war der Spiegel der Benztraubensäure, Ausgangsmaterial für die Energieherstellung, im Blutplasma der autistischen Kinder erhöht. Diese Ergebnisse machen deutlich, dass die Mitochondrien der Kinder mit Autismus nicht in der Lage sind, Benztraubensäure in ausreichenden Mengen und innerhalb kurzer Zeit zu verstoffwechseln, um den Energiebedarf ausreichend decken zu können. Hiermit wurde deutlich gemacht, dass ein mögliches Defizit der Erkrankung in Form einer unzureichend arbeitenden Benztraubensäure-Dehydrogenase vorliegt, sodass die Mitochondrien dann nur noch in der Lage sind, intrazellulär freie Sauerstoffradikale zu generieren. Und weil diese freien Radikale sehr reaktionsfreudig mit ihrer Umgebung in Wechselwirkung treten, können sie die zellulären Strukturen – inklusive der mtDNA – rasch schädigen. Zwar werden generell die durch oxidative Radikale ausgelösten Schäden an den Zellen auch schnell wieder korrigiert. Jedoch fanden Giulivi und Mitarbeiter heraus, dass der Wasserstoffperoxidspiegel bei autistischen Kindern um das Doppelte gegenüber einer Kontrollgruppe erhöht war. Hieraus kann zwanglos abgeleitet werden, dass die Zellen bei autistischen Kindern einem höheren Sauerstoffstress ausgesetzt sind [229] und eine geringere Aktivität aufweisen, Effekte, die sich nachweislich den Mitochondrien zuordnen ließen [468].
Als genereller Auslöser all dieser mitochondrialen Vergiftungen und der daraus entstehenden funktionellen Störungen mit Autismus, einer Aufmerksamkeitsstörung mit oder ohne Hyperaktivität, einer Dyspraxie (Unvermögen, Bewegung und Handlung in Einklang zu bringen bzw. zielorientiert zu planen) oder einer Dysplexie (Unvermögen zu Lesen und Verstehen von Wörtern in Texten bei normalem Seh- und Hörvermögen), respektive die offensichtlichen bei einigen Kindern auftretenden Zwangsstörungen, wird von einigen Gruppen als eine von dem Darm ausgehende Fehlbesiedlung sowie ein daran sich anschließendes Leaky-Gut-Syndrom mit Toxinüberschwemmung in das Blutgefäßsystem mit neuronaler Absiedlung sowie der Bildung von Autoimmunantikörpern diskutiert [469, 470]. Hierbei scheint die von der Mutter ausgehende bakterielle Besiedlung während der Geburt entscheidend für das spätere Wohlbefinden des Kindes zu sein. Denn eine frühe Antibiotikagabe in der Kindheit, eine fehlende Brust- und alleinige Flaschenernährung mit einer daraus resultierenden Fehlbesiedlung des Darmes wird mit einer sich daran anschließenden Autoimmunreaktion im ZNS in Verbindung gebracht. Diese Annahme konnte durch eine erst kürzlich gemachte Erkenntnis unterstrichen werden, die besagt, dass das Immunsystem nicht nur beim Gesunden, sondern insbesondere beim Patienten maßgeblich an Störungen in der durch Zytokine beeinträchtigten neuronalen Entwicklung beteiligt ist [471]. In diesem Kontext ist neben der Zunahme von Asthma, Ekzemen und Diabetes Typ I insbesondere die Zunahme von Kindern mit autistischen Störungen zu sehen, Erkrankungen die alle als ein Zeichen dafür zu interpretie-

ren sind, dass das Immunsystem überreagiert und das Gehirn maßgeblich über eine Neuro-Autoimmunantikörperreaktionen die Mitochondrienfunktion und damit auch die spätere neuronale Entwicklung beeinträchtigt. Ein solcher Prozess wird dann auch noch durch prozessierte Nahrungsmittel und künstliche Breiprodukte gefördert, indem einer weiteren bakteriellen Fehlbesiedlung des Darmes und ein „leaky gut" mit anschließender Immunaktivierung Vorschub geleistet wird [472]. Diese erst kürzlich nachgewiesene Darm-Hirn-Verbindung ist auch ein Grund, warum im Rahmen der Therapie des Autismus spezielle diätetische Vorschläge mit drastischen Änderungen in der Ernährung, die in Lebensmittel ohne Gluten oder Casein bis hin zur Probiotikagabe und der fäkalen Transplantation "guter" Bakterien von Probanden in Verbindung mit natürlich fermentierten Produkten (Kefir, Sauerkraut, Kimschi, Natto, Miso, usw.) münden, wobei in Studien eine deutliche Besserung der Symptomatik belegt werden konnte [469, 473].

Abbildungsnachweis

Der Verweis auf die jeweilige Abbildungsquelle befindet sich bei allen Abbildungen im Werk am Ende des Legendentextes in eckigen Klammern.

P072 Prof. Dr. med Enno Freye, Neuss

T793 Martin L. Pall: Professor emeritus für Biochemie und medizinische Grundlagenwissenschaften, Washington State University, Pullman

15 Gemeinsamer Nenner für neurodegenerative Erkrankungen

Obgleich demonstriert werden konnte, dass Parkinson, Alzheimer und die amyotrophische Lateralsklerose (ALS) alle eine gemeinsame Eigenschaft aufweisen, zielen die zahlreichen konventionellen Untersuchungen zu diesen Pathologien nur darauf ab, den Unterschied und nicht die Gemeinsamkeiten aller dieser Erkrankungen zu erforschen. Denn die Ähnlichkeiten sind dann häufiger anzutreffen, wenn man das Augenmerk auf einen gemeinsamen Nenner, die unterschiedlichen Elemente im $NO/ONOO^-$-Zyklus, richtet. Sie alle haben als Gemeinsamkeit den oxidativen Stress, eine gesteigerte Stickoxidproduktion in Verbindung mit einem erhöhten Superoxid- und Peroxynitritspiegel. Des Weiteren wird eine Zunahme der intrazellulären Ca^{++}-Ionen beobachtet, ist eine gesteigerte Aktivität der NF-κB in den Zellen dokumentiert worden, respektive ist auch eine vermehrte Freisetzung von inflammatorischen Zytokinen (insbesondere von IL-1 und IL-17) nachweisbar und es liegt eine Exzitotoxizität mit gesteigerter NMDA-Aktivität vor, alles Faktoren, die letztendlich in eine mangelnde Funktion der Mitochondrien münden. Hierzu gehört auch der erst vor kurzem nachgewiesene Mangel an dem essenziellen Coenzym Tetrahydrobiopterin (BH_4), ein Mangel, der sowohl bei Parkinson und Alzheimer dokumentiert werden konnte [444, 474], jedoch bei der amyotrophen Lateralsklerose bisher noch nicht untersucht wurde. Alle diese drei neurodegenerativen Erkrankungen führen zu einem apoptotischen, neuronalen Zelluntergang. Und weil es nachweisbar auch hier aufgrund der Einwirkung von Peroxynitrit zur Einleitung einer Apoptose kommt, können diese Daten mit einem aktivierten $NO/ONOO^-$-Zyklus in Einklang gebracht werden. Diese Fakten können noch dadurch gestützt werden, dass eine Zunahme der mitochondrialen Stickoxidsynthase-Aktivität (mtNOS) nicht nur zu einem erhöhten Stickoxidspiegel, sondern auch zu einem erhöhten Spiegel von Superoxid und Peroxynitrit führt. Alle diese durch einen aktivierten $NO/ONOO^-$-Zyklus freigesetzten Radikale bedingen letztendlich eine unterschiedliche Schädigung der Mitochondrien. Denn ist die Bildung des mitochondrialen Stickoxids ausreichend hoch, kommt es zum programmierten Zelltod (Apoptose), in dessen Folge die zunehmenden neurodegenerativen Effekte offen zu Tage treten [475]. In einigen Fällen können die apoptotischen Reize noch durch externe Faktoren, wie z. B. die Bindung von Liganden an sogenannte Zelltodesrezeptoren verstärkt werden, wobei solche Liganden auf der Oberfläche von zytotoxischen T-Lymphozyten exprimiert werden. Diese entstehen immer dann, wenn T-Zellen geschädigte oder mit Viren infizierte Zellen entdecken und anschließend eine Apoptose einleiten, damit die befallene Zelle nicht zu einer Krebszelle entartet, respektive die mit Viren infizierte Zelle nicht

Mitochondriopathien. http://dx.doi.org/10.1016/B978-3-437-31618-0.00015-8
Copyright © 2016 Elsevier GmbH. All rights reserved.

als Wirtszelle zur weiteren Virenverbreitung benutzt werden kann. Eine Zerstörung der infizierten Zellen durch die T-Lymphozyten erfolgt über das Enzym Grazym (einem Kofferwort aus „Granula“ und „Enzym“) und beschreibt Proteasen, die in den intrazellulären Granula von Abwehrzellen, in besonderem Maße in zytotoxischen T-Zellen, aktiv sind. Sie werden maßgeblich von dem Enzym Perforin unterstützt. In anderen Fällen wird die Apoptose aufgrund eines intrazellulären Signals nach zellulärem Stress aktiviert, wobei der zelluläre Stressor aufgrund der Exposition mit einer radioaktiven Quelle, chemischen Stoffen (z. B. Chemotherapeutika, Exzitotoxine, Xenobiotika; ➤ Abb. 15.1) oder einer viralen Infektion als Konsequenz eines Mangels an Wachstumsfaktoren oder aufgrund der Exposition mit Sauerstoffradikalen herrühren kann. Hierbei kann das Verhältnis der verschiedenen Bcl-2(B-Zellenlymphoma 2)-Regulatorproteine eine Aussage treffen, wie viel zellulärer Stress notwendig ist, damit eine Apoptose ausgelöst wird. Im letzten Fall sind neben diesen Regulatorproteinen auch die Mitochondrien an der Auslösung des programmierten Zelltods maßgeblich beteiligt.

In der Folge eines Sauerstoff- und/oder Glukosemangels kommt es zu einem schweren ATP-Mangel in den Zellen, der zu einem Versagen der Na^+-, K^+-und ATP-Pumpen und zu einem Zusammenbruch des neuronalen Membranpotenzials führt. Jegliche anschließende Membrandepolarisation führt dann zu einer exzessiven Freisetzung von Glutamat und einern dadurch ausgelösten massiven Einstrom von Na^+- und Ca^{++}-Ionen über den NMDA-Rezeptor (➤ Abb. 15.1). Dieser Einstrom von Kalziumionen aktiviert verschiedene Enzyme, wie z. B. Phospholipasen, Proteasen und Mononukleasen, wobei die neuronale Stickoxidsynthase (nNOS) ebenfalls aktiviert wird. Auch in der nach einer Mangelperfusion anschließenden sog. Reperfusionsphase kommt es als Folge der exzessiven Bildung von Superoxid zu einer Schädigung der Mitochondrien sowie zu einer Bildung von Peroxynitrit, das aus dem gebildeten Stickoxid und den freigesetzten Radikalen

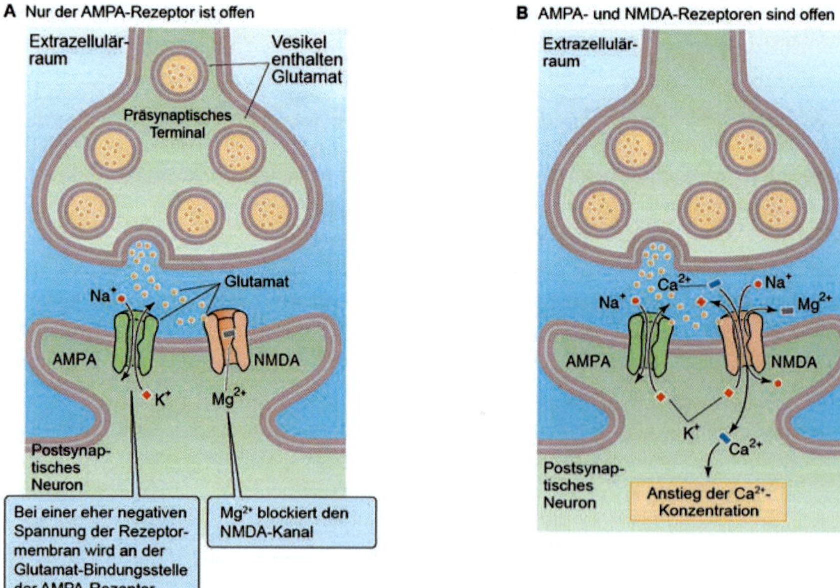

Abb. 15.1 Molekulare Kaskade, die einen Untergang neuronaler Zellen nach einem hypoxisch-ischämischen Schaden resp. nach Sauerstoffradikalexposition einleitet. [E346]

synthetisiert wird. Sauerstoffradikale (ROS) führen zusätzlich zu einer Oxidation von Lipiden, Proteinen und einer Schädigung der DNA. Die wichtigste Veränderung im Rahmen einer neurodegenerativen Erkrankung ist jedoch die neuronale Apoptose (der programmierte Zelltod), der durch die erhöhten Mengen an Stickoxid und Peroxynitrit ausgelöst wird (➤ Abb. 15.1).
Obgleich gezeigt werden konnte, dass das β-Amyloid(Aβ)-Protein eine wichtige Rolle in der Ursache der Alzheimererkrankung spielt, stellt jedoch das proteolytische Ausscheiden des Vorgänger-Phosphoproteins (PPP) durch die Protease β-Sekretase (= BACE1) einen begrenzenden Schritt in der Bildung von β-Amyloid dar. Weiterhin ist bekannt, dass die Produktion der Protease BACE1 sowohl durch oxidativen Stress als auch durch die Aktivität der NF-κB angeregt wird, wodurch erneut die Bedeutung der beiden Elemente NO und $ONOO^-$ in diesem Krankheitsprozess unterstrichen wird. Hieraus wird ersichtlich, dass die β-Sekretase(BACE1)-Aktivität über den Stickoxid/Peroxynitrit-Zyklus aktiviert wird, ein Effekt, der letztlich zu der gewebsspezifischen Bildung des Proteins β-Amyloid führt (➤ Tab. 15.1). Hierzu hat die Forschungsgruppe um Vassar die Tatsache herausgearbeitet, dass die BACE1-Aktivität das membrangebundene Amyloid-Vorläuferprotein APP herausschneidet, das dann zur Bildung des Proteinfragments β-Amyloid führt [476]. Obgleich dies auch ein normaler Prozess bei gesunden Neuronen darstellt, so nimmt er doch aufgrund der gesteigerten Aktivität der β-Sekretase (BACE1) beim Morbus Alzheimer überhand [477, 478]. Diese exzessive Bildung von β-Amyloid reichert sich schließlich an und bildet die bekannten Amyloidplaques, die neben den Aβ-Fragmenten einen oxidativen Stress aufweisen, wobei zusätzlich neben den β-Amyloid(Aβ)-Proteinplaques noch weitere Komponenten anfallen. Eine dieser Komponenten ist das Hitzeschockprotein αB-Crystallin, das zusätzlich eine neurotoxische Wirkung entfaltet [479] und damit zu einer weiteren Membranschädigung führt, den Einstrom von Ca^{++}-Ionen weiter verstärkt und dadurch Proteasen anregt, die an der Bildung von neurofibrillären Bündeln (NFT) beteiligt sind. Der durch den Ausfall der Mitochondrien auftretende Energiemangel führt ebenfalls zu einen Steigerung der Synthese der β-Sekretase (BACE1) mit der Konsequenz, einer über die gesteigerte Phosphorylierung ausgelöstem Zunahme der β-Amyloid-Synthese [480]. Aus diesem Grunde spielen neben einem gesteigerten NO/ONOO-Zyklus zusätzlich Mechanismen eine Rolle, die in einer Zunahme der β-Sekretase-Aktivierung münden, indem das β-Amyloidprotein zu einer vermehrten Freisetzung von Stickoxid, Superoxid, Peroxynitrit und einer gesteigerten Aktivität der iNOS führt. Hierbei kommt es dann in der Folge auch zur Exzitotoxizität mit einem Energieverlust in den Zellen sowie der Freisetzung inflammatorischer Zytokine in den Neuronen. Aus solchen Ergebnissen kann abgeleitet werden, dass das β-Amyloidprotein von sich aus den $NO/ONOO^-$-Zyklus über Proteinaggregate, die sich in den Membranen von Zellen finden und die als zusätzliche Ca^{++}-Ionentransportkanäle fungieren, aktiviert. Durch den vermehrten Ca^{++}-Einstrom wird der $NO/ONOO^-$-Zyklus ebenfalls angekurbelt, aus dem im Umkehrschluss der Anteil an β-Amyloid zunimmt, ein deletärer Teufelskreis für die neuronalen Zellen und ihre Mitochondrien. Dieser Zyklus steht nicht im Widerspruch zu der aktuellen These, dass das β-Amyloid der einzige kausal auslösende Faktor ist, bei dem der Radikalstress im Verbund mit Entzündungsreaktionen in eine Mitochondriopathie und in den programmierten Zelltod mündet (➤ Tab. 15.1). Die Rolle, die die β-Amyloidproteine beim Alzheimer spielen, erklärt einige der Unterschiede zu den anderen durch eine Mitochondriopathie ausgelösten Erkrankungen. Beim Alzheimer besteht der Trend, dass sich die Erkrankung im Laufe der Zeit langsam ausbreitet und es nicht nur Teile des Großhirns, sondern auch benachbarte Gewebsbereiche befällt. Die Erkrankung ist somit nicht streng nur auf ein Areal lokalisiert. Demgegenüber tritt der aktivierte $NO/ONOO^-$-Zyklus und die damit einhergehende Mitochondriopathie streng in einem umschriebenen Bereich auf, ein Umstand, der durch die kurze Halbwertszeit von Superoxid, Peroxynitrit und Stickoxid und durch die geringe Diffusionsstrecke vom Ort der Entstehung

bedingt ist. Im Gegensatz hierzu kommt es aufgrund der Stabilität von β-Amyloid über eine lange Zeitspanne nicht nur zur Akkumulation, sondern auch zur Ausdehnung in Gewebsbereiche, die weit außerhalb des Ursprungsorts liegen. Dies geht nicht nur mit einer stetigen Zunahme der befallenen Gebiete, sondern auch mit untergegangenem neuronalen Gewebe einher (➤ Tab. 15.1). Aufgrund dieser zweiseitigen Ursache sollte der Alzheimer nicht nur mit dem Ziel behandelt werden, die Konzentration der β-Sekretase zu verringern, sondern auch Substanzgruppen einzusetzen, die in der Lage sind, den toxischen NO/$ONOO^-$-Spiegel zu reduzieren und die Mitochondrien wieder aufzubauen. Und schließlich haben kürzlich erste Studien nachgewiesen, dass es im Rahmen der Narkose mit gasförmigen Anästhetika besonders bei älteren Patienten über eine gesteigerte BACE- und Caspase-Aktivität zur Anreicherung von Amyloid β (als inflammatorischem Marker) sowie einem erhöhten Abbau von Nervenzellen, besonders im Bereich des Hippocampus, kommt, einem Ort, an dem auch die NMDA-Rezeptoren vermehrt anzutreffen sind und an dem Erinnerungsinhalte abgespeichert werden. Dies hilft zu erklären, warum viele der älteren Patienten postoperativ unter Gedächtnisstörungen mit gelegentlich sogar permanentem Verlust von Gedächtnisinhalten leiden [481].

Aus ➤ Tab. 15.1 wird ersichtlich, dass bei diesen vier klassischen neurodegenerativen Erkrankungen gewisse Korrelate vorliegen: β-Amyloid-Anreicherung und neurofibrilläre Knäuelbildung beim Alzheimer, die Lewy-Körperchen-Bildung beim Parkinson, die hyperphosphorylierten Tau-Proteine beim Alzheimer, ebenso wie die Bildung von neurofilamentären Aggregaten bei der

Tab. 15.1 Korrelate neurodegenerativer Erkrankungen, die als gewebsspezifische Konsequenz eines toxischen NO/ONOO-Spiegels und einer daraus entstehenden Mitochondriopathie zu interpretieren sind

Histologische Veränderungen bei neurodegenerativen Erkrankungen	Belege für eine Beteiligung der NO/ONOO-bedingten Mitochondriopathie
Morbus Parkinson mit Bildung von Lewy-Körperchen, Anreicherung von α-Synuclein in Substantia nigra, Hirnstamm und Großhirnrinde	Peroxynitrit-vermittelte Nitrierung und Oxidation von α-Synuclein, führt zu löslichen aus Protein bestehenden Einschlusskörperchen in Gehirnnervenzellen, die unter anderem die Dopamin-Ausschüttung regulieren [482, 483]. Durch stickoxidvermittelte Nitrierung des Proteins Parkin, einem Enzym, das defekte Proteine in dopaminergen Neuronen mittels Anhängen eines Ubiquitin-Restes markiert, kann es abtransportiert und abgebaut werden. Daneben führen erhöhte Transglutaminasespiegel zu gesteigerter Transaminierung [484], vermehrter Aggregation von α-Synuclein [485, 486], einhergehend mit gesteigerter Neuroinflammation und Bildung von Lewy-Körperchen.
Morbus Alzheimer mit hyperphosphorylierten Tau-Protein-Aggregaten, die zur neurofibrillären Knäuelbildung führen	Peroxynitrit-vermittelte Nitrierung und Oxidation von Tau-Proteinen und deren Aggregation [487–489]. Eine Phosphorylierung wird durch NO, exzessive NMDA-Aktivität sowie weitere Elemente von ROS und NOS angestoßen. Hyperphosphorylierte Tau-Proteinaggregate führen zur Bildung der neurofibrillären Knäuelbildung.
Amyotrophische Lateralsklerose mit neurofilamentärer Aggregatbildung	Über den Stickoxid/Peroxynitrit-Zyklus ausgelöste Apoptose [490] mit Verlust einer Herunterregulierung der NMDA-Rezeptor-Aktivität [491], sowie Bildung neurofilamentärer Aggregate, Teil des Untergangs der Motoneuronen im Rahmen der ALS.

amyotrophischen Lateralsklerose (ALS), sie scheinen alle die Folge einer durch den NO/ONOO⁻-Zyklus induzierten spezifischen Mitochondriopathie darzustellen. Drei von ihnen, die β-Amyloid-Anreicherung, die Bildung von Lewy-Körperchen und die Aggregation von Neurofilamenten, scheinen gewebsspezifische Eigenarten einer NO/ONOO⁻-Toxizität im Rahmen der Mitochondriopathie zu sein und tragen in einer gewebsspezifischen Art und Weise zur Ätiologie von Alzheimer und ALS bei. Es liegen auch eindeutige biochemische und physiologische Beweise dafür vor, dass Alzheimer, Parkinson und ALS aufgrund der NO/ONOO⁻-Radikalbildung mit einer Erkrankung der Mitochondrien in den Neuronen einhergeht, wobei aufgrund des komplexen Teufelskreises, je nachdem ob die an der Pathologie beteiligten Mechanismen hauptsächlich aktiv sind, auch unterschiedliche Symptome der Exzitotoxizität zu Tage treten (➤ Abb. 15.2). Solche exzitotoxischen Reaktionen können von einer vorangegangenen Exposition mit Organophosphaten, Pestiziden, Pyrethroiden (= synthetische Insektizide, die an die Hauptwirkstoffe des natürlichen Insektizids Pyrethrum angelehnt sind), Kohlenstoffmonoxid und/oder Wasserstoffsuperoxid ausgelöst werden. Zusätzlich kommen jedoch als Auslöser alle über die Nahrung aufgenommenen Schwermetalle wie Quecksilber, Aluminium, Blei und Cadmium, aber auch das Fluor im Trinkwasser, in Pharmaka und in der Zahnpasta, die Nahrungsmittel-Stabilisatoren, Farbstoffzusätze und die künstlichen Aromen in Frage, die alle, wenn über mehrere Jahre eingenommen, in der Lage sind, eine stille Mitochondriopathie im Verbund mit einer lokalen Entzündung anzufachen, ein Teufelskreis, der letztendlich in eine chronische Erkrankung mit Behinderung mündet.

Weil z. B. bei der amyotrophischen Lateralsklerose die Ca^{++}-Ionen-Pufferkapazität innerhalb der Motoneurone vermindert ist, kommt es gleichzeitig auch zu einem vermehrten Einstrom über die spannungsabhängigen Ca^{++}-Ionenkanäle in die Zelle, wodurch das Risiko einer Mitochondrienschädigung extrem zunimmt. Denn die Schädigung löst wiederum in den Mitochondrien die Bildung reaktiver Sauerstoffradikale (ROS) aus, welche das glutaminerge Gliatransportersystem (EAAT1 und ESAAT2) [492], notwendig zur Entsorgung von exzessiv gebildeten Mengen an Glutamat in der Synapse, blockiert. In der Folge steigt die Glutamatkonzentration stetig an, der Ca^{++}-Spiegel in den Neuronen nimmt weiter zu und am Ende setzt eine höhere Vulnerabilität der Motoneurone mit einem kontrollierten Absterben ein [493]. Diese Exzitotoxizität kann sowohl in der

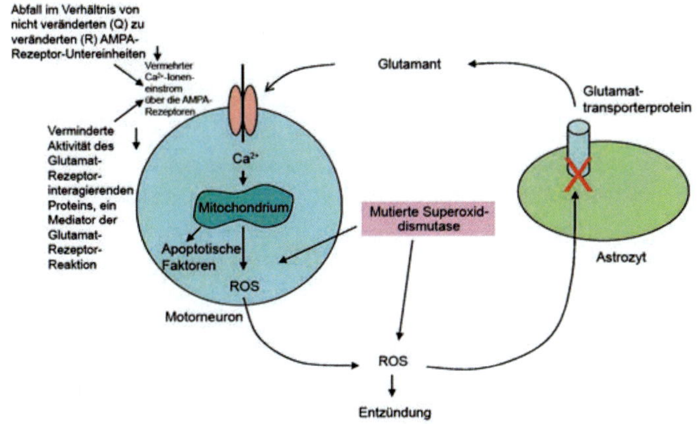

Abb. 15.2 Schematische Darstellung, wie es aufgrund von Stickstoffradikalen und/oder Sauerstoffradikalen, respektive einer unzureichenden antioxidativen Wirkung der Superoxiddismutase (SOD) über den exzitativen Glutamatrezeptor-gesteuerten Einstrom von Ca^{++}-Ionen in die Motoneuronen kommt, wodurch aufgrund der Übererregung letztlich die Apoptose eingeleitet wird. [G412]

Retina als Folge hoher Sauerstoffradikalkonzentrationen [494], nach Rückenmarksverletzungen, nach einem Schlaganfall, als Folge eines Schädel-Hirn-Traumas und als neurodegenerative Erkrankungen des ZNS wie z. B. bei der multiplen Sklerose, der Alzheimererkrankung, dem Morbus Parkinson, bei Alkoholismus, beim Alkoholentzugssyndrom [495] und bei der Huntington-Erkrankung [390, 496] auftreten. Weitere pathologische Zustände, die zu einer exzessiven Ansammlung von Glutamatkonzentrationen um die Neuronen herum führen, sind die Hypoglykämie [497] und der Status epilepticus [498].

15.1 Neuronaler Zelluntergang durch Exzitotoxine

Eine Exzitotoxizität kann jedoch auch durch Stoffwechselprodukte, die innerhalb des Organismus (sog. endogene Exzitotoxine) entstehen, ausgelöst werden. Glutamat ist hierfür ein typisches Beispiel für einen Auslöser einer Exzitotoxizität im Gehirn und es ist auch der hauptsächliche exzitatorische Neurotransmitter im ZNS von Säugern [499]. Während unter normalen Bedingungen die Glutamatkonzentration in der Synapse bis auf 1 mM ansteigen kann, wird sie jedoch innerhalb einer Millisekunde wieder abgebaut [500]. Kann jedoch eine Glutamatanreicherung innerhalb der Synapse nicht abgebaut werden oder übersteigt die Konzentration den Wert von 1 mM, wird das benachbarte Neuron in einen Zustand der Apoptose überführt [501]. Solch eine Kaskade pathologischer Ereignisse kann insbesondere nach Schädeltraumata beobachtet werden, wo aufgrund der begleitenden Ischämie nach dem Insult die Mikroglia permanent Glutamat produziert, sodass es, insbesondere auch nach einem Schlaganfall, wo der Blutfluss maßgeblich unter eine nicht mehr tolerable Grenze abfällt, zu einer Anreicherung von Glutamat und Aspartat in der Extrazellularflüssigkeit mit der Folge von Zelluntergang kommt. Dieser Zustand kann durch einen gleichzeitigen Sauerstoff- und Glukosemangel noch verstärkt werden. Eine solche biochemische Kaskade, die durch die Ischämie mit ihren verschiedenen Reaktionen und eine dadurch ausgelöste Exzitotoxizität im ZNS sowie in anderen Organen eingeleitet wird, tritt innerhalb der ersten Sekunden bis zu Minuten nach dem Insult auf. Dies sind typische Veränderungen, die während oder nach einem Schlaganfall oder einem Herzstillstand auftreten und zu einem Untergang von Neuronen aufgrund des vom Organismus gebildeten exzitativen Neurotransmitters führen. Eine solche ischämische Kaskade verläuft gewöhnlich innerhalb der ersten 2–3 Minuten nach dem Ereignis ab, es kann aber auch noch über Tage andauern, selbst dann, wenn zwischenzeitig die Mikrozirkulation wieder hergestellt wurde [502]. Normalerweise wird ein solches Ereignis eine ganze Reihe von weiteren Folgereaktionen nach sich ziehen, wobei diese Reaktionen nicht in jedem Fall linear ablaufen müssen, sondern sich auch kreisförmig selbst unterhalten können bzw. das Ereignis durch eine andere vorangehenden Schädigung ausgelöst wurde. Letztlich kommt es dann jedoch immer zu einem mitochondrialen Zusammenbruch, der in eine Glutamatüberproduktion mündet (➤ Tab. 15.2):

Es wird eine solche ischämische Kaskade in unterschiedlichen Schritten ablaufen, wobei früher angenommen wurde, dass es möglich sei, mit Hilfe von sog. neuroprotektiven Maßnahmen, wie z. B. Ca^{++}-Kanal-Blockern, Glutamatantagonisten und/oder einer kontrollierten Hypothermie, diese unheilvolle Kaskade zu unterbrechen, um den deletären Ausgang aufzuhalten. Obgleich erste Studien mit solchen protektiven Medikamenten recht hoffnungsvoll aussahen, so wiesen jedoch die in den letzten Jahren durchgeführten Studien mit NMDA-Antagonisten keine ausreichenden therapeutischen Effekte auf und auch die kontrollierte Hypothermie war aufgrund der hierdurch ausgelösten Nebenwirkungen eher von zusätzlichen Komplikationen geprägt, wobei nur ältere Pa-

Tab. 15.2 Zusammenfassung der bei einer zerebralen Perfusionsminderung ablaufenden Reaktionsschritte, die alle in einen Zelluntergang münden

1. Verlust von Sauerstoff führt zum mitochondrialen Versagen, ausreichend ATP herzustellen.
2. Die Zelle wechselt zum anaeroben Stoffwechsel und produziert Milchsäure.
3. Die ATP-abhängigen Protonentransporterpumpen versagen, die Zellmembran wird depolarisiert, sodass Ionen, insbesondere Ca^{++}-Ionen, in die Zelle einströmen.
4. Die Ionenpumpen sind nicht mehr in der Lage, Ca^{++} aus der Zelle zu pumpen, sodass der intrazelluläre Kalziumspiegel stetig ansteigt.
5. Die Gegenwart von Kalzium löst die Freisetzung des exzitatorischen Neurotransmitters Glutamat aus.
6. Glutamat stimuliert exzitative AMPA-Rezeptoren sowie Ca^{++}-abhängige NMDA-Rezeptoren, wodurch noch mehr Kalzium in die Zelle strömt.
7. Der exzessive Kalziumanteil in der Zelle löst eine Übererregung aus, in deren Folge die Produktion freier Radikale, reaktiver Sauerstoffgruppen sowie kalziumabhängiger Enzyme, wie z. B. Calpain, Endonukleasen, ATPasen und Phospholipasen, induziert wird, ein Prozess, der als Exzitotoxizität bezeichnet wird. Kalzium kann hierbei auch von sich aus eine vermehrte Freisetzung von Glutamat zur Folge haben.
8. Indem Phospholipasen die Zellmembran abbauen, wird diese durchlässiger, sodass vermehrt Ionen und auch schädigende Chemikalien einwandern können.
9. Die Mitochondrienfunktion bricht zusammen, wobei es zur Freisetzung von Toxinen und apoptotischen Faktoren in der Zelle kommt.
10. Über die Caspase wird eine Apoptosenkaskade eingeleitet, die zum sog. Selbstmord der Zelle führt. Indem die Zelle infolge einer Nekrose zugrunde geht, setzt sie in ihrer Umgebung Glutamat und Toxine frei, die die benachbarten Zellen, insbesondere über das Glutamat, zur Überaktivität anstoßen. Wird anschließend das hypoxische Areal wieder durchblutet, führen zahlreiche weitere Faktoren zu einem Reperfusionsschaden.
11. Es wird dann eine inflammatorische Reaktion angestoßen, wobei phagozytierende Zellen geschädigtes, aber auch noch lebensfähiges Gewebe auflösen.
12. Zusätzlich schädigen freigesetzte Stoffe aus den untergegangenen Zellen die Blut-Hirn-Schranke, die dadurch durchlässiger wird.
13. Aufgrund des Austritts großer Moleküle, wie z. B. Albumine aus der die Blutgefäße umgebenden geschädigten Blut-Hirn-Schranke, kommt es zu einem Hirnödem. Solche großen Moleküle ziehen Wasser im Rahmen der Osmose in das Hirngewebe.
14. Es folgt ein vasogenes Ödem, das zur Kompression und zur Schädigung der ansonsten intakten umgebenden Hirnanteile (der Penumbra) mit der Gefahr der Hirnstammkompression führt.

tienten (> 45 Jahre) von diesem Vorgehen profitierten [503]. Somit bleibt immer noch nach einer durch das ischämische Ereignis induzierten Glutamatrezeptor-Aktivierung als therapeutische Option, die metabolische Rate der Nervenzellen mit Hilfe eines tiefen künstlichen Komas zu drosseln, damit Energie eingespart wird, welche für die Beseitigung der exzessiven Glutamatkonzentrationen herangezogen, den geschädigten neuronalen Zellen eine – wenn auch minimale – Überlebenschance ermöglicht. Ein weiterer Ansatz basiert auf der Pathogenese der Überladung von Neuronen mit Ca^{++}-Ionen, indem in den Mitochondrien die Ca^{++}-Transporterkanäle zum Zytosol der Zelle blockiert werden. Denn eine erweiterte Öffnung führt auch zum Anschwellen der Mitochondrien mit der Folge eines Versiegens der ATP-Synthese, wobei die ATP-Synthase, anstatt das

ATP zu synthetisieren, es durch Wasseraufnahme inaktiviert wird [504], um schließlich in den Zustand der Apoptose überzugehen. Des Weiteren kann aufgrund eines Hirntraumas die unzureichende ATP-Synthese den elektrochemischen Gradienten und damit die Ionenkanalpumpe nicht mehr aufrechterhalten. Glutamattransporterproteine benötigen jedoch diesen Ionengradienten, um Glutamat aus der extrazellulären Flüssigkeit zu entfernen, sodass jeglicher Verlust im Ionengradienten nicht nur die Rückresorption von Glutamat behindert, sondern sogar zu einer Umkehr mit einer weiteren Freisetzung von Glutamat und Aspartat in die Extrazellulärflüssigkeit führt. Diese Anreicherung von Glutamat führt dann zu einer weiteren Schädigung des Glutamattransporterproteins und Verlust der Rückresorptionskapazität [505].

Solcher auf molekularer Ebene stattfindender Ca^{++}-Einstrom ist jedoch nicht der alleinige Verursacher für eine durch Exzitotoxizität ausgelöste Apoptose. Denn erst kürzlich konnte demonstriert werden [506], dass die sowohl durch Glutamat, als auch durch hypoxische/ischämische Zustände angestoßene extrasynaptische NMDA-Rezeptor-Aktivierung den zur Bildung von Proteinen befähigten, aber jetzt geschädigten Transkriptionsfaktor CREB („cyclic response element binding") in einen Verlust des mitochondrialen Membranpotenzials mit Apoptose mündet. Dagegen führt die zelluläre NMDA-Aktivierung zur Synthese des Nervenwachstumsfaktors BDNF („brain derived neurotrophic factor"), einem Faktor, der die Hirnnervenneubildung anstößt und die Apoptose sogar verhindern kann. Der BDNF wirkt sowohl auf zentrale, als auch auf periphere Neurone, indem er hilft, die Überlebenschance noch lebensfähiger Neuronen zu verbessern und sowohl das Wachstum, als auch die Differenzierung neuer Neurone und Synapsen voranzutreiben [117, 507]. Im ZNS ist dieser Faktor besonders im Hippocampus, im Kortex und im basalen Vorderhirn anzutreffen, Areale, in denen Sprache und Lernen neuer Inhalte, aber auch die Erinnerung, höhere analytische Prozesse sowie das Langzeitgedächtnis gespeichert werden [508]. Der BDNF ist der zweite neurotrope Faktor, der nach der Identifikation des Nervenwachstumsfaktors (NGF) nachgewiesen werden konnte.

15.2 Mitochondriopathie und Zelluntergang bei neurodegenerativen Erkrankungen

Wie schon erwähnt, führt selbst eine kurzfristige Exposition der neuronalen Zellen mit Stressoren zu unterschiedlichen Erkrankungen, indem der Stickoxidspiegel und/oder andere Elemente im Stickoxid/Peroxynitrit- oder der NF-κB-Zyklus aktiviert werden. Der Anstieg von Stickoxid und Peroxynitrit aktiviert wiederum den $NO/ONOO^-$-Zyklus, der dann in eine neurodegenerative Erkrankung mündet, wobei alle Elemente im Zyklus hochreguliert sind. Alle Symptome und Zeichen dieser neurodegenerativen Erkrankung weisen als Folge eines gesteigerten $NO/ONOO^-$-Zyklus neben hohen Spiegeln von Stickoxid, Superoxid und Peroxynitrit eine gesteigerte NF-κB Aktivität und einen Sauerstoffradikalstress auf. Gleichzeitig ist sowohl die Vanilloid- als auch der NMDA-Rezeptor-Aktivität mit der Folge vermehrter Schmerzsensationen erhöht. Noch bedeutender ist jedoch die hierdurch ausgelöste Einschränkung der ATP-Synthese im zellulären Milieu der Mitochondrien. Hierbei sind, wie schon oben ausgeführt, die biochemischen Veränderungen anfänglich lokal auf einen engen Bezirk beschränkt, weil Stickoxid und Superoxid, aber auch Peroxynitrit, nur eine begrenzte Diffusion in das umliegende Gewebe und auch nur eine sehr kurze biologische Halbwertszeit aufweisen. Die Therapie sollte deshalb immer darauf ausgerichtet sein, Teile der aktivierten $NO/ONOO^-$-Zyklus herunterzuregulieren, anstatt sich nur auf eine Therapie der Symptome dieser Gruppe von neurodegenerativen Erkrankungen zu beschränken.

In diesem Kontext muss darauf verwiesen werden, dass ein ganz wichtiges Organ des Organismus, das Gehirn, einen extrem hohen Energiebedarf aufweist. Obgleich es nur 2 % des gesamten Körpergewichts ausmacht, beträgt der gesamte Sauerstoffverbrauch 20 %, während 25 % auf den Energiebedarf fallen. Dieser gravierende Unterschied zu allen anderen Organen lässt sich nicht alleine durch die Anzahl der Mitochondrien im Gehirn erklären, sodass eine weitere Energiequelle existieren muss. Weil Nervenzellen im Gegensatz zu den anderen Körperzellen einen Zellkörper und einen in Relation dazu sehr langen Dendriten zur Kommunikation mit anderen Nervenzellen aufweisen (➤ Abb. 15.3), wird vermutet, dass diese zusätzliche Energieversorgung direkt über die Myelinschichten erfolgt. Denn diese Myelinschichten können ebenfalls ATP für eine effiziente Neurotransmission herstellen. Und weil diese Myelinschichten fast nur aus Fetten bestehen, wird auch nachvollziehbar, warum Fette und Öle in der Nahrung für eine ausreichende Funktion der Hirnnerven und damit der Energieversorgung des gesamten ZNS so wichtig sind.
Stützend für diese These sind die von Mary Newport gemachten Beobachtungen, dass Kokosnussöl mit seinen mittelkettigen Fettsäuren in der Lage war, die deletären Auswirkungen bei Morbus Alzheimer umzukehren [509], sodass diese Fette als essenzieller Anteil in der Ernährung und zur Symptomverbesserung dieser immer mehr zunehmenden Erkrankung des ZNS angesehen werden können [510]. Die mittelkettigen Fettsäuren sind deshalb als eine exzellente Energiequelle für das Gehirn zu betrachten, die dieses neben Glukose nach Umwandlung der mittelkettigen in kurzkettige Fettsäuren oder Ketonkörper zusätzlich verwerten kann und in Fällen von fortgeschrittenem Alzheimer zu einer deutlichen Verbesserung der vorher stark eingeschränkten kognitiven Fähigkeiten führt.

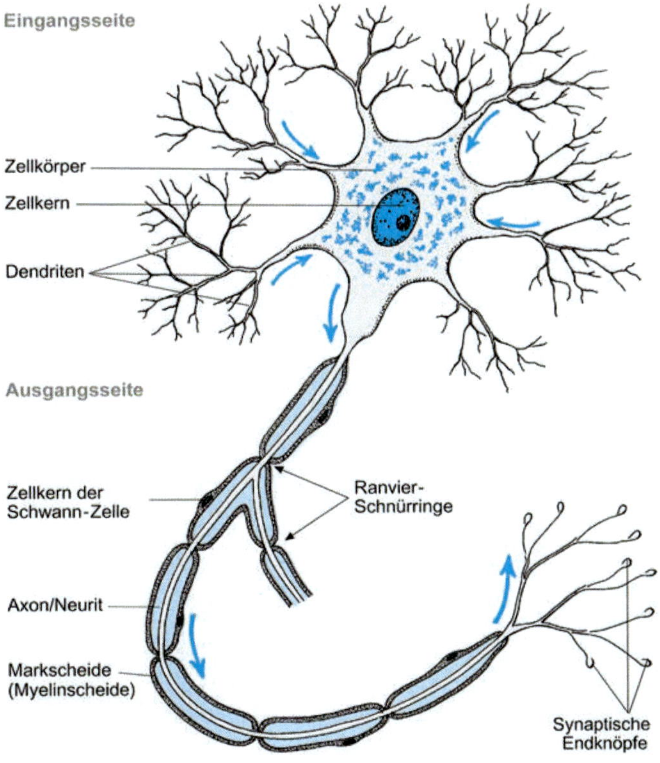

Abb. 15.3 Die Myelinschichten von Nervendendriten mit ihren zur Isolierung vorzugsweise aus Fetten bestehenden Markscheiden und den Ranvierschen Schnürknoten, wo die saltatorischen Weiterleitungen in Rahmen von Nervenimpulsen stattfinden. [L190]

Als Wirkmechanismus dieser positiven Wirkung von Kokosnussöl wird diskutiert, dass die Myelinschichten als eine eigene Energiequelle fungieren, indem sie ATP synthetisieren können. Diese zusätzliche Option der Myelinschichten ist als eine „Rückversicherung" im Rahmen der Herstellung von ATP anzusehen, eine Hypothese, die von einigen Arbeitsgruppen auch experimentell bestätigt [511, 512], jedoch von anderen Autoren auch wieder hinterfragt wurde [513]. Andererseits wird als alternativer Energiehersteller den Peroxisomen (= Zellorganellen in der Myelinschicht, die von einer sauerstoffverbrauchenden Zellmembran umgeben sind) eine Energiegewinnung aus Ketonkörpern zugesprochen [514].
Sollte dieser Wirkmechanismus zutreffen, würde dies auch eine Erklärung dafür liefern, wie volatile Anästhetika wirken, zumal bis zum heutigen Zeitpunkt keiner genau sagen kann, wie und auf welche Weise diese Narkosemittel ihre Wirkung vermitteln und immer noch vermutet wird, dass hierbei unspezifische Störungen in der Lipidmembran von Nervenzellen ursächlich für die Narkosewirkung anzusehen sind. Wenn jedoch Allgemeinanästhetika die Membranen von Myelinschichten blockieren, dann sind auch die Energieversorgung der Nervenzellen und die Nerventransmission unterbrochen, was nicht nur zu einem „Benebeltsein", sondern zur totalen Bewusstlosigkeit führt. Hieraus kann aber auch zwanglos abgeleitet werden, dass die Mär einer von den Fetten ausgehenden Entstehung und/oder der Zunahme von Arteriosklerose nur von Pharmainteressen gespeist wird. Denn es konnte gezeigt werden, dass die heutzutage gebräuchliche Anwendung von cholesterinsenkenden Statinen und eine damit einhergehende Unterversorgung des Gehirns mit Fetten in eine zunehmende Inzidenz an Alzheimer mündet [334]. Es kann deshalb nicht nur bei Alzheimer, sondern auch bei den Symptomen eines chronischen Müdigkeitssyndroms das Olivenöl oder das Kokosnussfett nur von therapeutischem Interesse sein, indem die Energieversorgung in den Hirnnervenzellen aufrecht gehalten resp. verbessert wird.
Zusätzlich hat erst kürzlich ein entzündungshemmendes Zellkernaktivierungsprotein, der Transkriptionsfaktor Nrf2 („nuclear factor erythroid related factors"), der in fast allen Zellen und Geweben exprimiert wird, von sich reden gemacht. Denn über das Nrf2-System schützen sich die Zellen gegen oxidativen Stress, der durch Ischämie und Reperfusion entsteht. Dieser Faktor hat ebenfalls im Rahmen neurodegenerativer Erkrankungen eine Bedeutung erlangt, weil er maßgeblich bei der neuroprotektiven Therapie des Morbus Parkinson über eine Hemmung des proinflammatorischen Transkriptionsfaktors NF-κB eine Rolle spielt. Einmal aktiviert, kann dieser Transkriptionsfaktor Nrf2 speziell die bis zu 200 Gene der Enzymsynthese hochregulieren, die u. a. das Enzym Hemoxigenese-1 synthetisieren, wodurch eine zytoprotektive, antixenobiotische und antioxidative Wirkung vermittelt wird. Weil seine Wirkung besonders auch die Synthese des Enzyms γ-Glutamyl-Cystein-Lipase und die der Glutathion-Transferase zur Herstellung des körpereigenen Sauerstoffradikalfängers Glutathion fördert, sowie den Shift von Th1 zu Th2 unterstützt und besonders in den Gliazellen des ZNS die Freisetzung proinflammatorischer Zytokine hemmt [515], kommt ihm eine besondere Bedeutung bei der Therapie von neurodegenerativen Erkrankungen und der Protektion vor den neurologischen Folgen exzessiver Sauerstoffradikalbildung im ZNS zu [516]. Über diesen Transkriptionsfaktor Nrf2 vermitteln viele der antiinflammatorisch wirkenden Mikronährstoffe ihre Wirkung, sodass eine vermehrte Einnahme, speziell bei neurodegenerativen Erkrankungen wie dem Parkinson, indiziert ist [517]. Zu den Nrf2-aktivierenden Substanzen zählen neben der Substanz Dimethylfumarat (Fumaderm®, mit Einsatz in der Dermatologie) der Grüntee, das Curcumin (in Verbindung mit schwarzem Pfeffer), Bacopa aus der Gattung der fettblätterigen subtropischen Kriechpflanzen, Ashwagandha, eine der wichtigsten Heilpflanzen der ayurvedischen Medizin und in Deutschland auch als Winterkirsche oder Schlafbeere bekannt, Silymarin (Mariendistel) mit dem Wirkstoff Silibin, welches als Leberschutz bekannt geworden ist, die Ω-3-Fettsäure DHA (Dehydroascorbinsäure), wie sie im Fischöl und auch

in Algen vorliegt, Sulforaphan das im Broccoli enthalten ist, die Mikroalge Chlorella, die üblicherweise im Rahmen der Entgiftung eingesetzt wird, das Resveratol aus den Traubenkernen sowie Astaxanthin, ein natürlicher Farbstoff, der strukturell mit den bekannten Carotinoiden β-Carotin, Zeaxanthin und Lutein verwandt ist und viele der metabolischen und physiologischen Funktionen, die den Carotinoiden zugeschrieben werden, teilt [518]. Letztlich führt auch eine gesteigerte aerobe körperliche Belastung zu einer Aktivierung des Transkriptionsfaktors Nrf2 mit einer daraus resultierenden antioxidativen, entzündungshemmenden [515] und entgiftenden Wirkung, das ihm schon das Attribut eines „Wächters" mit lebensverlängernder Wirkung einbrachte [517]. Zusammengefasst sind folgende sieben Prinzipien zu berücksichtigen, die es gilt, bei all diesen neurodegenerativen Erkrankungen im Auge zu behalten:

1. Kurzzeit-Stressoren führen zu unterschiedlichen Erkrankung, indem der Stickoxidspiegel und/oder weitere Elemente im $NO/ONOO^-$-Zyklus aktiviert werden.
2. Dieser Anstieg von Stickoxid und Peroxynitrit unterhält den $NO/ONOO^-$-Zyklus, der schließlich in eine chronische Erkrankung einmündet, bei der schließlich alle Anteile im Zyklus vermehrt sind.
3. Die Symptome und Zeichen all dieser neurodegenerativen Erkrankungen werden hauptsächlich durch eines oder durch mehrere der im $NO/ONOO^-$-Zyklus aktivierten Elemente ausgelöst.
4. Die biochemischen Veränderungen innerhalb des Zyklus sind zuallererst lokaler Natur, weil Stickoxid, Superoxid und auch Peroxynitrit nur eine begrenzte Halbwertszeit in biologischen Geweben aufweisen und aufgrund der positiven Rückkopplung untereinander der Zyklus erst auf der zellulären Ebene beschränkt bleibt.
5. Eine Therapie sollte sich auf eine Herunterregulierung der Bestandteile des $NO/ONOO^-$-Zyklus konzentrieren und weniger auf die alleinige Elimination der Symptome, so wie es in der heutigen Medizin allgemein üblich ist (➤ Tab. 7.2, ➤ Tab. 22.1).
6. Das Cholesterin hat letztlich einen entscheidenden Anteil an der isolierenden Myelinschicht und der Synapsenbildung von Neuronen [519], sodass die mit einer ungenügenden Isolation und Impulsübertragung beim Alzheimer einhergehenden neuronalen Funktionsstörungen letztendlich durch die cholesterinsenkende Diät in Kombination mit der üblichen Statinmedikation nur noch verschlimmert werden.
7. Eine Statintherapie liefert, laut einer Cochrane-Metaanalyse, keine Hinweise, jemals einen Alzheimer verhindern zu können [520].

15.3 Charakteristika der Multiplen chemischen Sensitivität (MCS)

Bei der Auslösung einer MCS sind sieben klassische Gruppen von Chemikalien beteiligt, während andere Gruppen zu einer Verstärkung der erhöhten Empfindlichkeit bei den Patienten führen, die schon subtile Anzeichen dieser Erkrankung aufweisen:

1. Die große Klasse der organischen Lösungsmittel und die mit ihnen verwandten Stoffgruppen
2. Organophosphor/Carbamat-Pestizide
3. Organochlorin-Pestizide inklusive Chlordan und Lindan
4. Pyrethroid-Pestizide
5. Quecksilber im Rahmen von Arbeiten mit einem Abkömmling der Methylquecksilberverbindungen

6. Wasserstoffsulfide
7. Kohlenmonoxid.

Alle Mitglieder dieser sieben Gruppen von Chemikalien sind dafür bekannt, dass sie die NMDA-Aktivität steigern, während das Ausmaß der Körperreaktion auf die Gifte maßgeblich durch spezifische NMDA-Antagonisten verringert werden kann. Diese Tatsache weist eindeutig darauf hin, dass alle diese sieben chemischen Stoffgruppen eine gemeinsame Reaktion im Organismus, die gesteigerte NMDA-Aktivität, auslösen. Daneben gibt es aber auch noch zusätzliche Hinweise, die auf eine übermäßige NMDA-Aktivität hinweisen:

- Patienten mit multipler chemischer Empfindlichkeit (MCS) weisen auch eine erhöhte Empfindlichkeit auf den Geschmacksverstärker Mononatriumglutamat auf.
- Der NMDA-Antagonist Dextromethorphan und Ketamin sind dafür bekannt, dass sie die Reaktion bei MSC-Patienten verringern.
- Menschen, die ein Allel des Cholecystokinin-B-Rezeptors mit daraus resultierender gesteigerter NMDA-Aktivität aufweisen, neigen auch dazu, an einer multiplen chemischen Empfindlichkeit (MCS) zu erkranken.

Alle diese Beobachtungen unterstreichen, dass nicht nur die oben aufgeführten chemischen Stoffklassen in der Lage sind, eine gesteigerte NMDA-Aktivität auszulösen, sie weisen auch auf die notwendige Vorbedingung für die Auslösung der Erkrankung hin, wobei klinische Daten dafür vorliegen, dass die gesteigerte NMDA-Aktivität und eine multiple chemische Empfindlichkeit (MCS) gemeinsame Entitäten aufweisen:

- Bell und Mitarbeiter postulierten, dass die neuronale Sensitivierung eine Schlüsselrolle im Rahmen der MCS darstellt und dass der wahrscheinlichste Auslöser dieser neuronalen Sensitivierung – umschrieben mit dem Wort Langzeitpotenzierung (LTP, „long term potentiation") – in einer gesteigerten NMDA-Aktivität zu suchen ist [522, 523].
- Die ursächlich gesteigerte NMDA-Aktivität wird auch in zahlreichen Studien mit Tiermodellen der multiplen chemischen Empfindlichkeit (MCS) bestätigt [88].
- Die gesteigerte NMDA-Aktivität spielt ebenfalls eine Rolle bei ähnlich gelagerten Erkrankungen wie der Fibromyalgie, dem chronischen Müdigkeitssyndrom und dem posttraumatischen Stresssyndrom, wobei sich wegen der generalisierten Schmerzsymptomatik die meisten Hinweise zur Fibromyalgie ableiten lassen [68, 524].

All diese Argumente sprechen für das Vorliegen einer exzessiv gesteigerten NMDA-Aktivität, die die Schlüsselrolle bei der multiplen chemischen Empfindlichkeit (MCS) einnimmt. Alle Chemikalien, die hierbei involviert sind, sind als Auslöser der gesteigerten NMDA-Aktivität zu betrachten. Dies gibt gleichzeitig auch die Antwort auf die Frage, warum Patienten mit multipler chemischer Empfindlichkeit (MCS) auf die vielen (unterschiedlichen) Chemikalien eine ähnliche Reaktion aufweisen. Die Tatsache, dass alle sieben Chemikaliengruppen größtenteils als Toxine eine gemeinsame Aktivierung der NMDA-Rezeptoren auslösen können, hat bedeutende Auswirkungen im Rahmen der Toxikologie und der Umwelt, die weit über das Krankheitsbild der multiplen chemischen Empfindlichkeit (MCS) hinausreichen. Die exzessive NMDA-Aktivität kann deshalb als ein gemeinsamer Endpunkt einer durch Chemikalien ausgelösten toxischen Reaktion, aber auch von Krankheiten angesehen werden, die als Genotoxine in Erscheinung treten, während andere als endokrine Disruptoren (Xenohormone, Xenobiotika) zu anderen spezifischen Erkrankungen führen.

Zusätzlich zu den durch giftige Chemikalien ausgelösten Symptomen einer multiplen chemischen Empfindlichkeit (MCS) gibt es weitere Stressoren, die aller Wahrscheinlichkeit nach dieses Krankheitsbild auch mitauslösen können:

1. Virusinfektionen mit unterschiedlichen Virusstämmen
2. Bakterielle Infektionen
3. Physische Traumata
4. Schwere psychische Stresssituationen
5. Toxoplasmose (eine Protozoeninfektion)
6. Eine durch das hitzebeständige Cigua- und Maitotoxin ausgelöste Fischvergiftung (Ciguatra)
7. Exposition mit Lösungsmitteln
8. Kohlenmonoxidvergiftung
9. Ionisierende, radioaktive Strahlung.

Jegliche Infektion, aber auch die Exposition mit ionisierender, radioaktiver Strahlung wirken über eine Entkopplung der iNOS sowie eine Steigerung des Faktors NF-κB, während andere Verursacher zumindest über die gesteigerte NMDA-Aktivität eine daran sich anschließende Aktivierung des NO/ONOO-Zyklus aufweisen [64]. Denn es gibt keine andere Erklärung, warum all diese unterschiedlichen Stressoren ähnliche Reaktionen hervorrufen können. All die oben aufgeführten neun Verursacher weisen gemeinsame Symptome mit gleichzeitiger Überreaktion von exzitativen Rezeptoren bei einer durch das Stickoxid ausgelösten multiplen chemischen Empfindlichkeit (MCS) auf: Das Stickoxid, welches als zielführender Mittler die NMDA-Aktivität steigert, und das hierbei ebenfalls auftretende Peroxynitrit führen beide zu einer Verringerung der Energieproduktion in den Mitochondrien, verbunden mit einer verminderten Synthese des hemmenden Transmitters γ-Aminobuttersäure (GABA), an die sich eine Entkopplung des exzitativen NMDA-Rezeptors anschließt. Zusätzlich kann das Peroxynitrit aber auch einen Teil des NMDA-Rezeptorsystems direkt aktivieren, ein Effekt, der zu einem permanent offenen Kanal führt und der sich klinisch in zunehmenden Schmerzsensationen offenbart. Peroxynitrit kann aber auch das Glutaminsynthaseprotein nitrieren, sodass es zur Anreicherung von Glutamat sowohl innerhalb der Zelle als auch extrazellulär kommt, eine Zunahme, die in eine NMDA-Stimulierung mit zunehmender Schmerzsymptomatik, wie sie von der Fibromyalgie her bekannt ist, mündet. Des Weiteren steigern chemische Reaktionen die Aktivität der NO-Synthase in den Regionen des Gehirns, in denen aufgrund einer vorangehenden Exposition mit Chemikalien der NO/ONOO-Zyklus schon hochreguliert wurde. Stickoxid hemmt auch den Abbau von Chemikalien durch das Cytochrom P450 der Leber mit der Folge einer verminderten Entgiftung und der Möglichkeit einer zunehmenden Sensitivierung auf Chemikalien, die sonst durch die Leber entgiftet worden wären. Darüber hinaus induzieren Sauerstoffradikale die Aktivität des TRPV1- und des TRPA1-(Vanilloid-)Rezeptors mit Hochregulierung der Empfindlichkeit auf Chemikalien, die mit diesen Rezeptoren interagieren. Und weil das Peroxynitrit einen Zusammenbruch der Blut-Hirn-Schranke zu Folge hat, kommt es zu einer zunehmenden Überflutung der neuronalen Zellen des Gehirns durch die Chemikalien mit einer daraus resultierenden Endotoxizität. Ursächlich konnte auch eine Zunahme der chemischen Sensitivität in anderen Organanteilen nachgewiesen werden, indem über eine periphere Empfindlichkeitssteigerung in den unteren Lungenabschnitten, den oberen Atemwegen, dem Gastrointestinaltrakt sowie eine neurogene Entzündung der Haut mit Ödem, Vasodilatation sowie mit leukozytären Infiltraten berichtet wurde [525]. Diese Sensitivierungsreaktionen auf Chemikalien wurden durch eine vorangehende Exposition ausgelöst, wobei die hierbei in Frage kommenden Chemikalien die Gleichen waren wie bei der zentralen Sensitivierung des ZNS. Solche Beobachtungen lassen vermuten, dass in beiden Fällen auch ähnliche Mechanismen beteiligt sind. Denn während einige Patienten mit multipler chemischen Empfindlichkeit (MCS) solche peripheren Folgereaktionen aufweisen, ist bei anderen diese periphere Symptomatik nicht existent. Dies führte dazu, dass einige Forscher [458, 526] einen zusätzlichen Mechanismus bei der peripheren Sensitivierung annehmen, der als neurogene Entzündung mit Mastzellaktivierung in die Literatur eingegangen ist, wobei in beiden Fällen der zugrunde liegende NO/ONOO-Zyklus mit einer sich daran anschließenden Mitochondriopathie in Einklang gebracht werden kann. Es liegen unterschiedliche Beweise dafür vor, dass es in Zusammenhang mit einer durch die Chemikalie ausgelösten Formation von Stickoxid/Peroxynitrit mit hochregulierter NMDA-Aktivität zum Ausbruch einer multiplen chemischen Empfindlichkeit (MCS) kommt. In diesem Zusammenhang sind es besonders das Stickoxid und das Peroxynitrit, die in Verbindung mit dem Sauerstoffradikalstress zu einem Ausbruch der Erkrankung führen. So konnten mehrere Autoren nachweislich dokumentieren, dass als Ursache der multiplen chemischen Empfindlichkeit (MCS) organische Lösungsmittel und andere Toxine in Frage kommen, die bei den MCS-Patienten alle über den TRPV1-(Vanilloid-Rezeptor) ihre Wirkung vermitteln [84, 527]. Bei dieser Rezeptorgruppe ist es besonders die Untergruppe 1 der Kanal-V-Rezeptoren (TRPV1) – auch als Capsaicin oder Vanilloid-Rezeptor beschrieben –, die hierbei aktiviert wird. Es ist ein unspezifischer Kationenkanal, der durch eine große Anzahl von exogenen und endogenen, physischen und/oder chemischen Reizen stimuliert wird. Ashford und Miller haben auf die auffallenden Ähnlichkeiten zwischen einer neurogenen Sensitivierung und der multiplen chemischen Empfindlichkeit (MCS) hingewiesen, wobei jedes für sich gesehen als eine Unterform der neuronalen Sensitivierung eingestuft werden kann [528]. Auch liegen zwei zusätzliche Beweise für die Entzündungsnatur dieser Erkrankung vor, indem Bell als Folge der chemischen Exposition auf nachweisliche EEG-Veränderungen hinweist [529], während Kitama [528] über eine Freisetzung von sowohl dem Nervenwachstumsfaktor (NGF) als auch von einem Anstieg im Histaminspiegel bei Patienten mit multipler chemischer Empfindlichkeit (MCS) berichtet. Zusätzlich hat Millquist einen gesteigerten Hustenreiz auf Capsaicin [530] bei Patienten mit multipler chemischer Empfindlichkeit (MCS) beobachtet, während Shinohara von einer erhöhten Empfindlichkeit auf Chemikalien berichtet [531] und Joffres über Veränderungen im Hautwiderstand nach der Exposition niedriger Chemikalienkonzentrationen schreibt [532]. Weitere Untersuchungen mit Hilfe von Nasenspülungen weisen auf die nach der Exposition einer Chemikalie erhöhte Freisetzung von Entzündungsmarkern bei chemisch sensitiven Personen hin [533]. Alle diese Beobachtungen sind für Patienten mit multipler chemischen Empfindlichkeit (MCS) spezifisch und mit dem Paradigma einer NO/ONOO-Mitochondriopathie kompatibel, wobei sich bei den akzeptierten Tiermodellen übereinstimmend mit den bei Menschen beobachteten Effekten mehrere charakteristische Symptome ableiten lassen:

1. Neurogene Sensibilisierung und Kreuzsensibilisierung
2. Sensibilisierung auf eine Chemikalie, die zu einer zusätzlichen Sensitivierung auf eine weitere (andere) Chemikalien führt (Kreuzreaktion)
3. Zunehmende Sensibilisierung, indem der Sensibilisierungsprozess mit der Anzahl der chemischen Expositionen zunimmt
4. Spezielle Chemikalien, die zu einer Abnahme der Acetylcholinesterase- und der GABA-Aktivität führen
5. Eine damit einhergehende, gesteigerte TRPV1- oder Natriumkanalaktivität.
6. Zunahme von Sauerstoffradikalstress und/oder Zunahme der NMDA-Aktivitäten in Verbindung mit
7. Zunahme an Stickoxid
8. Zunahme an Peroxynitrit
9. Erhöhter inflammatorischer Zytokinspiegel oder erhöhte Entzündungsmarker
10. Erhöhter intrazellulärer Kalziumspiegel
11. Zusammenbruch der Blut-Hirn-Schranke

12. Neurogene Entzündungen
13. Irritabilität der Luftwege mit gesteigerter Reaktion auf chemische Noxen
14. Ähnlich chemische Verbindungen führen zu gleichen allergischen Reaktionen, bei denen mehrere TRP-Rezeptoren, insbesondere der Vanilloid-TRPV1-Rezeptor, beteiligt sind.

Während all die beschriebenen Veränderungen für MCS-Patienten charakteristisch sind, kann eine große Anzahl der Symptome auch bei Fibromyalgie-Patienten nachgewiesen werden, was ursächlich auf einen ähnlichen, wenn nicht sogar identischen Ursprung im NO/ONOO-Zyklus hinweist.

Abbildungsnachweis

Der Verweis auf die jeweilige Abbildungsquelle befindet sich bei allen Abbildungen im Werk am Ende des Legendentextes in eckigen Klammern.

E346 Boron, W. F., Boulpaep, E. L.: Medical Physiology. Elsevier Saunders, 2nd ed. 2009.

G412 Binder, M. D., Hirokawa, N.: Encyclopedia of Neuroscience. Elsevier/Academic Press 2009.

L190 Gerda Raichle, Ulm

16 Chronisches Müdigkeitssyndrom (CFS) und Fibromyalgie (FMS) – eine Mitochondriopathie

Die Aufgabe der Mitochondrien besteht darin, Energie in Form von Adenosintriphosphat (ATP) herzustellen, die universelle Währung aller Zellen. ATP wird in dieser Form für alle nur möglichen biochemischen Abläufe, angefangen von der Muskelkontraktion bis hin zur Produktion von Hormonen eingesetzt. Sollten jedoch die Mitochondrien einmal versagen, so kommt es zu einer ungenügenden ATP-Produktion. Als Konsequenz schalten die Zellen in ihrer Aktivität „einen Gang" tiefer, weil nicht mehr ausreichend Energie für den „höheren Gang" und ein damit einhergehender schneller Ablauf biochemischer Reaktionen zur Verfügung steht. Folge einer solchen Herunterregulierung ist, neben einem verlangsamten Ablauf aller biochemischen Prozesse auch das Unvermögen, Arbeitsprozesse steigern zu können, ein Effekt, der sich klinisch in frühzeitigen Ermüdungszeichen manifestiert. Und weil ATP zur Energiebereitstellung benötigt wird, kommt es bei ungenügender Mitochondrienfunktion statt zur Bildung von **ATP** zur Entstehung von dem minderwertigeren **ADP,** das dann erneut über die Translokase vom Komplex V in das Mitochondrium zurücktransportiert werden muss, um eine neue Phosphatgruppe angehängt zu bekommen, eine Synthese, die dann erst zur Neubildung von ATP führt.
Die Energie für diese Umwandlung stammt aus der oxidativen Phosphorylierung innerhalb des Mitochondriums, dort, wo ADP ungefähr alle 10 Sekunden rücktransportiert wird. Ist dieser Prozess oder ist die allgemeine Zellfunktion verlangsamt, wird anschließend auch der ganze Mensch verlangsamte Reaktionen im Denken, Handeln, Bewegungen, usw. aufweisen. Dies ist auch von einer verminderten Ausdauer geprägt, ein Effekt, der sich typischerweise bei dem chronischen Müdigkeitssyndrom nachweisen lässt. Damit die ATP als energetische Währung auch verwertet werden kann, muss die innere mitochondriale Membran das frisch entstandene ATP an das Zytosol der Zelle übergeben, wobei gleichzeitig verbrauchtes ADP über die innere Membran in Richtung Mitochondrien zur erneuten Rephosphorylierung rücktransportiert wird. Dieser Prozess des Hin und Her von ATP und ADP erfolgt über die ATP-ADP-Translokase, wobei gleichzeitig ein Molekül ATP gegen ein Molekül ADP ausgetauscht wird, die Ladung eines Moleküls ATP –4 beträgt, während ADP nur eine elektrische Ladung von –3 aufweist. Aufgrund der größeren im Rahmen der Elektronen-Transportkette elektrisch positiven Ladungsdifferenz in Form von Wasserstoffionen im Raum hinter der inneren Membran, wird das negativ höher geladene ATP vorzugsweise über die innere Membran in Richtung Zytosol wandern. Die hierbei benötigte Transportenergie beträgt nur ein positiv geladenes Wasserstoffion. Probleme treten immer dann auf, wenn dieses Transportsystem in irgendeiner Weise gestresst wird oder geschädigt ist, sei es durch einen vermehrten Bedarf oder eine im Rahmen einer vorangegangenen Schädigung vorliegenden Mitochondrieninsuffizienz mit unzureichender ATP-Produktion. Patienten mit chronischem Müdigkeitssyndrom (CFS) benötigen grundsätzlich mehr Energie, als sie es mit Hilfe ihrer Mitochondrien herstellen können. Wird jedoch ATP schneller zu ADP umgewandelt, als es wieder zurück zu ATP erneuert werden kann, resultiert eine Ansammlung von ADP. Ein Teil dieses ADP wird über den Adenosinmonophosphat-Zyklus (AMP1-Phosphatase) weiter zu AMP abgebaut, eine Reakti-

Mitochondriopathien. http://dx.doi.org/10.1016/B978-3-437-31618-0.00016-X
Copyright © 2016 Elsevier GmbH. All rights reserved.

on, die ein ernstes Problem für den Organismus darstellt, weil AMP erst innerhalb von 4 Tagen (!) wieder in den Zyklus rücktransportiert werden kann und zwischenzeitig über den Urin verloren geht. Dieser Verlust an Energie ist die biologische Ursache für eine mangelnde Ausdauer von CSF-Patienten, weil der Patient nur so schnell reagieren kann, wie auch seine Mitochondrien wieder in der Lage sind, ATP herzustellen. Arbeiten die Mitochondrien verlangsamt, so ist auch eine Dauerleistung unzureichend. Indem der ATP-Spiegel über einen AMP-Verlust immer mehr abnimmt, muss neues ATP vom Körper hergestellt werden, eine Synthese, die nur (!) mit Hilfe des Zuckers D-Ribose erfolgen kann. Ribose kann jedoch nur sehr langsam aus der Glukose über den Pentosephosphat-Shunt hergestellt werden, ein Prozess, der bis zu vier Tage in Anspruch nimmt. Dies ist die eigentliche Ursache für eine bei CSF-Patienten nach Belastung typischerweise verspätet auftretende Ermüdungsreaktion.
Es tritt hierbei jedoch ein zusätzliches Problem auf, weil bei einem Mangel an ATP der Organismus versucht, dies damit zu kompensieren, dass kleine Mengen an ATP direkt aus Glukose über die Umwandlung zu Milchsäure hergestellt werden. Dies ist eine der Ursachen, warum Patienten mit chronischem Müdigkeitssyndrom sehr schnell in einen anaeroben Metabolismus rutschen, ein Vorgang, der nicht völlig ohne Folgen bleibt. Denn Milchsäure reichert sich bei Belastung rasch in der Muskulatur mit anschließenden Schmerzreaktionen an, es treten Gefühle der Schwere und des Wundseins auf, wobei nach einer gewissen Zeitspanne zusätzlich auch nicht mehr genug Glukose zur Umwandlung in D-Ribose vorhanden sein wird, ein Effekt, der auf einem weniger effizient arbeitenden anaeroben Abbau resultiert. Deshalb haben solche Patienten bei einem echten Mehrbedarf ein Problem, das mindestens mehrere Tage andauert, bis es wieder vom Organismus beseitigt werden kann. Bei einer Person mit ausreichender mitochondrialer Funktion wird dagegen die im Anschluss der körperlichen Belastung einsetzende Ruhephase dazu genutzt, eine Rückumwandlung der Milchsäure über Benztraubensäure zu Glukose einzuleiten, sodass eine „Schwere“ in den Gliedern viel rascher behoben wird. Denn der gesunde Organismus kann die Anreicherung von Milchsäure dadurch kompensieren, dass er eine Umwandlung von Milchsäure zurück in Glukose über den sog Cori-Zyklus einleitet, ein metabolischer Weg, bei dem die im Rahmen der anaeroben Glykolyse entstandene Milchsäure im Muskel zur Leber transportiert und zurück in Glukose umgewandelt wird, um anschließend dann erneut zur Energiebereitstellung in den Muskel transportiert zu werden. Das ist jedoch ein sehr energieverzehrender Prozess, weil bei der Resynthese von einem Molekül Milchsäure zu Glukose bis zu sechs Moleküle ATP benötigt werden, während beim Abbau von Glukose zu Milchsäure nur zwei Moleküle ATP entstehen; es bleibt wegen der unzureichenden ATP-Bildung am Ende letztlich ein Energiedefizit bestehen.

17 Leistungsdefizite als Zeichen einer Mitochondriopathie

Es gibt charakteristische Zeichen und Symptome, die mit einem offensichtlichen Energiedefizit bei Patienten mit chronischem Müdigkeitssyndrom (CFS), aber auch bei Patienten mit Fibromyalgie (FMS) einhergehen und auf eine Dysfunktion der Mitochondrien beruhen, wobei je nach Organbefall die Symptome recht unterschiedlich sein können. Bezogen auf das Gehirn erlaubt nur eine rasche Energieversorgung, geistig effizient und schnell zu reagieren sowie konkludente Entscheidungen zu treffen und auch konzentriert arbeiten zu können. Sollte diese Versorgung in irgendeiner Weise beeinträchtigt sein, wird das Gehirn in einen langsameren Modus zurückschalten. Initial wird dies zu gelegentlichem Benebeltsein, Müdigkeitsattacken und einer Konzentrationsschwäche mit evtl. Wortfindungsstörungen führen. Wenn jedoch der Energiemangel eine längere Zeit anhält, steht am Ende unweigerlich das demenzielle Syndrom. Dies kann man überall im täglichen Leben beobachten, wobei die Auswirkungen von Alkohol hierfür stellvertretend sind: Kurzfristige Exposition führt zu einer charakteristischen Gleichgültigkeit, verbunden mit dem Gefühl der Heiterkeit und dem Ohne-Angst-in-den-Tag-leben. Es verhindert jedoch, die notwendigsten Dinge im Leben zu tun, es behindert das Urteilsvermögen und die Fähigkeit, klar und logisch zu denken, aber auch schnell und konzentriert zu arbeiten. Mittelstarke Exposition (resp. Mitochondrieninsuffizienz) führt zu Stimmungsschwankungen und Angstvorstellungen mit der Folge, dass diese dann mit noch mehr Alkohol (oder leistungssteigernden Drogen) bekämpft werden. Langfristige Einnahme (resp. Mitochondrienuntergang) führt zu Depressionen, verbunden mit geistigem Abbau und Demenz. Des Weiteren kann dies auch als Beispiel dafür herangezogen werden, wie die durch eine chronische Medikamenteneinnahme ausgelösten energetischen Defizite und der Mangel an essenziellen Nahrungsstoffen zu ähnlichen Folgeerscheinungen führt.

17.1 Symptomatik einer Mitochondriopathie im ZNS

Insbesondere jedoch kommt es bei einem chronischen zerebralen Energiedefizit zu charakteristischen Leistungseinbußen:

- Beeinträchtigtes Kurzzeitgedächtnis
- Probleme, neue Aufgaben zu lernen und sich anzupassen

Mitochondriopathien. http://dx.doi.org/10.1016/B978-3-437-31618-0.00017-1
Copyright © 2016 Elsevier GmbH. All rights reserved.

- Beeinträchtigte mentale Ausdauer und Konzentration, verbunden mit dem Unvermögen, ein Buch konzentriert zu lesen und den Inhalt abzuspeichern
- Auftreten von Wortfindungsstörungen
- Offensichtliche Fehler und Fehlentscheidungen im Rahmen von konzentriertem Arbeiten
- Fokussierte Konzentration unter Stress ist kaum möglich und mit einer großen Fehlerrate verbunden
- Beim Sprechen wird an ein Wort gedacht, aber ein völlig anderes artikuliert
- Langfristige Konzentration, wie sie z. B. beim Autofahren abverlangt wird, ist nur unter Mühe möglich und wird von Phasen kurzer Aufmerksamkeitsdefizite (evtl. sogar bis zum Sekundenschlaf) unterbrochen, eine Ursache für gehäufte Unfälle.

Das, was es dem Gehirn erlaubt, schnell und effizient zu arbeiten, ist somit seine Energiezufuhr, die durch die Mitochondrien in den Nervenzellen bestimmt wird. Sollte diese Zufuhr in irgendeiner Weise gestört sein, wird die Gehirnfunktion verlangsamt, bis es zu partiellen Ausfällen (sog. Black-outs) kommt. Initial sind diese gedanklichen Ausfälle mit dem Gefühl des „Benebeltsein" verbunden. Schreitet jedoch der Energiemangel weiter voran, so mündet dies unweigerlich in einen Zustand der Verwirrung, der weniger durch eine zerebrale Sauerstoffmangelversorgung, sondern eher durch eine ungenügende ATP-Synthese in den Nervenzellen ausgelöst wird. Diese kann im täglichen Leben bei vielen unserer Mitmenschen beobachtet werden, indem bei der Bewältigung nur kleiner Aufgaben Fehler gemacht werden, eine verminderte Konzentration vorliegt, geistig eine schnelle Ermüdung auftritt, dem Redner kaum mehr gefolgt werden kann, eine verminderte Kritikfähigkeit offensichtlich wird und schließlich ein gesteigertes Schlafbedürfnis offensichtlich ist. Auffälligerweise sind es gerade die mit der Einnahme von Medikamenten zu beobachtenden Nebenwirkungen, die aufgrund einer nicht ausreichenden Energieproduktion, ähnlich wie bei einem Ernährungsmangel, dann offen zu Tage treten. Und während ein normaler Nerv seine Information innerhalb von 75 Mikrosekunden weiter gibt, führt jegliche Verlängerung zu einem Verlust von Informationen. So wird z. B. die Reaktionszeit dann verlangsamt sein, wenn die Nervenleitgeschwindigkeit auf 140 Mikrosekunden ansteigt, ein Umstand, der auf einen offensichtlichen Fall von beginnenden zerebralen Leistungsdefiziten hinweist. Nimmt die Nervenleitgeschwindigkeit noch mehr ab, so wird die Person ohnmächtig, wobei hierfür exemplarisch die Narkose aufzuführen ist. Die einzigen Zellorganellen, die in der Lage sind, Nahrungsstoffe und Sauerstoff in ATP (Adenosintriphosphat), den eigentlichen Brennstoff des Gehirns, umzuwandeln, sind die Mitochondrien in den Nervenzellen, die somit auch seine Funktion bestimmen.

> Das, was eine optimale Funktion des Gehirns ausmacht, ist die Funktion der Mitochondrien

Bei einem Patienten mit chronischem Müdigkeitssyndrom liegt fast immer auch eine Alkoholintoleranz vor, ein Effekt, der sich leicht aufgrund einer verminderten Entgiftungsfunktion erklären lässt. Klinisch jedoch lassen sich auch direkte toxische Auswirkungen aufgrund der physikochemischen Eigenschaften eines betreffenden Giftes auf die zentralnervösen Funktionen erklären. So z. B. löst sich der Alkohol gerne in Fetten (er ist lipophil = fettliebend) und stellt einen exzellentes Produkt dar, die Konsistenz der Myelinschichten um die Nerven zu verändern. Er wirkt ähnlich wie ein Allgemeinanästhetikum, ein Grund, warum auch viele CSF-Patienten gasförmige Anästhetika schlecht vertragen. Dies liegt daran, dass je lipophiler eine chemische Substanz (hier das Anästhetikum) ist, umso größer ist seine Eigenschaft die Nervenfunktionen zu beeinträchtigen und ein „Benebeltsein" bis hin zur Bewusstlosigkeit auszulösen. Das Gleiche gilt aber auch für zahlreiche rezeptpflichtige Medikamente und dieses Wissen stellt für Patienten eine nützliche Information dar, mit einer Alkoholintoleranz umzugehen und mehr „gute" Öle und Fette, wie oben schon aufgeführt, in den täglichen Speiseplan zu integrieren. Und indem der Mensch altert, wird aufgrund der nachlassenden Entgiftungsfunktionen, eine Intoleranz gegenüber Fremdstoffen im Laufe des Lebens immer mehr zunehmen, sodass die richtigen Öle und Fette ein unverzichtbarer Anteil in der täglichen Ernährung, speziell beim alten Menschen, darstellen. Folgende Symptome sind dafür charakteristisch, dass eine aufgrund unterschiedlicher Ursachen eingeschränkte Hirnfunktion mit „Benebeltsein" vorliegt, ein Umstand, der letztendlich auf eine ungenügende Energieproduktion in den Mitochondrien der Nervenzellen beruht [62]:

1. Schwierigkeiten beim Lernen neuer Dinge oder sich neuen Gegebenheiten anzupassen
2. Ein schlechtes Kurzzeitgedächtnis
3. Eine verringerte geistige Ausdauer und Konzentration, wobei es schwer ist, ein Buch zu lesen, einen Film zu verfolgen resp. den Argumenten seines Gegenübers zu folgen.
4. Schwierigkeiten, das richtige Wort zu finden
5. An ein Wort denken, aber ein anderes aussprechen

17.2 Folgen einer Mitochondriopathie im Herzmuskel

Zwei Veröffentlichungen unterstreichen die Annahme, dass das chronische Müdigkeitssyndrom (CFS) primär auf der Grundlage eines Mitochondriendefizits entsteht [534, 62]. Dies hat zur Folge, dass der Energiemangel mit der Unfähigkeit verknüpft ist, ausreichend Energie in Form on ATP herzustellen. Die Untersucher der Studie kommen abschließend zu dem Urteil, dass langfristige Konzentration wie z. B. beim Autofahren abverlangt werden und in Abhängigkeit vom Ausmaß der Mitochondrienstörung zu einem mehr oder weniger größeren Ausmaß an Ausfällen in der Vigilanz (Wachheit) von Patienten führt. Insbesondere muss hierbei auch auf die Differenzialdiagnosen eingegangen werden, wobei zu unterscheiden ist, ob Müdigkeit und ein Mangel an Energie aufgrund eines ursächlich chronischen Müdigkeitssyndroms (CFS) oder einer anderen Pathologie, wie z. B. einer Schlafstörung oder einem Hormonmangel, wie er typischerweise durch eine Unterfunktion der Schilddrüse ausgelöst wird, vorliegt. Weil die Mitochondrien die Zellen mit Energie in Form von ATP, der universellen Energiewährung, versorgen, wird es auch für alle nur möglichen Arten biochemischer Reaktionen eingesetzt, angefangen von der Herzmuskelkontraktion bis hin zur Synthese von Hormonen. Kommt es zu einem Mitochondrienversagen und einem damit einhergehenden ATP-Mangel, arbeiten die Zellen, weil nicht genügend Energie zur Verfügung steht, auf einem niedrigeren Niveau. Die für das chronische Müdigkeitssyndrom (CFS) typischen Symptome, wie z. B. mangelnde Ausdauer und eine verspätet auftretende Ermüdung nach körperlicher Belastung, finden alle ihre Erklärung in den innerhalb großer Organe arbeitenden Zellen, wobei z. B. beim Herzmuskel ein metabolisches Defizit entsteht. Denn, wenn die Mitochondrien, die kleinen Organellen innerhalb der Zellen des gesamten Körpers, nicht ausreichend arbeiten, ist auch die Energieversorgung in jeder Zelle des Körpers beeinträchtigt. Solche Effekte können selektiv im Bereich des zentralen Nervensystems, aber auch im Herzmuskel auftreten, zwei Organe, die sich besonders durch einen erhöhten Energiebedarf auszeichnen und nur über eine ausreichende ATP-Versorgung in ihrer Funktion nicht beeinträchtigt werden. Viele Symptome des chronischen Müdigkeitssyndroms (CFS) können einer eingeschränkten Pumpfunktion des Herzens zugeordnet werden, weil sich das Myokard nicht ausreichend kontrahiert. Während jedoch die Kardiologen in den meisten Fällen daran gewöhnt sind, sich mit einem Herzversagen aufgrund einer ungenügenden Blutversorgung des Myokards zu beschäftigen, wird dagegen die im Rahmen der CFS auftretende Herzinsuffizienz einer ungenügenden muskulären Kontraktion zugeschrieben und ist somit einer kardiomyopathischen Ursache zuzuordnen. Und obgleich alle traditionellen Herzfunktionstests, wie das EKG, das Herzecho, das Angiogramm usw. bei dem chronischen Müdigkeitssyndrom (CFS) keine pathologischen Veränderungen aufweisen, ist die Funktion des Herzens nicht ausreichend. Dies konnte sehr eindrucksvoll in einer Untersuchung von Peckerman und Mitarbeitern unterstrichen werden, bei dem die Patienten mit schwerer CFS ein signifikant erniedrigtes Schlag- und Herzminutenvolumen im Vergleich zu einer Kontrollgruppe und einer Gruppe mit nur marginaler Symptomatik aufwiesen [534]. In der Studie wurden die nach der Belastung auftretende Erschöpfung und die grippeähnlichen Symptomatik zur Differenzierung der Patienten mit schweren und nur leichter CFS (mit einer 88,5-prozentigen Konkordanz) herangezogen, wobei sich ein prädiktiver Wert von $r^2 = 0{,}46$ mit einem Signifikanzwert von $p < 0{,}0002$ für eine Herzinsuffizienz nachweisen ließ. Solche Daten unterstreichen, dass das Herzschlagvolumen bei Patienten mit chronischem Müdigkeitssyndrom (CFS) eingeschränkt ist und dass der Grad der Beeinträchtigung eng mit dem Grad der Behinderung korreliert [534]. Konsequenterweise fühlen sich Patienten mit einer CFS viel besser wenn sie sich hinlegen, denn dann ist, wegen des grenzwertigen Herzversagens, das Herzschlagvolumen im Gegensatz zur aufrechten Position ausreichend. Anders ausgedrückt, das chronische Müdigkeitssyndrom stellt ein Symptom dar, das den Patienten vor einem schweren Herzversagen schützt. Hierbei gibt es drei unterschiedliche Stadien, die für die verschiedenen immunologischen und biochemischen Veränderungen maßgeblich verantwortlich zu machen sind:

1. Das **akute Alarmstadium.** Es tritt meistens plötzlich nach Kontakt mit dem Auslöser eines chronischen Müdigkeitssyndroms, wie z. B. einer Virus- oder der Chemikalienexposition in Erscheinung, kann sich aber auch langsam über Monate resp. im Laufe eines Jahres entwickeln. Dieses Stadium ist durch eine Anzahl von Symptomen, angefangen von akuten Fieberschüben, einer Lymphadenopathie mit schwerem Krankheitsgefühl, bis hin zu Kopfschmerzen, einem Reizdarm, Muskelschmerzen, Angstgefühlen, Schlaflosigkeit usw. geprägt. Das Stadium reflektiert aller Wahrscheinlichkeit nach eine immunologische Überreaktion, die im Rahmen einer Virus- und/oder Bakterieninfektion auftritt, dabei nicht für eine Allergie oder Autoimmunreaktion spricht, jedoch von hohen Stressspiegeln begleitet wird, die dazu führen, dass der Körper sich dem gesteigerten energetischen Bedarf anpasst. Chronische Arbeitsüberlastung, aber auch extreme emotionale Stresszustände führen zu ähnlichen Alarmreaktionen.
2. Die **Erschöpfungsphase.** Sie ist durch biochemische und hormonelle Störungen charakterisiert, wobei der Patient sich wie benebelt fühlt, nicht klar denken kann, unfähig ist, mehrere Aufgaben gleichzeitig zu bewältigen und unfähig ist, Neues zu verarbeiten. In diesem Stadium der Erschöpfung liegt ein offensichtlicher Mangel an Mikronährstoffen, eine toxisch bedingte Mitochondrienvergiftung mit fehlenden Reparatur- und Erneuerungsmöglichkeiten vor. Typischerweise finden sich neben einer unzureichenden Mitochondrienfunktion, bei solchen Patienten ein unzureichender antioxidativer Status, Zeichen von schlechtem Schlaf, Verdauungsstörungen mit Anfällen von Hypoglykämie, Episoden von Störungen in der Hypothalamus-Hypophysen-Nebennierenachse, die mit einer Depression einhergehen.

3. **Stadium der Maladaptation.** Dieses Stadium tritt nach mehreren Jahren des 2. Stadiums in Erscheinung und ist durch eine relativ Symptomfreiheit, wie sie auch zwischenzeitig in der Erschöpfungsphase typisch ist, charakterisiert. Dies jedoch setzt voraus, dass der Patent in den ihm eigenen Grenzen der Leistungsfähigkeit bleibt und seine Kräfte nicht überfordert. In diesem Stadium kommt es jedoch zu wiederholten Zeiten erhöhten Energiebedarfs, ein Zustand, der dann sofort mit einer Symptomzunahme einhergeht. Dies bedeutet, dass der Patient eine sehr eingeschränkte Leistungsreserve aufweist, die selten oder besser nie überschritten werden sollte, weil dann Erschöpfung bis hin zur Bettlägerigkeit über mehrere Tage die Folge sein kann.

Cheney und andere postulieren [68], dass die im Rahmen einer normalen Stressreaktion einhergehende Freisetzung von Cortisol, Thyroxin, Insulin und Wachstumshormonen es dem Organismus ermöglichen, über die Hormonfreisetzung mit dem Stress besser umzugehen, um dann anschließend in einen Zustand der Ruhe zurückzukehren Dies ist jedoch bei den Patienten mit chronischem Müdigkeitssyndrom (CFS) im Stadium der Maladaptation nicht mehr der Fall, weil die Stresshormone eine völlig gegensätzliche Reaktion bewirken. Anstatt auf die Stresssituation adäquat zu reagieren, kommt es bei CSF-Patienten zu einem Kollaps. Dies ist eines der hervorstechenden Symptome, auf das Cheney, Pall und Mitarbeiter das Augenmerk ihrer Therapie richten, indem sie die ursächlichen Stressoren, wie z. B. Stickoxid und Peroxynitrit, in das Zentrum der Bemühungen stellen und auf eine Reduktion dieser Stressoren drängen, damit das Ungleichgewicht zwischen einem erhöhten energetischen Bedarf und der Unfähigkeit, diesem Bedarf auch nachzukommen, ausgeglichen wird [64, 81]. Das Unvermögen, mit dem Sauerstoffradikalstress umzugehen und alle Ursachen für eine evtl. unzureichende Energieversorgung zu vermeiden, ist das Geheimnis für eine Erholung oder verhindert den nach dem Stress zwangsläufig auftretenden totalen Erschöpfungszustand. Somit ist zuallererst die Bestimmung des jeweiligen antioxidativen Status eine Voraussetzung dafür, die Ursache zu identifizieren und die unzureichende Beseitigung der Radikale, wie sie z. B. bei einem Defizit in der endogenen Superoxiddismutase (SOD) vorliegt, zu beseitigen, damit die aus den übermäßig geschädigten Mitochondrien freigesetzten Radikale auch ausreichend eliminiert werden können. Und weil alle Zellen im System nur mit Hilfe der von den Mitochondrien produzierten ATP die ihnen zugeteilten Funktionen erfüllen können, ist es letztlich das Mitochondrium, das über das Auftreten einer Erkrankung und/oder dessen Erholung entscheidet. Denn beim Patienten mit chronischem Müdigkeitssyndrom (CFS) liegt die Ursache in einer ungenügenden Resynthese von ATP (aus ADP), insbesondere wie sie im Rahmen einer Belastung zu suchen ist und stellt dieser Mangel in der Energieproduktion den eigentlichen Engpass dar, in dem die Zelle nicht mehr in der Lage ist, eine Wiederaufbereitung der verbrauchten ADP zu ATP durchzuführen. Die Folge ist, dass die Zelle und damit der gesamte Organismus vorzeitig in ein Energiedefizit mit all seinen Symptomen wie rascher Ermüdung, vorzeitigem Erschöpfungszustand, mangelnder körperlicher Ausdauer und Schwäche rutscht. Erst nach einer Ruhephase, in der wieder ausreichend ATP aus dem verbrauchten ADP aufbereitet wurde, kann erneut Leistung abgefordert werden. So z. B. haben die Herzmuskelzellen nur einen Energievorrat an ATP für 10 Herzschläge zur Verfügung, der, wenn aufgebraucht, im Notfall das verbleibende ADP heranzieht. Aus diesem ADP (Adenosindiphosphat) entsteht dann AMP (Adenosinmonophosphat), welches aber für die weitere Wiederaufbereitung nicht mehr zurückgeschleust werden kann, es für die Energieproduktion nicht mehr zur Verfügung steht, sondern über den Urin ausgeschieden wird. Es muss dann neues ATP aus den Mikronährstoffen der Nahrung gebildet werden, indem durch die unterschiedlichen Proteine, Triglyzeride, Fettsäuren, Glukose, Vitamine, sowie Magnesium mit Hilfe des Enzyms ATP-Synthase ATP wieder zur Verfügung steht.

17.3 Zeichen versagender Mitochondrienfunktion im Herzmuskel

Cheney hat ein Instrument entwickelt, um die den Myokardzellen zur Verfügung stehende Energie bestimmen zu können. Mit Hilfe der Echokardiografie kann das Zeitintervall in Millisekunden zwischen dem Verschluss der Aortenklappe und der Öffnung der Mitralklappe dazu herangezogen werden, das sog. isometrische Relaxationszeit-Intervall (IVRT) zu bestimmen. Es ist physiologisch die Zeitspanne, in der freie Ca^{++}-Ionen aus der Myokardzelle gepumpt werden, damit es zu einer Relaxation der Myofibrillen kommt und der Herzmuskel sich wieder mit Blut füllen kann. Hierbei wird kurzfristig die gesamte Energie, die dem Herzen zur Verfügung steht, benötigt, wobei der IVRT-Wert sich reziprok zur gesamten freien Energie im Herzen verhält. D.h. je länger das Zeitintervall ist, bis es zur völligen Relaxation des Myokards kommt, umso weniger freie Energie steht dem Myokard zur Verfügung. Dieser Wert ist insofern von Bedeutung, weil das Herz eines der energetisch aktivsten Organe im Organismus ist und über 50 % der Herzmasse aus Mitochondrien besteht. Denn sollten in einem solchen Organ die Mitochondrien einmal nicht mehr ausreichend Energie herstellen können und sinkt die ATP-Produktion, der energetische Anteil, der dafür sorgt, dass Kalziumionen in und aus dem sarkoplasmatischen Retikulum der Muskelfasern gepumpt werden, ab, so nimmt auch die Zeitspanne von Kontraktilität und von Relaxation zu. Denn wird die zur anschließenden Kontraktion benötigte Energie unterschritten oder nicht mehr in ausreichendem Maße hergestellt, um damit das intrazelluläre Kalzium zurück zu pumpen resp. läuft dieser Prozess verlangsamt ab, wird eine kritische Schwellenkonzentration unterschritten, die in die Herzinsuffizienz führt. Bei vorliegender Mitochondriendysfunktion in den Herzmuskelfasern wird dieser Prozess von Relaxation und anschließender Kontraktion in immer längere Zeitspannen münden, sodass die Zeit zwischen Beginn der Vorhofkontraktion und dem Mitralklappenverschluss (das isometrische Relaxationszeitintervall) indirekt eine unzureichende Mitochondrienfunktion widerspiegelt. Je effizienter jedoch die Mitochondrien arbeiten, desto mehr an freier Energie steht dann zur Relaxation zur Verfügung und desto kürzer ist auch die Relaxationszeit. Entgegen einem Normwert um die 75 Millisekunden kommt es bei einem klassischen Patienten mit chronischem Müdigkeitssyndrom (CFS) zu einem Wert von 150 Millisekunden, ein deutlicher Hinweis auf eine kardial limitierende Belastungsgrenze. Der ermittelte Wert ist sehr verlässlich und innerhalb eines Bereichs von 2 % reproduzierbar, er gestattet binnen Minuten, die Auswirkungen unterschiedlicher Stressoren oder die dem Myokard zu Verfügung stehende Energiebereitstellung zu testen und lässt letztlich auch Rückschlüsse auf die effektiv vorliegende Mitochondrienfunktion zu. Mittlerweile wird auch akzeptiert, dass Patienten mit CFS ein niedriges Herzschlagvolumen aufgrund einer sekundär unzureichenden Mitochondrienfunktion haben, das sich im Echokardiogramm als ein Zustand mangelnder Adaptation widerspiegelt. So wiesen Normalpersonen, denen transdermal Stresshormone, wie z. B. Cortisol, Thyroxin oder Adrenalin appliziert wurden, eine adäquate Verkürzung des isometrischen Relaxationszeit-Intervalls auf, so, wie es im Rahmen einer Stressreaktion mit Hormonausschüttung auch zu erwarten ist. Dagegen wiesen Patienten mit chronischem Müdigkeitssyndrom (CFS) unter der Applikation solcher stresstypischen Hormone eine Verschlechterung ihres isometrischen Relaxationszeit-Intervalls auf, ein Effekt, der auf eine eindeutige Mitochondrieninsuffizienz hindeutete und im Rahmen der Untersuchungen mit dem Echo-Doppler bei Patienten mit diastolischer Dysfunktion bestätigt werden konnte [535]. Ursächlich wird hierbei auch eine Entkoppelung der NO-Synthase diskutiert, sodass gleichzeitig auch nicht mehr ausreichend Stickoxid hergestellt werden kann [173].

Zusammenfassend ist festzuhalten, dass das chronische Müdigkeitssyndrom (CFS) einen schutzbedingt adaptiven Zustand für den Patienten darstellt, der ihn davor bewahrt, in den Zustand einer unkontrollierten Freisetzung von Radikalstressoren zu gelangen, der ihn unweigerlich in ein akutes Herzversagen führen würde. Basierend auf den Vorstellungen einer ungenügenden Energieproduktion in sowohl den Mitochondrien des Zentralnervensystems mit frühzeitiger geistiger Erschöpfung als auch im Herzmuskel verbunden mit einem Zustand der Maladaptation, sollten alle therapeutischen Überlegungen nur das eine Ziel verfolgen, diesen Zustand möglichst rasch durch folgende Maßnahmen zu beheben:

- Die weitere Freisetzung von freien Radikalen möglichst einschränken
- Ausreichende Ruhezeiten nach körperlichen Aktivitäten einplanen
- Eine Diät mit niedrigem Kohlenhydratgehalt, dafür jedoch mehr Fette verzehren
- Ausleiten von Toxinen wie Pestiziden, Schwermetallen, flüchtigen organischen Verbindungen und Medikamenten, die alle freie Radikale bilden
- Den Mikronährstoffzustand optimieren
- Länge und Qualität des Schlafs optimieren, wobei sich die vormals geschädigten Mitochondrien wieder regenerieren können. Die Bedeutung des Schlafs und die durch SSRI (selektive Serotonin-Wiederaufnahme-Hemmer) gestörte Schlafarchitektur wurden erst kürzlich wieder neu entdeckt, indem Zusammenhänge von Schlaf, dem adrenergen System, eine gesteigerte neurohumorale ACTH-NNR-Achse mit Th2-Dominanz mit anschließender Entzündung (CRP- sowie Il-4-Zunahme), Depression sowie ein gestörtes adaptiven Immunsystem aufgedeckt werden konnten [536].

Und weil der Redoxzustand stark von der Wasserstoffionenkonzentration (pH) beeinflusst wird, geht jegliche pH-Änderung auch mit Änderungen in den proteinabhängigen Puffersystemen im Redoxsystem einher. Dies gilt besonders für die CSF-Patienten, bei denen jegliche übermäßige, physische Belastung zu einem anaeroben Metabolismus sowie zu einer Laktatazidose führt, an die sich der Patient mit der Zeit adaptiert. Diese Laktatazidose, auch wenn sie nur lokal auftritt, stellt einen großen Stressfaktor im Allgemeinen für den Organismus und im Besonderen auf der zellulären Ebene für das Redoxsystem der Mitochondrien dar. Diese Erkenntnis wurde in Atmungsstudien an Leukozyten gewonnen [527], wo sich die Störung durch eine Entkopplung der Elektronen-Transportkette sowie der oxidativen Phosphorylierung nachweisen ließ.

18 Organspezifische Symptome bei chronischem Müdigkeits- (CSF) und Fibromyalgiesyndrom (FMS)

18.1 Der pektanginöse Brustschmerz

Brustschmerz ist ein des Öfteren zu beobachtendes Symptom bei Patienten mit chronischer Müdigkeit und entspringt der Tatsache, dass im Herzmuskel auf einen anaeroben Metabolismus sowie die Produktion von Milchsäure umgeschaltet wird. Obgleich von den heutigen Medizinern immer ursächlich als ein Zeichen mangelnder Blutversorgung mit einem Sauerstoffdefizit des Herzmuskels interpretiert, liegt im eigentlichen Sinn ein Missverhältnis auf zellulär-mitochondrialer Ebene vor, wobei der angebotene Sauerstoff und die Nährstoffe nicht ausreichend zur ATP-Energiegewinnung herangezogen werden können. Weil die Umwandlung in die Energie ATP nur verlangsamt erfolgt, entsteht ein Defizit, den der Herzmuskel, durch Umschalten auf einen anaeroben Metabolismus, versucht zu kompensieren. Hierbei werden dann, im Gegensatz zur aeroben Verbrennung in den Mitochondrien, anstatt der 36 Moleküle ATP nur 2 Moleküle (!) ATP bereitgestellt. Dieses Vorgehen ist sehr unökonomisch und führt schließlich zur Anreicherung von Milchsäure mit einer lokalen Laktatazidose. Das Problem liegt jedoch in der Umwandlung der Milchsäure zurück zu Glukose, wobei 6 Moleküle ATP über den Cori-Zyklus notwendig werden. Der Brustschmerz hält bei solchen Patienten auch viel länger an, weil diese Umwandlung sehr langsam abläuft, sodass das Bild des Brustschmerzes sich von dem eines typischen Angina-pectoris-Anfalls deutlich unterscheidet. Bei negativen kardiologischen Zeichen wird dem Patienten dann verkündet, dass es sich um einen nicht typischen Brustschmerz ohne einen eigentlichen Befund handelt, ein Zustand, der dann als psychisch bedingter Brustschmerz abgetan wird (auch als sog. Da-Costa-Syndrom oder Herzneurose bekannt), während in Wirklichkeit bei diesem Patient ein Mitochondrienversagen seiner Herzmuskelzellen vorliegt.
Zusätzlich können zwei aufgrund der Dysfunktion der Mitochondrien ausgelöste Funktionsdefizite am Herzen auftreten. Das Erste ist ein aufgrund der mangelnden Energieproduktion im Reizlei-

Mitochondriopathien. http://dx.doi.org/10.1016/B978-3-437-31618-0.00018-3

Copyright © 2016 Elsevier GmbH. All rights reserved.

tungssystem des Herzens auftretende Fehlleitung mit Funktionsstörungen in der elektrischen Leitung, die zu Arrhythmien führen. Viele der Patienten mit chronischem Müdigkeitssyndrom klagen über Herzstolpern (Palpationen), einem Bigeminus mit/ohne kompensatorischer Pause und/oder bradykarden Rhythmusstörungen. Dies liegt besonders dann vor, wenn die Patienten eine toxische Last aufweisen, weil toxische Chemikalien sich vorzugsweise an den Nervenzellen des Myokards mit der Folge von Arrhythmien festsetzen. Ein zweites objektivierbares Symptom ist die reduzierte Belastungsfähigkeit. Weil sich der Herzmuskel genau wie jeder andere Muskel schnell erschöpft, können Herzschmerz im Verbund mit Hinfälligkeit und frühzeitiger Ermüdung auftreten. Langfristig können hierbei Herzklappenprobleme auftreten, weil der Muskelanteil, der z. B. die Mitralklappe offen hält, ebenfalls vorschnell erschöpft ist. Differenzialdiagnostisch ist das klassischen Herzversagen anzuführen, wobei jedoch Patienten mit chronischem Müdigkeitssyndrom im Rahmen einer Belastung einen Selbstschutz aufweisen, der sie vor dem Herzversagen bewahrt, während bei der kongestiven Herzinsuffizienz des Öfteren neben Stauungszeichen auch noch ein Nierenversagen und/oder ein Lungenödem auftritt.
Therapeutisch lassen sich bei vielen CFS-Patienten mit Herzrhythmusstörungen durch einen Teelöffel des Zuckers D-Ribose, die aufgrund eines Energiedefizits ausgelösten Effekte rasch beseitigen. Denn D-Ribose hat einen entscheidenden Anteil bei der Mikronährstoffzufuhr und einer damit einhergehenden ausreichenden Mitochondrienfunktion, indem innerhalb von 30 Minuten eine Normalisierung des Herzrhythmus wieder erreicht werden kann. Diese Wirkung ist umso mehr nachvollziehbar, wenn man den im ATP-Molekül befindlichen Anteil des Zuckers Ribose berücksichtigt, sodass hiermit auch rasch – bei der ansonsten langsam einsetzenden Synthese – ein ausreichender Nachschub zur Resynthese von ATP erreicht wird. Dies steht völlig im Gegensatz zur Glukose, bei der das Hormon Insulin zur Verstoffwechselung benötigt wird, und das einen Zucker darstellt, der für die Wiederaufbereitung von ATP vom Organismus nicht verwertet werden kann.
Als alternativer Therapieansatz hat sich hierbei das bis in die 60er Jahre häufig bei Herzenge eingesetzte Strophantin, das nicht zur Gruppe der Digitalispräparate zählt, bewährt. Denn Strophanthin (als Kapsel, in einer magensaftresistenten Darreichungsform oder als Lösung) entsäuert das Herzmuskelgewebe. Es normalisiert damit den gestörten Stoffwechsel, trägt zur Regeneration der Mitochondrien in den Myokardzellen bei und führt zu einer Funktionssteigerung. Es kann und wurde früher oft als Herz- oder Bluthochdruckmittel und als vorbeugendes, regenerierendes Langzeitmittel verschrieben. Auch soll es bei Schlaganfall, arterieller Verschlusskrankheit der Beine, Asthma bronchiale, Demenz, endogener Depression und Grünem Star effektiv sein. Es ist beinahe zu 100 % bioverfügbar (wird also vollständig aufgenommen) und selbst in hohen Dosen ist es so gut wie frei von Nebenwirkungen, weil es über eine große therapeutische Breite verfügt.

> Die Behandlung der kardialen Symptomatik bei Patienten mit chronischem Müdigkeitssyndrom (CFS) ist unabhängig von der Diagnose und erfolgt genauso wie beim kongestiven Herzversagen.

Somit haben eigentlich alle Patienten mit klassischer Angina, einem Hypertonus, einem Herzversagen, einer Kardiomyopathie, einem Klappendefekt oder mit Herzrhythmusstörungen gleichzeitig ein Problem mit ihren Mitochondrien und reagieren in ähnlicher Weise positiv auf eine Umstellung in der Ernährung sowie einer Entgiftungstherapie, genau wie Patienten mit einem chronischen Müdigkeitssyndrom (CFS).

18.1.1 Hypothyreose bei Patienten mit chronischem Müdigkeitssyndrom

Wird beim CSF-Patienten der Blutfluss zur Haut gedrosselt, treten zwei Folgeeffekte auf. Zum Ersten wird die Haut als Kontrollorgan der Körpertemperatur abgeschaltet, sodass der Patient Hitze schlecht vertragen kann. Steigt die Körperkerntemperatur an, kann sie wegen der reduzierten Hautdurchblutung nicht über die Haut herunterreguliert werden, wobei als einzige Kompensationsmöglichkeit die Funktion der Schilddrüse stark reduziert wird, die sich als Regler für den Metabolismus und der damit einhergehenden Wärmebildung verantwortlich zeichnet. Diese hypothyreotische Reaktion stellt für den Patienten schon für sich alleine betrachtet ein Problem dar, weil das gleichzeitige Mitochondrienfunktionsdefizit das Symptom der chronischen Müdigkeit dann noch zusätzlich verschlimmert. Zum Zweiten kann bei der verminderten Mikrozirkulation der Haut der Patient nicht ausreichend schwitzen. Dies ist einer der wichtigsten Wege, wie sich der Körper der aufgenommenen Toxine, insbesondere der Schwermetalle, der Pestizide und der flüchtigen organischen Verbindungen, entledigt. Dies kann zu einer weiteren Anreicherung von Toxinen führen, die naturgemäß dann auch die Mitochondrien zusätzlich schädigen.

18.2 Ursachen der Erschöpfung bei CSF- und FMS-Patienten

Grundsätzlich wird jegliche Energie von den Mitochondrien geliefert, die bei unzureichender Funktion zu zwei unterschiedlichen Stadien der frühzeitigen Ermüdung führen können:

1. Das **subchronische Müdigkeitssyndrom,** bei dem ein nur marginales Mitochondrienfunktionsdefizit vorliegt. Wenn die Mitochondrien verlangsamt arbeiten, ist auch die Funktion des gesamten ZNS beeinträchtigt und es zeigen sich die ersten Zeichen unter einer Belastung mit daran auftretenden funktionellen Einschränkungen. Dies würde bedeuten, dass Personen, die eine subchronische und damit eine beginnende Form der Mitochondrieninsuffizienz aufweisen, nicht mehr in der Lage sind, mit Hilfe eines Fitnessprogramms ihre Leistungsfähigkeit zu steigern. Denn im Rahmen der Leistungsabforderung würde der Organismus sehr schnell in den Zustand der Laktatazidose übergehen, sodass die Person gezwungen wird, das Fitnessprogramm frühzeitig zu beenden. Hierzu gehört auch die Tatsache, dass Mitochondrien den Alterungsprozess beeinflussen, diese organspezifischen Symptome gehäuft im Alter auftreten und ursächlich oft auf eine abnehmende Mitochondrienfunktion, wie z. B. bei der Sarkopenie, zurückzuführen sind, wobei es anschließend zu einem Schwund der Muskulatur kommt. Zusätzlich zählen hierzu auch eine beginnende Mangelfunktion des ZNS, die im Alter gehäuft auftretenden neuzeitlich nachgewiesenen neurodegenerativen Erkrankungen, die große Gruppe der Herzerkrankungen und sogar der Krebs. Und weil die krankheitsbedingten Symptome letztendlich alle auf einem Versagen der Mitochondrien beruhen, ist es deshalb nicht die Frage, ob man die Mitochondrien davor bewahren kann, zu altern, sondern, inwieweit man diesen Prozess verlangsamen kann. Indem eine naturbelassene Ernährung konsumiert wird, prozessierte (mit Chemikalien haltbar gemachte) Nahrungsmittel, die ansonsten zu toxischen Radikalbildungen führen, nicht mehr verzehrt werden, ein gesunder Lebensstil verfolgt wird, sowie extreme Belastungen inklusive chronischer Stresszustände vermieden werden, kann solch ein Ziel auch leicht erreicht werden.

2. Das **chronische Müdigkeitssyndrom.** Bei dem Vollbild dieser Erkrankung treffen alle oben aufgeführten Symptome zu. Jedoch kommt es jetzt zusätzlich zu Problemen von Seiten einzelner Organe, die einen erniedrigten metabolischen Umsatz aufweisen. Hierzu zählt insbesondere das Myokard, das in einen Zustand mit eingeschränkter Kontraktilität übergeht. Hierbei sind dann alle Mitochondrien im Herzmuskel betroffen. Indem ein erniedrigtes Schlagvolumen vorliegt, ist auch die Blutversorgung eingeschränkt, in deren Folge eine ungenügende Versorgung mit Nährstoffen und insbesondere mit Sauerstoff vorliegt. Denn diese sind notwendige Voraussetzung, damit die Myofibrillen ausreichend arbeiten können. Jedoch steht auch hier im Mittelpunkt die ungenügende Fähigkeit der Mitochondrien, diese Nährstoffe ausreichend in Energie umzusetzen, um eine gleichbleibende Funktion zu gewährleisten. Dies erklärt das fundamentale Problem der im Alter und insbesondere bei den Patienten mit chronischem Müdigkeitssyndrom (CFS) auftretenden Herzinsuffizienz, die dann in eine damit einhergehende Behinderung mündet.

Die ursächlich mangelhafte Mitochondrienfunktion geht den aufgeführten chronischen Erkrankungen voraus, die dann kritisch zu werden drohen und auch offen zu Tage treten, wenn eine Person mit schon eingeschränkter Funktion einer zunehmenden Belastung unterworfen wird. Und weil sämtliche Energie durch die Mitochondrien unter Zuhilfenahme der aus dem Zitratzyklus stammenden NAD^+ (Nicotinamid-Adenosin-Diphosphat) hergestellt wird, erfolgt im Rahmen der oxidativen Phosphorylierung die weitere Herstellung bis zum Endprodukt ATP. Dieses Molekül ist, wie schon wiederholt aufgeführt, die energetische „Währung" des Organismus, um sämtliche energieverbrauchenden Prozesse entweder mit NAD^+, meistens jedoch mit ATP abzudecken. Und weil die ATP-Reserve in den Zellen sehr niedrig ist (so z. B. hat die Myokardzelle eine nur ausreichenden ATP Gehalt für max. 10 Herzschläge), müssen die Mitochondrien sehr effizient arbeiten, um das verbrauchte ADP erneut verwerten zu können und auch gleichzeitig alle Zellen ausreichend mit ATP zu versorgen. Sollten jedoch die Zellen nicht mehr ausreichend ATP synthetisieren können, kommt es sehr schnell zu einem Energiedefizit mit offenkundigen Symptomen wie rasche Ermüdung und mangelnde Ausdauer. Indem dann die Zellen ihre Funktion herunterfahren, wird Energie eingespart, bis wieder ausreichend ATP zur Verfügung steht, ein Prozess, der über die Konvertierung des verbrauchten Adenosindiphosphat (ADP) zum energiereichen **Adenosintriphosphat** (ATP) führt. Werden die Zellen jedoch zu sehr gefordert und/oder gestresst, steht bei einem grenzwertigen Energieangebot nicht mehr ausreichend ATP zu Verfügung und es wird stattdessen das **Adenosindiphosphat** (ADP) als Energielieferant herangezogen. Das hierbei entstehende **Adenosinmonophosphat** (AMP) kann jedoch nicht mehr zurück zu ATP umgewandelt werden und geht über den Urin verloren, sodass der Organismus genötigt wird, neues, frisches ATP herzustellen. Dieser Prozess bedarf jedoch mehrerer Tage, eine Tatsache, die auch den verzögert auftretenden und lang anhaltenden Erschöpfungszustand der Patienten mit chronischem Müdigkeitssyndrom (CFS) erklärt.

Zusammengefasst weisen Patienten mit chronischem Müdigkeitssyndrom (CFS) eine verlangsamte Rückführung von verbrauchtem ADP hin zum energiereicheren ATP auf. Ersatzweise wird dann ADP als Energielieferant herangezogen, aus dem dann AMP entsteht, welches jedoch nicht mehr zu ATP zurückgeführt werden kann. Die Synthese von frischem ATP braucht jedoch mehrere Tage und dies ist die eigentliche Ursache für den verspätet auftretenden Erschöpfungszustand, wo der Energiemangel dann erst offen zu Tage tritt. Jeder Patient mit chronischem Müdigkeitssyndrom (CFS) wird gegen eine Mauer fahren oder zusammenbrechen, wenn er von sich ein Zuviel an körperliche Leistung abverlangt

18.3 Hypothyreose und NNR-Insuffizienz bei Patienten mit chronischem Müdigkeitssyndrom (CSF)

Es ist mittlerweile nachgewiesen worden, dass CFS-Patienten auch ganz bestimmte hormonelle Störungen aufweisen, weil die Hypothalamus-Hypophysen-Nebennierenrindenachse gestört ist. Denn es ist die Hypophyse, die als der Taktgeber des gesamten endokrinen Systems agiert und bei einer Störung ihrer Funktion entsprechende Auswirkungen auf alle endokrinen Organe, besonders aber von Seiten der Schilddrüse mit dem Hormon Thyroxin, der Nebennierenrinde mit den Hormonen Adrenalin und Noradrenalin, der Sexualorgane mit den Hormonen Testosteron, Östrogen und Progesteron sowie der Zirbeldrüse, dem Organ, wo die Synthese des Schlafhormons Melatonin stattfindet, aufweist. Des Weiteren beeinflusst die Hypophyse die Freisetzung des Wachstumshormons GSH und das antidiuretische Hormon ADH zur Steuerung der Urinproduktion.

In der Praxis ist häufig bei Patienten mit chronischem Müdigkeitssyndrom (CFS) die Produktion des von der Hypophyse sezernierten TSH (thyreoidstimulierendes Hormon) und der Schilddrüsenhormone T3 (Trijodthyronin) und T4 (Tetrajodthyronin) aus der Schilddrüse betroffen, sodass alle diese Hormone im Rahmen einer Abklärung zur möglichen Erkrankung einer CFS immer mitbestimmt werden sollten. Zusätzlich ist der Cortisolspiegel im Speichel zu bestimmen, während die Sexualhormone seltener betroffen sind. Aus den Ergebnissen ergibt sich bei einem erniedrigten Schilddrüsenhormon T3 die Substitution mit einer bioidentischen Formulierung, während bei einem erniedrigten Cortisolspiegel ebenfalls Kortison in bioidentischer Formulierung verabreicht werden sollte, weil es wirkeffektiver ist als das synthetische Produkt. Und weil bei dem chronischen Müdigkeitssyndrom (CFS) fast immer ein niedriger Schilddrüsenhormonspiegel vorliegt und das Hormon die treibende Kraft in jeder Zelle darstellt (quasi das „Gaspedal“, welches die Zellfunktion steuert), muss, um eine ausreichende Organfunktion auch sicherstellen zu können, eine Unterfunktion genauestens definiert werden. Denn viele Patienten mit CFS weisen einen erniedrigten (12–15 mmol/L) T4-Spiegel (normal 12–22 mmol/L) auf und erreichen eine auffällige Verbesserung in dem Moment, an dem sie das Schilddrüsenhormon T4 (evtl. in Verbindung mit T3) substituiert bekommen. Hierbei sollte immer zielführend die Symptomatik und nicht der gemessene Hormonspiegel sein. Differenzialdiagnostisch sind unterschiedliche Szenarien in Betracht zu ziehen:

1. Es liegt ein primäres Versagen der Schilddrüse vor, wobei im Blut hohe Spiegel des thyroidstimulierenden Hormons TSH aus der Hypophyse bei gleichzeitig erniedrigten T3- und T4-Spiegel nachweisbar sind.
2. Die Hypophyse, der Taktgeber für die Freisetzung der Schilddrüsenhormone, weist eine Unterfunktion auf, wobei im Blut erniedrigte TSH-, T3- und T4-Spiegel gemessen werden können.
3. Es liegt ein Unvermögen der Schilddrüse vor, das inaktive Hormon T4 in das aktive Hormon T3 umzuwandeln, wobei TSH und T4 normale Blutspiegel bei jedoch erniedrigtem T3-Spiegel aufweisen. Eine Substitution erfolgt auch hier mit bioidentischen Präparaten mit zeitverzögerter Freisetzung, die eine bessere Wirkung als alle synthetischen L-Thyroxin-Produkte aufweisen. Die hierbei notwendige Dosis richtet sich nach der Wirkung, wobei z. B. eine wiederholte Messung der Körpertemperatur (37° C normal) einen recht sicheren Hinweis auf eine ausreichende Funktion liefert.

4. Und weil das Schilddrüsenhormon mit den Sexualhormonen und den Hormonen der Nebenniere in einem synergetischem Gleichgewicht steht und ein Hormon die anderen wechselweise beeinflusst, sollten auch die Sexualhormone (Testosteron, Progesteron und Östrogen) in eine Analyse miteinbezogen werden, damit sie bei Bedarf mit bioidentischen Extrakten (meistens Trockenextrakte) substituiert werden.
5. Alle Hormone haben als Grundgerüst das Cholesterinmolekül, sodass bei unzureichender Produktion oder einer bewussten Unterversorgung (aus Angst vor einer Hypercholesterinämie) die Voraussetzung für eine ausreichende Synthese nicht vorliegt. In diesem Zusammenhang sollte darauf hingewiesen werden, dass die überholte Mär von der cholesterinbedingten Arteriosklerose als überholt abzulehnen ist.
6. Letztlich sollte auch der Jodspiegel im Urin kontrolliert werden, weil 96 % aller Fälle von Hypothyreoidismus auf eine ungenügende Jodversorgung und/oder die aus der Umgebung vermehrt aufgenommenen Jodantagonisten zurückzuführen ist, die sich dann in einer unzureichender Synthese des aktiven Schilddrüsenhormons T3 bemerkbar macht. Ursache für diese Jodmangelversorgung sind sowohl die in der heutigen Nahrung zur Haltbarmachung verwendeten Bromide in Mehl, Pflanzenölen, Soda, Back- und Treibmittel, Cerealien, Teig- und Pastaprodukten, die bei der Reinigung von Kleidung verwendeten bromierten Zusätze, die beim Tragen über die Haut aufgenommen werden, Fluorzusätze in Zahnpasta und im Trinkwasser (zur angeblichen Kariesprophylaxe), sowie Chlorzusätze im Rahmen der Desinfektion des Trinkwassers, wobei all diese Elemente das Jod von den Bindungsstellen in der Schilddrüse verdrängen und hierdurch eine ausreichende Synthese von T3 verhindern.
7. Und weil heutzutage Kupfer- und Quecksilber-bedingte Vergiftungen (durch Amalgam, Quecksilber in Fisch, fossilen Verbrennungsmotoren, den Bergbau, die Schmelze von Metallen und Müllverbrennungsanlagen) gehäuft auftreten, die die Funktion der Schilddrüse insofern negativ beeinflussen, weil sie die zur Synthese des Hormons Thyroxin notwendigen Elemente wie Selen, Mangan, und Zink antagonisieren, sollte in solchen Fällen bei Patienten mit Hypothyreoidismus an eine Supplementierung mit Jod gedacht werden.
8. Letztlich ist auch an Bisphenol A (wie es in der Konservenauskleidung vorliegt) oder die in den PET-Flaschen enthaltenen Phthalate (Weichmacher) zu denken, die als sog. Xenobiotika (exogene Stoffe mit östrogenähnlicher Wirkung) die Hormonproduktion in der Schilddrüse blockieren.

Ein erniedrigter Schilddrüsenhormonspiegel kann neben einem erniedrigten Grundumsatz, einer erniedrigten Körperkerntemperatur, einer Gewichtszunahme, Haarverlust, fibromyalgieähnlichen Symptomen (➤ Tab. 18.1) und, wie schon in den 1980er Jahren postuliert, sogar zu einer erhöhten Rate an Herzinfarkt führen [537].

18.4 Nebennierenrindeninsuffizienz bei chronischem Müdigkeitssyndrom

Die Aufgabe der Nebenniere besteht darin, Stresshormone zu produzieren, die es ermöglichen, sich unterschiedlichen Stressoren, denen der Mensch im Leben ausgesetzt ist, adäquat anzupassen. So wird durch das Stresshormon Cortisol, dessen Spiegel über den Tag langsam abfällt und in der Nacht am tiefsten ist, um dann am Morgen wieder anzusteigen (➤ Abb. 18.1), der Blutzuckerspiegel angehoben. Dies ist einer der Gründe, warum sich der Mensch am Morgen fit und leistungsfähig fühlt und über den Tag der Blutzucker wieder langsam abfällt. Es ist aber auch

Tab. 18.1 Zusammenfassung der bei einer Hypothyreose auftretenden divergierenden Symptome

Müdigkeit, Energieverlust, allgemeine Abgeschlagenheit	Kälteintoleranz
Muskel und/oder Gelenkschmerz	Vermindertes Schwitzen
Depressionen	Aufgedunsensein
Gewichtszunahme	raue oder trockene Haut/Haare
Kopfhaarverlust & Verlust seitlicher Augenbrauenpartien	Schlafapnoe
Karpaltunnel Syndrom	Vergesslichkeit, gestörtes Gedächtnis, Konzentrationsschwäche
Extremitätenschwäche	Bradykardie
Gedankenschwäche	Verminderter Appetit
Eingeschränkte Fertilität	Obstipation
Völlegefühl in Kehle Raue Stimme	erhöhtes Herzinfarktrisiko
Hohes „schlechtes" Cholesterin (LDL)	Hörverlust
Stimmungsschwankungen	Verschwommenes Sehen
Eingeschränkte geistige Flexibilität	

gleichzeitig einer der Gründe, warum viele Menschen diesen Abfall durch eine erneute Essensaufnahme zu kompensieren versuchen. Es erklärt auch, warum viele Leute am Morgen kein Frühstück zu sich nehmen, dann in eine leichte Unterzuckerung geraten, nur, um dann am Abend dies mit einer übermäßigen Essenaufnahme zu kompensieren. Indem ein anderer Rhythmus mit über den Tag verteilter Essensaufnahme eingehalten wird, kann ein solches hypoglykämisches Tief vermieden werden. Hierbei kann es nützlich sein, die Stresshormone Cortisol und das Prohormon Dehydroepiandrosteron (DHEA) zu messen, weil bei einem zu niedrigen Spiegel eine Supplementierung deutliche Vorteile bringen kann. Denn gerade DHEA ist für die Energiefunktion in der Zelle wichtig, wobei ein Mangel sich u. a. in Müdigkeit niederschlägt und erst mit einem ausreichenden DHEA-Spiegel die Energieversorgung der Zellen angekurbelt wird, der (REM-)Schlaf verbessert wird und auch das Gedächtnis und das Erinnerungsvermögen aktiviert werden. Insgesamt wird unter DHEA das Wohlbefinden verbessert, dies zumal es auch eine angstlösende und stimmungsaufhellende Wirkung offenbart, die sich auch in einer Stärkung des Immunsystems niederschlägt. DHEA ist ein „Gehirnhormon", ein sogenanntes „exzitatorisches Neurosteroid", das in den Gliazellen des Gehirns zu Östradiol (Rate 6 %) und Testosteron (Rate 17 %) umgewandelt wird.

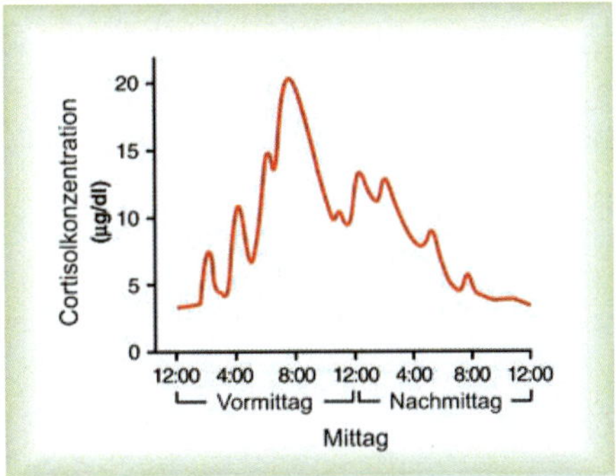

Abb. 18.1 Beispiel zum Tagesverlauf des Cortisolspiegels im Blut. [E778]

18.5 Bedeutung der Sexualhormone bei Patienten mit chronischem Müdigkeitssyndrom

Alle die zu den Sexualhormonen zählenden Verbindungen wie Testosteron, Progesteron und Östrogen haben die Eigenschaft, den Blutzuckerspiegel anzuheben, ein Effekt, der insbesondere auch unter den Antikonzeptiva zu beobachten ist und charakteristischerweise Ursache für das Auftreten eines Schwangerschaftsdiabetes sein kann. Werden diese Hormone schlagartig abgesetzt, kann es, aufgrund der jetzt auftretenden Hypoglykämie, zu einer Art Entzugssyndrom kommen. Mittlerweile wird sogar vermutet, dass dies einer der Gründe dafür ist, warum Hormone sogar in eine Abhängigkeit münden können.

Abbildungsnachweis

Der Verweis auf die jeweilige Abbildungsquelle befindet sich bei allen Abbildungen im Werk am Ende des Legendentextes in eckigen Klammern.

E778 Hall, J. E.: Guyton and Hall Textbook of Medical Physiology. Elsevier Saunders, 12th ed. 2010.

19 Umweltgifte mit schädigender Wirkung auf die Mitochondrienfunktion

Eine der interessantesten Erkenntnisse in der letzten Zeit ist die Tatsache, dass der Grad der Luftverschmutzung einen größeren Risikofaktor für die Entwicklung eines Diabetes Typ II darstellt als z. B. das Übergewicht [539]. Zu den „Umweltverschmutzern" gehören alle Pestizide, flüchtigen organischen Verbindungen und Schwermetalle, wobei die in Verbindung mit einem Übergewicht vermehrt existenten Fettzellen insofern ein Risikofaktor darstellen, weil der Körper dort all diese Fremdstoffe ablagert, wo sie ihm nicht bei seiner metabolischen Arbeit im Wege stehen. Denn bei einer Gegenüberstellung von Patienten mit den höchsten Anteilen an persistierenden organischen Schadstoffen gegenüber einer Gruppe mit den niedrigsten Anteilen, konnte ein um den Faktor 38 höhere Inzidenz, an einem Diabetes zu erkranken, abgeleitet werden. Persistierende organische Schadstoffe sind all diejenigen Chemikalien, die nicht abgebaut werden, sich in der Umgebung anreichern (Bioakkumulatoren), in die Nahrungskette gelangen und ein gesundheitliches Risiko für Mensch und Natur darstellen. Aufgrund der heutzutage langen Transportwege solcher Chemikalien zu Landstrichen, in denen sie früher nie produziert, geschweige denn verwendet wurden, stellt dies eine global weite Bedrohung dar, und mehrere Umweltorganisationen haben dazu aufgerufen, die Produktion solcher Chemikalien zu reduzieren, sie total einzustellen resp. sie zu beseitigen.

19.1 Mitochondrienschädigung durch Schwermetalle im Wein

Diese für passionierte Weintrinker betrübliche Nachricht konnten britische Forscher insofern untermauern, weil Rot- und Weißweine aus 15 europäischen, südamerikanischen sowie Ländern des Mittleren Ostens in ihrer Studie gefährliche hohe Konzentrationen von mindestens sieben Schwermetallen aufwiesen [540]. Und obgleich ein Glas der getesteten Weine nicht direkt als giftig anzusehen ist, so bedeutet doch die regelmäßige tägliche Aufnahme von nur einem Glas, eine oft praktizierte Gewohnheit in den USA und in Europa, in gefährlich hohe Schwermetallspiegel zu geraten. Anhand dieser Kontamination wurde der mögliche Gefahrenquotient von 15 Weinsorten aus dem In- und Ausland errechnet, der sich auf einen von der amerikanischen Schutzbehörde zur Sicherung der Umgebung (Environmental Protection Agency = EPA) basierenden Richtwert von

Mitochondriopathien. http://dx.doi.org/10.1016/B978-3-437-31618-0.00019-5
Copyright © 2016 Elsevier GmbH. All rights reserved.

Tagessicherheitskonzentrationen bezieht und der sich an der Langzeitexposition mit unterschiedlichen Chemikalien orientiert. Hierbei stellt ein Wert > 1 (ein dimensionsloser Parameter) ein deutliches Gesundheitsrisiko dar. Es wurden bei typischen Weinsorten allerdings Werte von 50 bis 200 bestimmt, wobei einige der vergorenen Rebsorten sogar Tagessicherheitskonzentrationen von > 300 aufwiesen. Im Vergleich hierzu wiesen Seefische eine Schwermetallbelastung von nur 1–5 auf. Die in den Weinen nachgewiesenen Schwermetalle waren hauptsächlich Vanadium, Kupfer und Mangan, während Zink, Nickel, Chrom und Blei in ihren Konzentrationen deutlich tiefer lagen. Zusätzlich wurden aber noch 30 (!) weitere Schwermetalle identifiziert, deren Gefährdungspotenzial sich jedoch nicht beziffern ließ, weil hierzu keine auf den Tag bezogenen Sicherheitskonzentrationen bekannt sind. All diese oxidierenden Metallionen stellen jedoch ein potenzielle Gefährdung dar, wobei speziell das Mangan ein Problemfall ist, weil seine Schwermetallanreicherung im Gehirn eng mit dem Auftreten von Morbus Parkinson einhergeht [541], Anreicherungen, die sich durch eine Bestimmung der im Haar ebenfallls angereicherten Quecksilber-, Cadmium-, Blei- und/oder Aluminium-Anteile leicht feststellen lässt. Von den weinexportierenden Ländern überschritten am häufigsten besonders Ungarn und die Slowakei die Tagessicherheitskonzentration für Schwermetalle mit Werten von > 350. Im Gegensatz hierzu überschritten die Weine aus den Ländern Frankreich, Spanien, Portugal und Deutschland die Tagesicherheitskonzentration nur (!) mit Werten von > 100. Andere Untersucher konnten daneben bei 85 % resp. 100 % der exportierten Weine und „harten" Getränke über den zugelassenen Grenzwert Anteile von Hormondisruptoren wie z. B. Diethylphthalat (DHEP), Butylbenzylphthalat (BBP), Di-Isobutylphthalat (DiBP) oder Dibutylphthalat (DBT) nachweisen, die u. a. auch in Nagelreinigern, Kosmetika, Körperlotionen, Schuhcreme und in Weichmachern von Plastikflaschen enthalten und als nachteilig einzustufen sind, weil sie das reproduktive System mit Spermienverlust beeinträchtigen und beim Tier mit einer erhöhten Inzidenz zu Adenomen oder einem hepatozellulären Karzinom geführt haben [542].

19.2 Schwermetalle in Auspuffgasen

Personenkraftwagen (PKW) und insbesondere Lastkraftwagen (LKW) tragen ebenfalls zu einer Luftverschmutzung bei. Hierbei sind es besonders die Schwermetalle Kupfer, Blei und Zink, die sich in den Emissionen finden lassen und speziell von dem Abrieb der Bremsbeläge, den Auspuffgasen und dem Reifenabrieb (hier speziell das Zinn) herstammen [543].

19.3 Chemische Gifte im Haushalt

In den täglich verwendeten Produkten im Haushalt finden sich ebenfalls toxische Chemikalien, die, wenn sie über die Haut aufgenommen werden (wie eigentlich alle Chemikalien), direkt zu einer Leberbelastung, ZNS-Störungen und sogar zu Krebs führen können. Hierbei stellt das Badezimmer einen der am häufigsten mit giftigen Chemikalien angefüllten Raum dar, weil sich hier Deodoranzien mit dem krebsauslösenden Stoff Aluminium finden (führt zu Alzheimer), fast alle Seifen als Konservierungsmittel eines der karzinogenen Parabene (Methyl-, Ethyl-, Benzyl-, Propyl-, Butyl-Isopropyl- oder Isobutyl-Paraben) enthalten, das zu Brustkrebs führt [544–546], Shampoos aggressive Lösungsmittel enthalten (führt zu Lebervergiftung), der Zahnpasta das nichtorganische Fluorid zugesetzt wurde (induziert Osteoporose und bindet an den Jodrezeptor in der Schilddrüse), bei dem Mundspüler der künstlichen Süßstoff Aspartam Verwendung findet (führt zu Hirntumoren) oder alternativ Saccharin (ein Karzinogen) enthalten ist. Dies wird jedoch durch die unterschiedlichen Düfte in den Parfüms und im Eau de Cologne getoppt, die alle mehr oder weniger hochgiftige, krebsauslösende Chemikalien enthalten. So z. B. konnten im Rahmen einer Laboranalyse eines bekannten Parfüms von einer bedeutenden Kette (kein Discounter), mehr als 40 (!) für die Leber als gefährlich einzustufende Chemikalien nachgewiesen werden. Dies war jedoch kein Grund für den Hersteller, ihre in den Produkten potenziell gefährlichen Chemikalien in der Zukunft offen zu deklarieren.

Ein Produkt, das obligat in keinem Haushalt fehlen darf, ist die Sonnenschutzcreme, welche jedoch nur die für eine Synthese des Vitamin D's notwendigen UV-B-Strahlen, nicht jedoch die tief in die Haut eindringenden UV-A Strahlen absorbieren, sodass im Grunde genommen dem Anwender ein falsches Sicherheitsgefühl vermittelt wird. Bedenklich sind hierbei jedoch die bei den Sonnencremes verwendeten Lichtschutzfilter, von denen Oxybenzon (= Benzophenone-3) neben dem ebenfalls in einer Creme enthaltenen Methoxycinnamat und der Para-Aminobenzoesäure (PABA), zu photoallergischen Reaktionen führt und nach Aufnahme über die Haut in das Blutgefäßsystem laut der EWG eine östrogenähnliche Wirkung entfaltet, die zur Endometriose führt [547]. Weitere Zusätze in den Sonnencremes sind Retinylpalmitat und Retinol, beide sind Vitamin-A-Abkömmlinge, die über Sonnenstrahlen freigesetzten Radikale die Haut-DNA schädigen und hierdurch der Bildung von Hauttumoren und Läsionen Vorschub leisten [548].

20 Vorgehensweise im Rahmen von Diagnose und Therapie mentaler Störungen

Bei der Diagnose möglicher zerebraler Defizite können unterschiedliche Ursachen vorliegen:

- **Arteriosklerotische Ablagerungen im Gehirn,** aber auch in den Herzkranzgefäßen, wobei im letzten Fall Kurzatmigkeit und frühzeitige Erschöpfung markante Ecksymptome sind. Der beste Test, eine generalisierte Arteriosklerose auszuschließen, besteht in der Fähigkeit des Organismus, ca. 2 km in einem gemächlichen Tempo zu joggen ohne, dass Kurzatmigkeit, Herzenge (Angina pectoris) oder eine frühzeitige Erschöpfung auftreten.
- **Eine unzureichende Zufuhr von energetisch angereicherten, nicht belasteten Nahrungsmitteln** zu den vitalen Organen, damit diese in Verbindung mit Q_{10}, Proteinen, Fetten, Vitamin und Magnesium zur Herstellung von ATP in den Mitochondrien genutzt werden können.
- **Ein niedriger Blutzuckerspiegel,** weil ein stark schwankender Blutzucker zu einer temporären Unterzuckerung der Nervenzellen mit Funktionseinbußen führt, ein typischer Effekt, wie er von den mit Glukose, Fruktose sowie allen süßstoffangereicherten, industriell hergestellten Produkten (z. B. den Cerealien) verursacht wird.
- **Ein Unvermögen der neuronalen Zellen,** den angebotenen Zucker zur Generierung von Energie zu verwenden. Dieser Zustand ist als Diabetes Typ III oder neuronaler Diabetes in die Literatur eingegangen und kann mit den in der Kokosnuss enthaltenen mittelkettigen Fettsäuren optimal therapiert werden, wobei speziell diese Fettsäuren, nach Umwandlung in Ketonkörper und kurzkettige Fettsäuren, von den Nervenzellen als Energieträger genutzt werden. Hierbei werden gleichzeitig auch noch die mitochondriale Biogenese mit Bildung neuer, funktionsfähiger Mitochondrien und die Reparatur vorgeschädigter Mitochondrien hochreguliert.
- Hinzu kommt, dass über eine ungenügende Bildung des **Hirnwachstumsfaktor-Proteins BNDF** („brain derived neurotrophic factor") die epigenetische Kontrolle über das Wachstum neuer Hirnzellen und eine vermehrte Synapsenbildung nicht ermöglich wird. Denn dies ist die Grundlage für die Neurogenese und Neuroplastizität, die darauf hinweist, dass selbst im Alter Veränderungen in der Zellstruktur und eine vermehrte Synapsenbildung möglich sind. Dabei hat neben

Mitochondriopathien. http://dx.doi.org/10.1016/B978-3-437-31618-0.00020-1

Copyright © 2016 Elsevier GmbH. All rights reserved.

den Fetten insbesondere die Ω-3-Fettsäure DHA (Docosahexaensäure), eine aerobe körperliche Belastung und selbst die Sonnenexposition einen Einfluss auf die Bildung des Hirnwachstumsfaktor im Blut wobei die mangelnde Vit-D-Synthese die Erklärung für die sog. Winterdepression darstellt [549]. Dies steht ganz im Gegensatz zu den Kohlenhydraten, die zu einer vermehrten Bildung toxischer Sauerstoffradikale in den Mitochondrien führen und somit langfristig einem neuronalen Abbau Vorschub leisten. Bei den Fetten ist jedoch sicherzustellen, dass es sich z. B. um naturbelassenes, kaltgepresstes Kokosfett respektive um pflanzlichen Öle wie Argan-, Hanf- und/oder kaltgepresstes Olivenöl handelt, die keinem chemischen Extraktionsverfahren oder einer Hydrogenisierung unterzogen wurden, während die anderen pflanzlichen Öle wie Sonnenblumen-, Distel-, oder Rapsöl aufgrund der künstlichen Härtung als Transfette und damit arteriosklerosefördernd einzustufen sind.

- In die gleiche Richtung einer Steigerung der Neurogenese gehen auch Untersuchungen zu der Auswirkung des **Cannabisstoff Cannabidiol,** das im Rattenmodell zu einer deutlichen Reduktion von Angstreaktionen mit einer über den CB1-Rezeptor vermittelten proneurogenen Wirkung im Bereich des Hippocampus führte [550].
- **Allergische Reaktionen** können ebenfalls zu einer eingeschränkten Hirnfunktion führen, wobei alle Kornprodukte, die das Klebereiweiß Gliadin enthalten (Weizen, Gerste und Roggen), zu meiden sind und auf eine glutenfreie Kost umgestiegen werden sollte. Diese Form der allergischen Reaktion geht oft mit einem nicht unbedingt als Symptom in Erscheinung tretenden Sickerdarm (Leaky-Gut-Syndrom) einher, das u. a. auch zu entzündungsbedingten Darmerkrankungen wie Morbus Crohn oder ulzerativer Colitis resp. einer Autoimmunreaktion mit Zöliakie führt. In solchen Fällen liegt öfters gleichzeitig auch eine durchlässige Hirnschrankenfunktion vor, die im Verbund mit den vom Immunsystem gebildeten Autoimmunantikörpern die Myelinschichten der Nervenzellen angreifen und zusätzlich zu neurologischen Symptomen mit Schwindel, Gleichgewichtsstörungen, gelegentlichen Ataxien, chronischen Kopfschmerzen und sogar Depressionen führen können.
- **Mangelnder Schlaf** ist eine der hervorstechenden Gegebenheiten, die zu einer gestörten Hirnfunktion führt. Denn während des Schlafs kommt es zu Regenerations- und Erneuerungsprozessen im ZNS, notwendige Voraussetzung, ein voll funktionierendes neuronales System zu erhalten. So ist besonders der Schlaf für eine geistige Regeneration bei Patienten mit chronischem Müdigkeitssyndrom (CSF) von ganz entscheidender Bedeutung, damit relevante zerebrale Ausfälle sich nicht entwickeln.
- **Hormonelle Störungen,** insbesondere wie sie von der Schilddrüse bei einer gestörten Synthese des Hormons Thyroxin ausgehen, können ebenfalls zu einer chronischen Müdigkeit und fehlendem Antriebsvermögen mit rascher geistiger Ermüdung führen.
- **Physische und mentale Aktivitätsreize** sind unabdingbare Voraussetzung für ein weiterhin auch im Alter geistig aktives Gehirn, denn nur wenn der Geist auch gefordert wird, stellen sich neue Verbindungen zwischen den Synapsen her und werden auch neue Nervenzellen gebildet, eine Vorstellung die den althergebrachten Ansichten, dass das Gehirn mit einer endlichen Zahl an Neuronen ausgestattet wurde, völlig widerspricht. Somit ist das Zerebrum, je nach Anforderung, einer dauerhaften Veränderung unterworfen, was in zahlreichen Studien auch nachgewiesen werden konnte [551].
- **Chronische Formen von Dauerstress und Angst** sind öfters mit einer Hirnfunktionsstörung vergesellschaftet. Weil solche Formen von zerebralen Funktionsdefiziten auch bei anderen, wie z. B. psychiatrischen und/oder Hirntumorerkrankungen auftreten können, sollte hier eine weitere spezielle Abklärung (wie z. B. CT, MRT) erfolgen.

20.1 Zerebrale Funktionsstörungen – Ursachen, Therapieansätze

- Gärungen im Darm sind des Öfteren Ursache für eine Vergiftung mit dem Alkohol Methanol, D-Laktat, Schwefelwasserstoff (H_2S) und anderen Toxinen, die aus grampositiven Organismen produziert über das Blutgefäßsystem aufgenommen in das ZNS gelangen, wo sie die Nervenzellen förmlich „lahmlegen". Eine zusätzliche Obstipation verschlimmert noch das Symptom, eine Ursache, warum eine Dickdarmspülung oft mit verbessertem Denken, Aufhellung und klarem Bewusstsein einhergeht.
- Coffein kann nur als ein kurzfristiges Stimulans und „Krücke" angesehen werden. Dieses Hilfsmittel ist nur dann von Nutzen, wenn sich nach der Phase der Leistungssteigerung auch eine Phase der Ruhe und Erholung anschließt. Dauerhafte Kaffeetrinker müssen, um ihr überaktives Nervensystem zu beruhigen, dann zur Nacht ein Beruhigungs- (meistens einen GABA-Abkömmling) oder ein Schlafmittel (meistens ein Benzodiazepin) zu sich nehmen, nur, um am nächsten Morgen dann eine Coffein-Abhängigkeit erneut zu offenbaren. Der Verzehr von mehr als 3 Tassen Kaffee/Tag ist als kontraindiziert zu betrachten und führt nur zu einem überaktiven Nervensystem, ohne dass eine Konzentrationszunahme oder eine verbesserte Leistung erreicht wird. Stattdessen tritt eine höhere Fehlerrate auf.
- Auch kann es vorkommen, dass im Rahmen einer Entgiftung die Giftstoffe (insbesondere die Schwermetalle und flüchtigen Organophosphate) aus den Fettdepots förmlich ausgespült werden, in das Blutgefäßsystem übergehen und von dort in das ZNS gelangen, wo sie zu einer Zunahme der geistigen Ermüdungserscheinungen und zu Funktionsdefiziten führen. Aus diesem Grunde ist eine Entgiftung nur langsam durchzuführen, damit der Organismus nicht schlagartig mit Toxinen überschwemmt wird.
- Der sozial akzeptierte Suchtstoff Alkohol kann als ein wirkstarkes Neurotoxin angesehen werden, insbesondere dann, wenn mehr als ein Glas Wein/Tag konsumiert wird. Denn hieraus entwickelt sich mit der Zeit nicht nur eine Abhängigkeit; vielmehr kommt es zu einem Mangel an Thiamin (dem Vitamin B_1), ein essenzielles Vitamin für die normale Hirnfunktion, weil es innerhalb der Elektronen-Transportkette zur Herstellung von ATP in den Neuronen eine wichtige Aufgabe erfüllt. Daneben verursacht Alkohol zusätzlich noch eine Denaturierung der Myelinschichten der Nervenaxone, sodass Erregungen und damit Informationen verlangsamt weiter geleitet werden.
- Verschreibungspflichtige Medikamente haben ebenfalls einen entscheidenden Einfluss auf die Hirnfunktion, ein Effekt, der sich besonders bei den älteren sowie bei den sehr jungen Patienten offenbart und dann offensichtlich wird, wenn solche Medikamente über eine längere Zeit eingenommen werden. Ein Beispiel hierfür sind die Statine und alle Cholesterinsenker per se, die neben der Cholesterinsynthese auch das wichtige Enzym Q_{10} in seiner Synthese blockieren und daneben auch zur Entwicklung eines Diabetes Anlass geben können, dessen Auswirkungen auf die Hirnfunktion wiederholt nachgewiesen worden sind [552].
- Der über Jahre andauernde Konsum von mit Giftstoffen kontaminierten Lebensmitteln, wobei im Vordergrund die Transfette und die Herbizide, wie sie z. B. von Rebell®, Arelon®Top oder dem pflanzlichen Wachstumsregulator Cardinal™ ausgehen und in Salaten, Früchten und Kohl enthalten sind, führt zu einer ausgeprägten Beeinträchtigung neuronaler Funktionen. Diese Beeinträchtigung ist aus einer direkten Funktionsstörung in der mitochondrialen Atmungskette zu erklären und kann, wenn die Giftstoffe lange genug aufgenommen werden, zu dauerhaften Schäden an den Neuronen führen.

- Schließlich sind noch die wachstumsfördernden Hormone (= rekombinanter boviner Wachstumsfaktor oder kurz rBGF), die sich in allen Milchprodukten aus den USA befinden, bzw. die Antibiotika in Rinder-, Schwein-, Hühner- und Putenfleisch, die in den Mastbetrieben regelmäßig eingesetzt werden und sich im Fleisch der Tiere anreichern, zu erwähnen. Denn es ist bekannt, dass 80 % aller hergestellten Antibiotika in der Veterinärmedizin und nicht in der Medizin eingesetzt werden und je mehr man danach im Fleisch von Masttieren sucht, umso fündiger wird man!

Jedoch ist daran zu denken, dass auch andere Ursachen für eine Bewusstseinstrübung vorliegen können, sodass gilt:

> Bei zunehmender zerebraler Symptomatik müssen erweiterte diagnostische Verfahren wie z. B. ein CT und/oder MRT eingesetzt werden, um einen möglichen Tumor, eine anatomisch angeborene Veränderung wie z. B. ein Aneurysma oder eine entzündliche Läsion auszuschließen.

20.2 Formen der natürlichen Entgiftung durch den Organismus

- Der Körper hat verschiedene Möglichkeiten, sich dieser toxischen Belastungen zu entledigen, wobei an erster Stelle die Leber steht, die im Rahmen der Biotransformation durch Dealkylierung und Konjugation mit Glukuroniden die Giftstoffe inaktiviert und zu wasserlöslichen Metaboliten abbaut, die dann u. a. über die Nieren ausgeschieden werden.
- Durch Steigerung der körpereigenen Oxidationsenzyme zur Entgiftung, wie z. B. die Superoxiddismutase und das Glutathion, kann eine vermehrte Entgiftung erreicht werden.
- Eine weitere Möglichkeit besteht in der Ausscheidung von insbesondere fettlöslichen Giftstoffen über die Galle. Das Problem hierbei ist jedoch, dass die Galle zunächst in den Darm abgegeben und später wieder rückresorbiert wird. Dies ist ein Grund, warum im Rahmen der Entgiftung parallel abführende Maßnahmen mit Glaubersalz effektiv sind.
- Das Schwitzen ist eine weitere Form der Ausscheidung von Giftstoffen, wobei viele Toxine, aber insbesondere Schwermetalle vom Körper eliminiert werden. Dies ist ein Grund, warum Schwitzen, aber auch regelmäßige Nahinfrarotsaunagänge nützlich sind. Zu beachten ist hierbei, dass die Giftstoffe durch die erhöhte Körperkerntemperatur und die Kreislaufaktivierung aus den Fettspeichern ausgespült werden und über das Blutgefäßsystem das ZNS erreichen, wo sie dann einen nachteiligen Effekt mit einer anfänglich einhergehenden Verschlimmerung der zerebralen Symptomatik nach sich ziehen können.
- Eine Ausscheidung über die Nieren betrifft speziell alle wasserlöslichen Toxine, die nach Konjugation mit Glukuronsäure in eine ausscheidungsfähige Form überführt werden.
- Eine zusätzliche Form der Entgiftung nutzt der Organismus, indem er Toxine in Haaren, Nägeln und in die Haut einlagert, wodurch sich selbst noch nach Monaten die Art der Vergiftung feststellen lässt.
- Und schließlich ist noch als wesentliche Entgiftungsform das Fasten aufzuzählen, bei dem im Rahmen der Aufnahme großer Flüssigkeitsmengen die Gifte im Körper aktiviert und über die Nieren ausgeschieden werden.

20.3 Fibromyalgie mit Mitochondriopathie vergesellschaftet

Das Krankheitsbild der Fibromyalgie (vom lateinischen „fibro" = Bindegewebe, „myo" = Muskulatur, „algos" = Schmerz) weist auf die Muskulatur und das Bindegewebe betreffende Schmerzen hin und hat die Abkürzung FMS. Es ist ein chronisches Krankheitsbild, das durch diffuse, über den ganzen Körper verteilte Schmerzen mit Allodynie (=gesteigerte Schmerzempfindlichkeit), sowie einem gesteigerten Schmerzempfinden an charakteristischen Punkten (trigger points) der Muskelansätze bei Druck charakterisiert ist [553]. Die Symptomatik der Fibromyalgie bezieht sich jedoch nicht nur auf Schmerzen. Vielmehr liegen weitere Symptome wie chronische Müdigkeit, schlechter Schlaf, schnelle Erschöpfung [554] und rasche geistige Ermüdung mit Konzentrationsmangel [555], Blasenstörungen mit Darmunregelmäßigkeiten [556] oder Taubheitsgefühle in den Extremitäten [557] vor, weswegen dieses Krankheitsbild mit seinen zahlreichen divergierenden Symptomen auch als Syndrom (FMS) bezeichnet wird. Das FMS ist öfters auch mit einer psychiatrischen Erkrankungen, wie z. B. einer Depression, einem Angstsyndrom oder einer posttraumatischen Belastungsstörung (PTSD) vergesellschaftet [558, 559]. Jedoch weisen nicht alle Patienten mit einer Fibromyalgie sämtliche aufgeführten Symptome gleichzeitig auf. Mit einer Prävalenz von 2–4 % in der Bevölkerung liegt eine Inzidenz von Frau: Mann im Verhältnis von 9:1 vor. Zur Ätiologie der FMS werden zahlreiche kurzfristige auslösende Stressoren und Infektionen, meistens auf viraler Basis, angenommen. Es können ursächlich aber auch bakterielle Infektionen und physische Traumata, insbesondere im Kopf- und Nackenbereich, vorliegen [306], die alle mehr oder weniger den Stickoxidspiegel im Organismus, ähnlich wie nach schweren psychischen Insulten, anheben und dann letztlich zum Ausbruch der Erkrankung führen. Einige Fälle von FMS beruhen sekundär auf einer Autoimmunerkrankung, wie sie z. B. auch beim Lupus erythematodes vorliegt, bei dem die Autoimmunattacke zu einer maßgeblichen Entzündungsreaktion ähnlich den bei der FMS involvierten Gewebepartien führt. Auch wurde schon ein erniedrigter Schilddrüsenhormonspiegel als Verursacher der FMS diskutiert, weil niedrige Hormonspiegel zu einer Aktivierung der induzierbaren Stickoxidsynthase (iNOS) führen. Des Weiteren haben zahlreiche Untersuchungen nachweisen können, dass der objektivierbare oxidative Stress im Rahmen der Fibromyalgie, als Zeichen einer Entzündung, mit einer Zunahme der Zytokinspiegel einhergeht [560].

Daneben liegen zahlreiche Studien vor, die die Mitochondrien ursächlich mit der Fibromyalgie in Verbindung bringen, indem über eine Dysfunktion mit gleichzeitig gesteigerter Aktivität der N-Methyl-D-Aspartat(NMDA)-Rezeptoren, diese als ein gemeinsamer Nenner für die verschiedenen Symptome bei der FMS angesehen werden können [106, 315, 560–562]. Diese Annahme konnte insofern auch gestützt werden, als nichtselektive NMDA-Antagonisten wie z. B. Dextropropoxyphen und Ketamin [563] die Schmerzen und auch weitere Symptome der FMS reduzieren, sodass ein gesteigerter NMDA-Spiegel als einer der Verursacher anzusehen ist [558]. Zwei weitere Studien berichten über eine aus dem Krebszyklus stammende Anhäufung von Citrat bei verminderter Aconitase-Aktivität als eine der möglichen Ursachen von Fibromyalgie, ein Hinweis, der sehr gut in den Stickoxid/Peroxynitritzyklus hineinpasst. Die Datenlage zur gesteigerten Stickoxidaktivität bei FMS-Patienten ist hierbei recht unterschiedlich, wobei zwei Studien eindeutige Hinweise liefern, jedoch zwei weitere Studien dies nicht belegen können [564]. Eine weitere Studie weist dagegen auf eine erhöhte NF-κB Aktivität (nuclear factor "*kappa*-light-chain-enhancer" of activated *B*-cells), die für die Entwicklung einer Entzündung maßgeblicher Taktgeber ist, hin, was den Entzündungscharakter der FMS unterstreicht. Dagegen wurden bisher jedoch noch keine möglichen Verbindungen der FMS zu einer möglichen Hochregulierung der Vanilloid-Rezeptor-Population (TRPV1) und den dadurch ausgelösten Schmerzen untersucht [565, 566]. Jedoch liegen aufgrund der an speziellen anatomischen Lokalisationen ausgelösten Schmerzsymptomatik bei gleichzeitigen Gehirnscan-Untersuchungen jetzt Beweise dafür vor, dass eine hohe Anzahl interindividuell unterschiedlicher Hirnareale im Rahmen einer FMS aktiviert werden. Hierbei war speziell ein Teil des ZNS, der Thalamus, besonders häufig betroffen. Denn der Thalamus ist die Region, in der die Schmerzafferenz reguliert wird und in der entschieden wird, ob der Schmerz bewusst gemacht werden soll. Diese Hirnregion ist bei FMS-Patienten immer aktiviert, sodass sich hier die Erklärung für eine diffuse Schmerzsymptomatik bei einem eher lokal begrenzten Stickoxid/Peroxynitrit-Zyklus finden lässt, indem der Thalamus, ähnlich wie ein Schalter, den Schmerz an- und abschaltet, eine Betrachtung die auch sehr gut in das recht unterschiedliche Symptommuster bei der FMS passt. Und obgleich der Thalamus nicht der einzige Teil im ZNS ist, der bei einer FMS aktiviert wird, so stellt er doch den Anteil dar, der am stärksten eine Reaktion aufweist. Diese neue Interpretation für die bei einer Fibromyalgie auftretenden Schmerzen konnte im Rattenmodell der FMS bestätigt werden, indem eine verminderte Freisetzung von Serotonin im ventrobasalen Anteil des Thalamus mit einer gesteigerten NMDA-Aktivität sowie erhöhten Stickoxidspiegeln und einer diffusen Schmerzsymptomatik nachgewiesen wurde [567]. Konsequenterweise stellen beide, sowohl die Fibromyalgie als auch das chronische Müdigkeitssyndrom, repräsentative Beispiele für einen aktivierten Stickoxid/Peroxynitrit-Zyklus dar, wobei der gesteigerte Zyklus auch eine Erklärung für die gemeinsame Ätiologie der beiden Erkrankungen liefert, ein Ansatz der, schon von mehreren Forschungsgruppen vorgeschlagen wurde. Und indem der diffuse Schmerz eines der dominierenden Symptome bei der Fibromyalgie darstellt, so ist er auch gleichzeitig eine Herausforderung für den Schmerzspezialisten, der gerade damit begonnen hat, die Zusammenhänge mit einem gesteigerten Stickoxid/Peroxynitrit-Zyklus zu verstehen (➤ Tab. 20.1).

Tab. 20.1 Zusammenfassung der Symptome und Zeichen im Rahmen der Fibromyalgie, die für einen gesteigerten Stickoxid/Peroxynitrit-Zyklus sprechen

Symptome & Zeichen bei der FMS	Erklärung zur Symptomatik basierend auf einen gesteigerten Stickoxid/Peroxynitrit-Zyklus
Erniedrigter Energiezustand/ Mitochondrienfehlfunktion	Inaktivierung und Blockade verschiedener Coenzyme in den verschiedenen Komplexen innerhalb der Mitochondrienwand durch Peroxynitrit, Stickoxid und Superoxid
Oxidativer Stress	Vermehrtes Auftreten von Peroxynitrit, Superoxide und andere Sauerstoffradikale
Perfusionsänderungen im PET (Positronenemissionstomografie)	Dysfunktion und Mangel in der energetischen Versorgung der Zellen; Perfusionsänderungen werden durch Stickoxid, Peroxynitrit und Isoprostane (= Prostaglandin-ähnliche Marker für oxidativen Stress) ausgelöst
Perfusionsänderung im SPECT (Single Photon Emissions-Computertomografie)	Aufgrund von oxidativem Stress Abnahme von reduziertem Glutathion, sowie ähnliche Perfusionsänderungen wie sich auch im PET-Scan nachweisen lassen
Verminderte Aktivität der natürlichen Killer (NK)-Zellen	Superoxid und weitere Sauerstoffradikale induzieren einen Abfall der natürlichen-Killer-(NK-) Zellfunktionen
Erhöhte Zytokinspiegel	Der aktivierte Transkriptionsfaktor NF-κB stimuliert Gene, die die Freisetzung inflammatorischer Zytokine anregen
Angstzustände	Gesteigerte NMDA-Aktivität in der Amygdala des ZNS

Tab. 20.1 Zusammenfassung der Symptome und Zeichen im Rahmen der Fibromyalgie, die für einen gesteigerten Stickoxid/Peroxynitrit-Zyklus sprechen (Forts.)

Symptome & Zeichen bei der FMS	Erklärung zur Symptomatik basierend auf einen gesteigerten Stickoxid/Peroxynitrit-Zyklus
Depression	Erhöhte aggressive Stickoxidradikale führen teilweise oder im Ganzen über einem Anstieg der Zytokine und einer gesteigerten NMDA-Aktivität zur Depression
Wutausbrüche	Exzessive NMDA-Aktivität im periaquäduktalen Höhlengrau des Mittelhirns
Funktionsstörungen der Kognition, beim Lernen verbunden mit Erinnerungsausfällen	Erniedrigte Energieproduktion in den Mitochondrien der neuronalen Zellen des Gehirns, die für das aggressive Peroxynitrit sehr anfällig sind
Diffuse Schmerzsymtomatik	Sensibilisierung der TRP-(Vanilloid-) und der NMDA-Rezeptoren, die an der Schmerzleitung beteiligt sind, ausgelöst zum großen Teil durch Stickoxid und einem erhöhten zyklischen GMP (Guanosinmonophosphat)-Spiegel
Chronische Müdigkeit, geringe geistige und körperliche Ausdauer	Unzureichende Energieproduktion in den Mitochondrien einhergehend mit einer verminderten ATP-Synthese und einer Dysfunktion der ATPase
Schlafstörungen	Der Schlafzyklus wird durch inflammatorische Zytokine, einer gesteigerten Aktivität des Transkriptionsfaktors NF-κB und Stickoxidradikale unterbrochen
Orthostatische Bludruckschwankungen	Zwei Mechanismen werden hierfür diskutiert: Stickoxid-vermittelte Vasodilatation mit anschließendem Versacken von Blut in den unteren Extremitäten und Stickoxid-vermittelte Dysfunktion des sympathischen Nervensystems
Reizdarmsymptomatik mit krampfartigen Schmerzen	Wegen Dysbiose und Konsum prozessierter Nahrungsmittel und/oder gleichzeitigen allergischen Reaktionen kommt es zu schwelenden Entzündungen im Darm mit lokaler Freisetzung von Stickoxid, Zytokinen sowie einer Aktivierung des Transkriptionsfaktors NF-κB; damit einhergehend erfolgt eine zunehmende sensorische Empfindungssteigerung mit Sensitivierung der Vanilloid-(TRP-) und NMDA-Rezeptoren
Sickerdarmsyndrom mit Allergie auf Essensbestandteile	Gesteigerte Darmpermeabilität aufgrund exzessiver, lokaler Stickoxidproduktion mit Freisetzung inflammatorischer Zytokine und einer Aktivierung des Transkriptionsfaktors NF-κB, wobei Peroxynitrit zum Teil auch die Poly-(ADP-Ribose-)Polymerase-Aktivität, einem Enzym, das an der DNA Reparatur beteiligt ist, freigesetzt wird

Die Herausforderung bei dieser Erkrankung besteht darin, unbedingt den gesteigerten Stickoxid/Peroxynitrit-Zyklus zu senken, um ihn in einen normalen und akzeptablen Bereich zu bringen. Und während der Zyklus hauptsächlich die Elemente Stickoxid, Superoxid und Peroxynitrit beinhaltet, spielen auch der Transkriptionsfaktor NF-κB, eine Anreicherung von Sauerstoffradikalen (ROS), die inflammatorischen Zytokine, drei unterschiedliche Enzyme, die in der Produktion von Stickoxid beteiligt sind (z. B. die Stickoxidsynthasen iNOS, nNOS und eNOS), zwei Rezeptorfamilien innerhalb des zentralen Nervensystems (z. B. der Vanilloid- oder TRPV1- und der N-Methyl-D-Aspartat(NMDA)-Rezeptor, die bei der Schmerzvermittlung eine entscheidende Stellung einnehmen) eine Rolle.

20.4 Ursachen für chronische Erschöpfung und Müdigkeit bei CFS und FMS

Es gilt, vier unterschiedliche Aspekte im Auge zu behalten, die in der Lage sind, eine chronische Müdigkeit auszulösen und die gleichzeitig auch Ansatzpunkte für eine Behandlung ergeben:

1. Die Aufnahme einer hauptsächlich mit Kohlenhydraten angereicherten Nahrung
2. Eine Allergie auf Essensbestandteile
3. Eine Dysbiose des Darms (Übergewicht der falschen Bakterien im Darm)
4. Eine Chemotherapie, inklusive der Einnahme zahlreicher Medikamente

> Die Sucht auf kohlenhydratreiche Ernährung ist die hauptsächliche Ursache einer chronischen Müdigkeit und der schnellen Erschöpfung.

Das Hauptproblem bei der Kohlenhydratsucht ist die Tatsache, dass das ZNS hohe Blutzuckerspiegel bevorzugt, während der restliche Körper dies nicht verkraften kann. Dies ist einer der Gründe, warum bei der Zunahme des Blutzuckerspiegels (Hyperglykämie) schon bei Werten von über 100 mg/dl das Insulin aktiviert wird, das nur die Aufgabe hat, diesen Blutzucker möglichst schnell wieder auf einen tieferen Wert zu bringen, mit der Folgereaktion, dass hieraus ein zu niedriger Blutzucker (Hypoglykämie) resultiert. Dieses Auf und Ab der Blutzuckerkonzentration führt dazu, dass im Rahmen einer Hyperglykämie eine optimale oxidative Phosphorylierung wegen der dabei entstehenden Sauerstoffradikale für die Mitochondrien von Nachteil ist, während bei der Hypoglykämie eine unzureichende Substratzufuhr zu den Mitochondrien vorliegt. In beiden Fällen mündet dies jeweils in eine Funktionsdrosselung der Organellen. Die Folge ist, dass abhängig vom Blutzuckerspiegel die Mitochondrien wechselweise an- und ausgeschaltet werden.

20.5 Glykierte, verzuckerte Eiweiße – Blockade der energetischen, mitochondrialen Versorgung

Eine Diät, die zum größten Teil aus prozessierten Kohlenhydraten und niedrigen Fettanteilen besteht, führt jedes Mal zu einem nach der Mahlzeit steilen Anstieg des Blutzuckerspiegels mit anschließender Freisetzung von Insulin. Über einen längeren Zeitraum hat dies jedoch die bekannte Insulinresistenz und einen Diabetes Typ II zur Folge. Und während die Serumproteine mit einem höheren Blutzuckerspiegel konfrontiert werden, gehen sie mit diesen eine Verbindung ein, die als fortgeschrittene verzuckerte Endprodukte („advanced glycation endproducts" = AGEs) oder glykierte Eiweiße bezeichnet werden. Und weil Fruktose heutzutage aus prozessökonomischen Gründen vermehrt in der Nahrungsherstellung eingesetzt wird, ist eine um den Faktor 10 höhere Verzuckerungsrate [568], die mit einem oxidativen Stress einhergeht [569], zu erwarten. Ein typischer Vertreter dieser glykierten Eiweiße ist das Hämoglobin, das im Rahmen der Effektivitätsbestimmung bei der Diabetestherapie als HbA_{1c} ermittelt wird und über den der Verlauf des Blutzuckers in den letzten Wochen eine Aussage zulässt. Symptomatisch für die durch Fruktose ausgelösten nachteiligen Effekte sind Fütterungsversuche an Ratten, bei denen die mit Fruktose im Gegensatz zu den mit Glukose oder einfachen Zucker gefütterten Tieren, eine höhere Rate an Gefäßschäden aufwiesen [568]. Diese nachteilige Wirkung konnte auch in einer von Seneff und

Mitarbeitern am Menschen durchgeführten Untersuchung bestätigt werden [570], wobei in Verbindung mit den Ergebnissen anderer Forschungsgruppen sich zwanglos Beziehungen zu dem Krankheitsbild des Morbus Alzheimer ableiten lassen:

1. Glykierte Endprodukte finden sich vermehrt im Gehirn von Alzheimerpatienten.
2. Das Gehirn von Alzheimerpatienten weist einen Mangel an Fetten und Cholesterin, dafür aber vermehrt glykierte Eiweißprodukte auf.
3. Bei der Alzheimererkrankung (auch bezeichnet als Diabetes Typ III) ist das β-Amyloid nicht ursächlich beteiligt, weil seine Synthesehemmung mit Hilfe von Medikamenten trotzdem zu einem weiteren Abbau der geistigen Fähigkeiten führt und Insulinresistenz sowie eine mitochondriale Funktionsstörung als Frühindikatoren für einen Alzheimer angesehen werden können [98].
4. Apolipoprotein (ApoE) ein Eiweiß, das eine wichtige Funktion im Fettstoffwechsel des Menschen spielt, induziert bei Fettmangel die Synthese von β-Amyloid [571].
5. β-Amyloid leitet den Metabolismus der Neurone weg von Glukose und Sauerstoff hin zu anderen Energieträgern, indem die Bioverfügbarkeit der Ketone und von Laktat gesteigert wird.
6. Die β-Amyloid-Synthese kann als ein protektiver Mechanismus angesehen werden, indem die Mitochondrien weiter Glukose zu Energieherstellung verwenden, damit eine weitere Glykierung und eine damit einhergehende oxidative Schädigung vermieden wird.
7. Astrozyten spielen eine entscheidende Rolle im Rahmen der Versorgung mit Fetten und Cholesterin und garantieren eine regelhafte neuronale Funktion.
8. Glykierung hemmt den über das LDL stattfindenden Transport von Fetten und Cholesterin zu den Astrozyten und damit auch indirekt zu den neuronalen Zellen.
9. Ist die Fettzufuhr zum Gehirn vermindert, steigt die Syntheserate von Glutamat an, einem wirkstarken Neurotransmitter, der das fehlende Cholesterin ersetzt und dadurch weiterhin die Transmission zwischen den Neuronen garantieren soll.
10. Und weil Glutamat, das im Zuge des Cholesterinmangels die Transporterfunktion übernimmt, auch ein exzitativer Transmitter mit oxidativen Eigenschaften ist, kommt es zu einer zunehmenden neuronalen Schädigung.
11. Mit der Zeit werden die neuronalen Zellen und die darin enthaltenen Mitochondrien zusätzlich auch noch durch den hohen Blutzuckerspiegel und die dabei entstehende Oxidation so geschädigt, dass eine Apoptose (programmierter Zelltod) eingeleitet wird.
12. Indem prozessierte Kohlenhydrate vollständig weggelassen und durch natürliche Fette sowie Cholesterin ersetzt werden, kann der Morbus Alzheimer vermieden werden.
13. Hinweisend für die durch hohe Anteile von glykierten Proteinen im Blut induzierten neuronalen Veränderungen, ist die mit Hilfe der Magnetresonanztomografie (MRI) nachgewiesene Atrophie im Hippocampus des Gehirns von Patienten. Denn mit zunehmendem glykiertem HbA_{1c} wurde eine Zunahme der Atrophie in dem für das Gedächtnis zuständigen Hirnareal (Hippocampus) nachgewiesen, eine Veränderung, die gleichzeitig auch mit kognitiven Störungen einherging [571a].

20.6 Fette für das Gehirn – Vermeidung einer frühen Demenz

Während aktuell immer noch von den meisten Medizinern dem Fett abgeschworen und bei erhöhtem Cholesterinspiegel sofort der Rezeptblock für ein Statin gezückt wird, weisen mittlerweile mehrere Studien eindeutig nach, dass die ältere Patientenpopulation von einer Statineinnahme nicht profitiert und stattdessen eher einen Gedächtnisverlust erleidet [334, 573, 574]. Aus solchen

Ergebnissen und aus der Tatsache, dass Völker mit einem hauptsächlichen Konsum von Fetten in ihrer Nahrung (z. B. die Inuit) resp. von Eiweiß (bei den Massai) nicht unter Cholesterin-bedingten Herzkreislauferkrankungen leiden, ist eine neue Richtung in der Forschung (obgleich nicht allgemein anerkannt) eingeleitet worden, die die Statine zur Cholesterinsenkung als die eigentlichen Verursacher für eine mittlerweile endemische Zunahme an Alzheimererkrankung ansieht. Immerhin weisen auch entwicklungsgeschichtliche Daten der Menschheitsgeschichte darauf hin, dass mit dem Verzehr von höheren Fettanteilen an DHA (Docosahexaensäure) die Entwicklung des Gehirns einen enormen Sprung nach vorne machte, sodass der Homo sapiens erst hierdurch seine Intelligenz und Vormachtstellung auf dem Globus erreichen konnte. In diese Richtung geht auch der Einsatz von Phospholipiden und Ölen in bioverfügbarer Form, damit die Zellmembran und besonders die beiden Membranen der Mitochondrien innerhalb der Zelle wieder stabilisiert werden. Von den funktionell arbeitenden Medizinern wird deshalb die Vorgehensweise mit höheren Fettanteilen gerne bei Patienten mit Demenz oder Alzheimer eingesetzt, wobei folgende grundlegenden Tatsachen die vermehrte Gabe von Fetten und Ölen rechtfertigen:

1. Die Grundstruktur jeglicher Zellmembran besteht aus Phospholipiden und Lecithin (enthalten in Reis, Soja und Sonnenblumenlecithin).
2. Diese Membranen benötigen das richtige Verhältnis der Ω-6- zu Ω-3-Fettsäuren von 1 : 3. Wir verzehren heutzutage jedoch ein umgekehrtes Verhältnis von 20 : 1, wodurch der entzündungsfördernde Anteil der Ω-6-Fettsäuren vermehrt ins Spiel kommt.
3. Die heutzutage erhältlichen Öle mit einem Verhältnis Ω-6- zu Ω-3-Fettsäuren von 3 : 31 ist dagegen nur im Hanf-, Kokosnuss-, Argan-, nativem Oliven- und dem roten Palmöl, nicht jedoch in den kommerziell erhältlichen Sonnenblumen-, Distel-, Raps- und Sojakernöl enthalten. Hier liegt ein umgekehrtes Verhältnis vor und es sind diese Öle zwecks längerer Haltbarkeit zusätzlich noch hydrogenisiert worden, sodass bei dem chemischen Prozess zusätzlich die eine Arteriosklerose fördernden Transfette entstehen.
4. Ein bedeutender Vorteil bei der Verwendung der richtigen Öle und Fette ist die Tatsache, dass die mit Schwermetallen, flüchtigen organischen Stoffen und mit Pestiziden angereicherten Lipide im ZNS ausgetauscht werden und sie die alten Phospholipide einfach ersetzen, ein Vorgang, der den Vorgang bei der Entgiftung zusätzlich noch unterstützt.
5. Und weil das Gehirn bis zu einer Million neue Verbindungen jede Sekunde (!) herstellt, besteht auch eine gute Chance, mit einer optimierten Energieversorgung und einer gleichzeitigen Entgiftung eine Verbesserung der Hirnfunktionen zu erreichen.
6. Auch das Immunsystem kann hiervon profitieren, weil in Studien der Nachweis für eine fettfördernde Eigenschaft der körpereigenen Abwehr erbracht werden konnte [575, 576].

Wird ein therapeutischer Ansatz gewählt, so sind folgende Öle und Fette in folgender Kombination zu empfehlen:

- Lecithin – einen Teelöffel (ca. 5 ml) 2 Mal/Tag, ein wichtiger Anteil bei der Bildung von neuen Zellmembranen.
- Kokosnussöl – einen Suppenlöffel (ca. 10 ml) 2× täglich, das perfekte Brennmaterial für die Hirnzellen.
- Hanföl – es weist das optimalste Verhältnis von Ω-6- zu Ω-3-Fettsäuren auf, davon mindestens 2× täglich/Tag einen Teelöffel. Bei präexistentem Alzheimer sollte die Einnahme auf bis zu 4mal/Tag einen Esslöffel gesteigert werden.

Eine optimierte energiebasierende Form von Fetten und Energieträger für die Mitochondrien des zentralen Nervensystems ist die Einnahm einer Kombination von erhitztem organischen Kokosfett zusammen mit organischem Kakaopulver (grün oder braun ist egal, aber ohne Zucker) mit einem Teelöffel D-Ribose verrühren, kalt werden lassen und als Riegel serviert.

20.7 Ursache chronischer Erkrankungen – der hohe Zuckerkonsum

Das Problem der heutigen Ernährung ist der hohe Anteil von Zucker in mittlerweile 80 % aller Nahrungsmittel, insbesondere in den Produkten, die von der Industrie so handverlesen und appetitlich verpackt dem Verbraucher suggerieren, dass es sich um ein Naturprodukt handelt.
So arbeiten zwar das Gehirn und die Muskeln optimal unter einem hohen Blutzucker, wobei simultan die Neurotransmitter GABA und Serotonin freigesetzt werden, die beide zu einer Entspannung führen. Jedoch erkauft man sich diesen Vorteil mir mehreren auch langfristig wirkenden Nachteilen, die letztlich dann sogar in eine Zuckersucht, ähnlich dem zwanghaften Kaffeetrinken oder dem Kettenrauchen münden [577]. Denn es wird zum Einen durch den rasch resorbierten Zucker ein hoher Blutzuckerspiegel induziert, der zu einer sofortigen Reaktion der Bauchspeicheldrüse mit Freisetzung von Insulin führt, eine Reaktion, die überschießt, den Blutzucker mit Hilfe des Insulins in die Fettzellen transportiert, ihn dort als Fett speichert und in der Folge zu einem zu niedrigen Blutzucker führt. Ein niedriger Blutzucker hat jedoch Nervosität, mangelnder Konzentration, Müdigkeit, frühzeitiger Erschöpfung und einen Zwang zur erneuten Zuckeraufnahme zur Folge, alles Symptome, um der Phase der Unterzuckerung entgegenzuwirken. Die hohen Blutzuckerspiegel lösen dagegen, insbesondere an den Gefäßwänden, Entzündungsreaktionen über eine Freisetzung von Stickoxid aus, eine Reaktion, die in einer Freisetzungskaskade von Entzündungsmediatoren über den induzierten Transkriptionsfaktor NF-κB mündet. Andererseits verbinden sich hohe Blutzuckeranteile zusätzlich mit den gleichfalls im Blut enthaltenen Proteinen zu verzuckerten (= glykierten) Eiweißen, die zu einer frühzeitigen Alterung der Gefäße und Organe führen.
Um dieses Auf und Ab des Blutzuckerspiegels mit Phasen von Leistungsfähigkeit, gefolgt von Phasen vollständiger Erschöpfung und Hypoglykämie zu vermeiden, sind folgende Richtlinien zu empfehlen:

1. Vermeiden von 80 % der bisher gegessenen prozessierten Kohlenhydrate, die mit Zucker angereichert sind, den Konsumenten damit in Richtung Sucht treiben und den Ersatz der verlorengegangenen Energie durch gesunde, nicht hydrogenisierte Öle und Fette, die, wie schon oben ausgeführt, aus Oliven-, Argan-, Kokos, Palm- und/oder Hanföl bestehen. Dazu vermehrt den Verzehr fetthaltiger Fischsorten wie Hering, Makrele, Lachs, usw. in den Nahrungsplan aufnehmen.
2. Fleisch und damit Proteine nur von auf Weiden gehaltenen Tieren sowie frei umherlaufenden Hühnern und Gänsen, die nicht vorgefertigtes, sog. Kraftfutter, erhalten, mit Antibiotika gemästet werden und als Wachstumsbeschleuniger noch Hormone erhalten.
3. Höhere Anteile an rohen Gemüsen und Obst als Kohlenhydratträger, die, soweit möglich, nicht mit Pestiziden, Herbiziden oder Fungiziden „geduscht" wurden.
4. Für diejenigen, die eine Glutenintoleranz resp. Glutensensitivität aufweisen, sind alle Brotsorten aus Weizen, Roggen, Gerste, Triticale, Dinkel, Grünkern, Hafer (Kontamination!) und Kamut zu meiden und bevorzugt nur Mehle aus Buchweizen, Amaranth, Hirse, Lein- oder Chiasamen, Sorgum, Reis, Quinoa, Treff (= Getreidekorn aus dem nördlichen Äthiopien), Montina (= indische Reispflanze) zu verwenden, weil diese Mehle keine Gliadine enthalten. Dies ist eine grundlegende und wichtige Empfehlung, weil nach neuesten Ergebnissen bis zu 80 % (!) der westlichen Bevölkerung eine Glutenintoleranz aufweist [571b, 571c], die sich zuerst in nur marginalen Symptomen an den unterschiedlichsten Organen manifestiert, um dann erst nach Jahren bis zu Jahrzehnten eine volle Symptomatik, meistens im Bereich des zentralen oder

peripheren Nervensystems, zu offenbaren, die den Patienten dann verspätet zum Arzt führen. (Entsprechende Tests zum Nachweis siehe unter dem Kapitel Diagnostik einer nicht-Zöliakie glutenbedingten Sensitivität). Hier heißt es, präventiv tätig zu werden und nicht erst dann, wenn eine durch die Glutenintoleranz ausgelöste Autoimmunerkrankung mit Diabetes Typ 1, Hashimoto-Thyreoiditis, eine Rheumatische Arthritis, eine Dermatitis herpetiformis, eine Multiple Sklerose, eine zerebellare Ataxie, resp. beginnende zerebrale Abbauerscheinungen so offenbar werden, dass selbst der Patient diese nicht mehr übersehen kann.

5. Und weil eine ehemalige „Zuckersucht“ sowie die in dem Gliadin des Klebereiweißes enthaltenen Exorphine süchtig machen, kommt es bei einer Abstinenz zu Entzugserscheinungen, die Tage bis Wochen andauern können und sich wie bei einem Kettenraucher oder Alkoholiker, der sein Suchtmittel weglässt, in Form von Unruhe, einem zwanghaften Verlangen nach Süßem, Aggressivität, starken Stimmungsschwankungen, Konzentrationsschwäche, Anfällen von Schwitzen bis hin zu einer Ohnmacht steigern können.

> N. B.: Der antike römische Spruch „Panem und Circenses" hat auch in der heutigen Zeit eine tiefere Bedeutung, indem mit Spielen (Fußball, Tour de France, Olympiade) und mit den im Brot enthaltenen exogenen Opioiden das Volk ruhig gehalten wird!!!

21 Mitochondrienfunktionstests im Rahmen der Mitochondriopathie

Die grundlegende Ursache für eine mitochondriale Dysfunktion bei Patienten mit chronischem Müdigkeitssyndrom (CSF) und/oder einer Fibromyalgie (FMS) ist der Mangel an dem köpereigenen Entgiftungssystem Glutathion (GSF), der mit einer partiellen Blockade im Methylierungsprozess einhergeht. Diese beiden Mangelsituationen erlauben es nämlich, dass sich die Toxine und Sauerstoffradikale (ROS) anreichern, die die De-novo-Produktion von L-Carnitin, Q_{10}, Phosphatidylcholin und Kreatinin verhindern, wobei letztere den Methylierungsschritt zu ihrer Synthese unbedingt benötigen, um dann später für die oxidative Phosphorylierung und für die Synthese von ATP in den Mitochondrien verwendet werden zu können. Aus diesem Grunde ist ein Mitochondrienfunktionstest zur Ursachenbestätigung notwendig, um das klinische Bild eines chronischen Müdigkeitssyndroms oder einer anderen klinisch in Erscheinung tretenden Mangelerkrankung resp. Mitochondrienschädigung zu untermauern, um den Grad der Behinderung objektivieren zu können, um den Ort der Fehlsteuerung im Mitochondrium exakt bestimmen zu können und um anschließend dem funktionell arbeitenden Therapeuten ein Werkzeug in die Hand geben zu können, wie und mit welchen Mitteln er zur Beseitigung der biochemischen Störung therapeutisch aktiv werden kann. Auch wenn Zwischenergebnisse auf eine deutliche Funktionsverbesserung der Mitochondrien hinweisen, so kann doch die Funktion durch die Einnahme der vorgeschlagenen Mikronährstoffe und Spurenelemente immer noch weiter verbessert werden. Hieraus ist abzuleiten, dass eine langfristige Einnahme in Form einer Kur anzustreben ist.

Mitochondriopathien. http://dx.doi.org/10.1016/B978-3-437-31618-0.00021-3

Copyright © 2016 Elsevier GmbH. All rights reserved.

21.1 Transmembranöser Protonengradient in den Mitochondrien

Das funktionelle Versagen der Mitochondrien bei all diesen neurodegenerativen Erkrankungen kann anhand eines Potenzialabfalls an der inneren Mitochondrienmembran mit Hilfe der Flusszytometrie bestimmt werden. Denn während die normale mitochondriale Funktion eine negative Ladung auf der Innenseite der inneren Mitochondrienmembran voraussetzt und die asymmetrische Verteilung der H^+-Ionen in der Innenmembran eine Potenzialdifferenz und damit auch einen pH-Gradienten zur Folge hat, kommt es bei einem Verlust dieser Potenzialdifferenz (= Ausdruck eines transmembranösen Abfalls im Membranpotenzial) auch zu einer unterschiedlich fluoreszierenden Farbstoffverteilung. So z. B. führt das Toxin Staurosporin, ein Stoff mit sowohl antifungalen als auch antihypertensiven Eigenschaften zur Apoptose, sodass die Mitochondrienfunktion mit der Zeit verloren geht. Indem in vitro die Zellen mit dem Farbstoff Annexin V-FITC, das am Phosphatylserin bindet, und mit DAPI und DiIC-5 markiert werden, kann ein völliger mitochondrialer Energieverlust bei apoptotischen Zellen sichtbar gemacht werden, ein Vorgang, der dosisabhängig ist.
Die Flusszytometrie stellt somit eine Möglichkeit dar, das elektrochemische transmembranöse Potenzial innerhalb der Mitochondrien und damit den Protonengradienten zwischen den beiden Mitochondrienmembranen mit Hilfe des lipophilen Kation JC-1 [578] in % zu bestimmen. Es ist kein unbedingt spezifischer Test für den Nachweis einer Mitochondriopathie, weil er bei Patienten mit Autoimmunerkrankungen, neurodegenerativen Erkrankungen wie Alzheimer und Parkinson, bei Asthma, bei Entzündungen des Intestinaltrakts (wie z. B. der Colitis ulcerosa, dem Morbus Crohn und dem Colon irritabile) sowie bei Krebserkrankungen ebenfalls verminderte Werte aufweist.

21.2 Der Mitochondrienfunktionstest

Um jedoch das Ausmaß der Funktionsstörung in den Mitochondrien bestimmen zu können, wird der ATP-Mitochondrienfunktionstest in peripheren Leukozyten eingesetzt, der aus drei unterschiedlichen Teilen besteht:

- **Teil A:** Die Bestimmung der Ausgangsspiegel von ATP
- **Teil B:** Der Grad der oxidativen Phosphorylierung innerhalb des Komplexes V der Mitochondrien, dort, wo ADP zu ATP umgewandelt wird
- **Teil C:** Der Transport der frisch gebildeten ATP durch die Mitochondrienmembran in das Zytosol der Zelle, dort, wo ATP dann verbraucht wird und ADP entsteht, das anschließend erneut über das Translokatorprotein in das Mitochondrium rücktransportiert wird.

Der Test ist nicht nur in der Lage, die Rate, mit der ATP hergestellt wird, festzustellen, er zeigt auch auf, wo ein mögliches Problem in der Synthese von ATP liegt. Indem der Testabschnitt A den ATP-Anteil innerhalb der Zelle bestimmt, dort, wo Magnesium einen entscheidenden Anteil an der Synthese hat, wird hiermit die Syntheseleistung bestimmt. Der zweite Testabschnitt B bestimmt die Effizienz, mit der das ADP zu ATP innerhalb der Mitochondrien hergestellt wird. Sollte hierbei eine Insuffizienz vorliegen, so kann dies aufgrund eines Magnesium- oder eines Q_{10}-Mangels resp. zu niedriger Anteile an Vitamin B_3 (NADH) und/oder von Acetyl-L-Carnitin liegen. Auch ist es möglich, dass die Konversion von ADP zu ATP durch ein äußeres

Agens oder Toxin blockiert wird. Im Teilabschnitt C des Tests wird eine weitere Möglichkeit untersucht, ob das Transporterprotein, das ATP und/oder ADP über die Mitochondrienmembran durchschleust, nicht ausreichend arbeitet, wobei die Rate, mit der ADP zu ATP umgewandelt wird (ebenfalls ein magnesiumabhängiger Vorgang) bestimmt wird. Ist der Prozess verlangsamt, so liegt in den meisten Fällen ein Magnesiummangel innerhalb der Zellen vor. Deshalb kann ein zu niedriger intrazellulärer Magnesiumspiegel (und nicht der Magnesiumspiegel im Blutplasma!) eine Ursache für die zu geringe Bildung von ATP und ein damit einhergehendes Energiedefizit sein. Und weil ca. 40 % der Energie für die Natrium-Kalium- und die Kalzium-Magnesium-Pumpe verbraucht wird, ist bei einer unzureichenden, energiemangelbedingten Pumpenfunktionshemmung in den Zellwänden auch ein intrazellulärer Magnesiummangel anzutreffen, welches dann dem Mitochondrium für die ausreichende oxidative Phosphorylierung fehlt, ein Effekt, der in einen Teufelskreis mit zunehmendem Energiemangel mündet. Der Transport von ATP und ADP innerhalb der Mitochondrienmembran hängt von dem Translokatorprotein (TL) ab, welches für den Hin- und Hertransport von ADP und ATP verantwortlich ist. Dies ist ein sehr wichtiger Prozess und zeichnet sich dadurch aus, dass ca. 80 % der Mitochondrienmembran aus Translokatorproteinen besteht. Liegt hier eine Blockade vor, so ist diese mit an Sicherheit grenzender Wahrscheinlichkeit ursächlich auf die Wirkung exogener, toxischer Stoffe (z. B. Konservierungsstoffe, Pestizide, Herbizide usw.) zurückzuführen, wobei aktuell kein Test vorliegt, der schlüssig belegen kann, dass ein Toxin an der Blockade beteiligt ist. Viele, wie z. B. endogen gebildete freie Radikale und auch exogene Toxine wie Schwermetalle, Pestizide und flüchtige organische Verbindungen können eine Blockade des Translokatorproteins bewirken. Es reicht deshalb nicht aus, alleine nur den ATP-Gehalt innerhalb der Zelle zu bestimmen, der im Grunde nur die Aussage zulässt, inwieweit der Patient (und damit seine Mitochondrien) nicht durch Radikale gestresst ist. Viel bedeutender ist die Rate, mit der ADP wieder über das Translokatorprotein zurück in das Mitochondrium transportiert wird, um eine nähere Aussage zu dem bestehendem Problem einer gestörten ATP-Synthese zu bekommen. Zusammenfassend bietet der Mitochondrienfunktionstest folgende Möglichkeiten, die sich dann maßgeblich in einer daran sich anschließenden Therapie niederschlagen (➤ Tab. 21.1):

Tab. 21.1 Die im Mitochondrienfunktionstest zu bestimmenden einzelnen Parameter, die eine Aussage zu der möglichen Störung innerhalb der Mitochondrien und einer daraus resultierenden ungenügenden Energiebereitstellung zulassen

Der erste Teil, genannt „ATP Profil“, bestimmt die Rate, mit der ATP zurück in die Zellmatrix transportiert wird. Und weil die ATP-Produktion magnesiumabhängig ist, wird besonders dieser Aspekt im Test berücksichtigt.
Der zweite Teil bestimmt die Effektivität, mit der ATP aus ADP hergestellt wird. Sollte hier ein Defizit vorliegen, so kann dies aufgrund eines Magnesiumdefizits, einem zu niedrigen Coenzym-Q_{10}-Spiegel und/oder zu geringen Anteilen an Vitamin B_3 (NAD^+) respektive von zu niedriger Mengen an N-Acetyl-Carnitin liegen.
Der dritte Teil bestimmt die Fähigkeit des Translokatorproteins, ADP und ATP über die Mitochondrienmembran zu transportieren, eine unabdingbare Voraussetzung für eine ausreichende Bildung von ATP.
Um sich ein **Gesamtbild** zur Mitochondrienfunktion zu verschaffen, sollten die Spiegel für Q_{10}, der Superoxiddismutase (SOD), von NAD^+, dem L-Carnitin und der zellfreien DNA im Plasma bestimmt werden.

21.2.1 Der Mitochondrienfunktionstest – daraus sich ergebenden Therapieansätze

Der spezielle Funktionstest für die Mitochondrien gestattet, über folgende Aspekte Aussagen zu treffen:

1. Die Rate, mit der die ATP-Synthese abläuft.
2. Die Effizienz, mit der das ADP aus dem Zytosol der Zelle zurück in das Mitochondrium zurücktransportiert wird.
3. Die Effizienz, mit der das frisch gebildete ATP aus dem Mitochondrium zurück in das Zytosol der Zelle transportiert wird.
4. Die Magnesiumkonzentration innerhalb der Mitochondrien.
5. Die Effektivität der oxidativen Phosphorylierung.

Der ATP-Spiegel innerhalb der Zelle

Bei der Bestimmung des zellulären ATP-Spiegels wird zusätzlich der intrazelluläre Magnesiumspiegel angegeben, damit gleichzeitig der möglichen Ursache für eine darniederliegende Syntheseleistung nachgegangen werden kann. Werte zwischen 1,6 und 2,9 mmol/10^6 ATP in den Zellen sind als Hinweis für eine zu geringe Syntheseleistung zu interpretieren. In solchen Fällen sollte ein Löffel D-Ribose (ca. 15 Gramm) zur Regeneration eingesetzt werden, damit der Körper wieder befähigt wird, neues ATP zu synthetisieren, anstatt nur verbrauchtes ADP zurück in die Mitochondrien zu transportieren. Hierbei ist die Dosis der jeweiligen Reaktion anzupassen. Weist der Patient jedoch gleichzeitig auch noch hohe Anteile von zellfreier DNA auf, ist dies als Beweis zu werten, dass er nicht in der Lage ist, den Wechsel von einer ineffizienten anaeroben Glykolyse in einen effizienten, weil aeroben Mitochondrienmetabolismus, durchzuführen. Und indem dann exzessive Mengen an Milchsäure gebildet werden, resultiert ein sekundärer Zellschaden mit Freisetzung von DNA. Dies ist ein häufiges Symptom bei der Fibromyalgie, wobei in solchen Fällen die Einnahme von D-Ribose ein mit ausgezeichneten Ergebnissen zu wertender Therapieansatz darstellt [106]. Weil die D-Ribose eine nur kurze Halbwertszeit hat, sollte es in kleinen Dosen über den Tag zusammen mit einem Getränk eingenommen werden. Interessanterweise verstärkt Coffein die Wirkung von D-Ribose, sodass dieser Zucker in Verbindung mit Kaffee, noch besser mit Grünem Tee, eingenommen werden sollte. Dieses Vorgehen ist auch dann angebracht, wenn die ATP-Werte nur geringfügig vermindert sind.

Der intrazelluläre Magnesiumgehalt

Es ist nur der Magnesiumgehalt innerhalb der Zellen von Bedeutung, weil er den Anteil darstellt, der für die ATP-Synthese zur Verfügung steht. Ein Wert von 0,9–2,7 mmol/L ist hierbei als zu niedrig anzusehen. Weil es jedoch langwierig ist, den Magnesiumspiegel durch orale Gaben anzuheben, kann dies evtl. nur über eine Injektion erreicht werden. Üblicherweise sind orale Dosen von 300 mg/Tag zu empfehlen (falls toleriert bis zu 600 mg/Tag), die in Verbindung mit subkutanen Injektionen z. B. als 50 % Evans Blau zu verabreichen sind, weil höhere Lösungsvolumina weniger gut toleriert werden. Auch kann der Lösung Lidocain als Lokalanästhetikum zugesetzt werden, um eine bessere Toleranz bei der subkutanen Gabe zu erreichen, indem 0,5 ml der Magnesiumlösung und 0,052 ml einer Lidocainlösung gemischt verabreicht werden. Und weil zu niedrige

Magnesiumspiegel ein echtes Problem bei Patienten mit chronischer Müdigkeit darstellen, ist diese therapeutische Gabe von Bedeutung, damit die ATP-Synthese im Rahmen der oxidativen Phosphorylierung angeregt wird. Dies zumal große Anteile der neu gebildeten Energie für den Erhalt der Kalzium/Magnesium-Pumpe eingesetzt werden müssen, um den intrazellulären Magnesiumspiegel anzuheben. Denn ein zu niedriger intrazellulärer Magnesiumspiegel ist oft sowohl die Ursache als auch die Folge für ein Versagen der Mitochondrien. Alternativ kann jedoch auch ein Bad mit Glaubersalz (2 Handvoll) den Magnesiumspiegel insofern anheben, indem das Magnesium über die Haut resorbiert wird, ein Prozess, der jedoch deutlich langsamer abläuft, bis sich ein Effekt einstellt.

Der Grad der oxidativen Phosphorylierung

Ist die Umwandlung von ADP zu ATP verlangsamt (z. B. 38 % anstatt > 60 %), weist dies auf eine ungenügende Mitochondrienaktivität hin. Um die Effizienz der Umwandlung von ADP zu ATP zu bestimmen, wird eine Blockade an Leukozyten in vitro mit Natriumazid durchgeführt, einem chemischen Gift, das das Protein Cytochrom c, den letzten Schritt in der Elektronen-Transportkette und in der ATP-Synthese blockiert [60], und anschließend nach Auswaschen die Erholungskapazität bei der Bildung von ATP bestimmt (Näheres zum Vorgehen siehe unten). Je nachdem wie die Schwere der Blockade die Syntheseleistung beeinträchtigt, kann daraus auch auf eine ursprünglich zu geringe Syntheseleistung der Komplexe I–V in den Mitochondrien geschlossen werden. Denn tritt unter der Vergiftung mit Natriumazid eine Abnahme zum Vorwert von mindestens 29,9 % nicht ein, so weist dies auf eine schon existente Blockade an den in der inneren Mitochondrienmembran existenten Komplexen I, II, III, IV und/oder V hin. Ursächlich kommen dann toxische Stressreaktionen durch Radikale und/oder die über Nahrungsmittel eingenommen giftigen Zusatzstoffe in Frage; letztere lassen sich dann näher mit Hilfe eins Mikrorespirometers in der Atemluft bestimmen. Andererseits stellen pathologische Werte aber auch Anlass dafür dar, sich folgende notwendigen Stoffe bei der Syntheseleistung der Mitochondrien näher anzuschauen:

1. Der **Vitamin-B_3-Spiegel.** Denn wenn die Erythrozyten einen zu geringen Anteil an Vitamin B_3 enthalten (z. B. 12,7 µg/ml bei Normwerten von 14–30 µg/ml), kann dies als ein Negativergebnis interpretiert werden, ein NAD-Wert, der auf ein deutliches Funktionsdefizit hinweist. Indem der Vitamin-B_3-Test die aktuellen Werte aufzeigt, spiegelt er gleichzeitig auch die Effektivität im Krebszyklus wider, der unabhängig von der oxidativen Phosphorylierung abläuft. Denn es ist Aufgabe des Krebszyklus, die Energie aus den Acetylgruppen für die Herstellung von NADH zu verwerten, das dann später zu NAD^+ umgewandelt, für die Aktivierung der oxidativen Phosphorylierung benötigt wird. Um ausreichend hohe Vitamin-B_3-Spiegel zu erreichen, genügt es im Rahmen eines funktionsfähigen Krebszyklus das Vitamin als Supplement aufzunehmen. Oft deutet ein niedriger Vitamin-B_3-Spiegel u. a. auch auf eine ungenügende Versorgung mit L-Carnitin hin. Und obgleich die meisten Patienten von einer Kombination aus Diät und einer Nahrungsergänzung mit dem Vitamin-B-Komplex profitieren, benötigen einige Kranke viel höhere Mengen als üblich, um wieder ausreichende Blutspiegel zu erreichen. Im Allgemeinen wird empfohlen, mit 500 µg Niacinamid täglich zu beginnen, einer Form von Vitamin B_3, die frei von Nebenwirkungen ist. Die reine Formulierung von Vitamin B_3, das Niacin oder Nicotinamid ist nicht zu empfehlen, weil es zu unangenehmen Rötungen der Haut kommen kann.
2. Der **Acetyl-L-Carnitin-Gehalt;** er ist gewöhnlich in ausreichenden Mengen im Fleisch von Schaf, Rind, Schwein, Huhn und Hammel enthalten. Wird der Fleischkonsum jedoch abgelehnt (Vegetarier), sind bis zu 2 Gramm L-Carnitin täglich zu substituieren. Weil z. B. Lamm-

fleisch ca. 5 Gramm/Kilo Carnitin enthält, bedeutet dies, dass viel Fleisch konsumiert werden muss, sodass kleine Mengen an zusätzlichem L-Carnitin pro Tag in Form von Nahrungsergänzungen ihre Berechtigung haben. Dies zumal die Substitution von N-Acetyl-Carnitin bei Patienten mit chronischer Müdigkeit insofern positive Effekte aufzeigt, dass die Schmerzschwelle angehoben wird, die geistige Frische bei Patienten mit Fibromyalgie (FMS) zunimmt und ein deutlich geringerer Grad an Erschöpfung nach einer körperlichen Belastung offensichtlich ist [580].

3. Der **Coenzym-Q_{10}- oder Ubichinon-Spiegel** im Blut spiegelt den Gehalt in allen Geweben wider und entspricht auch dem Spiegel in allen Mitochondrien. Mit einem Normbereich von im Mittel 0,8 µmol/L (0,55–2,0 µmol/L) kann er aber als zu niedrig, speziell bei Patienten mit einen Müdigkeitssyndrom oder einer anderen Mitochondriopathie, angesehen werden. Es sind deshalb Spiegel von mindestens > 1,2 µmol/L anzustreben, insbesondere weil Q_{10} eines der wichtigsten Antioxidanzien und ein essenzielles Coenzym im Rahmen der oxidativen Phosphorylierung darstellt. Niedrige Q_{10}-Spiegel können dann auch zu einer unzureichenden Phosphorylierung in den Mitochondrien führen, wobei die optimalsten klinischen Ergebnisse dann erreicht werden, wenn der Spiegel bei 2,5 µmol/L liegt. Erst wenn die Mitochondrienfunktion wieder ausreichend ist, ein Effekt, der sich aus der klinischen Symptomatik, wie z. B. dem Fehlen einer frühzeitigen Erschöpfung, weniger Müdigkeit, einer besseren Konstitution und körperlichen Belastbarkeit ableiten lässt, können die vormals scheinbar exzessiv hohen Q_{10}-Dosen von bis zu 1.000 mg langsam reduziert werden. Es wird in solchen Fällen, um einen dauerhaften Blutspiegel aufrecht zu erhalten, eine anfängliche Dosierung von 300 mg Q_{10} über den Tag zu je 100 mg verteilt und diese Menge über 3 Monate anzustreben, um dann auf eine Erhaltungsdosis von 100 mg/Tag zurück zu dosieren. Weil das Ubichinon schlecht wasserlöslich ist, um über die mit einem Wasserfilm beschichtete Darmbarriere hindurch transportiert zu werden, ist im allgemeinen die Bioverfügbarkeit handelsüblicher Präparate recht niedrig (bis zu 10 %). Aus diesem Grunde hat die japanische Firma Kaneka eine Nanotechnologie entwickelt, die eine fast 100 -prozentige Resorption über den Darm garantiert [582] und dann in Form des reduzierten Q_{10}, dem Ubichinol, Verwendung findet.
4. Auch ist die Gabe von **D-Ribose** und **L-Carnitin in Kombination mit** Q_{10} recht erfolgreich im Rahmen einer Kardiomyopathie eingesetzt worden [581]. Dies ist insofern nachvollziehbar, weil ähnlich wie bei dem chronischen Müdigkeitssyndrom anstatt den Nervenzellen hierbei die Herzmuskelzellen einen Energiemangel mit Funktionsverlust aufweisen.

Die hierbei verwendete Kombination, die auch bei der kongestiven Herzinsuffizienz erfolgreich ist, setzt sich wie folgt zusammen:

- Co-Enzym Q10 in Dosen von 300–360 mg/Tag, vorzugsweise als Ubiquinol (der reduzierten Form, die Elektronen von einem Molekül auf das andere überträgt)
- L-Carnitin 2000–3000 mg/Tag (das Öl im Motor, welches den Transfer von ATP und ADP über die mitochondriale Membran verbessert)
- D-Ribose 15 g über den Tag dreimal verteilt (das Rohmaterial, um neues ATP herzustellen)
- Magnesium (am besten als Magnesiumthreonat weil es im Gegensatz zu den anderen Mg-Salzen besser absorbiert wird) 400–800 mg/Tag (der Zündfunke, der die Enzymreaktionen im Herzmuskel antreibt)
- Niacinamid 500 mg täglich (das Rohmaterial, um NADH herzustellen, das letztendlich im Rahmen der ATP-Synthese wirkt).

21.3 Der Mitochondrienbelastungstest

Dieser Belastungstest gibt Hinweise auf Funktion, Regenerationsfähigkeit und Belastbarkeit der Mitochondrien. Mit einer Norm von > 500 pmol/10^6 Zellen ist diese ATP-Messung ähnlich zu bewerten wie die Bestimmung der mitochondrialen Aktivität, weil ATP im Komplex V der Atmungskette gebildet wird. Zur Messung des zellulären ATP werden leicht verfügbare Leukozten des Blutes herangezogen. Scheinbar paradoxe Ergebnisse bei Tumorpatienten, wie sie bei der mitochondrialen transmembranösen Protonengradientenbestimmung bisweilen zu beobachten sind, treten bei der zellulären ATP-Messung nicht auf. Gemessen wird zunächst das basale ATP (Eingangsmessung). Anschließend wird den Zellen Natriumazid zugesetzt, das die Synthesekette im Komplex IV reversibel hemmt. Unter der Hemmung nimmt die ATP-Konzentration deutlich ab (Belastungs-ATP). Wird der Hemmstoff durch Waschung wieder entfernt, beginnt sich die Elektronen-Transportkette zu regenerieren und die ATP-Bildung steigt an (Recovery-ATP). Während Patienten oft noch weitgehend normale basale ATP-Werte zeigen, ist die Regenerationsfähigkeit der Mitochondrien bei vielen deutlich eingeschränkt. Das Recovery-ATP sollte um mindestens 25 % über dem Belastungs-ATP-Wert liegen, Steigerungen von 50 % und mehr sind jedoch bei Gesunden keine Seltenheit. Werden Steigerungen von 25 % nicht erreicht, ist von einer gestörten Mitochondrien-Regeneration auszugehen. Zwei bekannte Labors (Fa. Biovis/Limburg und Fa. Ganzimmun/Mainz) sind in der Lage, diesen Test durchzuführen.

21.4 Zusätzliche Tests im Rahmen einer Mitochondriopathie

Um den potenziell vorliegenden nitrosativen Stress und eine daraus sich entwickelnde Mitochondriopathie sowie eine kausal damit einhergehende pathologische Hochregulierung des Stickoxid/Peroxynitrit-Zyklus zu diagnostizieren, ist zuallererst:

1. Eine detaillierte anamnestische Evaluierung eine unbedingte Voraussetzung. Denn im Gegensatz zur angeborenen Mitochondriopathie, die sich klinisch in einer eher heterogenen Multisystemerkrankung mit Defekten im zentralen Nervensystem (mitochondriale Enzephalopathie) und/oder der Muskulatur (mitochondriale Myopathie) aufgrund von Veränderungen in den Eiweißkomplexen innerhalb der Elektronen-Transportkette des oxidativen Phosphorylierungssystems manifestiert, stellt die erworbene Mitochondriopathie eine der häufigsten Ursachen für die in der heutigen westlichen Welt auftretenden chronischen Erkrankungsformen dar. Diese Krankheitszustände gehen öfters mit einer langfristigen oder wiederholten Einnahme von Antibiotika einher, einer Langzeitexposition mit Xenobiotika, der regelmäßigen Einnahme von Medikamenten, die alle mehr oder weniger in einen Stickoxid-induzierten Stress münden, ein in der Anamnese nachweisbarer Befall mit einem Coxsackievirus, oder ein altes Schädelhirntrauma unter Beteiligung des Atlantookzipitalgelenks, wie sie beim HWS-Schleudersyndrom, einer Kontusion der Kopfes, usw. vorliegt. Die Patienten weisen als Folge öfters grippeähnliche Symptome mit Zeichen einer frühzeitigen Erschöpfung, einem Verlust an Ausdauer, dem Gefühl des Benebeltseins, wiederholten Episoden von Depression, einem Konzentrationsverlust, regelmäßig auftretende Schlafprobleme sowie wiederholt auftretende Bauchkrämpfe und/oder Herzrhythmusstörungen, bzw. einen Widerwillen, sich mit täglichen Problemen auseinanderzusetzen, auf. Dies alles sind strin-

gente Hinweise für eine verminderte Energiesynthese innerhalb der Mitochondrien im Rahmen einer existenten Mitochondriopathie.

2. Im Zweifelsfall und zur Absicherung der Diagnose sollten folgende Laborparameter zusätzlich bestimmt werden, um das Vorliegen einer durch ROS/NOS-bedingten Mitochondriopathie zu erhärten:
   a. Ein erhöhter **Citrullinspiegels (>200 µmol/g Creatinin)** im Urin, eine Aminosäure, die aus Arginin entsteht und im Rahmen einer gesteigerten Stickoxidsynthese pathologische Werte annehmen kann.
   b. Ein erhöhter **Malondialdehydspiegel** im Urin, ein deutlicher Biomarker für eine durch aggressive Sauerstoffradikale ausgelöste Lipidoxidation der Fettsäuren in den Zellmembranen. Die dabei freigesetzten Aldehyde weisen als Hauptanteil das Malondialdehyd (Normwert 1,5 mmol/L) auf, wobei jedes Labor, je nach Verfahren, einen eigenen Normbereich hat.
   c. Eine erhöhte **Nitrotyrosinkonzentration** im Plasma (Normwert 10 nmol/L), indem das vorliegende Protein Tyrosin über das Peroxynitrit nitriert wird.
   d. Eine erniedrigte **Q_{10}-Konzentration** im Plasma (Normbereich 0,9–1,2 mg/L). Es hat hierbei jedoch der lipidkorrigierte Q_{10}-Wert (Normbereich > 2,5 mg/L) einen höheren Aussagewert, weil ein Teil des Q_{10} an Cholesterin gebunden ist.
   e. Sowohl die **Laktat-** (Normbereich 4,5–19,8 µmol/L) und die **Pyruvatkonzentration** (Normbereich 39–82 µmol/L) als auch der Laktat-/Pyruvatindex (Normbereich > 20:1) können als Indikatoren für eine durch Stickoxid induzierte Blockade der Benztraubensäureherstellung innerhalb der Glukogenese verwendet werden, wobei statt Pyruvat vermehrt Laktat freigesetzt wird.
   f. Die gesteigerte **Blutkörperchensenkungsreaktion,** ein zwar altes Verfahren, das jedoch einfach, schnell und preiswert deutliche Hinweise für eine chronisch ablaufende Entzündung im Organismus liefert (Normwert 3 mm/h).
   g. Eine im Bereich der Lymphozyten nachweisbare **Eosinophilie** (> 3 %), ein Indikator für einen erhöhten Stickoxid-Spiegel.
   h. Der Spiegel von **25-Hydroxyvitamin D_3,** der auf eine evtl. ungenügende Synthese hinweist und zu einer unzureichenden Immunabwehr führt (Normwert > 50 ng/ml).
   i. Bei Hinweisen auf eine **Darmdysbiose** sollte eine spezifische Bestimmung der Darmbesiedlung erfolgen. Hierzu gehört auch die Bestimmung von spezifischen Autoimmunantikörpern (IgE, IgA, IgG, IgM) die im Rahmen einer nicht-Zöliakie-bedingten Glutenempfindlichkeit speziell dann erhöht sind, wenn der für ein Sickerdarmsyndrom („leaky gut") spezifische Marker Zonulin pathologische Werte aufzeigt (Normwert 30 ng/ml). Letzterer sollte bei Verdacht auf einen Leaky Gut unbedingt mitbestimmt werden, wobei auch eine Stuhlprobe Hinweise auf eine pathologische Fehlbesiedlung mit daraus folgender Sickerdarmentwicklung geben kann (➤ Abb. 21.1). Denn hieraus ergeben sich stringente Hinweise auf eine schleichend sich entwickelnde Autoimmunerkrankung, die klinisch noch nicht voll in Erscheinung getreten ist und sich auch mit anderen Nachweisverfahren nicht ohne weiteres identifizieren lässt.
   j. Der im Rahmen eines Sickerdarmsyndroms (leaky gut) erhöhte **Zonulin-Spiegel,** ein Protein, das an der Regulation der Durchlässigkeit der „tight junctions" der Epithelschicht des Darms, wesentlich beteiligt ist. Ist es erhöht, liegt ein „leaky gut" vor [583, 584]. Patienten mit aktiver Zöliakie, aber auch mit einem Sickerdarm zeigen zum Beispiel erhöhte Werte dieses Proteins. Bei der Entwicklung der Zöliakie, aber auch bei Diabetes Typ 1, Multipler Sklerose und rheumatischer Polyarthritis demonstrieren erhöhte Zonulin-Spiegel die Beteiligung eines durchlässigen Darmes (Normwert 30 ng/ml). Hieran sollten sich die speziellen Untersuchungen von spezifischen Autoimmunantiköpern (Cyrex Lab/USA) anschließen, weil bei einem Sicker-

darm häufig auch Zeichen für Autoimmunerkrankungen vorliegen, die sich u. a. in Form eines Lupus erythematodes, einer Depression, einer Psoriasis, einer Migräne, einer Dermatitis herpetiformis, einer Hashimoto-Thyreoiditis und selbst in Form einer Multiplen Sklerose niederschlagen können. Hierbei sind Zeichen von zerebralen Funktionsstörungen und Kleinhirnbeteiligung mit Ataxie und Dysarthrie sowie ein „Stiff-Man-Syndrom" symptomatisch für eine gleichzeitig existente Hirnschrankenstörung. Um eine evtl. existente Autoimmunreaktionen zu identifizieren werden folgende Labormarker empfohlen:

i. α-Gliadin: ein Autoimmunantikörper, der charakteristischerweise bei der Zöliakie und bei der Glutenempfindlichkeit erhöhte Werte aufweist. Er ist aber bei nur 50 % der Patienten positiv, weswegen die zusätzlichen Marker wie
ii. γ-Gliadin,
iii. Ω-Gliadin,

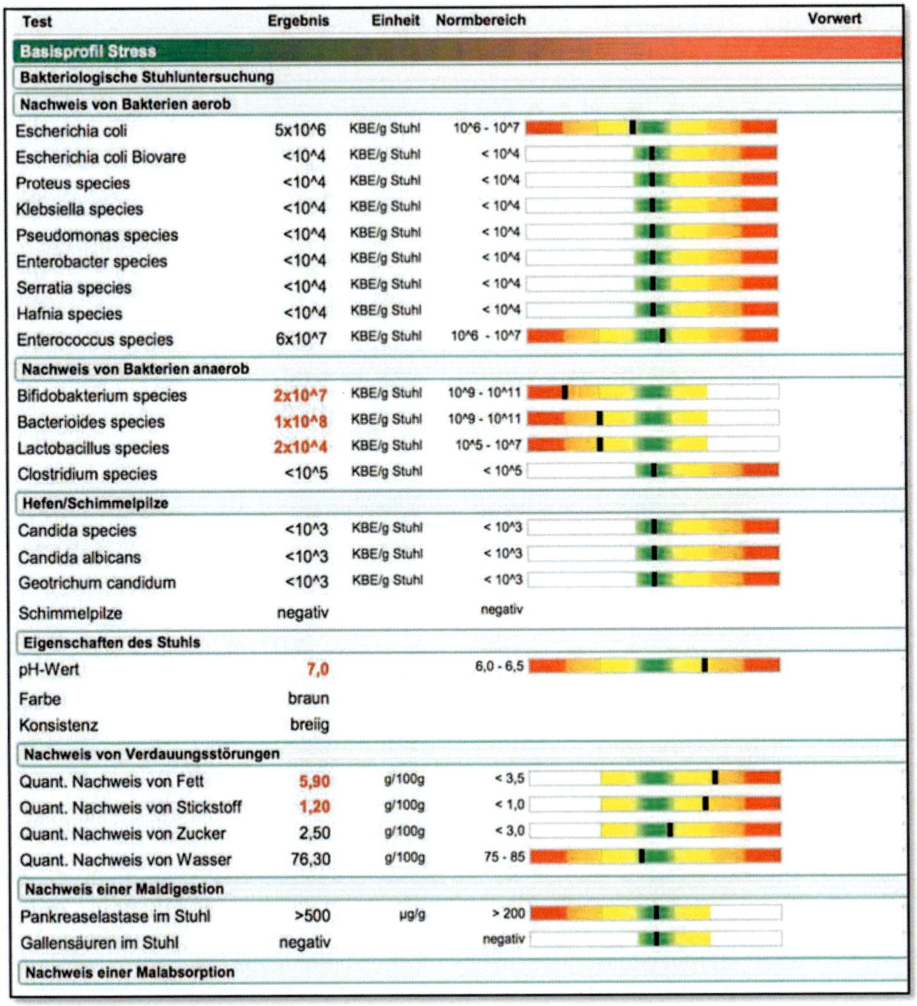

Test	Ergebnis	Einheit	Normbereich	Vorwert
Basisprofil Stress				
Bakteriologische Stuhluntersuchung				
Nachweis von Bakterien aerob				
Escherichia coli	5x10^6	KBE/g Stuhl	10^6 - 10^7	
Escherichia coli Biovare	<10^4	KBE/g Stuhl	< 10^4	
Proteus species	<10^4	KBE/g Stuhl	< 10^4	
Klebsiella species	<10^4	KBE/g Stuhl	< 10^4	
Pseudomonas species	<10^4	KBE/g Stuhl	< 10^4	
Enterobacter species	<10^4	KBE/g Stuhl	< 10^4	
Serratia species	<10^4	KBE/g Stuhl	< 10^4	
Hafnia species	<10^4	KBE/g Stuhl	< 10^4	
Enterococcus species	6x10^7	KBE/g Stuhl	10^6 - 10^7	
Nachweis von Bakterien anaerob				
Bifidobakterium species	2x10^7	KBE/g Stuhl	10^9 - 10^11	
Bacterioides species	1x10^8	KBE/g Stuhl	10^9 - 10^11	
Lactobacillus species	2x10^4	KBE/g Stuhl	10^5 - 10^7	
Clostridium species	<10^5	KBE/g Stuhl	< 10^5	
Hefen/Schimmelpilze				
Candida species	<10^3	KBE/g Stuhl	< 10^3	
Candida albicans	<10^3	KBE/g Stuhl	< 10^3	
Geotrichum candidum	<10^3	KBE/g Stuhl	< 10^3	
Schimmelpilze	negativ		negativ	
Eigenschaften des Stuhls				
pH-Wert	7,0		6,0 - 6,5	
Farbe	braun			
Konsistenz	breiig			
Nachweis von Verdauungsstörungen				
Quant. Nachweis von Fett	5,90	g/100g	< 3,5	
Quant. Nachweis von Stickstoff	1,20	g/100g	< 1,0	
Quant. Nachweis von Zucker	2,50	g/100g	< 3,0	
Quant. Nachweis von Wasser	76,30	g/100g	75 - 85	
Nachweis einer Maldigestion				
Pankreaselastase im Stuhl	>500	µg/g	> 200	
Gallensäuren im Stuhl	negativ		negativ	
Nachweis einer Malabsorption				

Abb. 21.1 Beispiel für eine im Rahmen einer Stuhlprobenuntersuchung nachgewiesene pathologische Besiedlung mit Bakterien. [V657]

iv. Deaminiertes Gliadin (= prozessiertes Gliadin, jeweils ein Produkte des Glutens) und die aus dem Gluten entstehenden Exorphine mit Opiatwirkung wie
v. Gluteomorphin und
vi. Prodynorphin, beides opiatähnlichen Substanzen im Gluten, die das Esszentrum aktivieren (!!!), zu bestimmen sind.

Daneben sind nachzuweisen:

vii. Transglutaminase-2, ein spezifischer Antikörper, der gegen die Darmzotten gerichtet ist und zur Zottenatrophie führt, wie sie bei der Zöliakie charakteristisch ist.
viii. Transglutaminase-3, ein Antikörper, der gegen die Haut gerichtet ist und ein herpetiformes Exanthem zur Folge hat.
ix. Transglutaminase-6, ein Antikörper, der gegen Strukturen im ZNS gerichtet ist und alle Symptome wie frühzeitige Ermüdung, Abgeschlagenheit, Gedankenschwäche, Kopfschmerzen, Stimmungsschwankungen, Antriebslosigkeit, ADHS bis hin zu epileptiformen Anfällen auslösen kann.

21.5 Erweiterte Zusatzdiagnostik im Rahmen der Abklärung einer Mitochondriopathie

Zusätzlich sind folgende Labordaten zu empfehlen, weil primärer Kohlenhydratkonsum und der Sickerdarm („leaky gut") oft Hand in Hand gehen:

1. Nüchtern-BZ (< 95 mg/dL),
2. Nüchtern-Insulinspiegel (Normwert 3,9–5,5 mmol/L),
3. HbA_{1C}, eigentlich ein glykiertes Protein (Normbereich 4,8–5,4 %), das in Verbindung mit
4. Fruktosamin (Normbereich 188–223 µmol/L) die vergangen BZ-Spiegel reflektiert.
5. Homozystein (Normwert 8 µmol/L), eigentlich ein Neurotoxin, das bei unzureichender Vitamin-B-Komplex-Aufnahme erhöht ist.
6. Ein erhöhter CRP-Wert (normal < 3,0 mg/L) ist als ein generelles Zeichen für eine existente Entzündung im Körper anzusehen und sollte immer mitbestimmt werden. Dies zumal chonisch schwelende Entzündungen die grundsätzliche Pathologie bei allen chronischen Erkrankungen darstellen.

Im Rahmen einer erweiterten Laboranalyse können noch folgende Parameter bestimmt werden:

1. Das S-100 Protein, ein Eiweißstoff der Gliazellen und Marker für ein nach einem Hirntrauma/Infarkt vermehrt aus den Astrozyten freigesetztes Stickoxid, welches zu einer Störung in der Hirnschrankenfunktion führt, sodass das Protein in das Blutgefäßsystem hindurchsickert.
2. Der Serotoninspiegel im Plasma, als Indikator für eine unzureichende Synthese, die einen Mangel an Tertahydrobiopterin (BH_4), ein hierfür notwendiges Coenzym aufzeigt.
3. Die TSH-, T3- und T4-Plasmawerte im Rahmen der Abklärung einer Hashimoto-Thyreoiditis mit Hypothyreoidismus.
4. Der Anti-CCP-Test (zyklische citrullinierte Antikörper) dient als Hinweis für zyklische citrullinierte Peptide im Plasma, die dann wie Antigene wirken und in der Folge eine Autoimmunreaktion auslösen. Diese Antikörperzunahme wird oft in Verbindung mit rheumatischen Beschwerden beobachtet.
5. Der serologische Nachweis für eine mögliche Zeckenerkrankung (Borreliose), wobei der Lymphozytentransformationstest mit einer hohen Spezifität (Melisa®) zur Anwendung gelangt. Daneben sind in speziellen Fällen, die sonst keine Erklärung aus den vorliegenden Labordaten

zulassen, auch serologische Nachweise für Coxsackieviren, menschliche Herpesviren sowie für das Epstein-Barr-Virus angebracht.

6. Spezielle Tests auf Schwermetallbelastungen. Bei Verdacht auf eine durch Schwermetallbelastung ausgelöste Pathologie mit den an der Zell-DNA haftenden Metallen (und Chemikalien) kann dies als eine potenzielle Präkanzerose angesehen werden. Folgende Schwermetalle lassen sich mit Hilfe des Melisa®-Tests nachweisen: Chrom, Titan, Aluminium, Cadmium, Molybdän, Blei, Kobalt, Iridium, Kupfer, Platin, Zink, Quecksilber, Titanoxid und Vanadium. Weitere Nachweise für eine Schwermetallbelastung sind
   a. Die erweiterte Fettbiopsie, bei der sich neben Schwermetallbelastungen auch flüchtige organische Verbindungen und die gesamte Brandbreite der Pestizide nachweisen lassen.
   b. Der sog. Kelmer-Test, mit dem sich die Ausscheidung der Schwermetalle im Urin bestimmen lässt. Weil jedoch nicht alle Patienten mit Schwermetallbelastungen in ausreichendem Maße diese auch über Haar, Schweiß oder Urin ausscheiden können, hat dieser Test eine größere Aussagekraft, weil hierbei ein Chelatbildner oder die therapeutische Gabe von Selen oder Zink dazu dient, die Schwermetalle aus ihren Ablagerungen im Fettgewebe zu verdrängen, sodass sie vermehrt zur Ausscheidung gelangen.
   c. Die Analyse in Schweiß- oder Haar ist zwar ein einfacher, aber auch ein nur ungenauer Test zum Nachweis von Schwermetallen, weil einige Personen diese kaum ausscheiden oder in den Haarfollikeln ablagern. Jedoch lässt die Haaranalyse eine Aussage zu dem Zeitpunkt der Exposition zu, weil bekannt ist, wie schnell das Haar wächst und unterschiedliche Anteile im Haar detailliert analysiert werden können.

Andererseits gibt es aber auch Substanzen, die sich nicht mehr nachweisen lassen, weil sie nach der Aufnahme und den hierbei angerichteten Schäden an den Mitochondrien den Körper bereits wieder verlassen haben. Hierzu gehören insbesondere Formaldehyd, Fluoride, schädliche Gase, Kohlenmonoxid, Schwefeldioxid, Lachgas und Strahlung aus defekten Atommeilern (z. B. Fukoshima). Suchtdrogen, wie z. B. Heroin, Amphetamine, Cannabis oder Ecstasy lassen sich dagegen alle im Rahmen eines Drogenurintests sowohl qualitativ als auch quantitativ nachweisen [585]. Andere sog. sozial akzeptierte Drogen wie Alkohol und Nikotin, aber auch verschreibungspflichtige Medikamente, die zu Suchtzwecken eingenommen werden und auch zu Mitochondrienstörungen führen, lassen sich jedoch kaum nachweisen, weil es hierfür keine Richtwerte gibt, ab welchen Konzentrationen Schäden an den Mitochondrien zu erwarten sind.

Abbildungsnachweis

Der Verweis auf die jeweilige Abbildungsquelle befindet sich bei allen Abbildungen im Werk am Ende des Legendentextes in eckigen Klammern.

V657	Biovis Diagnostik MVZ GmbH, Limburg

22 Die Therapieoptionen bei einer Mitochondriopathie

22.1 Behandlung des aktivierten Stickoxid/ Peroxynitrit-Zyklus mit Energiedefizit

Um eine effektive Therapie bei allen den Erkrankungsformen wie FMS, CFS, PTSD und MCS zu erreichen, besteht von Anfang an die Forderung, die geschädigten Mitochondrien zu heilen. Dies wird dadurch erreicht, dass zuallererst der Zucker D-Ribose verabreicht wird, gefolgt von Coenzym Q_{10}, N-Acetyl-Carnetin, NADH, Magnesium und Vitamin-B_{12}-Injektionen. All diese Ansätze haben nur das einzige Ziel im Auge, nämlich die geschädigten Mitochondrien zu regenerieren und eine weitere Schädigung zu verhindern. Ziel der Erholung der vorgeschädigten Mitochondrien ist neben der Gabe von essenziellen Vitaminen, Mineralien, essenziellen Fettsäuren sowie Aminosäuren wieder eine ausreichende zelluläre Energiebereitstellung zu erreichen. Hinweisend für geschädigte Mitochondrien ist der mitochondriale Funktionstest (siehe hierzu „Der mitochondriale Belastungstest", ➤ Kap. 21), damit der genaue Ort der Schädigung innerhalb der Mitochondrien identifiziert werden kann, und, wo im Rahmen der oxidativen Phosphorylierung ein Funktionsdefizit vorliegt. Denn nur mit dieser Kenntnis kann je nach Schädigungsart das Hauptaugenmerk auf spezielle Nahrungsergänzungen ausgerichtet werden, wobei simultan der antioxidative Status und eine Entgiftung eingeleitet werden sollte. Und weil die Patienten mit CFS und FMS eine verminderte physische aber auch psychisch-emotionale Reservekapazität aufweisen, erlaubt der mitochondriale Funktionstest dem behandelnden Arzt, gezielt die Substanzen und Zusatzstoffe einzusetzen, die zur Gesundung notwendig sind.

Mitochondriopathien. http://dx.doi.org/10.1016/B978-3-437-31618-0.00022-5
Copyright © 2016 Elsevier GmbH. All rights reserved.

22.2 Spezielles Vorgehen bei geschädigter Mitochondrienfunktion

Das Konzept in der Therapie einer gestörten Mitochondrienfunktion besteht in mehreren klar voneinander getrennten Schritten, die es gilt mit dem Patienten abzusprechen, damit auch eine ausreichende Compliance aufrechterhalten wird:

1. **Vermeidung jeglicher körperlichen Belastung:** hiermit soll erreicht werden, dass die gerade noch zur Verfügung stehende Energie nicht schneller aufgebraucht wird als die Mitochondrien in der Lage sind, Nachschub zu liefern. Aus diesem Grunde ist nur eine kontrollierte Belastung zu empfehlen, um unnötigen Stress für die Mitochondrien zu vermeiden.
2. **Stützung der Mitochondrien mit Mikronährstoffen:** diese Stoffe (z. B. D-Ribose, Magnesium, Vitamin-B-Komplex – insbesondere das Vitamin B_{12} –, Aminosäuren, Carnitin, Fettsäuren – insbesondere mittelkettige wie sie im Kokosfett enthalten sind –, das Coenzym Q_{10}, N-Acetylcystein, Curcumin, usw.) sind grundsätzlich nicht nur für die Arbeit der Mitochondrien von Bedeutung. Sie machen auch einen Sinn, wenn es darum geht, beschädigten und damit unzureichend arbeitenden Mitochondrien wieder ihre alte Funktionsfähigkeit zurückzugeben, um ausreichend ATP herzustellen. Denn dies ist ihre vornehmliche Aufgabe, und fast alle chronischen gesundheitlichen Probleme entstehen immer dann, wenn nicht genügend ATP zur Verfügung gestellt werden kann.
3. **Eliminierung der zugrundeliegenden Pathologie:** hierbei geht es darum, die Verursacher der mitochondrialen Störung zu eliminieren, damit weiterhin kein Schaden angerichtet werden kann. Als Verursacher sind insbesondere alle Schwermetalle, prozessierte sowie genmodifizierte Nahrungsmittel, die flüchtigen organischen Verbindungen, aber auch die sozial akzeptierten Drogen wie Alkohol und Nikotin, die mehr oder weniger auch die Mitochondrien schädigen, aufzuzählen.
4. **Ausreichender Schlaf;** dies ist ein ganz wichtiger Punkt, weil nur in diesem Zeitrahmen eine Reparatur der geschädigten Mitochondrien erfolgt, damit sie am Tag zur Funktionsaufrechterhaltung des Organismus gefordert werden können. Zusätzlich erfolgt im Schlaf ein Abtransport von giftigen Stoffwechselprodukten über ein eigenes glialymphatisches System von Kleinstkanälen aus Gliazellen im neuronalen Netzwerk. Dies scheint insofern ein ganz essenzieller Faktor zu sein, weil bei Mäusen ein Farbstoff nur im Schlaf (oder in Narkose) abtransportiert wurde, zumal der Raum zwischen den Nervenzellen im Schlaf um bis zu 60 % aufgrund einer Schrumpfung der Neuronen zunahm, so dass der Abtransport erleichtert wurde [587]. Der Faktor Schlaf, der eigentlich wichtiger als Essen und Trinken ist, wird sträflich vernachlässigt (insbesondere die erholsamen Tiefschlafphasen) und es sollte alles getan werden, ihn zu unterstützen, zumal das Schlafdefizit maßgeblich an einer Gewichtszunahme bei einem Diabetes Typ II [588], einer Fibromyalgie [589] sowie eingeschränkten kognitiven Fähigkeiten am nächsten Tag [590] beteiligt ist. Um dem Schlaf die Bedeutung zu geben, die ihm eigentlich zukommt, wird Folgendes empfohlen:
   a. Einhalten einer strikten Schlafhygiene, d. h. kein Fernsehen, keine elektrischen Geräte im Schlafzimmer.
   b. Vollkommen abgedunkelter Raum ohne Geräusche im Hintergrund.
   c. Sich auf den Schlaf mental vorbereiten und konditionieren, ähnlich wie bei den Pawlowschen Hundeversuchen (die Glocke, die zum Speichelfluss führte, weil dies mit Fressen kombiniert wurde).
   d. Keine anregenden Diskussionen, Auseinandersetzungen mit dem Partner oder Getränke (Coffein) vor dem Zubettgehen sowie keine schweren Speisen am Abend.

e. Einhalten fester Schlafzeiten, wobei die Schlafenszeit nicht später als 22 Uhr beginnen sollte.
f. Ein Bettnachbar, der schnarcht, ist ein Grund für separate Schlafzimmer.
g. Kein überwärmtes oder zu kühles Schlafzimmer (optimal 18 °C).
h. Bei Schmerzen ist ein Analgetikum indiziert. Hier ist von Tramadol abzuraten, weil es im EEG die erholsamen Tiefschlafphasen unterbricht [591].
i. Vermehrtes Schwitzen und wiederholtes Aufwachen während des Schlafens ist oft ein Zeichen für eine Hypoglykämie.
j. Eine Schlafmedikation (vorzugsweise Melatonin bis zu 3 mg, das eigentliche Schlafhormon) oder ein Naturmittel (z. B. Baldrian bis zu 3 Gramm) nur in Zeiten von Stress.

> Die häufigste Ursache für einen gestörten Schlaf während der Nacht ist die Hypoglykämie.

5. **Vermeiden von jeglicher kontaminierter Nahrung,** wobei insbesondere die mit Pestizid, Herbizid und Schwermetallen belasteten Nahrungsmittel zu meiden sind. Daneben sollten alle künstlichen Süßstoffe (Aspartam, Cyclamat, Acesulfam-K), Geschmacksverstärker sowie Farbzusätze aus dem Essen verbannt werden, weil sie die Mitochondrien schädigen und das Entgiftungssystem der Leber zusätzlich auch noch belasten.
6. **Stabilisierung des Blutzuckerspiegels,** indem alle mit Fruktose, Glukose oder mit Zuckerersatzstoffen angereicherten Getränke in Speisen zu meiden sind. Denn die hierdurch induzierten Blutzuckerspitzen führen zu Entzündungsreaktionen, belasten die Mitochondrien und sind Vorreiter für eine Adipositas, einen Diabetes Typ II und einer Arteriosklerose.
7. **Identifikation einer auf ein Nahrungsmittel vorliegenden Allergie,** die mit einem möglichen Sickerdarm („leaky gut") einhergeht und in dessen Folge eine Autoimmunerkrankung angestoßen wird, deren Auswirkungen sich u. a. in einer gestörten Hirnschrankenfunktion mit einer durch die Autoimmunantikörper induzierten Attacke auch auf die Neuronen und ihre Mitochondrien niederschlägt. Hieran schließt sich eine Funktionseinbuße der zerebralen Leistungen an, um dann letztlich über Gedächtnisstörungen in eine Demenz zu münden.
8. **Behandlung einer parallel bestehenden Hypothyreose,** die mit einer Mitochondrienmangelfunktion in den Thyroxin-produzierenden Zellen der Schilddrüse einhergeht und je nach Zustand eine Substitution mit Schilddrüsenhormonextrakten notwendig macht.
9. **Wiederherstellung eines ausreichenden ATP-Spiegels** mit einer damit einhergehenden Funktionsverbesserung der geschädigten Organe, indem übermäßig produziertes AMP wieder in den Prozess der ATP-Synthese zurückgeführt wird. Obgleich dieser Prozess mehrere Tage in Anspruch nimmt, so kann er doch, entsprechend einer Studie, mit Hilfe von Coffein beschleunigt werden [592]. Hieraus leitet sich die Empfehlung ab, eine Tasse Kaffee mit einem Teelöffel D-Ribose zur Regeneration der Mitochondrien einzusetzen.
10. Bei Fällen von **Parkinson** stellt neben der in Studien nachgewiesenen Gabe von Antioxidanzien wie Q_{10} [98–100] insbesondere jedoch das Glutathion [593], neuerdings aber auch Zimt (speziell das Zimt aus Cylon) eine Möglichkeit dar, nicht nur ein Fortschreiten der Erkrankung zu verhindern, sondern auch die bisherige Symptomatik umzukehren [594]. Dieser positive Effekt von Zimt soll von dem in ihm enthaltenen Metaboliten Natriumbenzoat ausgehen [595]. Weitere Ansätze, um den Glutathionspiegel anzuheben, fokussieren sich auf eine Wiederaufbereitung des zuvor vom Organismus hergestellten Glutathions, damit seine antioxidative Wirkung wieder voll zum Tragen kommt. Hierzu zählen folgende Stoffe:

a. N-Acetylcystein (NAC)
b. Alpha-Liponsäure
c. L-Glutamin
d. Selen
e. Cordyceps, eine Pilzart, die sich auf Raupen vermehrt
f. Gotu Kola (Centella asistica), das verjüngende Kraut aus der Ayurvedischen Medizin, welches besonders das Immunsystem unterstützt
g. Mariendistel
h. Ausreichend hohe Vitamin-D_3-Spiegel, die auch eine Prävention der Demenz darstellen [596].

22.3 Alternative Therapie bei neurodegenerativen Erkrankungen

Die chemische Konfiguration von NADH (Nicotinamid-Adenin-Dinukleotid), einem Energiedonator, der die oxidative Phosphorylierung am Komplex I in den Mitochondrien anzutreiben imstande ist, besteht wie alle Dinukleotide aus zwei Riboseendungen, von denen eine Ribosegruppe mit der N-Seitengruppe des Adenins und die zweite Ribosegruppe mit dem Nikotinamid, ebenfalls an der gleichen Stelle, verbunden sind. Beide Einheiten sind über zwei Phosphatgruppen untereinander verbunden.
NADH wird auch als Komplex I innerhalb der Elektronen-Transportkette der Mitochondrien bezeichnet, d. h., es ist in die Redoxreaktion mit eingebunden, indem es Elektronen von einer Reaktion zur nächsten weiterreicht. Die Konfiguration befindet sich in allen Zellen und dient dazu, in seiner oxidierten Form als NAD^+ Elektronen aufzunehmen, um sie anschließend als reduzierte Form NADH wieder abzugeben. Dieser Elektronentransfer ist der hauptsächliche Zweck von NAD^+, wobei über das Enzym NAD-Ubichinon-Oxidoreduktase (sive Q_{10}-Reduktase) die Oxidation Ubiquinon Q10 zu Ubiquinol (Q10 H2) über NADH katalysiert wird. Umgekehrt wird durch die Q_{10}-Oxidase NADH zu NAD^+ oxidiert. NADH ist jedoch auch bei anderen zellulären chemischen Prozessen beteiligt, hauptsächlich jedoch als Substrat bei der immunologischen Abwehr, indem chemische Gruppen von Proteinen ab- resp. an Proteine gehängt werden sowie bei posttranslationalen Modifikationen, d. h. der Umwandlung der mRNA in eine Aminosäuresequenz, die nach deren Synthese in den Zellen stattfinden.
Innerhalb des Komplexes I in der Mitochondrienmembran akzeptiert und gibt das Molekül als Coenzym Elektronen an die nächste Stufe im Rahmen der oxidativen Phosphorylierung ab. Diese Reaktion beinhaltet die Entfernung von einem Wasserstoffatom und zwei Elektronen von der reaktiven Position. Und während die Protonen in Lösung gehen, wird der reduzierte aktive Anteil an der Position RH_2 oxidiert und NAD^+ zu NADH reduziert, das als Hydrid an einen Nicotinamidring gehängt wird.
Diese Balance zwischen der oxidierten und der reduzierten Form von Nicotinamid-Adenin-Dinukleotid wird als das NAD^+/NADH-Verhältnis bezeichnet und stellt eine der wichtigsten Komponenten innerhalb des Redoxsystems in den Mitochondrien dar, das den Energiezustand, aber auch die Vitalität der Mitochondrien ausmacht. Es ist damit auch ein Ort, wo Umweltgifte eine Hemmung der Funktion mit deletären Folgen für das gesamte OxPhos-System haben. Dies wird besonders dadurch unterstrichen, dass ein höherer Bedarf an NAD^+ bei allen nach erfolgter Synthese von Aminosäuren posttranslationalen Änderungen an den Proteinen innerhalb einer Zelle besteht, wobei dieser Wechsel zwischen der reduzierten und der oxidierten Form jedoch nicht den insgesamt innewohnenden energetischen Zustand des Coenzym ändert. Indem die Redoxreaktion durch die Oxidoreduktase aktiviert wird, stellt NAD^+ einen wichtigen Energiedonator bei der Freisetzung von Energie aus den Nahrungsmitteln dar. Denn wird Glukose oxidiert, entsteht freie Energie, die auf das NAD^+ übertra-

gen und dadurch zu NADH reduziert wird. Es ist somit ein wichtiger Anteil der Glykolyse innerhalb des Zitronensäurezyklus. Dieses im Zytoplasma der Zelle reduzierte NADH wird anschließend zu den Mitochondrien durch Transportsysteme wie den Malat-Aspartat-Shuttle übertragen. Erst dann wird das in den Mitochondrien enthaltene NADH im Rahmen der Elektronen-Transportkette zu NAD^+ oxidiert und die Protonen über die Membran zur Herstellung eines Protonengradienten im Rahmen der ATP-Synthese gepumpt (➤ Abb. 22.1).

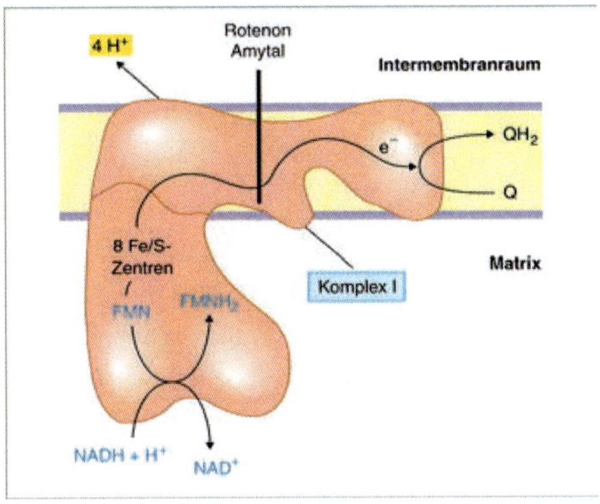

Abb. 22.1 Die grundlegende Funktion von NADH, indem es als Protonendonator am Komplex I im Rahmen der oxidativen Phosphorylierung in der Mitochondrienmembran agiert. Diese Reaktion dient letztendlich dazu, das Ubichinon Q_{10} in seine eigentlich aktive Form, das reduzierte Ubichinol ($Q_{10}H_2$), zu reduzieren, das eine starke antioxidative Wirkung offenbart. Beachte: Das Insektizid Rotenon und das Barbiturat Amytal hemmen beide die Elektronenübertragung im Komplex I. [F839–001] + [L253]

In neuralen Zellkulturen ist NADH in der Lage, die Produktion von Dopamin dosisabhängig bis zum 6-fachen anzuregen. Des Weiteren regt NADH dosisabhängig auch die Aktivität des Enzyms Tyrosin-Hydroxylase an, das an der Dopaminsynthese mit bis zu 70 % beteiligt ist. Andererseits wird auch die endogene Synthese von Dopamin mit Hilfe von NADH über eine Aktivierung der Quinoid-Hydropterin-Reduktase erreicht, indem das inaktive Dihydropterin zu dem aktiven Tetrahydrobiopterin (BH_4) umgewandelt wird. Dieser Prozess ist ähnlich der die Reduktion begrenzenden Tyrosin-Hydroxylase, wobei letzterer der eigentliche begrenzende Faktor in der Synthese von Dopamin darstellt.

Immerhin ließen sich diese theoretisch nachvollziehbaren positiven Effekte von NADH im Rahmen einer Synthese des Transmitters Dopamin auch in klinischen Studien bestätigen, indem Denkprozesse, Kognition sowie Erinnerung und Entscheidungsfreude, Stimmung, die Koordination von Bewegungen, der Tremor und die Mobilität bei Patienten mit Parkinson günstig beeinflusst werden konnten [597–600]. Und selbst bei der Produktion von dem Wachstumshormon STH, einem Hormon, das als wachstumsspezifisches Hormon bei der Zellregeneration anzusehen ist, konnte mit Hilfe von NADH eine Verbesserung der Reparatur- und Heilungsvorgänge im Organismus nachgewiesen werden. Daneben wurde beim Morbus Alzheimer im Rahmen einer Studie ein positiver Effekt insofern offensichtlich [601], weil im Vergleich zu einem klassischen Acetylcholinesterasehemmer sich im Mini-Mentalen Skalierungsscore (MMS – ein Test, der die mentale Leistungsfähigkeit erfasst) eine Verbesserung nachweisen ließ [601]. NADH kann somit als eines der wenigen therapeutischen Optionen bei dieser Erkrankung angesehen werden, die auch in einer Doppelblindstudie über einen Zeitraum von 6 Monaten in eine signifikante Verbesserung der Kommunikation, der verbalen Artikulation, der Fähigkeit, visuelle Bilder zu begreifen und abstrakten Argumentationen folgen zu können, mündete [602]. Ursächlich werden hierbei unterschiedliche Effekte diskutiert, wobei insbesondere die im Rahmen des Alzheimers durch Sauerstoffradikale ausgelösten Entzündungsreaktionen positiv beeinflusst werden:

1. Weil die Nicotinamidriboside als Vorläufer der Synthese von NADH nachgewiesen wurden [603], besteht ein funktioneller Zusammenhang im Rahmen der Substitution mit D-Ribose und eine daran sich anschließende vermehrte Produktion von NADH.
2. Die NADH-Oxidoreduktase wird im Rahmen der mitochondrialen Atmungskette durch NADH besonders in den Bereichen von Neocortex und Hippocampus aktiviert [604].

3. Die Biosynthese von NAD verläuft sowohl über eine Rückgewinnung als auch über eine De-novo-Synthese [605]. Während die Rückgewinnung über Nicotinamid oder Nikotinsäure, beide als Niacin oder Vitamin B_3 bekannt, abläuft (Preiss-Handler-Stoffwechselweg), geht die De-novo-Synthese vom Tryptophan über das Zwischenprodukt Quinolinat aus, das dann in den Preiss-Handler-Rückgewinnungsstoffwechsel eingeschleust wird. Die NAD^+/NADH-abhängige 3-Hydroxyacetyl-Coenzym-A-Dehydrogenase, die mit dem von β-Amyloid betroffenen zerebralen Anteilen beim menschlichen Alzheimer identisch ist und für die neurotoxische Wirkung von Amyloidplaques verantwortlich gemacht wird [606], kann durch die Substitution mit NADH in ihrer Aktivität gehemmt werden.

22.4 Rationale für den Einsatz der Mikronährstoffe im Rahmen einer Mitochondriopathie

Basierend auf den verschiedenen biochemischen Stoffwechselwegen innerhalb der Mitochondrien sind folgende grundlegende Spurenelemente und Vitamine sowie Aminosäuren für eine ausreichende Funktion der Elektronen-Transportkette und einer damit ausreichenden Funktion der neuronalen Zellen (aber auch sämtlicher anderer Zellen in den Organen) verantwortlich:

1. **Magnesium** ist ein essenzielles Element, das täglich zugeführt werden muss, weil es in der Synthese und in der Herstellung der ATP in den Mitochondrien benötigt wird und des Öfteren durch Schwermetalle (die aus den schwefelhaltigen Kunstdüngern, insbesondere Cadmium, stammen) in seiner Funktion verdrängt wird und zu Defiziten führt. Bei einem Mangel an Magnesium wird die ATP-Synthese entweder gehemmt oder überreguliert, mit der Folge unzureichender Energiespiegel. Denn Magnesium aktiviert verschiedene notwendige enzymatische Reaktionen (insgesamt bis zu 300!), wobei die therapeutische Gabe von Magnesium in der Kombination mit Zink immer dann indiziert ist, wenn es gilt, den Organismus vor den schädlichen Auswirkungen von Schwermetallen zu schützen. Besonders weisen Patienten mit einem erhöhten Schwermetallspiegel einen höheren Bedarf an diesem Spurenelement auf, wobei auch im Rahmen einer Entgiftung des von Schwermetallen vergifteten Organismus die Magnesiumgabe nur von Vorteil ist. Magnesium wird am besten als Salz in Form von Mg-Citrat, Mg-Gluconat, Mg-Malat, Mg-Orotrat, Mg-Chlorid oder Mg-Sulfat zusammen mit der Aminosäure Taurin eingenommen, wobei das Orotrat besonders hilft, Magnesium in das Zellinnere zu überführen. Es werden Dosen von 300–600 mg/Tag empfohlen. Die Mg-Verbindungen ohne jeglichen Effekt sind Mg-Oxid, Mg-Sulfat (nur gut bei Obstipation) sowie Mg-Glutamat und Mg-Aspartat, beides Inhaltstoffe der Kunstsüße Aspartam mit neurotoxischer Wirkung!
2. **Aktiviertes Vitamin B_1** oder Thiaminpyrophosphat, aka Thiamindiphosphat ist die biologische aktive Form von Vitamin B_1 und dient zur effizienten Verbrennung der Kohlenhydrate und der Beseitigung exzessiver Mengen von Laktat (ein Mitverursacher der Muskelschmerzen), wobei Dosen ab 100 mg/Tag zum Einsatz kommen.
3. **Aktiviertes Vitamin B_2** oder Riboflavin, das im Krebszyklus als Coenzym I und II beteiligt ist. Es gibt zwei aktive Formen von B_2, das Flavinmononukleotid und das Flavindinukleotid. Flavinmononukleotid ist das Coenzym, welches sich am häufigsten in Nahrungsergänzungen findet. Hier beträgt die Minimaldosis 10 mg/Tag.

4. **Aktiviertes Vitamin B_3**, eine Variante des Niacins, bekannt auch unter dem Namen Nicotinamid-Adenin-Dinukleotid mit einem hochenergetisch geladenen Wasserstoff oder nur kurz NADH, ist neben der ATP-Herstellung in der mitochondrialen Atmungskette ebenfalls am Krebszyklus beteiligt. Hierbei stellen beide, das NADH und das NAD^+ essenzielle Anteile in der Umwandlung von ATP zu ADP dar. Der Vitamin-B_3-Spiegel, der einen Zündeffekt in der Elektronen-Transportkette der Mitochondrien ausübt, kann bei einem Peroxynitrit $ONOO^-$-bedingten Sauerstoffradikalschaden merklich abfallen. Die Minimaldosis beträgt 4–5 mg/Tag und die von Niacin 100 mg/Tag.
5. **Vitamin B_5 oder Pantothen,** die biologisch aktive Form von Vitamin B_5, ist in der Synthese von Coenzym A ein wichtiger Anteil im Energiemetabolismus, der dafür sorgt, dass Pyruvat (ein Salz der Benztraubensäure) in den Trikarbonensäure-(Krebs-)Zyklus als Acetyl-Coenzym A eingeschleust wird und das alpha-Ketoglutarat zu Succinyl-Coenzym A innerhalb des Krebszyklus umgewandelt (➤ Abb. 1.3). Die hierfür notwendige Dosis beträgt 100 mg/Tag.
6. **Aktiviertes Vitamin B_6** oder Pyridoxal-5-Phosphat ist für die Transaminierungsreaktion notwendig, indem Aminosäuren als Substrat im Rahmen der Glukoneogenese umgewandelt werden. Daneben findet es sich auch als Coenzym des Enzyms Glukogenphosphorylase, welches die Glykogenolyse (d. h. den Abbau von Glykogen zu Glukose und Glukose-6-Phosphat) ermöglicht. Die Minimaldosis wird mit 10 mg/Tag angesetzt.
7. **Aktiviertes Vitamin B_{12}**, ein wichtiges Coenzym, nimmt hauptsächlich an zwei enzymatischen Reaktionen im Organismus, *der Methionin-Synthese* und der Methylmalonyl-CoA-Mutase sowie an der Zellteilung, der Blutbildung und an Funktionen im Nervensystem teil. Es wird besonders vom Enzym Methylmalonyl-CoA-Mutase benötigt, wobei das B_{12} in Form von Adenosylcobalamin Verwendung findet. Das Coenzym aktiviert den Kohlenhydratstoffwechsel, indem Methylmalonsäure zu Succinyl-Coenzym A umgewandelt wird. Es ist somit Teil des Krebszyklus und Teil der Energieproduktion. Die Hauptwirkung von Vitamin B_{12} besteht darin, bei einem erhöhten Stickoxid-Peroxynitrit-Zyklus als Stickoxidradikalfänger die Bildung von Peroxynitrit ($ONOO^-$) zu verhindern. Die Minimaldosis von Methyl- oder Hydroxycobalamin (die beiden aktivierten Formen von Cyanocobalamin) beträgt 1,5–2,0 g s. c.
8. **Acetyl-L-Carnitin** ist eine Aminosäure, die den Transport und die Verbrennung von Fetten in den Mitochondrien ermöglicht. Es ist die aktivierte Form der Aminosäure L-Carnitin und hilft ebenfalls beim Transport von ATP und ADP über die Mitochondrienmembran sowie bei dem Transport von Fettsäuren zu den Stellen innerhalb der Zelle, wo die Energieträger benötigt werden. Dieser Transport von Fettsäuren ist insofern von Bedeutung, weil im Gegensatz zu den Kohlenhydraten und der damit einhergehenden Pyruvatfreisetzung im Energiezyklus, Fette über die effizienter arbeitende β-Oxdation mehr Energie bereitstellen können, ein Effekt, der auch in einer höheren ATP-Ausbeute mündet [607]. Carnitin wird intrazellulär aus den essenziellen Aminosäuren L-Lysin und L-Methionin hergestellt, ein Prozess, der eine Methylierung voraussetzt, sodass es nicht frei im Blut oder Urin nachzuweisen ist. Die Minimaldosis beträgt 1–5 g/Tag.
9. Und weil bei allen neurodegenerativen Erkrankungen und insbesondere bei Alzheimer die Entzündungsreaktionen maßgeblich am degenerativen Prozess beteiligt sind, sollten alle alternativen Ansätze, die in irgendeiner Weise diesen chronischen Prozess unterbrechen, wirkungsvoll eingesetzt werden. Hierauf deuten experimentelle Daten mit dem Wirkstoff **Tetrahydrocannabinol** (THC) im Cannabis hin, die laut Aussagen einer Forschungsgruppe in Israel zu einer deutlichen Verbesserung der kognitiven Funktion bei der Gabe nichtpsychoaktiver Dosen (0,002 mg/kg) von THC mit Bindung am endocannabinoiden CB1-Rezeptor geführt haben [608].

Weil die allgemeinen Richtlinien bei degenerativen Erkrankungen immer dahingehend auszurichten sind, die Mitochondrienfunktion zu unterstützen und zu helfen, die Mitochondrien wieder zu heilen, sind alle notwendigen therapeutischen Schritte in ➤ Tab. 22.1 noch einmal zusammengefasst. Hierbei wird die in den Risikogruppen zugrunde liegende Indikation noch einmal hervorgehoben, den überaktiven Stickoxid-Peroxynitrit-Zyklus unter allen Umständen herunterzuregulieren.

Tab. 22.1 Wirkmechanismen und Indikationen von Vitaminen und Mikronährstoffen mit der Zielrichtung, den überaktivierten NO/ONOO⁻Zyklus herunterzuregulieren

Wirkstoff	Wirkmechanismus	Kommentar zur Indikation
Hochdosiert Vitamin C (> 2 g Ascorbinsäure)	Ein die fatale Oxidation durchbrechendes Antioxidans, bremst die (nukleäre Faktor) NF-kappa-B-Aktivität, eliminiert Peroxynitrit und hilft, den Tetrahydrobiopterin (BH_4)-Spiegel wieder anzuheben	Evtl. können höhere Dosen notwendig werden, damit die beiden letztgenannten Effekte auch erreicht werden und bis zu 7,5 g intravenös (= Vit.-C-Megadosistherapie) gegeben werden. Ansonsten Ca-Ascorbat bis zu 2.000 mg/Tag
Vitamin E inklusive Tocopherole und Tocotrienole	Fettlösliches Antioxidans, gamma-Tocopherol hilft besonders, die Stoffwechselprodukte von Peroxynitrit zu beseitigen und den chronischen Entzündungsprozess herunterzuregulieren, Tocotrienole sind insofern wichtig, indem sie die Mitochondrien vor exzitotoxischen Effekten aufgrund einer NMDA-Aktivierung schützen, sie in ihrer Wirkung auch die (nukleäre Faktor)NF-kappa-B-Aktivität	Hochdosiertes alpha-Tocopherol, die häufigste eingesetzte Form von Vit. E, führt jedoch zur Enzymaktivierung, die die anderen Formen von Vit. E in ihrer Wirkung beeinträchtigt; deshalb sind hohe alpha-Tocopherol-Dosen zu meiden. Vorzugsweise ist eine Mischung aus alpha-, beta-, gamma- und delta-Tocopherol indiziert, wobei minimal bis zu 200 internationale Einheiten (IU) zum Einsatz kommen
Magnesium	Vermindert die exzitative NMDA-Wirkung die mit Schmerzen einhergeht; elementares Mineral bei der Herstellung von ATP in den Mitochondrien	Magnesium als Spurenelement, ist besonders bei allen Multisystemerkrankungen effektiv, die mit Schmerzen einhergehen; Minimaldosen 500 mg/Tag
N-Acetylcystein (NAC)	Vorläufersubstanz, die besonders die Synthese von reduziertem Glutathion anregt; wird auch als Schwermetallfänger eingesetzt	Mindestens 2 g über den Tag mit viel Flüssigkeit verteilt. Bei Unverträglichkeit Reduktion der Dosis. Ein völlig unterschätztes (weil so billiges) Produkt!
Fischöl (langkettige Ω-3-Fettsäuren)*	Dämpft die aktivierte Stickoxidsynthase (iNOS), wichtig für eine optimierte Hirnfunktion, schützt und bildet die Myelinschichten der Nerven, verringert die Bildung entzündlicher Prostaglandine	Sehr empfindlich für eine Lipidperoxidation, weswegen in vielen Fällen auch ein erhöhter Bedarf besteht; enthalten in Makrele, Lachs, Thunfisch
Flavonoide	Gruppe wichtiger Antioxidanzien, beseitigen Peroxynitrit und Superoxid; aktivieren das körpereigene Entgiftungssystem SOD und helfen auch, den Tetrahydroxybiopterin(BH_4)- Spiegel anzuheben; vermindern die (nukleäre Faktor)NF-kappa-B-Aktivität	Sekundäre Pflanzenfarbstoffe mit der Grundstruktur Flavan, haben alle eine hohe antioxidative Wirkung (mehr als Vitamin E!). Der Blutspiegel steigen nach Verzehr rasch an, fällt dann aber auch rasch wieder ab: empfohlener Verzehr von mindestens 4 g/Tag, um einen stetigen Blutspiegel aufrecht zu erhalten

Tab. 22.1 Wirkmechanismen und Indikationen von Vitaminen und Mikronährstoffen mit der Zielrichtung, den überaktivierten NO/ONOO⁻Zyklus herunterzuregulieren (Forts.)

Wirkstoff	Wirkmechanismus	Kommentar zur Indikation
Carotinoide inklusive beta-Carotin, Lycopin und Lutein	Beseitigen Peroxynitrit aus den Lipiden biologischer Membranen	Nur die natürliche Form ist aktiv, weil es die cis-Form von beta-Carotin enthält; die synthetische Form enthält fast nur die trans-Form, die biologisch als Radikalfänger inaktiv ist; andere Carotinoide sind, selbst im Vergleich zum natürlichen beta-Carotin, biologisch aktiver
Selenium als Selenomethionin	Dient als Vorläufersubstanz für die selenhaltigen Proteine inklusive der drei Formen von antioxidativen Substanzen: dem Glutathion, der Peroxidase und einem Selenprotein, das als Peroxynitrit-Radikalfänger fungiert	Weil Peroxynitrit mit selenhaltigen Verbindungen eine Wechselwirkung eingeht, kommt es bei einer Multisystemerkrankung oft zu erniedrigten Selenspiegeln
Acetyl-L-Carnitin	Transportiert Fettsäuren über die Membran in die Mitochondrien, wichtig im Rahmen der Energieherstellung; neutralisiert die durch die Superoxidwirkung am Cardiolipin der inneren Mitochondrienmembran entstandenen oxidierten Fettsäuren und stellt ihre Funktion wieder her	Erniedrigt den Sauerstoff-(ROS) und den Stickoxid-(NOS)Radikalstress
Ecklonia-cava-Extrakt (Braunalgen vor Küsten Japans und Koreas)	Polyphenolhaltiges Antioxidans, beseitigt Peroxynitrit und Superoxid; unterstützt die Wiederherstellung von BH_4	Verbleibt im Körper länger als Flavonoide, hat sich im Rahmen der Therapie von Fibromyalgie bewährt
Vitamin B_6 inklusive Pyridoxalphosphat	Aktiviert das Enzym Glutamatdecarboxylase wodurch die exzitatorische Aminosäure NMDA abgebaut und der inhibitorische GABA-Rezeptor aktiviert wird	Stellt die Balance zwischen Glutamat und GABA wieder her, vermindert die überschießende exzitatorische NMDA-Bildung und ist besonders bei Schmerzen indiziert. Langzeiteinnahme bis zu 100 mg/Tag
Hydroxycobalamin, eine Formulierung des Vitamin B_{12}	Wirkstarker Stickoxid-Fänger, vermindert den nitrosativen Stress und reduziert den erhöhten Peroxynitritspiegel	Einnahme oral 4 × 2.000 µg/Tag um konstante Blutspiegel zu garantieren; höhere Blutspiegel sind nur über eine Injektion resp. nasale Inhalation zu erreichen. Muss im Gegensatz zu Cyanocobalamin nicht in die biologisch aktive Form umgewandelt werden
Folsäure	Verhindert die partielle Entkopplung der Stickoxidsynthase (iNOS) und hilft bei der Wiederherstellung des Coenzyms Tetrahydrobiopterin (BH_4)	Reagiert mit Sauerstoffradikalen und kann bei einem überaktiven NO/ONOO⁻ Zyklus abfallen. Notwendige Dosierungen liegen bei 4–5 mg/Tag
Vitamin B_3 oder Nik otinsäure (Niacin)	Restaurierung des NAD/NADH-Pools aufgrund einer durch Peroxynitrit bedingten Störung in der Poly-ADP-Ribolysation, d. h. der Übertragung von Aminosäuren auf DNA und Enzymen	Wichtiger Kofaktor im Rahmen der Umkehr eines Mitochondrienfunktionsdefizits

Tab. 22.1 Wirkmechanismen und Indikationen von Vitaminen und Mikronährstoffen mit der Zielrichtung, den überaktivierten NO/ONOO⁻Zyklus herunterzuregulieren (Forts.)

Wirkstoff	Wirkmechanismus	Kommentar zur Indikation
Vitamin B_2 oder Riboflavin inklusive Riboflavin-5-Phosphat	Stimuliert die Glutathion-Reduktase, ein Schlüsselenzym zur Aufrechterhaltung reduzierter Glutathionspiegel. Aktiviert die Flavoprotein-Monooxygenase, die Xenobiotika und Pestizide an der Bindung mit Zellen hindert	Verhindert einen Abfall des Glutathion(GSH-)Spiegels, der ansonsten bei Sauerstoffradikalstress und einem überaktiven Peroxynitritzyklus abfällt. Wichtig für die Entgiftung von Xenobiotika (= Stoffe, die so in der Natur nicht vorkommen). Dosierung 2–3 Tabletten à 100 mg/Tag
Vitamin B_1 oder Thiamin	Wichtiger Kofaktor in der Energieherstellung in den Mitochondrien; Coenzym der Transketolase im Pentosephosphatshunt, der in den Krebszyklus einmündet; notwendig für die oxidative Decarboxylierung von Pyruvat zu Acetyl-Coenzym A, das wiederum NADPH generiert	Kritisch für den Erhalt eines NADPH-Spiegels, der dazu dient oxidiertes Glutathion zu regenerieren; reagiert mit Sauerstoffradikalen und kann bei überaktivem Stickoxid-Peroxynitrit-Zyklus abfallen
R-alpha-Liponsäure	Wichtiges Antioxidans, hilft bei der Wiederherstellung reduzierter Glutathionspiegel; vermindert die (nukleäre Faktor)NF-kappa-B-Aktivität; fängt Peroxynitrit, Superoxid und Schwermetalle ab	Wird im Organismus schnell zu reduzierter Liponsäure und Lipoamid umgewandelt, die beiden biologisch aktivsten Formen; eines der wichtigsten Nutrazeutika, bisher noch nicht bei Multisystemerkrankung (außer Demenz) klinisch getestet
Biotin (Trivialname B_7) und Pantothensäure oder Vitamin B_5	Biotin ist im Rahmen einer Supplementierung mit Liponsäure vermindert; Pantothensäure ist für den Energiehaushalt von Bedeutung	Panthothensäure ist für den Aufbau von Coenzym A, einem Thiol, wichtig; fällt bei ROS- und NOS-Stress ab und wird im Rahmen der Energieherstellung benötigt. Biotin hat Aufgaben im Kohlenhydrat-, Fett- und Eiweißstoffwechsel
Betain (Trimethylglycin)	Vermindert den Sauerstoff-(ROS) und den Stickstoffradikal(NOS)-Stress, unterstützt die Synthese von S-Adenosyl-Methionin (SAM)	Eine SAM-Aktivierung kann dann von Bedeutung sein, wenn das Enzym Methioninsynthase durch ROS und NOS blockiert wird, wodurch ein erniedrigtes SAM und eine verminderte Methylierung (= Übertragungsrate von CH_3-Gruppen) die Folge ist. Mindestdosis 50 mg/Tag
Q_{10} oder Ubichinon	Das wichtigste Coenzym am Komplex II im Rahmen einer effizienten Mitochondrienfunktion im Rahmen der Bildung von ATP; wichtiges Antioxidans, fängt Peroxynitrit ab. Ein Muss (!) für alle Patienten, die Statine einnehmen und eine echte Alternative bei Patienten mit Herzinsuffizienz und Parkinson	Bedarf im Mittel 2–3-mal 200 mg/Tag, kann jedoch sehr variieren, nicht abends einnehmen, weil es den Schlafzyklus unterbricht. Die reduzierte Form, das Ubichinol, hat eine höhere Bioverfügbarkeit und einen schnelleren Wirkanschlag. Sollte in Verbindung mit NADH eingenommen werden
Zink, Kupfer, Mangan und Selen	Dienen alle als Vorläufer des antixodativen Enzyms Superoxiddismutase (SOD), können bei Überdosierung die Syntheserate von SOD begrenzen	Niedrige Dosierungen sind angezeigt, weil sonst Probleme auftauchen; deshalb Zink, Kupfer, Mangan resp. Selen in Dosen von 20–50 mg, 1–2 mg, 5–10 mg respektive 100–200 µg/Tag

Tab. 22.1 Wirkmechanismen und Indikationen von Vitaminen und Mikronährstoffen mit der Zielrichtung, den überaktivierten NO/ONOO⁻Zyklus herunterzuregulieren (Forts.)		
Wirkstoff	**Wirkmechanismus**	**Kommentar zur Indikation**
Ribonucleinsäure (RNA)	Vermittelt zwei wichtige Funktionen: Bietet Adenosin an, wodurch der Adeninnukleotidpool im Rahmen einer Fehlfunktion des Energiehaushalts wieder aufgefüllt wird; nach dem Stoffabbau fungiert die Purinbase Harnsäure als ein potenter Peroxynitritfänger	Kommerzielle Quelle von RNA ist Hefe, was ein Problem bei Hefeallergie darstellen kann. D-Ribose und Inosin weisen einen ähnlichen Wirkmechanismus auf. Mögliche Nachteile von D-Ribose ist eine evtl. Verzuckerung von Aminosäuren im Blut während Inosin die Mastzellen stimuliert
Taurin	Verringert die Exzitoxizität inklusive die Aktivität von NMDA, wodurch die Balance zwischen dem Glutamat und der GABA-Aktivität wieder hergestellt wird	Ist nachweislich bei einem überaktivierten NO/OONO⁻Zyklus vermindert
Glutathionreduzierte Form	Das köpereigene Antioxidans zur Entgiftung von Xenobiotika; blockiert die (nukleäre Faktor)NF-kappa-B-Aktivität	Vorzugsweise nur intravenös zu verabreichen (Tationil®-Roche/Italien), weil die orale Formulierung eine zu niedrige Bioverfügbarkeit aufweist. Dosierung 3× 600–1.200 mg/Woche
Bioflavonoide	Antioxidanzien, die Stickoxid, Peroxynitrit und Superoxide neutralisieren; vermindern die (nukleäre Faktor)NF-kappa-B-Aktivität; potenzieren die Vitamin-C-Wirkung	Wirkstoff ist das Epigallocatechingallat (EGCG), der hauptsächliche Anteilstoff im Grünen Tee, Verzehr von 2–3 Liter/Tag
NADH oder Coenzym 1	Nicotinamid-Adenindinukleotid, wichtiger Energielieferant und die Zündkerze am Komplex I im Rahmen der oxidativen Phosphorylierung mit Bildung von ATP in den Mitochondrien	5–10 mg (Fa. Fairvital or ENADA) verhindern Parkinsonsymptome, ist auch bei Alzheimer, bei chronischem Müdigkeitssyndrom mit Benebeltsein wirksam, hilft, ein höheres Wachsamkeitsniveau zu erreichen
Melatonin	Reaktiviert die Antioxidanzien Glutathion, Superoxiddismutase und Katalase, die Wasserstoffperoxid, eine wirkstarke und potenziell schädliche oxidierende Substanz zu Wasser und Sauerstoff katalysiert; neutralisiert aggressive Stickoxid- und Peroxynitritradikale	Die hierfür notwendige Dosis sollte oberhalb der schlafanstoßenden Wirkung (3 mg/70 kg) im Bereich von 5 mg/kg KG liegen, um eine Wirkung zu offenbaren

22.5 Rationale für den Einsatz des Zuckers D-Ribose

Ribose ist ein natürlich vorkommendes Pentose-Monosaccharid. Es wird im Organismus für die Herstellung von Nukleotiden, den Grundbausteinen der Nukleinsäuren DNA und RNA, aber auch für ATP, cAMP und GTP verwendet (➤ Abb. 22.2).

Ribose kann vom Körper synthetisiert werden, indem es aus Glukose über den Pentosephosphatweg (PPP) umgewandelt wird. Zusätzlich aufgenommene Ribose kann mit Hilfe des Pentosephosphatwegs über eine Phosphorylierung mit Hilfe der Ribokinase zu Ribose-5-Phosphat und in einem weiteren Schritt zu 5-Phosphoribosyl-1-1-Pyrophosphat (PRPP) umgewandelt werden.

Dieses neu entstandene PRPP dient dann zur De-novo-Bildung von Nukleotiden der DNA und RNA, aber auch zur Entstehung von ATP, Adenosin und Inosin [609, 610] (➤ Abb. 22.2), sodass es als ein essenzieller Teil in der Regeneration von ATP angesehen werden kann [609–611], die Quelle jeglicher energetischen Währung in allen Zellen. Damit ist es nicht nur für die Synthese von Nukleinsäuren, sondern auch für jeglichen Energietransfer innerhalb der Mitochondrien zuständig.

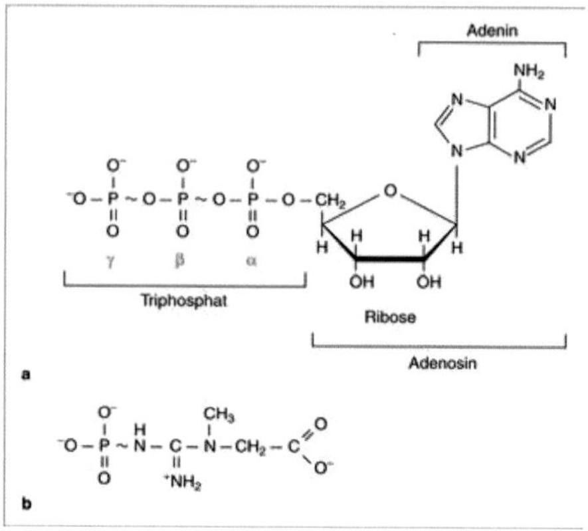

Abb. 22.2 Das im Rahmen der Synthese von ATP notwendige Ribosemolekül, wobei am Adenin nur noch 3 Phosphatgruppen angehängt werden [L253]

Ribose spielt somit eine entscheidende Rolle, insbesondere im Myokard- und Muskelzellmetabolismus, hauptsächlich über das Stoffwechselprodukt PRPP (5-Phosphoribosyl-1-1-Pyrophosphat), das in der Synthese von ATP, Nukleinsäuren sowie von Adeninnukleotiden eine bedeutsame Aufgabe innehat. Sollte im Muskel eine ungenügende Funktion im Pentosephosphatweg (kurz PPP) aufgrund einer zu niedrigen Aktivität der Glukose-6-Phosphat-Dehydrogenase vorliegen, so ermöglicht die zusätzliche Gabe von Ribose, diesen ansonsten notwendigen Schritt im Pentosephosphatweg zu umgehen und direkt PRPP herzustellen [610–612]. Der erhöhte Spiegel von PRPP steht dann zur vermehrten Adenosinnukleotidsynthese zur Verfügung, sodass im Rahmen einer Ischämie oder nach extremer Belastung eine schnellere Auffüllung niedriger Adeninnukleotidspeicher mit rascherer Synthese der vorher erniedrigten ATP-Speicher und eine anschließend schnellere körperliche Erholung erfolgt. Bei einem Energiedefizit ist die metabolische Basis für eine Erholung mit D-Ribose nicht artspezifisch, weil die Glukose-6-Phosphat-Dehydrogenase, das die Erholungsrate begrenzende Enzym für die Herstellung von PRPP und eine damit einhergehende Adeninnukleotidspiegel-Synthese in Herz- und Skelettmuskeln von Ratten, Schweinen und Hunden – aber auch den beim Menschen – ähnlich ist. Indem Ribose die Bildung von PRPP über eine Umgehung der Glukose-6-Phosphat-Dehydrogenase einleitet, kann mehr Energie hergestellt werden, ein Effekt, der den Effekt von Ribose bei der Erholung von chronischer Müdigkeit, Erschöpfung und einer schnelleren Erholung nach Extremleistung verständlich macht.

22.5.1 Wirkung von Ribose auf den insuffizienten Herzmuskel

In dem Maße, wie das Myokard eine Sauerstoffschuld aufgrund einer Ischämie (meistens eine verminderte Blutversorgung im Rahmen eines Herzinfarkts, einer Herzoperation, einer Organtransplantation oder anderen operativen Maßnahmen) eingeht, fallen die myokardialen ATP-Anteile drastisch ab, ein Effekt, der normalerweise bis zu 10 Tage benötigt, bis sie wieder aufgefüllt sind [613–616]. In diesem Zustand einer energetischen Mangelversorgung ist naturgemäß die Myokardfunktion eingeschränkt und es besteht die Gefahr eines dauerhaften Untergangs von Myokardgewebe mit Verlust der Kontraktilität. Und selbst bei gesunden Individuen kann eine extreme Belastung (z. B. ein Marathonlauf) dazu führen, dass sich der ATP-Spiegel in den funktionellen Myokardzellen so weit erschöpft, dass ein Funktionsdefizit und ein Zustand eintritt, der mehrere Tage benötigt, um sich wieder zu erholen [617–620]. Und weil der Nachschub von ATP zu einer Verbesserung der Kontraktilität führt, kann auch von einer schnelleren funktionellen Erholung ausgegangen werden. In diesem Zusammenhang konnten mehrere Forschungsgruppen unabhängig voneinander nachweisen, dass eine schnelle ATP-Erholung in sowohl der Herz- als auch der Skelettmuskulatur dadurch erreicht werden kann, indem der ansonsten so einfache Zucker D-Ribose verabreicht wird [603, 612, 616, 619, 621–624]. Hierbei konnte eindeutig eine Verbesserung der myokardialen Kontraktionskraft und der Ventrikelfunktion bei experimentellem Herzinfarkt, eine schnellere Erholung nach Herzoperationen sowie eine Zunahme der Belastungstoleranz bei Patienten mit stabiler Herzkranzgefäßerkrankung dokumentiert werden. Indem als Folge einer myokardialen Ischämie eine verminderte Energiebildung in den Muskelzellen stattfindet, wird auch der ATP-Spiegel in den Myokardzellen abfallen, ein Effekt, der mit einer Funktionseinschränkung einhergeht [609, 625]. Diese Korrelation von einem verminderten ATP-Gehalt, einer damit einhergehenden myokardialen Funktionsminderung und die gleichzeitig verminderte Verfügbarkeit von PRPP führt dazu, dass eine geringere Neubildung von ATP im Rahmen der Adenin-Nukleotidsynthese auftritt [621, 626, 627]. Indem plötzlich Ribose dem Herzmuskel zur Verfügung steht, kann ein stimulierender Effekt über einen Anstieg von PRPP erreicht werden, eine Reaktion, die sich in einer globalen Verbesserung der Herzfunktion und einer damit einhergehenden Steigerung der Syntheserate von Adeninnukleotid sowie einer Zunahme der Ischämietoleranz niederschlägt [628]. Die Anwendung von Ribose kann deshalb als eine wirksame metabolische Unterstützung von Patienten mit Herzinsuffizienz angesehen werden [629]. Und weil mit Hilfe der Ribose das die Belastung begrenzende Agens, der verminderte Adeninnukleotidspiegel, wieder angehoben wird, kann über die verschiedenen Stoffwechselwege auch erneut vermehrt ATP hergestellt werden. Diesen Wirkeffekt kann man sich auch bei anderen Erkrankungsformen mit Energiedefizit in den Zellen, wie z. B. dem chronischen Müdigkeitssyndrom (CFS) und/oder der Fibromyalgie (FMS) als Basistherapie zunutze machen. Dies zumal, ähnlich wie bei Erkrankungen am Herzen, auch dort eine verminderte Bildung des Energieträgers ATP in den Mitochondrien nachgewiesen werden konnte [106, 630]. Und indem das insuffiziente Herz nicht in der Lage ist, in der Diastole voll zu erschlaffen und sich damit auch zu entleeren, kann es sich in der darauffolgenden Füllungsphase nicht ausreichend wieder mit Blut füllen [631], ein Effekt, der in der anschließenden Systole zu einem verringerten Auswurfvolumen mit verminderter Durchblutung peripherer Organe führt [631–633]. Obgleich die Ribose sich durch fehlende Nebenwirkungen und einen günstigen Preis, ganz im Gegensatz zu den im üblichen Rahmen einer Herzinsuffizienz verordneten Medikamenten, auszeichnet [634–636], kann als Ursache seiner geringen Verbreitung und der fehlenden Kenntnisse zum Wirkmechanismus nur die Tatsache seiner fehlenden Patentierbarkeit herangezogen werden. Denn positive Effekte von D-Ribose konnten in den vergangenen Jahren bei Patienten mit koronarer Herzerkrankung, Herzversagen und/oder einer Kardiomyopathie dokumentiert werden [609, 623]. Auch ist über positive Ergebnisse mit D-Ribose bei Patienten mit Fibromyalgie berichtet worden [106]. Im Rahmen der CFS/FMS sollten insgesamt 5 Gramm Ribose 3 Mal über den Tag verteilt für 2–3 Wochen als Therapie eingesetzt werden [637], ein Therapieansatz, der im Gegensatz zu einer Behandlung mit Mikronährstoffen erst frühestens nach 2 Wochen eine Wirkung zeigt, während sich bei Patienten unter D-Ribose schon nach wenigen Tagen und manchmal sogar innerhalb einer Stunde eine deutliche Verbesserung ihrer Symptomatik bemerkbar macht.

In diesem Zusammenhang ist noch einmal auf eine alternative, aber doch erfolgreiche Therapie bei der Herzinsuffizienz hinzuweisen, bei der im Mittelpunkt die D-Ribose steht:

- Co-Enzym Q10 in Dosen von 300–360 mg/Tag, vorzugsweise als Ubiquinol (der reduzierten Form, die Elektronen von einem Molekül auf das andere überträgt)
- L-Carnitin 2000–3000 mg/Tag (das Öl im Motor, welches den Transfer von ATP und ADP über die mitochondriale Membran verbessert)
- D-Ribose 15 g über den Tag dreimal verteilt (das Rohmaterial, um neues ATP herzustellen)
- Magnesium (am besten als Magnesiumthreonat, weil es im Gegensatz zu den anderen Mg-Salzen besser absorbiert wird) 400–800 mg/Tag (der Zündfunke, der die Enzymreaktionen im Herzmuskel antreibt)
- Niacinamid 500 mg täglich (das Rohmaterial, um NADH herzustellen, das letztendlich im Rahmen der ATP-Synthese wirkt).

Abbildungsnachweis

Der Verweis auf die jeweilige Abbildungsquelle befindet sich bei allen Abbildungen im Werk am Ende des Legendentextes in eckigen Klammern.

F839-001	Brandt, U.: Proton-translocation by membrane-bound NADH: Ubiquinone-oxidoreductase (complex I) through redox-gated ligand conduction. In: Biochimica et Biophysica Acta (BBA) – Bioenergetics. 1318(1–2):79–91. Elsevier, January 1997.
L253	Wolfgang Zettlmeier, Barbing

23 Maßnahmen bei Vergiftung der Mitochondrien

Weil alle toxischen Verbindungen wie Zusatz-, Konservierungs- und Farbstoffe, aber insbesondere die Schwermetalle zahlreiche biochemische Prozesse im Körper blockieren und eine regelhafte Funktion verhindern, kann für einige Patienten ein Entgiftungsprogramm sehr vorteilhaft sein.

23.1 Die Entgiftung – Voraussetzung für gesunde Mitochondrien

- Es hat sich erwiesen, dass eine Entgiftung mit Hilfe von Schwitzen (sei es das Türkische Bad oder eine klassische Sauna) in der Lage ist, Gifte aus dem Körper zu eliminieren, wobei es jedoch zu berücksichtigen gilt, dass solche hohen Temperaturen von Patienten mit einem chronischen Müdigkeitssyndrom (CFS) aufgrund des verminderten Herzschlagvolumens schlecht toleriert werden. Des Weiteren ist zu berücksichtigen, dass aufgrund der körperlichen Erwärmung die Giftstoffe aus dem subkutanen Fettgewebe aktiviert werden, sie gelangen so in das Blutgefäßsystem, sodass es in der Folge zu einer akuten Verschlechterung der Symptomatik kommt. Dieser Nachteil kann mit Hilfe einer Infrarotsauna insofern umgangen werden, weil dort nicht die oberflächlichen Hautpartien, sondern das Körperinnere erwärmt werden, sodass Toxine aus dem subkutanen Fettgewebe mobilisiert und über den Schweiß ausgeschieden werden. Diese Form der Thermotherapie über das langwellige „Nahinfrarot" stellt eine Wellenlänge dar, die das menschliche Auge nicht zu sehen vermag. Sie befindet sich jenseits des roten Endes im Lichtspektrum und ist in der Lage, in den menschlichen Körper einzudringen, wodurch sie die Körpertemperatur auf schonende Weise erhöhen, ohne dabei jedoch die Haut anzugreifen. Diese Form der Entgiftung ist in der Lage, neben Schwermetallen auch Organophosphate, Pestizide und flüchtige organische Verbindungen aus dem Köper zu eliminieren, wobei sich schon nach einer Woche merkliche gesundheitliche Aspekte einstellen. Voraussetzung einer solchen Schwitzkur ist jedoch die ausreichende Rehydrierung (Aufnahme von Wasser) mit den entsprechenden Elektrolyten, wobei insbesondere auf das Magnesium, ein unentbehrliches Mineral für die Herzfunktion, zu achten ist. Des Weiteren sollte nach dem Schwitzen unbedingt eine Dusche genommen werden, damit

Mitochondriopathien. http://dx.doi.org/10.1016/B978-3-437-31618-0.00023-7
Copyright © 2016 Elsevier GmbH. All rights reserved.

die ausgeschwitzten Toxine nicht wieder über die Haut rückresorbiert, sondern abgewaschen werden. Und schließlich sind, weil die meisten Toxine in den ersten Minuten ausgeschwitzt werden, mehrere kurze Intervalle statt ein langer Saunagang zu empfehlen, dies zumal lange Saunagänge nicht von allen Patienten gleichmäßig gut vertragen werden. Kontrollmessungen im Fettgewebe resp. Kontrollmessungen von Quecksilber auf der Haut haben gezeigt, dass nach ca. 50 Schwitzkuren der größte Anteil aller Toxine aus dem Körper entfernt werden konnte. Und weil der Mensch in einem stetigen Equilibrium mit sich und seiner Umwelt lebt, d. h. dabei auch erneut Toxine wieder aufnimmt, sind regelmäßige Thermotherapien ein probates Mittel, sich vor den schädlichen Auswirkungen der Umgebung zu schützen und toxinbedingten Schäden an den Mitochondrien mit ATP-Mangel und einem damit einhergehenden sowohl geistigen als auch körperlichen Funktionsdefizit vorzubeugen. Somit zählt zu einer der smarten Formen der Entgiftung das **Schwitzen** in der Sauna und/oder der Nahinfrarotsauna unter der Supplementierung von Mineralien und Vitaminen, die die Leberentgiftung unterstützen und speziell bei der Entgiftung von Cadmium sehr hilfreich sind.
- Auch wird die Einnahme von inerten Stoffen mit großer Oberfläche, wie z. B. **mikronisierte, kristalline Alumosilikate** (= **Zeolithe**) empfohlen, die die Schwermetalle binden und anschließend ausgeschieden werden. Ähnliche Wirkungen sollen auch mikronisierte Chorellaalgen haben. Eine Vergiftung aufgrund von Verunreinigungen kann leicht mit Hilfe einer Fettzellbiopsie nachgewiesen wenden, dies stellt das einfachste und beste Nachweisverfahren dar. Weil aber im Rahmen des Stoffwechsels immer Giftstoffe entstehen, die für den Organismus potenziell schädlich sind, hat er ein System entwickelt, mit dem er sich dieser Giftstoffe rasch entledigen kann: Er schiebt die Giftstoffe einfach in die Fettzellen, dort, wo im eigentlichen Sinne die Toxine dem Stoffwechsel nicht „im Wege“ stehen.

23.2 Das körpereigene Entgiftungssystem

Daneben hat der Organismus aber auch eigene antioxidativ entgiftende Systeme, die dazu dienen, freie Radikale zu neutralisieren, wobei sie die erste Abwehrfront im Kampf gegen die freien Radikale darstellen:
- **Das Coenzym Q_{10}** ist sicherlich das wichtigste Antioxidans innerhalb der Mitochondrien und ist auch gleichzeitig ein essenzielles Molekül im Rahmen der oxidativen Phosphorylierung. Deshalb kann ein potenzieller Q_{10}-Mangel zu einer Abnahme im oxidativen Phosphorylierungsprozess führen, dies zumal es das wichtigste Elektronendonator- und -empfängersystem im Rahmen der inneren Zellatmung darstellt.
- **Die Superoxiddismutase (SODase)** ist der wichtigste Sauerstoffradikalfänger im Gewebe (➤ Abb. 23.1), wobei sich seine Dismutasen als die manganabhängige Dismutase innerhalb der Mitochondrien und die zink-/kupferabhängige Dismutase außerhalb der Zellen nachweisen lassen. Ein Mangel an Dismutase erklärt den Muskelschmerz sowie die rasche Ermüdbarkeit bei einigen Patienten. Die Dismutase ist abhängig von einer ausreichenden Versorgung mit Zink, Kupfer und Mangan, ein Grund, warum sich einige Patienten mit der Einnahme eines physiologischen Mixes von Spurenelementen auf der sicheren Seite befinden. Besteht jedoch ein Defizit, so sollten all diese Mineralien separat substituiert werden, wobei es sich empirisch bewährt hat, 1 mg Kupfer am Morgen, 3 mg Mangan gegen Mittag und 30 mg Zink zum Abend einzunehmen. Eine niedrige Superoxiddismutase-Aktivität kann auch auf einer genetisch bedingten Blockade beruhen, wobei der Test zur Bestimmung der Superoxiddismutase gleichzeitig auch die-

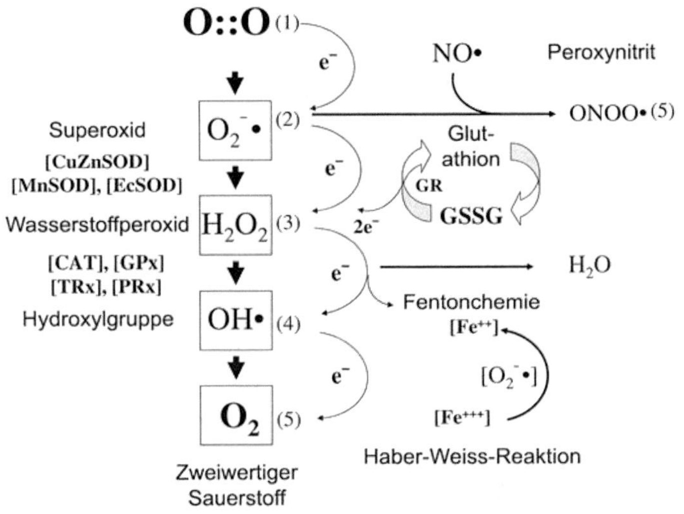

Abb. 23.1 Die Wirkweise der unterschiedlichen Superoxiddismutasen bei der Inaktivierung des toxischen Radikals Stickoxid ($NO^{\cdot}$) und ihre Hemmung durch das endogen gebildete Peroxynitrit ($ONOO^{\cdot}$). [F838–001]

sen Defekt nachweisen kann. Die Blockade der Synthese von SOD wird in den meisten Fällen durch eine Schwermetall- und Pestizidbelastung ausgelöst.

- **Die Glutathion-Peroxidase (GSH-Px)** entsteht aus der Kombination von Glutathion (bestehend aus den 3 Aminosäuren Cystein-Glycin-Glutamin) verbunden mit dem Element Selen. Es ist nicht nur ein wichtiges Antioxidans in der vordersten Abwehrfront, es stellt auch gleichzeitig eines der wichtigsten Entgiftungswege im Rahmen der Konjugation von Xenobiotika (= körperfremde Substanzen wie Pharmaka, Konservierungsmittel, Geschmacksverstärker) in der Leber dar. Dies bedeutet aber auch, dass es bei einem erhöhten Bedarf zur Entgiftung in einem Körperkompartiment, wie es z. B. bei gesteigerter freier Radikalbildung im Stress, verbraucht wird und dann an anderer Stelle fehlt oder vice versa. Deswegen haben Patienten, die unter Stress stehen und gleichzeitig auch eine Belastung mit Xenobiotika aufweisen, einen doppelten Mangel an GSH. In solchen Fällen ist eine unbedingte Substitution mit Glutathionpräparaten in Dosen von 250 mg/Tag in Verbindung mit einer hochprozentigen Proteindiät (mit den für die Synthese von GSH notwendigen Proteinen) unter zusätzlicher Einnahme von 200 µg/Tag Selen sowie die simultane Einnahme des Vorläufers von GSH, dem N-Acetylcystein (NAC), in Dosen von mindestens 2 g/Tag (!) zu empfehlen.
- Und weil **N-Acetylcystein** speziell bei Vergiftungen mit der anorganischen Form von Quecksilber, das Methylquecksilber optimal binden kann, ist seine Aufnahme zur Entgiftung (neben einer zusätzlichen Synthese von Glutathion) als vorteilhaft anzusehen, zumal eine Studie diesen positiven Effekt auch nachweisen konnte und hierbei ebenfalls hohe Dosen von > 2 g/Tag notwendig wurden [638].
- **Entgiftungsbad mit Bentonit-Tonerde.** Eine weitere Form der Schwermetall- und der Entgiftung toxischer Substanzen ist der Einsatz von gereinigter (frei von Schimmelpilz, Hefen, und Bakterien) Natrium-Bentonit-Tonerde. Der Effekt besteht in einer nach dem Anrühren mit Wasser großen absorbierenden Oberfläche von Bentonit-Tonpartikeln und ihrer negativ geladenen Oberfläche, die die positiv geladenen toxischen Partikel förmlich aus den Poren der Haut zieht.

- Andererseits existiert auch ein genetisch vorprogrammierter Entgiftungs- und Antioxidationsweg von zytotoxischen Substanzen. Dieser **nukleäre Transkriptions-Erythroid-abhängige-2-Faktor** oder kurz **Nrf2**-, führt bei Aktivierung zu einer höheren Entgiftungsleistung sowie Ausscheidung durch Enzymhochregulierung [639]. Der Entgiftungsweg kann jedoch auch durch eine Kalorien- und besonders durch eine Kohlenhydratrestriktion (deswegen wird auch ein intermittierendes Fasten empfohlen!), durch Sulphoraphan im Broccoli, grünen Tee, DHA Ω-3 Fettsäuren [640], Tumeric aus dem Gelbwurz, Silymarin aus der Mariendistel, Kaffee [641] und schließlich selbst durch eine gesteigerte aerobe körperliche Aktivität hochreguliert werden. Der Faktor wird in fast allen Geweben, besonders aber in den Nieren, der Muskulatur, der Lunge, dem Myokard, der Leber und im Gehirn exprimiert.
- **Die zweite und dritte antioxidative entgiftende Abwehrfront** besteht größtenteils aus diätetischen Empfehlungen. Diese in Vitaminen und Spurenelementen enthaltenen Moleküle sind in den orthomolekularen Empfehlungen enthalten, respektive beinhaltet eine naturbezogene sog. „Paleodiät" alle Standardempfehlungen mit Nahrungsergänzungen. Diese Moleküle sind schon in geringen Konzentrationen (ppm) effektiv, indem sie das freie Elektron des Radikals abfangen und hierdurch beide, sowohl das freie Radikal als auch das Antioxidans, neutralisiert werden. Indem das Antioxidans das freie Elektron an die dritte Abwehrfront von Antioxidanzien, wie z. B. an das Vitamin A, das β-Carotin, den Vitamin B-Komplex, das Vitamin D_3, das Vitamin E und an viele andere Vitamine weiterreicht, ist diese zweite Front zur erneuten Abwehr wieder bereit. Insbesondere ist das ultimative Empfängerantioxidans, das Vitamin C, in höheren Konzentrationen in der Lage, eine endgültige Neutralisierung vorzunehmen. Während die meisten Säugetiere das Vitamin C selbst herstellen können, sind der Mensch, die Fledermaus und das Meerschweinchen hierzu nicht in der Lage und benötigen deswegen eine externe Vitamin-C-Zufuhr über die Nahrung. Hierzu hat Linus Pauling, die Weltautorität in Sachen Vitamin C, die Vorstellung entwickelt, dass Vitamin C in Mengen von mehreren Gramm/Tag (2–6 Gramm/Tag) eingenommen werden sollte, um diese antioxidative Kapazität ausreichend zu nutzen, eine Meinung, die völlig im Gegensatz zu der offiziellen, von der Regierung empfohlenen RDA („recommended daily allowance" oder empfohlene Tagesdosis) von nur 30 mg (!) liegt. Diese Dosis reicht im Grunde genommen gerade nur aus, um das Krankheitsbild des Skorbut zu verhindern, jedoch nicht, um eine Optimierung der biochemischen Funktionen, insbesondere in Zeiten von gesteigertem Sauerstoff- und Stickstoffradikalstress (ROS und NOS) zur gewährleisten.
- **Paraoxanasen** stellt eine Gruppe von Enzymen dar, die an der Hydrolysierung der Organophosphate beteiligt ist; sie sind ebenfalls Antioxidanzien und haften auf dem „guten" Cholesterin HDL, das sie und das „schlechte" Cholesterin LDL vor einer eventuellen Oxidation schützen [642]. Die Synthese der Paraoxanasen ist genetisch festgelegt und indem sie die Organophosphate entgiften, liegt bei einem eventuellen Mangel eine höhere Toxizität auf Organophosphate vor. Bei etwa einem Drittel der Bevölkerung liegt ein Defizit von Paraoxanasen vor und dies erklärt auch, warum ein Drittel aller Landwirte, die den Organophosphaten ausgesetzt sind, davon krank werden.
- **Melatonin** hat neben seiner schlafanstoßenden Wirkung auch einen antioxidativen Effekt und, wenn möglich, sollte es bei Patienten mit erhöhter Saustoff- und Stickstoffradikalbelastung (ROS und NOS) eingesetzt werden. Die hierbei zu verwendende Dosis liegt bei 3–9 mg vor dem Zubettgehen.
- **Vitamin B_{12}** ist insofern ein ausgezeichnetes Antioxidans und speziell bei den Patienten indiziert, die einen zu niedrigen B_{12}-Spiegel aufweisen. In solchen Fällen ist die injizierbare Form vorzuziehen, weil eine sofortige antioxidative Wirkung eintritt und der Patient vor allen Folgeschäden bewahrt wird, während es gleichzeitig das eigene antioxidative System darin unterstützt, sich wieder zu regenerieren. In diesem Zusammenhang weist speziell das Vitamin B_{12}

einen ausgezeichneten Wirkeffekt bei Patienten mit zerebraler Symptomatik in Form einer Aufhellung der vorangehenden Bewusstseinstrübung und des „Benebeltseins" auf.
- Letztlich ist der **Faseranteil in der Nahrung** von enormer Bedeutung (er lag im letzten Jahrhundert mit > 100 % über der heutigen Nahrung), der in der Lage ist, besonders das über die Galle abgesonderten Schwermetall Quecksilber aufzunehmen, sodass eine Rücksorption über den enterohepatischen Kreislauf verhindert wird.

23.3 Ergänzungen bei Schwermetallvergiftungen

- Der Einsatz des **Chelatbildners DMSA** (Dimercaptobernsteinsäure, engl. „Dimercaptosuccinic acid") ist eine organische Säure, die in der meso-Form wasserlösliche Komplexe mit den meisten Schwermetallen bildet. Bekannte Nebenwirkungen sind Hautausschläge, Störungen im Verdauungstrakt und in einigen Fällen Neutropenie. Trotzdem gilt DMSA als der verträglichste der Dimercapto-Chelatbilder [643] und stellt eine Möglichkeit dar, insbesondere Quecksilber und Blei zu absorbieren und auszuscheiden (Dosierung oral 250 mg/2× Woche).
- Zusätzliche Möglichkeiten bestehen in einer **Alkalisierung** und einer damit einhergehenden vermehrten Ausscheidung über die Nieren, um durch eine erhöhte Flüssigkeitsaufnahme mit Hilfe von Kalium- oder Magnesiumcitrat resp. Kaliumbikarbonat der wegen des hohen Salzgehalts in fast allen heutigen prozessierten Nahrungsmitteln (Brot, Pasta, Cerealien) induzierten Azidität (die auch mit einem erhöhten Ca^{++}-Verlust einhergeht) entgegenzuwirken.
- Und schließlich stehen zur Entgiftung auch noch die **Huminsäuren** zur Verfügung. Die verschiedenen Arten von Huminsäuren, die im Laufe mehrerer Millionen von Jahren während der Zerfallsprozesse von Biomasse pflanzlichen Ursprungs entstanden sind und sich deswegen auch besonders im Moor befinden. Denn im Laufe dieses Zerfallsprozesses werden die pflanzlichen Stoffe in für den lebendigen Organismus gut verwertbare Nährstoffe umgewandelt. Die Huminsäuren führen hierbei zu positiven Wirkungen, wie sie in der landwirtschaftlichen Produktion von Huminsäuren beschrieben werden. Sie bilden eine gut definierbare Verbindungsgruppe, die das volle Spektrum von Mineralien, Aminosäuren und Spurenelementen in einer gut aufnehmbaren, biologisch verwertbaren Form enthalten. Deswegen werden die für den menschlichen Organismus wichtigen Spurenelemente im Gegensatz zu in ihrer anorganischen Form besser absorbiert und auch verwertet, sodass nach ihrer Absorption die biologischen, antiviralen und antibakteriellen Wirkungen der Huminsäuren besser zur Geltung kommen können. Ein Teil der in den Körper gelangten Huminsäuren wird vom Darm absorbiert und wirkt über das Immunsystem als energieproduzierender Katalysator antiviral und entgiftend. Der größte Teil bleibt dagegen im Darmsystem, wo die Huminsäuren Durchfall und Verdauungsschwierigkeiten aufheben können, indem eine dünne geleeartige Schicht auf der Schleimhaut des Darms gebildet wird, wodurch ein Schutz vor Infektionen und den Auswirkungen aller möglichen Pestizide, Herbizide, aber auch von Schwermetallen über Bindung erfolgt [644]. Die Huminsäuren hemmen aber auch das Wachstum von pathogenen Bakterien im Darm, stimulieren die Funktion der Darmflora und greifen damit regulierend in dessen Gleichgewicht ein [645]. Im Falle von Entzündung oder eines „leaky gut" der Darmzotten bzw. ihrer Endothelzellen fördern sie eine raschere Abheilung.

All die oben aufgeführten Antioxidanzien können im Blut bestimmt werden. Wobei die erste Abwehrfront der Antioxidanzien, wie z. B. das Coenzym Q_{10}, die Superoxiddismutase und die Glutathionperoxidase bei einer existenten Symptomatik ausnahmslos der Bestimmung bedürfen. Diese antioxidativen Entgiftungssysteme haben während den vergangenen Tausenden von Jahren optimal funktioniert und die heutzutage auftretenden Probleme entstehen durch die von Menschen vergiftete Umwelt und die darin enthaltenen Toxine. Diese sind zwar unvermeidbar, weil der Mensch jedoch mit seiner Umwelt in einem Equilibrium lebt, wird das eigentliche Problem dann offensichtlich, wenn diese Toxine das Entgiftungssystem überfordern (wie z. B. Alkohol und/oder alle Zusatzstoffe im Essen) oder es sind Toxine (z. B. Silicone, Pestizide auf der Basis von Organochlorinen), die nicht abgebaut werden können, resp. sich der Entgiftungsfunktion der Leber (z. B. flüchtige organische Stoffe) dadurch entziehen, dass sie sich in den Fettzellen und den fettähnlichen Anteilen der Zellmembranen verstecken. Aufgrund der vergifteten Umwelt tragen heutzutage alle Menschen eine toxische Last. Es kann jedoch viel unternommen werden, um sich davon zu befreien, die toxische Last zu verringern und die Entgiftungsfunktion anzukurbeln.

Abbildungsnachweis

Der Verweis auf die jeweilige Abbildungsquelle befindet sich bei allen Abbildungen im Werk am Ende des Legendentextes in eckigen Klammern.

F838-001	Vento, M., Escobar, J., Cernada M. et al.: Evidence-based neonatal pharmacotherapy: The use and misuse of oxygen during the neonatal period. In: Clinics in Perinatology. 39(1):165–76. Elsevier, March 2012.

24 Ketogene Diät – Weg zur Erneuerung und Schutz der Mitochondrien

Fette sind von der Natur als die ursprünglichen Energieträger vorgesehen, aus denen im Rahmen der oxidativen Phosphorylierung in der Elektronen-Transportkette der Mitochondrien im letzten Schritt am Komplex V das ATP hergestellt wird. Erst in der letzten Zeit der Evolution sind die Fette von den Kohlenhydraten, insbesondere von der Glukose im Rahmen der Ernährung, als Energieträger abgelöst worden. Dies obgleich Fette eine größere Energiedichte als Kohlenhydrate haben, was darin zum Ausdruck kommt, dass die Metabolisierung von 1 Molekül Fettsäure zu 48 Molekülen ATP führt, während im Gegensatz hierzu aus einem Glukosemolekül nur 36 Moleküle ATP hergestellt werden können. Es werden Fette mit Hilfe von L-Carnitin (als Transportermolekül) direkt in das Mitochondrium zur Verwertung eingeschleust, worauf dann Acetyl-Coenzym A entsteht, die Kohlenhydrate dagegen müssen erst im Trikarbonensäurezyklus zu Pyruvat abgebaut und zu Acetyl-Coenzym A umgewandelt werden, bevor sie das Mitochondrium aufnehmen und verwerten kann. Nicht nur das, über die beta-Oxidation der Fette in den Mitochondrien entstehen Ketonkörper, die eine mögliche Übererregung der Nervenzelle verhindern, es erfolgt eine geringere Sauerstoffradikalbildung sowie eine epigenetisch gesteuerter Anreiz zur Neusynthese gesunder und voll funktionsfähiger, vitaler und nicht vorgeschädigter Mitochondrien. Hierdurch wird die exzessive Bildung von sehr reaktionsfreudigen Radikalen, die ansonsten unter primärer Kohlenhydratverwertung erfolgt und zu Zellschädigungen und Entzündungsprozessen führen, verhindert.
Bei der ketogenen Diät, d. h. einer Nahrungszusammenstellung hautsächlich aus mittelkettigen Fettsäuren und Ölen mit moderaten Proteinanteilen und einer bis auf 10 % reduzierten resp. der völligen Elimination von Kohlenhydraten, kommen nachweislich auch antiepileptogene Effekte bei sonst medikamentenresistenten epileptischen Anfällen zum Tragen [646, 647]. Der Vorteil einer solchen Diät für die Mitochondrien ist in mehreren experimentellen Untersuchungen auch am Menschen dokumentiert worden. So hat eine vornehmlich ketogene Diät, die mit der Bildung von Ketonkörper wie z. B. β-Hydroxybutyrat einhergeht, nicht nur eine Verringerung der exzitatorisch-neuronalen Aktivität zur Folge. Es konnte hiermit auch eine Verbesserung der Energieproduktion im Rahmen der oxidativen Phosphorylierung in den Neuronen, eine Zunahme des in den Mitochondrien produzierten und wichtigen Energieträgers NADPH mit vermindertem mitochondrialen Stress und eine geringere Produktion von Radikalen nachgewiesen werden [648]. Auch wird eine ketogene Diät bei Krebs empfohlen, weil hierdurch die Krebszelle, die üblicher-

Mitochondriopathien. http://dx.doi.org/10.1016/B978-3-437-31618-0.00024-9

Copyright © 2016 Elsevier GmbH. All rights reserved.

weise Glukose zur Vermehrung unbedingt benötigt, förmlich ausgehungert wird [649]. Auch in Fällen von malignen Hirntumoren und in einigen ausgesuchten Fällen von ansonsten therapieresistentem Astrozytom konnten beim Menschen mit gleichzeitiger Senkung des Glukosespiegels [267, 650, 651] therapeutische Effekte dokumentiert werden. Und selbst bei der ansonsten therapieresistenten amytrophen Lateralsklerose [262] sind mit der ketogenen Diät Erfolge zu verzeichnen bzw. konnte mit Hilfe der ketogenen Diät bei Alzheimer eine Zunahme von Mitochondrien und eine damit einhergehende vermehrte ATP-Produktion im Hippocampus [607, 652], der Region, die für das Erinnerungsvermöge zuständig ist, sowie eine Schmerzabnahme im Rahmen von Prostaglandin-bedingten Entzündungen [653] nachgewiesen werden.

> Die Mitochondrien sind primär dazu in der Lage, Fette und nicht Kohlenhydrate zur Energieherstellung zu verwerten.

24.1 Mitochondrienerneuerung – intermittierende Hypoxie-Hyperoxie-Therapie (IHT)

Nach der Bindung von Glukokortikoiden an den Rezeptoren des Zellkerns, durch Hitze, radioaktive Strahlung, Ernährungsmangel, Virusinfektionen und/oder eine Hypoxie oder sogar durch die Schädigung der äußeren Zellemembran kommt es zu einem vermehrten Einstrom von Ca^{++}-Ionen mit Erhöhung der Konzentration im Zellinneren über eine kritische Grenze [654, 655]. Dieser Kalziumioneneinstrom führt neben Veränderung anderer Zellkomponenten letztlich in eine Exzitation mit vorzeitiger Alterung der Mitochondrien, die schließlich in eine Apoptose (den programmierten Zelltod) mündet. Basierend auf solchen apoptotischen Veränderungen besteht zwingender Bedarf, eine die Mitochondrien verjüngende Therapie mit Funktionsverbesserung in der Energiesynthese anzubieten, ein Unterfangen, das die momentane Lücke schließen könnte, vorzeitiges Altern zu verhindern. Aufgrund der Beobachtung, dass Säuger den natürlichen Mechanismus einer Mitoptose, d. h. eines programmierten Untergangs von geschädigten mutierten Mitochondrien bei Aufrechterhaltung variabler nicht durch Sauerstoffradikale (ROS) geschädigter und damit noch effizient arbeitender Mitochondrien aufweisen, stellt die Mitoptose das erste Stadium einer ROS-induzierten Apoptose dar, ein Konzept, das auch der follikulären Atresie zugrunde liegt. Letzteres ist die Antwort auf einen toxischen Reiz, indem im Rahmen einer Qualitätskontrolle in der weiblichen Keimbahnanlage, wo der Umbau oder die Umlagerung von Mitochondrienmembranen stattfindet, eine eventuelle Mitochondrienruptur mit Bildung degenerierter wenig aktiver Mitochondrien, korrigierend eingegriffen wird [656]. Eine Mitoptose kann auch bei erwachsenen postmitotischen somatischen Zellen beobachtet werden, indem eine aus der Evolution noch erhaltene phänotypische Anpassung auf einen intermittierenden Sauerstoffmangel zu einer synergistisch auftretenden Restrukturierung und Anpassung an die neuen Bedingungen erfolgt. Beide Phänomene sind bei Säugetieren zu beobachten und erklären die bei einigen Exemplaren zu beobachtende extreme Langlebigkeit, wobei der Grönlandwal (Balena mysticetus) und der Nacktmull, aus der Familie der Sandgräber (Heterocephalus glaber), der in Somalia und Zentraläthiopien beheimatet ist, lebende Beispiele darstellen. Diese Säuger besitzen die Fähigkeit, bei Sauerstoffmangel eine stomale Stammzellreparatur durchzuführen. Dieser Mechanismus, unter Sauerstoffmangel, aber auch unter kalorischer Restriktion eine Verjüngung geschädigter Zellen und insbesondere geschädigter Mitochondrien durchzuführen, basiert auf einem universellen Adaptationsmechanismus, und wird beim Menschen im Rahmen einer intermittierenden Hypoxie bei sportlichen Trainingseinheiten, aber auch im Rahmen von einer bewusst initiierten prähypoxischen Therapie eingesetzt, um eine höhere Toleranzbreite auf einen späteren hypoxischen Reiz zu haben. Im vorliegenden Fall wird hierbei die intermittierende hypoxische Therapie im Rahmen einer Verjüngung von Mitochondrien eingesetzt [657], eine Strategie, die von einer kombinierten Sauerstoff- und kalorischen Restriktion ausgeht. Basierend auf dieser Hypothese ist eine weitere Option in der Behandlung einer Mitochondriopathie entstanden, die unter dem Terminus „intermittierendes Hypoxie-Hyperoxie-Training (IHT)" erfolgreich Eingang bei der Therapie von Autoimmunerkrankungen, chronischen Infektionen, Diabetes Typ II, Adipositas, Burn-Out-Syndrom, Depressionen, Migräne, chronischem Müdigkeitssyndrom, Erschöpfungssyndrom, Krebserkrankungen, allergischen Reaktionen, Asthma, Morbus Parkinson und Morbus Alzheimer zum Einsatz gekommen ist. Es gibt Berichte, dass mit Hilfe der IHT fast alle Symptome bei einem Morbus Alzheimer, einer Erkrankung, für die es so gut wie keine Therapie gibt, fast vollständig verschwunden sind [658]. Dies ist insofern nachvollziehbar, wenn man berücksichtigt, dass der Morbus Alzheimer mit all seinen Symptomen letztlich eine Mitochondrienerkrankung ist, sodass im Grunde genommen eine Therapie nur dann effektiv sein kann, wenn sie auch direkt an den Mitochondrien angreift. Zu dem möglichen Wirkmechanismus werden unterschiedliche Ursachen diskutiert, wobei im Falle einer Mitochondriopathie am ehesten die Aktivierung der im Knochenmark lagernden pluripotenten Stammzellen als möglicher Wirkmechanismus heranzuziehen ist (➤ Abb. 24.1).

Bei der IHT atmet, um wieder neue, gesunde und viable Mitochondrien zu generieren und die Anzahl geschädigter mtDNA zu eliminieren, der Patient über eine Gesichtsmaske nach einer forcierten Exspiration eine zunehmend hypoxisches Gasgemisch ein. Hierbei werden die geschädigten Mitochondrien angehalten, ein Selbstmordprogramm (Apoptose) zu aktivieren (Prinzip der isolierten Zerstörung). Bevor die geschädigten Mitochondrien sich jedoch selbst zerstören, senden sie noch ein Aktivierungssignal an die gesunden und aktiven Mitochondrien, sich zu teilen. Hieraus resultiert im Endergebnis eine Zunahme in der Anzahl agiler, ausreichend funktionsfähiger Mitochondrien mit Zunahme der Produktion energiereicher Substrate im Organismus. Die Effektivität eines solchen Intervall-Hypoxie-Hyperoxie-Trainings(IHT)-Programms ist bei den unterschiedlichsten Erkrankungen, selbst bei Krebserkrankung, bisher in einigen Zeitschriften publiziert worden [659, 660].

Solche positiven Effekte durch Einatmung einer an Sauerstoff verarmten Luft kann sehr gut am Grönlandwal beobachtet werden, der nördlich vom Polarkreis lebt und Sauerstoff nur dann aufnimmt, wenn er auftaucht. Anschließend taucht er für 15 Minuten in die Tiefen des Ozeans, eine Zeit, in der die Sauerstoffspannung in den Zellen auf extrem niedrige Werte abfällt. Dieser Vorgang wird am Tag ca. 100-mal wiederholt. Die Tiere ernähren sich von Plankton und kleinen Fischen, die nur eine Hälfte des Jahres zur Verfügung stehen. Die weiblichen Grönlandwale gebären

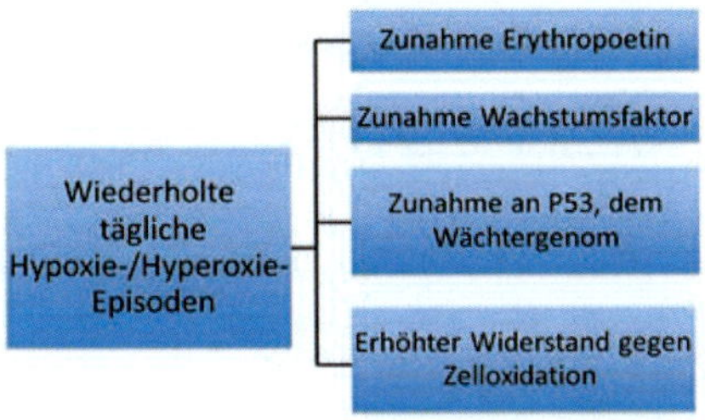

Abb. 24.1 Die im Rahmen einer IHT verschiedenen postulierten Wirkmechanismen [P072]

ca. alle 3 Jahre, bis sie das 90. Lebensjahr erreicht haben und einige Tiere werden sogar bis zu 200 Jahre alt, ohne irgendwelche Anzeichen für eine Krebserkrankung aufzuweisen.
Die im Rahmen eines intermittierenden Hypoxie-Trainings (IHT) erreichten Saustoffpartialdrucke fallen bis auf 10–15 % ab (dies entspricht einer Höhe von 2.600–6.000 Meter) und können nur mit Hilfe eines Gerätes, wie z. B. dem Hypoxicator™ erreicht werden, wobei die Luft von einer semipermeablen Membran getrennt ist. Dieses Gerät wird größtenteils von Sportlern eingesetzt, um eine Adaptation des Kreislaufs und die damit einhergehende Zunahme im Kompensationsbereich sowie eine Leistungssteigerung zu erreichen.

24.1.1 Praktische Anwendung des Hypoxicators™

Der Sinn und Zweck in der Anwendung eines solchen Geräts bestand ursprünglich darin, ein höheres Fitness- und Leistungslevel sowie eine bessere Utilisation des Sauerstoffs im Sportbereich zu erreichen. Erst später wurde dieser Ansatz im Rahmen der induzierten Neubildung von Mitochondrien eingesetzt. Während die kurzfristigen hypoxischen Perioden eine Reaktivierung und, ganz im Gegensatz zu einer im Schlaf auftretenden pathologischen Schlafapnoe, einen Stimulus zur Neubildung von Mitochondrien geben, werden im medizinischen Bereich andere Zielsetzungen verfolgt, dessen physiologische Zusammenhänge komplexer sind und die von denen im Sportbereich völlig divergieren [118]. Der Hypoxicator™ ermöglicht es, ein hypoxisch-hyperoxisches oder normales Sauerstoffgemisch mit eingebauter Sicherung über eine Maske anzubieten, wobei Sauerstoffpartialdrucke (SpO2) von 75–88 % ausgewählt werden können. Nachdem der Patient für einige Minuten Umgebungsluft über die Gesichtsmaske eingeatmet hat, wird ein hypoxisches Gasgemisch für nur wenige Minuten angeboten, um dann anschließend und unter stetiger Registrierung der peripheren transkutanen Sauerstoffsättigung auf ein hyperoxisches Gemisch umzuschalten. Dieser Wechsel von einem hypoxischen zu einem hyperoxischen Gasgemisch erfolgt wiederholt über einen Zeitraum von 60–90 Minuten, wobei diese Therapie 2-mal/Tag über einen Zeitraum von 3–4 Wochen durchgeführt wird, sodass am Ende zwischen 16 und 32 Sitzungen durchlaufen werden. Der wünschenswerte Effekt tritt sofort auf [117] und kann im Rahmen von Messungen systemisch bis hin zur zellulären Ebene nachverfolgt werden [118, 661]. Nach einer solchen Therapie ließ sich eine aufgrund der intermittierenden Hypoxie/Hyperoxie schnellere Adaptation und bessere Verträglichkeit bei Personen in großen Höhen feststellen, sodass der Organismus die mit einer langfristigen Hypoxie einhergehende Höhenaufenthalte besser toleriert und vom Organismus auch ohne die sonst auftretende Nebenwirkungen, wie z. B. ein Lungen- oder Hirnödem, bewältigt werden konnten. Um während einer solchen Therapie einen gefährlichen Abfall der Saustoffkonzentration im Blut zu vermeiden, wird kontinuierlich die transkutane Sauerstoffkonzentration gemessen. Und indem intermittierend ein hypoxisches Gasgemisch angeboten wird, hat der Organismus ausreichend Zeit, die Synthese von Antioxidanzien in Hirn, Herz und Leber im Rahmen der sich anschließenden Hyperoxie anzukurbeln. Bei der hierbei stattfindenden Mitochondrienerneuerung werden unter Hypoxie besonders die schon vorgeschädigten Mitochondrien einem extremen Stress ausgesetzt, sodass sie aufgrund ihrer im Rahmen der oxidativen Phosphorylierung schon gestörten Funktion nun noch mehr Sauerstoffradikale bilden, was sie letztlich dazu veranlasst, das Selbstmordprogramm zu aktivieren, nicht ohne vorher jedoch noch einen Stimulus an die aktiven Mitochondrien mit gesunder mtDNA abzugeben, sich vermehrt zu teilen.
Indem der Organismus sich an die neue hypoxische Situation anpasst, kann erreicht werden, etwaige zukünftige längere hypoxische Zeiten besser zu tolerieren. Es resultiert im Ganzen betrachtet die allgemeine Fähigkeit des Körpers, sich auf die aktuellen Gegebenheiten im Rahmen von

Stresssituationen besser anzupassen, eine Fähigkeit, die der Organismus sein ganzes Leben lang nicht verliert. Dieses ursprünglich nur für eine Fitnessverbesserung angelegte Verfahren unterstreicht die bekannte Erkenntnis, dass „ein Stressor alles das darstellt, an das sich der Körper auch adaptieren kann". Und indem diese hypoxischen Stressfaktoren nur kurzfristig auf das Individuum einwirken, sind evtl. negative Folgen, wie sie z. B. bei einem Dauerstress auftreten, nicht nachweisbar. Es tritt vielmehr eine langsame Adaptation über einen gewissen Zeitraum ein, sodass in der Folge der Organismus auch besser angepasst ist, einen erneuten Stress besser zu tolerieren.

Abbildungsnachweis

Der Verweis auf die jeweilige Abbildungsquelle befindet sich bei allen Abbildungen im Werk am Ende des Legendentextes in eckigen Klammern.

P072	Prof. Dr. med Enno Freye, Neuss

25 Intestinale Darmflora (Mikrobiota) – wichtig für Gesundheit und Wohlbefinden

Das menschliche, ähnlich wie auch das tierische Darmsystem, stellt insofern ein besonderes ausgebildetes Funktionsnetz dar, indem der obere Teil steril ist, um Fleisch und Fette (ähnlich wie bei Hund und Katze) zu verdauen, während im daran sich anschließenden Dünndarm und besonders im darauf folgenden Dickdarm sich viele Bakterien befinden, deren Aufgabe darin besteht (ähnlich wie bei Pferd und Kuh) Gemüse und Faserstoffe aufzuschließen. Vom evolutionstechnischen Standpunkt her ist dies eine sehr erfolgreiche Strategie gewesen, der es z. B. den Eskimos gestattete, sich nur von Fetten und Proteinen zu ernähren, während andere Populationen mit einer rein veganen Diät überleben können. Probleme im Rahmen der Verdauung und der daran sich anschließenden Aufspaltung in die einzelnen Nahrungsbestandteile treten immer dann auf, wenn im oberen Darmabschnitt eine Fermentierung auftritt. So sollten der Magen gar nicht, das Duodenum nur sehr gering, der restliche Dünndarm vereinzelt von Mikroorganismen und der Dickdarm verstärkt mit Bakterien, Viren, Hefen und Parasiten besiedelt sein, eine Besiedlung, die durch eine sog. Höhlenmensch-(Paleo-)Diät gefördert wird. Denn mit einem ausreichend an Säure ausgestatteten Magen ist es möglich, Proteine effektiv zu zerkleinern und etwaige Bewohner, wie krankmachende Bakterien, abzutöten. Dem folgt ein alkalisch reagierendes Duodenum, das die Bikarbonat-empfindlichen Bakterien abtötet. Schließlich sind es die Gallensalze, die für einige Bakterien ebenfalls tödlich sind und die Pankreasenzyme, die Proteine, Fette und Kohlenhydrate weiter aufschlüsseln. Der Dünndarm übernimmt hierbei die meisten Aufgaben, indem er die Aminosäuren, Fettsäuren, Glyzerole und einfachen Zucker verdaut und auch resorbiert. Um ein Vielfaches größer jedoch ist der Anteil der Bakterien im Dickdarm, dort, wo Nahrungsbestandteile, die in oberen Darmabschnitten nicht verdaut werden konnten, in kleine und weit wichtigere Nahrungsbestandteile, die der Organismus unbedingt benötigt, fermentativ aufgeschlüsselt werden. Um sich eine Vorstellung von der dort angesiedelten Anzahl an Mikroorganismen zu machen, muss man sich nur die Gesamtzahl der ca. 10 Millionen Zellen des Organismus vorstellen, denen eine Anzahl von ca. 100 Millionen Bakterien (die Darmmikrobiota), also 10-mal mehr als die Körperzellen, gegenübersteht. Deswegen nehmen Bakterien auch 60 % des Rohgewichts vom Stuhl mit bis zu 1.800 unterschiedlichen Gattungen ein, von denen wiederum 30–40 % aus bis zu 40.000 unterschiedlichen Arten

Mitochondriopathien. http://dx.doi.org/10.1016/B978-3-437-31618-0.00025-0

Copyright © 2016 Elsevier GmbH. All rights reserved.

stammen [662]. Und weil Bakterien im Intestinum lebensnotwendig für das Wohlbefinden des Menschen sind, sollte jedes langfristige gesundheitliche Problem dahingehend abgeklopft werden, ob eine unterschiedliche Bakterienbesiedlung die Ursache dafür sein könnte. Hinweise, dass in der Tat die Besiedlung der Bakterien einen maßgeblichen Einfluss auf das Wohlbefinden und eine damit einhergehende Mitochondrienfunktion hat, ergab erst eine kürzlich veröffentlichte Untersuchung bei Probanden, bei denen im Rahmen von fMRI-Messungen die Aktivität in unterschiedlichen Hirnregionen ohne und mit Probiotikaeinnahme zu unterschiedlichen Hirnreaktionsmustern unter Stress führte, was nicht nur beim Tier [663], sondern auch beim Menschen nachgewiesen werden konnte. So z. B. wiesen die Gehirnzentren, die die Emotionen steuern, unter visuell-emotionalen Bildern und unter zusätzlicher Probiotikaeinnahme eine hochsignifikant geringere Aktivität auf, ein Effekt, der auch mit einer subjektiv empfundenen geringeren Belastung einherging [664]. Die Bedeutung der sog. guten Bakterien wurde auch dadurch unterstrichen, dass die Laktobazillen wie Lactobacillus paracasei, Lactobacillus salivarius, Lactobacillus rhamnosus, Lactobacillus fermentum und Lactobacillus plantarum nicht nur eine große Rolle in einem gesunden Darm spielen, sondern im Methotrexat(einem Chemotherapeutikum!)-induzierten Sickerdarmmodell beim Tier das Bifidobacterium lactis und das Lactobacterium Johnsonii zu einer Restitutio ad integrum (Abheilung ohne Folgeschäden) des vorher aufgerissenen einzelligen Darmepithels führte [665].

Solche Ergebnisse, sowohl an Tier und Menschen, können als ein zwingender Hinweis angesehen werden, dass die Darm-Hirn-Achse eine ganz wichtige Verbindung darstellt, die für das Wohlergehen des Organismus in einem noch nicht völlig geklärtem Umfang Einfluss nimmt. Und weil die Komposition der Bakterien, wie in Studien auch nachgewiesen, einen entscheidenden Einfluss auf Gesundheit und Wohlergehen haben, soll im Folgenden kurz auf die Bakterien eingegangen werden, die unsere sog. Mikrobiota ausmachen.

Die Darmschleimhaut enthält lymphoides Gewebe mit mehr als 70 Prozent der körpereigenen Immunzellen. Im Dünndarm sitzen Ansammlungen von 10–50 Lymphfollikeln, die sogenannten Peyer-Plaques. Sie sind Teil des „Schleimhaut-assoziierten Lymphgewebes" – genauer gesagt des GALT („gut associated lymphoid tissue"), des darmassoziierten Lymphgewebes. Etwa 90 Prozent aller Antikörper werden hier gebildet. Die Bakterien sind hierbei Partner des Immunsystems, weil sie das Immunsystem auf Trab halten. Wichtige Aufgabe des Darm-Immunsystems ist es, zwischen den mutualistischen „guten" Bakterien, die im Verdauungstrakt spezielle Aufgaben übernehmen, und solchen, die Infektionen herbeiführen, zu unterscheiden. Treffen pathogene Keime im Darm ein, so muss das Immunsystem sie mit all seinen regulatorischen Prozessen bekämpfen. Dabei spielt sowohl die angeborene, als auch die adaptive Abwehr eine Rolle. Die Darmbewohner haben eine ganze Reihe von wichtigen Funktionen zu erfüllen. Neben der Immunmodulation ist dies zum Beispiel der Abbau bestimmter Substanzen aus der Nahrung, wobei der menschliche Organismus das riesige Arsenal an Bakterienenzymen gezielt zum Abbau von Ballaststoffen nutzt. Überhaupt ist es eine wichtige Aufgabe der Darmbakterien, das Spektrum der verwertbaren Nahrungssubstanzen zu vergrößern und dem Menschen zur Verfügung zu stellen. So liefern die Mikroorganismen unter anderem eine Vielzahl an kohlenhydratverwertenden Enzymen und z. B. Bakterienspezies wie Eubacterium ramulus wandeln spezielle Pflanzeninhaltsstoffe wie Flavonoide um. Darmbakterien produzieren aber auch Vitamine und kurzkettige Fettsäuren, die der Darmepithelschicht als Energielieferanten dienen. Probleme treten immer dann auf, wenn das Darmimmunsystem nicht mehr korrekt zwischen „Freund" und „Feind" unterscheiden kann. Ist die Toleranz gegenüber den „normalen" Bakterien im Darm verloren gegangen, können chronisch entzündliche Erkrankungen wie Morbus Crohn oder Colitis ulcerosa entstehen. Die Differenzierung der verschiedenen Darmbakterien gewinnt deswegen immer mehr an Bedeutung, weil jegliche Änderung in der jeweiligen Besiedlung auch zu unterschiedlichen Erkrankungen führt (➤ Tab. 25.1). Dominant herrscht im Darm

- die Gattung der **Bacteroides** vor, wie z. B. die anaeroben gramnegativen Stäbchen, die im Rahmen der anderen Stämme wie Firmicutes, Proteobakterien und die Actinobakterien mit 65 % überwiegend vertreten sind. Es sind die Bacteroides, die es uns ermöglichen, lösliche Faserstoffe zu verdauen und kurzkettige Fettsäuren herzustellen. Es ist auch die hauptsächlichste Quelle für die Colonozyten, die den Dickdarm wie einen Rasen besiedeln, den Stamm Escherichia coli um den Faktor 100 :1 übertrumpfen und eine Statthalterfunktion innehaben, indem sie dafür sorgen dafür, dass sich keine pathogenen Keime einnisten und ausbreiten können. Wichtig ist, dass es bei ihrer Abnahme zu einer Atrophie der Zotten kommt. Die unter der Einwirkung der Bacteroides entstandenen kurzkettigen Fettsäuren verhindern eine Hypoglykämie und es wird vermutet, dass durch sie bis zu 540 kcal/Tag freigesetzt werden. Sie sind außerdem im Verbund mit ihren Artgenossen den **Parabacteroides** dafür verantwortlich, dass Biotin (oder Vitamin B_7) hergestellt wird und die Gallensalze rückresorbiert werden. Wenn in einer Stuhlprobe niedrige Anteile an Gallensalzen gefunden werden, kann dies einen Rückschluss auf den Anteil an Bacteroides zulassen. Und weil sie die Oberfläche des Verdauungstraktes wie einen Rasen besiedeln verhindern sie auch, dass potenziell pathogene Keime wie z. B. Salmonellen, Shigellen und Clostridien sich anheften und einen Darminfekt auslösen. Neben dem größten Risikofaktor – der Einnahme von Antibiotika – gibt es noch weitere Risikofaktoren für eine Infektion mit Clostridien: z. B. die Einnahme von Protonenpumpenhemmern (PPI) oder Zytostatika, hohes Alter (über 65 Jahre), operative Eingriffe, längere Krankenhausaufenthalte, Chemotherapie oder eine Immunschwäche. Der Erreger Clostridium difficile überträgt sich bei direktem Kontakt mit einer infizierten Person – z. B. über die Hände – oder über kontaminierte Gegenstände wie Türklinken, Handläufe oder Toiletten. Besonders häufig sind Krankenhauspatienten von Clostridien-Infektionen betroffen. Indem im Rahmen der Ernährung reichlich Präbiotika wie Hülsenfrüchte, Nüsse, Samen und Gemüse angeboten werden, ist der für das Wachstum notwendige Grundstoff der Bacteroides gesichert. Auch konnte die Bedeutung der Gattung Clostridia im Rahmen der Allergieforschung insofern bestätigen, dass durch die Gabe von Clostridia die Sensibilität gegenüber Allergenen sank, ein Effekt, den die Bacteroides nicht aufzuweisen hatten. Genauere Untersuchungen hierzu ergaben, dass die Gattung Clostridia die Produktion von dem Zytokin IL-22 ankurbeln, einem Signalstoff, der die Durchlässigkeit der Darmschleimhaut verringert, während durch die gezielte Zufuhr von IL-22 die gleiche Schutzwirkung gegenüber einer Erdnussallergie erreicht wurde [666]. Die **Prevotellafamilie** ist das Gegenteil der Bacteroides, sie kommen vornehmlich bei Vegetariern und Menschen mit einem geringen Fleischkonsum vor. Im Gepäck mit ihren Kollegen, den **Desulfovibrionales,** stellen sie das wichtige Vitamin B_1 her, das für die Nervenzellen, insbesondere aber für die regelhafte Funktion der Mitochondrien von großer Bedeutung ist. Prevotella sind Bakterien, die sich auch vornehmlich im oberen Teil des Darmes aufhalten und fermentativ Schwefelwasserstoff (H_2S) freisetzen, ein Stoffwechselprodukt, das direkt die Mitochondrien in ihrer Funktion beeinträchtigt. Deshalb deutet ein positiver Schwefelwasserstofftest im Urin immer auf eine schwere Dysbiose mit Fehlbesiedlung und eine Verschiebung zu Gunsten von Prevotella und zu Ungunsten der guten Bakterien wie den **Bacteroides** hin. Es wurde festgestellt, dass bei einem Ungleichgewicht speziell mit der Bakteriengruppe der Prevotella zum Nachteil der Bacteroides (➤ Tab. 25.1), dieser Zustand als ein potenzielle Auslöser von Erkrankungen mit Mitochondrienbeteiligung wie z. B. der CSF angesehen werden kann [667].
- Der Stamm der **Firmicutes** schlägt mit 39 % im Darm zu Buche und ist in der Lage, komplexe Kohlenhydrate zu zerlegen, stellt dem Körper hierdurch zusätzlich Glukose zur Verfügung, wodurch ein potenzieller Nachteil bei Patienten mit Diabetes Typ II erreicht wird. Öfters jedoch ist

Tab. 25.1 Unter den anaeroben Bakterien stellt Prevotella eine der häufigsten nachweisbaren Überwucherungen von Bakterien bei Patienten mit CFS/FMS dar

Organismus	Kontrollgruppe	CFS-Patienten	Signifikanz anhand des p-Wertes
Bacteroides spp.	$3{,}2 \times 10^{11}$	$1{,}6 \times 10^{11}$	$p = 0{,}39$
Prevotella spp.	$1{,}0 \times 10^{8}$	$9{,}0 \times 10^{9}$	**$p < 0{,}001$**
Bifidobacterium spp.	$6{,}0 \times 10^{8}$	$5{,}5 \times 10^{9}$	**$p = 0{,}001$**
Lactobacillus spp.	$2{,}7 \times 10^{7}$	$1{,}8 \times 10^{8}$	**$p = 0{,}002$**

das Verhältnis von Bactereoides zu Firmicutes von normal 50:50 bei normalgewichtigen im Vergleich zu adipösen Personen zu Ungunsten der Bacteroides verschoben, ein Ungleichgewicht, das sich dann erst im Rahmen einer niedrigkalorischen Ernährung wieder verbessert [668].

- **Escherichia coli** (45 %) ein gramnegatives, säurebildendes begeißeltes Bakterium, hat mit einer Anzahl zwischen 7 und 90 Millionen einen entscheidenden Einfluss auf die Produktion von Folsäure, Q_{10} und Vitamin K_2 (gegen Osteoporose), sowie die essenziellen Aminosäuren Tyrosin, Phenylalanin (der Vorläufer von Dopamin) und Tryptophan (ebenfalls ein Vorläufer des Wohlfühlhormons Serotonin), das im Darm die Motilität regelt [669]. Wegen seiner Bedeutung macht dieser Colistamm auch den Hauptanteil in dem Probiotikum Mutaflor® aus.
- **Laktobazillen** sind mit 9 % vertreten, sie vergären den Zucker zu Milchsäure, bedingen hierdurch ein saure Umgebung im Dickdarm und schützen vor Infektionen. Milchsäure verhindert auch den gefürchteten Dickdarmkrebs und ist vermehrt in allen fermentierten Getränken und Kohlgerichten wie z. B. Sauerkraut (aber nicht dem pasteurisierten), Kefir, Natto, Miso und Kimschi anzutreffen, weswegen diese Produkte besonders bei einer Dysbalance der Mikrobiota im Darm empfohlen werden.
- **Bifidobakterien** unterstützen mit einem Anteil von 32 % die Verdauung und schützen vor Allergien und Krebs, sodass alle Anstrengungen unternommen werden sollten, diese „guten Bakterien" zu pflegen, damit ihre Anzahl die pathogenen Keime in Schach halten kann.
- **Streptokokken** fermentieren große Anteile von Nahrungsmitteln, sodass Milchsäure entsteht, die in der Leber dann über die Laktatdehydrogenase abgebaut wird. Im Rahmen der Fermentation entstehen zwei Formen von Laktat, das L-Laktat und das D-Laktat, wobei Letzteres insofern ein Problem darstellt, weil der Organismus dieses Isomer nicht verstoffwechseln kann, es sich dann in den Mitochondrien ablagert und ihre Funktionen blockiert.

Probleme treten immer dann auf, wenn eine Verschiebung der Relation von „guten zu den schlechten" Bakterien sowohl in Magen, Duodenum, Jejunum, restlichem Dünndarm, als auch im Dickdarm auftritt.

Insbesondere jedoch ist die lokale Inflammation als Reaktion auf eine Fehlbesiedlung in den oberen Darmanteilen im Rahmen der Aufnahme von Xenobiotika, dem Verzehr von genmodifizierten Nahrungsanteilen [670], einer Allergie, der Kontamination mit Schwermetallen resp. den Auswirkungen radioaktiver Strahlung zu erwarten, Effekte, die letztlich in eine Mitochondriopathie münden. Es sind speziell die Enterozyten, oder anders ausgedrückt, die intestinalen hochprismatischen, gegen das Lumen ausgerichteten Zellen, die das resorptive Epithel im Dünn- und Dickdarm darstellen, von einer dicken Glykoproteinstruktur, der Glykokalix, die auch Verdauungsenzyme und Abwehrzellen enthält, umgeben sind und die oberste Schicht der Darmschleimhaut darstellen. Untereinander sind die Epithelzellen durch sog. Tight-Junctions, d. h. Querverbindungen untereinander verflochten, die eine dichte Barriere gegen das Darminnere darstellen, sich jedoch bei lokalen Entzündungen lösen, sodass ein Sickerdarm („leaky gut") entsteht. Diese Enterozyten mit ihren Mikrovilli haben primär sekretorische/resorptive Aufgaben zu erfüllen, ein energetischer Prozess, der durch die sich in den Enterozyten befindenden Mitochondrien erfüllt wird:

1. Die Resorption von niedermolekularen Nahrungsbestandteilen wie Zucker, Aminosäuren, Fettsäuren und Vitaminen
2. Der aktive Ionentransport von Natrium, Kalium, Magnesium
3. Die aktive Wasseraufnahme
4. Die Resorption von Gallensäuren, die den enterohepatischen Kreislauf repräsentieren
5. Die Sekretion von Immunglobulinen (IgA), die die erste Abwehrstation des Immunsystems darstellen.

Die für diese vielen Funktionen notwendige Energie wird, im Gegensatz zu vielen anderen Zellen, nicht über eine Glukoseverstoffwechselung erzeugt, sondern durch die Metabolisierung von Glutamin, einer Aminosäure, die von den Enterozyten zur Bildung von ATP benötigt wird [671]. Weisen diese Zellen einen Mangel an ATP auf, kommt es zur ungenügenden Synthese von Vitamin K, der unzureichenden Aufnahme von Vitaminen aus dem B-Komplex, einer reduzierten Aufnahme von Fettsäuren, Proteinen und Mikronährstoffen aus dem Darmlumen in das Blutgefäßsystem. Und weil besonders die ältere Patientengruppe eine ungenügende Resorptionsleistung der Enterozyten aufweist, kommt es bei ihnen oft zu einer Mangelernährung und einem Defizit an Mikronährstoffen, sodass grundsätzlich bei dieser Patientenpopulation eine Supplementierung gerechtfertigt ist.

Das Gleichgewicht zwischen den guten und den weniger guten Bakterien kann durch mannigfaltige äußere Umstände, speziell im Rahmen der heutigen Ernährungsformen, gestört werden und Ausgangspunkt für ein Sickerdarmsyndrom mit einer sich anschließenden Autoimmunerkrankung, neurologischen Problemen und sogar bis hin zum Krebs sein:

1. An erster Stelle steht die völlig denaturierte, prozessierte und nur auf Haltbarkeit ausgerichtete Nahrung, die voller Farbstoffe und hohe Zuckeranteile ist, sodass sie den pathogenen Keimen die besten Voraussetzungen zum Wachstum bieten.
2. Alle genmodifizierte Nahrungsmittel (80 % aller Mais-, Rote-Beete-Kleesamen- und Soja-Produkte aus den USA sind genmodifiziert!).
3. Das schwermetallbelastete und mit Antibiotika angereicherte Fleisch.
4. Die in fast allen vorgefertigten Nahrungsmitteln viel zu hohen Zusätze an Geschmacksverstärkern, die u. a. zu einer erschreckenden Zunahme an Nahrungsmittelallergien in der westlichen Welt geführt haben.
5. Der chronische Alkoholkonsum mit rezidivierenden Exzessen.
6. Die mit Pestiziden, Herbiziden und Fungiziden belasteten Nahrungsprodukte.
7. Eine hauptsächlich auf Kohlenhydraten (besonders Fruktose, Saccharose), aber auch eine nur auf Vollkornprodukte ausgerichtete Diät.
8. Eine hauptsächlich mit den proinflammatorischen Ω-6-Fettsäuren angereicherte Diät, wie sie sich in Mais-, Raps-, Sojakeim-, Sonnenblumen- und Distelöl nachweisen lässt.
9. Der Verzehr von Glutenanteilen (mit ihren α-, γ-, Ω-Gliadinen), die bei bestehender glutenbedingter Sensitivität und gleichzeitigem Verzehr von Weizen-, Roggen- und/oder Gerstenprodukten (d. h. eigentlich allen Brotsorten, Pasta, Spaghetti, Kuchen, Eiscreme und auch im Bier!) zur lokalen Darminflammation führen.
10. Ein zu niedriger Anteil an Gemüsen, Nüssen und Samen.
11. Eine an Mikronährstoffen völlig verarmte und nur auf Masse ausgerichtete Nahrungsherstellung, die den Verbraucher à la longue in einen Nährstoffmangel treibt.
12. Eine durch Medikamente wie Protonenpumpenhemmer, Antazida, H_2-Blocker und Metformin induzierte unzureichende Magensäureproduktion mit der hierdurch provozierten Hypo-

chlorhydrie/Achlorhydrie, die in eine unzureichende Pankreasfunktion, eine mangelnde Vorverdauung und insbesondere in eine unzureichende Resorption von Vitamin B_{12} mündet, Faktoren, die letztlich im Magen zur Besiedlung von Erregern aus dem Darm führen.

13. Die langfristige Einnahme von nichtsteroidalen Entzündungshemmern (NSAIDs), die aufgrund der Hemmung der protektiven Cyclooxygenase-1 (COX-1) neben einer höheren Rate an Herzinfarkt und Schlaganfall [672, 673] langfristig auch zu Schädigungen der Magen- und Dünndarmschleimhaut bis hin zur Perforation führt.
14. Eine oder mehrere vorangegangene Antibiotikaeinnahmen, die im Grunde das gesamte bakterielle Gleichgewicht im Darm zum Erliegen bringen und aufgrund der damit einhergehenden Resistenzbildung stille Entzündungen im Darm auslösen.
15. Die regelmäßige Einnahme der Antibabypille und anderer Hormonpräparate, die das Immunsystem beeinträchtigen und das Wachstum von Hefen im Darm begünstigen.
16. Auch stellt der chronische Stress am Arbeitsplatz oder in der Familie einen Faktor dar, der wegen der stetigen Ausschüttung des Stresshormons Cortisol eine Störung in der bakteriellen Balance mit chronischen stillen Entzündungen auslöst und des Öfteren sich im Verbund mit lokalen allergischen Reaktionen am Darmepithel nachweisen lässt.
17. Und letztlich kann selbst der Freizeitsport für den Darm abträglich werden, wenn z. B. ein Marathon oder der über 100 km lange Irontrail auf die Funktion der Mukosazellen im Darm nachteilige Effekte zur Folge hat, indem es im Anschluss an solche Extrembelastungen zu einem Sickerdarm („leaky gut“) kommt [674].

25.1 Folgen einer falschen Darmbesiedlung – der Sickerdarm

Der Darm muss einerseits so durchlässig sein, dass Nährstoffe und Flüssigkeit aus dem Darminneren aufgenommen werden können, andererseits aber auch über einen Schutzmechanismus verfügen, der schädliche Substanzen und Krankheitserreger zurückhält. Für die Aufrechterhaltung dieser Schutzbarriere sorgen verschiedene Strukturen und Zellen: An vorderster Front befinden sich die nützlichen Darmbakterien, welche die Schleimhaut wie eine schützende Schicht überziehen. Im Dickdarm siedeln z. B. 300–400 Keimarten. Ihnen obliegt die Aufgabe, krankheitserregende Keime, tumorfördernde sowie anderweitig schädliche Stoffe im Darminhalt zu erkennen und unschädlich zu machen. Zudem ernähren diese Bakterien mit ihren Stoffwechselprodukten die oberste Zellschicht der Darmschleimhaut und produzieren die Vitamine B_1, B_2, B_6, B_{12}, K, Folsäure, Biotin, Niacin und Pantothensäure. Die Zellen der Darmschleimhaut stellen die zweite Abwehrebene, quasi eine mechanische Barriere, dar. Als dritte Barriere wirkt das darmeigene Immunsystem, das sich in der sogenannten Submukosa, also der Zellschicht, die sich der Schleimhaut anschließt, befindet. Die Submukosa des Darms enthält mehr Abwehrzellen als jeder andere Bereich des Körpers. Zwischen der Darmflora und dem darmeigenen Immunsystem bestehen enge Wechselwirkungen. Die Darmbakterien trainieren die Immunzellen und regen die Produktion von Abwehrstoffen an, welche nicht nur im Darm selbst, sondern an vielen anderen Stellen im Körper zum Einsatz kommen, wie z. B. an allen Schleimhäuten in den Atem- und Harnwegen. Wie kommt es jedoch zu dem Phänomen des Sickerdarms oder „leaky gut“? Als Erstes wird die innerste Barriere, die Bakterienflora, geschädigt. Ursache können Krankheitserreger wie Salmonellen, Viren oder Pilze sein, welche die schützende Bakterienflora zerstören oder verdrängen. Andererseits können Antibiotika nicht zwischen „gut“ und

„böse" unterscheiden, d. h. sie zerstören sowohl krankheitserregende Bakterien als auch schützende Keime. Insbesondere ist jedoch nach neuesten Untersuchungen von Fasano und Mitarbeitern [379] das Leaky-Gut-Syndrom bei einer nicht-Zöliakie- und glutenbedingten Sensitivität ursächlich dafür verantwortlich zu machen, dass es zu einem Aufreißen der Tight Junctions in den Enterozyten mit Durchdringen von unverdauten Speiseanteilen kommt, das dahinter liegende Immunsystem zur Abwehr aktiviert wird und, wenn wiederholt mit dem Eindringling konfrontiert, zu einer Autoimmunerkrankung führt [675]. Der Verdacht einer glutenbedingten Autoimmunerkrankung lässt sich in einer Plethora unterschiedlichster Symptome festmachen (➤ Tab. 25.2), die alle auf ein gleiches ursächliches Problem hinweisen: der Unverträglichkeit von Gluten bedingt durch das Unvermögen der menschlichen Enzyme, diese Aminosäuren aufzuspalten. Voraussetzung für das Entstehen einer glutenbedingten Autoimmunerkrankung (➤ Abb. 25.1) sind hierbei immer drei Fakten:

1. Die genetische Vulnerabilität
2. Externe Auslöser wie oben ausgeführt, wobei die Nahrung als der größte Trigger anzusehen ist
3. Ein existenter Sickerdarm, sive Leaky-Gut-Syndrom.

Folgende, vom Patienten angegebene Symptome geben Hinweise auf eine Glutenempfindlichkeit und ein existentes Sickerdarmsyndrom („leaky gut"; ➤ Tab. 25.2).

Tab. 25.2 Die von Patienten geschilderten unspezifischen Symptome, die alle auf einen Sickerdarm („leaky gut") hinweisen
• Migräneartige Kopfschmerzen, „einen schweren Kopf haben"
• Zeiten gegenseitiger Klarheit wechseln mit mentaler Unschärfe
• Gefühl von Benebeltsein
• Morgendliche Übelkeit
• Vorübergehendes Krankheitsgefühl, grippeähnliche Symptome
• Vorübergehende starke Müdigkeit, wachsartige bis schwindelnde Müdigkeit
• Verstärktes Müdigkeits- und Schwächegefühl
• Schlafstörungen
• Schwindel bis Bewusstlosigkeit
• Irritabilität, Reizbarkeit
• Hirnsensationen mit Gedankensprüngen
• Depressionen, Gefühl der Überwältigung, verstärke Emotionen
• Größeres Bedürfnis für kurze heilsame Schlafphasen
• Geschwollene oder schmerzhafte Lymphknoten
• Leichtes Fieber
• Laufend verstopfte Nase, wiederholter Schnupfen, Niesen, rezidivierende Nasennebenhöhlenaffektionen
• Raue Kehle, Hustenreize
• Ausschlag
• Juckreiz
• Verstärktes Schwitzen, ungewöhnliche Riechempfindungen
• Metallischer Geschmack im Mund

Tab. 25.2 Die von Patienten geschilderten unspezifischen Symptome, die alle auf einen Sickerdarm („leaky gut“) hinweisen (forts.)
• Vorrübergehende Übelkeit, Magenprobleme mit Unverträglichkeiten
• Abdominelle Magenkrämpfe/Schmerzen
• Verstärkte Darmmotilität
• Durchfall, dünnflüssiger Stuhl, verstärkter Defäkationsdrang
• Ungewöhnliche Stuhlfarbe, z. B. grün
• Zeitweise verstärkter Harnfluss
• Zeitweise verstärktes Durstgefühl
• Wässriger Urin
• Ungewöhnlich riechender Urin
• Vorübergehende Muskelschmerzen
• Schulterschmerzen
• Photophobie
• Palpitationen, d. h. Herzaktionen, die vom Patienten selbst als ungewöhnlich schnell, kräftig oder unregelmäßig wahrgenommen werden
• Aufgrund eines Th2/Th1-Shifts wiederholte allergische Reaktionen an darmfernen Schleimhäuten, wie z. B. Bronchien (Asthma), Nasennebenhöhlen (Sinusitiden), harnableitenden Wegen (Zystitiden) oder Haut (Neurodermatitis)

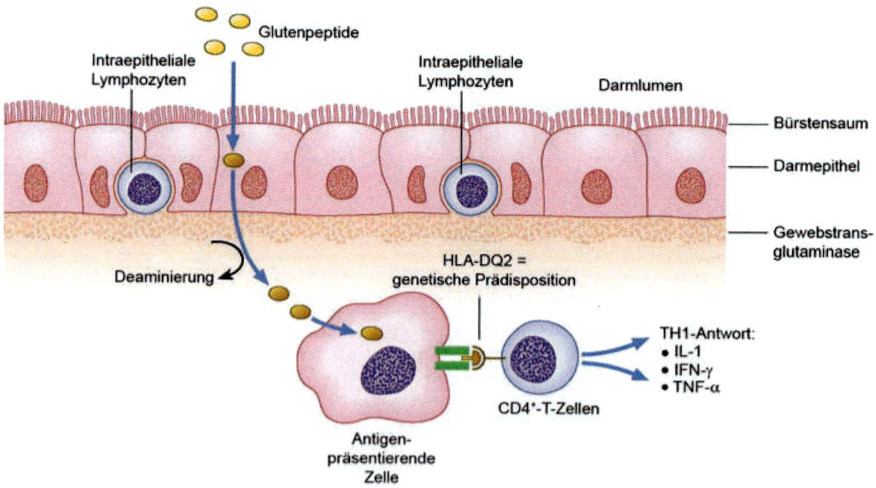

Abb. 25.1 Das intestinale Immunsystem mit einer entzündungsbedingten Aktivierung und einem TH1-Switch zu IgG1–3, TNF-alpha, IL-1 und INF-gamma. [E570]

Hinweise für einen Leaky Gut sind die aus der Resorption von Antigenen mit anschließender Autoimmunantikörper und die hieraus sich ableitenden immunologischen Tests (➤ Tab. 25.3), aber auch die von Patienten angegebenen Symptome, wobei Letztere dann die Diagnose erhärten. Dies zumal sich mittlerweile diese Erkrankungsform immer mehr verbreitet und nach Aussagen einiger Experten sogar bis zu 80 % (!) der westlichen Bevölkerung in unterschiedlichem Ausmaß befallen ist [676].

Zusammenfassend sind unterschiedliche umweltbedingte Ursachen an der Ausbildung eines Sickerdarms (Leaky-Gut-Syndrom) beteiligt, ein Effekt, der schließlich in eine Autoimmunerkrankung mit einer Latenz von 9–22 Jahren bis zum Ausbruch klinischer Symptome dauern kann [676a].

25.2 Diagnostik und Nachweis von Sickerdarm und Autoimmunerkrankung

Und weil sich im Rahmen eines sog. „leaky gut" öfters auch eine Hirnschrankenstörung einstellt, sind hierbei gehäuft Symptome von Seiten des Nervensystems anzutreffen.
Es gibt mittlerweile zahlreiche Belege dafür [678–681], dass alle durch Autoimmunantikörper im ZNS ausgelösten Pathologien ursächlich durch Entzündungsreaktionen vom Immunsystem ausgelöst werden. Indem durch lokale von den Leukozyten freigesetzte Zytokine eine lokale stille Entzündung vom Darmepithel ausgeht, entwickelt sich später eine Hirnschrankenstörung mit chronischen stillen Entzündungsherden in den – je nach vorliegenden Antikörpern – verschiedenen Hirnarealen. Im Folgenden sollen einige der auf Nervengewebe spezifisch reagierenden Autoantikörper aufgezeigt werden, die den sicheren Nachweis für eine glutenbedingte zerebrale Beteiligung im Rahmen einer Glutensensitivität bringen. Im Anschluss an einen positiven Nachweis ist eine völlige Glutenelimination zu fordern, damit es im weiteren Verlauf nicht zu einer zusätzlichen Zerstörung von neuronalem Gewebe und einer durch Autoantikörper ausgelösten Symptomatik kommt (➤ Tab. 25.3).

Tab. 25.3 Die im Rahmen einer Glutensensitivität gestörte Hirnschrankenfunktion und die damit einhergehende, durch spezifische Autoantikörper ausgelöste Hirnsymptomatik (nach Cyrex Lab/USA, die auch die entsprechenden Tests auf Autoimmunantikörper – Array No. 5 -anbieten)
• **Myelinprotein-Antikörper-Autoimmunreaktion** gegen die äußere Schutzschicht der Nerven mit Funktionsstörung in der Nervenleitung resp. Spontanentladungen mit Schmerzattacken oder Missempfindungen
• **Gangliosid Antigen-Antikörper-Autoimmunreaktion** gegen zuckerhaltige Proteinketten-Anreicherungen auf Nervenzellen – die Folge sind Neuropathien, d. h. Erkrankungen an den peripheren Nerven mit Empfindungsstörungen
• **α-,β-Tobulin-Antikörper-Autoimmunreaktion** gegen Nervenprotein mit der Folge von Zelluntergang und geistigem Abbau
• **Synapsin-Antikörper-Autoimmunreaktion** auf Proteine von Nervenanteilen, die die Synapsen betreffen, mit der Folge von Störungen in der Informationsweiterleitung
• **Glutaminsäure-Decarboxylase(GAD)-Antikörper-Autoimmunreaktion** gegen das Enzym, welches GABA, den hemmenden Neurotransmitter des ZNS und Gegenspieler von Glutamat, bildet. Daraus entstehende Folgezustände: Hashimoto Thyreoiditis, Diabetes Typ I, Autismus sowie ein übererregtes Nervensystem mit Kopfschmerzen, Migräne, Depression
• **Zerebellare Antikörper-Autoimmunreaktion** gegen Strukturen des Kleinhirns, die den Bewegungsablauf der Muskulatur regelt, mit der Folge von Vertigo, Nausea, Dystonie, Instabilität der Balance, Ataxie, Dystonie und fazialen Ticks (unwillkürlichen Zuckungen der Gesichtsmuskulatur)

Motto: Je mehr man danach sucht, umso fündiger wird man.

25.3 Therapeutisches Vorgehen bei Sickerdarm („leaky gut")

Grundsätzlich müssen vier Ziele beim Sickerdarm anvisiert werden:

1. Wiederherstellung der Endozytenauskleidung mit Erneuerung der Darmbarriere und Heilung des Darmepithels („heal and seal")
2. Wiederherstellung der bakteriellen Besiedlung im Darm zu Gunsten der guten Bakterien (Prä- und Probiotika)
3. Auslösende Ursachen für das Leaky-Gut-Syndrom eliminieren (Gluten, Antibiose, Medikamente, genmodizierte Nahrungsbestandteile, Pestizide, Nahrungsmittelzusätze, etc.)
4. Das überaktive Immunsystem mit der Bildung von Autoantikörpern wieder normalisieren.

Ad 1. In aller Regel kommt es innerhalb von 4 Wochen zu einer Besserung der Symptomatik, wenn neben der täglichen Einnahme von Präparaten mit hohen Zink- und Glutaminanteilen sowie der Verabreichung zusätzlicher Mikronährstoffe (B-Komplex, Q_{10}, Vit. D_3) eine Normalisierung der Funktion der Darmschleimhaut erreicht wird. Dieser Prozess kann je nach Vorschädigung gelegentlich bis zu zwei Jahre und mehr andauern [682].
Ad 2. Durch die tägliche Einnahme von hochdosierten Probiotika mit mindestens 5 probiotischen Kulturen, wobei mit den beiden wichtigen Vitaminen B_2 und Biotin die Enterozyten vor einem weiteren oxidativen Stress geschützt werden, wird die Tätigkeit der Tight-Junction-Proteine in den Epithelzellen gestärkt und die Zonulinproduktion gehemmt.
Ad 3. Weil Auslöser in > 90 % aller Fälle das Gluten ist, müssen alle glutenhaltigen Produkte, wie es sich in allen Backwaren und sogar im Speiseeis nachweisen lässt, entfernt werden. Hierzu zählen Weizen (auch das Bier!), Gerste, Roggen (gelegentlich auch Hafer wegen der Kontaminierung), Grünkern, Einkorn, Dinkel, Emmer und Khorasan (= Kamut®, eine natürliche Hybrid des Hartweizen). Erlaubt sind glutenfreie Backwaren, die aus Amaranth, Hirse, Quinoa, Teff, Chiasamen, Reis, Wildreis und/oder Kartoffelmehl hergestellt sind. Denn sind die durch das veränderte Mikrobiom im Darm induzierten proentzündlichen Gene einmal aktiviert, können sie nicht mehr gestoppt werden. Nur eine glutenfreie Diät stoppt die Entzündung [683].

> Jegliche erneute Glutenexposition führt zu einem sofortigen Aufflackern der Erkrankung!

Ad 4. Zur Normalisierung des überaktiven Immunsystems werden zwar in der konventionellen Medizin Medikamente wie Kortison und Immunsuppressiva eingesetzt. Diese führen aber, wenn langfristig eingenommen, zu vielen Nebenwirkungen, sodass es gerechtfertigt ist, auf nebenwirkungsfreie alternative Optionen auszuweichen. Eine Möglichkeit ergibt sich in der Korrektur der mit jeder Autoimmunerkrankung einhergehenden Imbalance im regulatorischen Th1/Th2-System. Dies erfolgt über die Einnahme von:

- Vitamin D_3 bis zu 5.000 IU/Tag mit dem Ziel, einen Plasmaspiegel von > 50 ng/ml 25-Hydroxy-Vitamin D zu erreichen
- Liposomalem Glutathion (GSH) oder dessen Vorstufe, dem
- N-Acetylcystein (NAC) in Dosen von mindestens 2 g/Tag
- Alpha-Liponsäure (ALA) in Dosen von 600 mg/Tag

- Vit. B_{12},1.000 µg s. c., evtl in Kombination mit HCl als Betain®, damit eine ausreichende Bildung des „Intrinsic Factors" im Magen, der zur Resorption von Vit. B_{12} unbedingt notwendig ist, in ausreichendem Maße erfolgt
- Selen 200 µg/Tag, dies ist insbesondere bei einer existenten Hashimoto-Thyreoiditis indiziert
- Niedrig dosiertem Opioidantagonisten Naltrexon (Off-Label-Einsatz; 1–6 mg/Tag abends (!)) [684, 685]
- Verdauungsenzymen wie Pepsin, Trypsin; Pro Re Nata (nach Bedarf)
- Moducare®, einer Kombination aus Phytosterolen und Phytosterolinen
- Anatabin (Anatabloc®), einem Extrakt aus der Tabakpflanze (ein Nachtschattengewächs), wodurch das überaktive Immunsystem gehemmt wird [686]
- Hohen Dosen Ubichinol (Q_{10}-H_2) bis zu 50 mg/Tag
- Polyphenolen, insbesondere die aus dem Beerenbereich
- Eleutherosiden aus der Eleutherococcus senticosus, der Sibirischen Ginseng-Wurzel.

Als supportive Maßnahmen werden zusätzlich empfohlen bzw. sind weitere diätetische Maßnahmen gerechtfertigt:

- Das Vermeiden von pasteurisierter Milch/Milchprodukten (wegen einer möglichen Kreuzreaktion!).
- Der bevorzugte Konsum von Ω-3-Fettsäuren, die in Oliven-, Argan-, Hanf-, Leinsamen-, Kokosnuss- oder rotem Palmöl, aber auch in Avocado oder in fettem Fisch wie Makrele, Lachs, Hering usw. enthalten sind.
- Die Einnahme von Glucoraphanin, einem Extrakt aus Broccoli und/oder der vermehrte Konsum von Broccoli (möglichst roh).
- Die Verwendung von Camelia sinensis, einem Grünteeextrakt mit dem Wirkstoff Epigallocatechin-3-gallate (EGCG). Es ist ein Polyphenol und ein Antioxidans, verringert den zellproliferativen Effekt [687] und bewirkt eine Normalisierung der Mikrobiota [688, 689].
- Der Konsum hoher Dosen (bis zu 2 g) von Tumeric, einem Extrakt aus der Gelbwurzpflanze Curcuma longa, in Kombination mit Piper nigrum, dem Extrakt aus Schwarzpfeffer, zur besseren Resorption oder als liposomale Formulierung, wodurch der Transfer durch die Darmwand verbessert und eine höhere Bioverfügbarkeit erreicht wird.
- Einsatz von Boswellia serrata, einem Weihrauchextrakt, das als DER Entzündungshemmer einzustufen ist [690, 691].
- Der wiederholte Konsum fermentierter Nahrungsmittel, wie z. B. Tempeh, Miso, Kimchi, Kefir, Natto und Sauerkraut aufgrund ihrer hohen Anteile an Bifidusbakterien.

Abbildungsnachweis

Der Verweis auf die jeweilige Abbildungsquelle befindet sich bei allen Abbildungen im Werk am Ende des Legendentextes in eckigen Klammern.

E570 Colledge, N. R., Walker, B. R., Ralston, S. H.: Davidson's Principles and Practice of Medicine. Elsevier/Churchill Livingstone, 21st ed. 2010.

26 Der Krebs – eine mitochondriale Erkrankung

Während noch vor 100 Jahren nur jeder 80. Patient ein Krebsleiden entwickelte, ist die Erkrankungszahl bis vor 10 Jahren auf 1 von 8 Personen angestiegen und heutzutage tritt der Krebs bei 1 von 3 Personen auf. Von einer erfolgreichen Krebstherapie oder auch Prävention kann trotz der hierfür eingesetzten Millionen an Forschungsgeldern keinesfalls die Rede sein, zumal die Anzahl der Krebserkrankungen in Deutschland zwischen den Jahren 1990 und 2014 um 30 % (!) zugenommen hat. Unterstrichen werden solche Entwicklungen auch durch den kürzlich von der WHO herausgegebenen Bericht, aus dem hervorgeht, dass in den vergangenen Jahren bis 2012 die weltweite Zunahme an Krebserkrankungen 14 Millionen/Jahr betrug und bis zum Jahre 2035 etwa 25 Millionen neue Krebskranke/Jahr (d. h. eine Zunahme um 70 %) zu erwarten sind [692].

26.1 Krebsentwicklung auf der mitochondrialen Ebene

Grundsätzlich ist eine Körperzelle darauf programmiert, sich nicht zu einer Krebszelle zu entwickeln. Sind jedoch die Umgebungsbedingungen dermaßen eingeschränkt resp. ist der oxidative/nitrosative Stress ausreichend hoch, sind Mitochondriendefizite zu erwarten und die Zelle aktiviert ein uraltes Überlebensprogramm. Kommt es z. B. im Rahmen der oxidativen Phosphorylierung im Komplex IV der Mitochondrien zur Freisetzung von Sauerstoffradikalen, so wird normalerweise sofort das körpereigene Glutathion (GSH) auf den Plan gerufen, um die toxischen Radikale abzufangen. Jedoch kann ein Mangel an Glutathion und/oder die Produktion exzessiver Mengen an Sauerstoffradikalen resp. die Produktion hoher Mengen an Stickstoffradikalen über die Aktivierung der Stickoxidsynthase (iNOS) diese Schutzbarriere überspringen mit der Folge einer Mitochondrienschädigung. Weisen erst einmal > 80 % der Mitochondrien eine partielle oder auch eine vollständige Schädigung im Rahmen ihrer Produktion von ATP auf, ist es nur zu verständlich, dass die Zelle jetzt versucht, über ein ihr innewohnendes Sicherungssystem den Bedarf von ATP zu decken, indem über die im Zytosol der Zelle stattfindende anaerobe Glykolyse jetzt die Energiesynthese zu ATP abläuft. Dieser Abbauweg ist um ein Vielfaches weniger ökonomisch, weil nur ⅟₉ des ATP im Vergleich zu der vorangegangenen in den Mitochondrien erfolgten oxidativen Phosphory-

Mitochondriopathien. http://dx.doi.org/10.1016/B978-3-437-31618-0.00026-2
Copyright © 2016 Elsevier GmbH. All rights reserved.

lierung hergestellt wird. Es resultiert daraus nicht nur eine verminderte Energiebereitstellung mit allen dabei, wie z. B. im ZNS zu beobachtenden mentalen Folgezuständen mit Denkblockaden und eine Verlangsamung von Handlungen. Vielmehr kommt es hierbei auch zu einer vermehrten Anreicherung des Stoffwechselprodukts Milchsäure. Und obgleich der Organismus jetzt versucht, dieses Defizit durch eine vermehrte Kohlenhydrataufnahme zu kompensieren und der hungernden Zelle vermehrt Glukose zur Verstoffwechselung anzubieten, führt dies letztendlich über die Freisetzung von Insulin nur zu einer weiteren Anreicherung von Körperfett. Ist diese Stresssituation stark genug, können die Auswirkungen einer metabolisch bedingten Laktatanreicherung klinisch sehr gut beim chronischen Müdigkeitssyndrom (CSF) und bei Fibromyalgie-Patienten beobachtet werden. Andererseits ist ein solcher alternativer metabolischer Weg im Rahmen der Bildung des energiereichen Substrats ATP eine echte Alternative, auf die insbesondere dann zurückgegriffen wird, wenn die Schädigung groß genug ist, damit ein vor Millionen Jahren noch existentes und genetisch verankertes Überlebensprogramm reaktiviert wird, das hilft, nur die zellulären Grundfunktionen, wie sie bei der Krebszelle beobachtet werden, aufrecht zu erhalten. Hierbei werden charakteristischerweise die von dem Nobelpreisträger Otto Heinrich Warburg im Jahre 1924 aufgestellten fünf Postulate erfüllt, die das eigentliche Wesen einer Krebszelle ausmachen (den Nobelpreis erhielt er jedoch für die Entdeckung des zentralen Enzymkomplexes bei der Zellatmung, der Cytochrom-c-Oxidase). Seine Hypothese besagt, dass bei Tumoren die Zellatmung nicht mehr regelrecht abläuft, weil eine Störung in der Atmungskette zugrunde liegt. Hierbei wird die Glukose nicht vollständig zu CO_2 oxidiert, sondern endet vorzeitig als Milchsäure. Warburgs Idee war, dass dies auf eine gestörte Struktur der Mitochondrien zurückzuführen ist, ein Effekt, der im Jahre 2008 erneut bestätigt wurde [693]:

1. Krebszellen weisen keine Apoptose auf (Unterdrückung des Selbstmordprogramms) und sind somit unsterblich
2. Krebszellen entnehmen ihre Energie aus der anaeroben Metabolisierung (Fermentierung)
3. Krebszellen haben die Tendenz, sich dauernd zu teilen
4. Krebszellen haben ihren „Masterplan" verloren, sich zusammen mit den anderen Zellen in ihrer Umgebung einzuordnen
5. Krebszellen dringen in das sie umgebende Gewebe ein und setzen Metastasen.

Aus diesen bei allen Krebszellen nachzuweisenden fünf Eigenschaften ist die alternative Vorstellung entstanden, dass der Krebs ursprünglich als eine Art Überlebensstrategie von Zellen anzusehen ist, die unter einer dermaßen toxischen Umgebung und mit Sauerstoffradikalen belasteten Umgebung versuchen, zu überleben und keinen anderen Ausweg mehr sehen, als sich über ein entwicklungsgeschichtlich vor Millionen von Jahren abgespeichertes Programm zu retten, das ohne Sauerstoff auskommt und die Energieherstellung von ATP über eine gesteigerte anaerobe Glykolyse (einen nur auf Zucker basierenden Stoffwechsel) erreicht. Dieses „Überlebensprogramm", das im völligen Gegensatz zu den gesunden Zellen steht, produziert als Zwischenprodukt der Glykolyse die Benztraubensäure (oder ihr Anion, das Pyruvat) und als Endprodukt die Milchsäure. Aufgrund der Warburg-Hypothese [271] muss deshalb der Krebs als eine mitochondriale Erkrankung angesehen werden, weil wegen der Mitochondrienschädigung nicht mehr ausreichend ATP herstellen werden kann und zum Zwecke des Überlebens die ATP-Synthese an das Zytosol der Zelle weitergereicht wird. Dieses beherrscht jedoch nicht die oxidative Phosphorylierung und ist nur in der Lage, eine Gärung durchzuführen. Diese Beobachtung, dass Krebszellen einen Prozess der anaeroben Glykolyse aufweisen, wird von der modernen Medizin nicht als Ursache, sondern als Folge der Krebsentartung interpretiert [267], wobei einige Forscher sogar annehmen, dass der Warburg-Effekt dazu benutzt werden kann, neue Krebsmittel zu entwickeln [271]. Parallel mit der Fehlfunktion der Mitochondrien und dem Wechsel der ATP-Herstellung in das Zytosol der Zelle, liegt auch immer ein Defizit an Glutathion vor, dem eigentlichen wirkstarken körpereigenen Radikalfänger, wobei die ATP-Herstellung dann alleine von der Zelle über einen Fermentierungsprozess durchgeführt wird. Dieses archaische Programm führt aber auch zu einer Blockade der Apoptose, die Zelle verliert ihre Differenzierungsfähigkeit und sie fängt an, sich dauernd und ungehemmt zu teilen, drei entscheidende Eigenschaften von Krebszellen. Und weil im Rahmen der Fermentierung von Glukose auch nur 1/9 der Energieausbeute erreicht werden kann, muss Energie aus anderen Quellen entnommen werden, indem Aminosäuren aus der Muskulatur in den Trikarbonensäurezyklus eingeschleust werden, ein Effekt, der in einen sichtbaren Verlust von Muskelmasse und schließlich dann vollends in einer Tumorkachexie mündet. Diese fundamentalen biologischen Erkenntnisse zum Krebs können wie folgt zusammengefasst und auch experimentell nachgewiesen werden:

1. Zwischen dem Genom des Mitochondriums und dem des Zellkerns besteht eine für beide Seiten vorteilhafte Symbiose, zum einen stellt das Mitochondrium die notwendige Energie für die Zelle her, zum anderen liefert die Zelle die notwendigen Nährstoffe für die Funktion und ein Überleben des Mitochondriums.
2. Kommt es zu einem funktionellen (und nicht einem strukturellen) Ausfall in dieser beidseitigen Symbiose aufgrund eines Versagens der vorgeschädigten Mitochondrien, die eigentlich 90 % der Energie für die Zelle herstellen, wird nach einer Alternative zur Energieherstellung Ausschau gehalten.
3. Dieser alternative Weg ist umso wichtiger, weil täglich von einem durchschnittlichen Individuum zum Überleben bis zu 70 kg ATP hergestellt werden müssen.
4. Die unter ATP-Mangel stehende Zelle ist somit gezwungen, den alternativen, wenn auch weniger effektiven anaeroben Weg der Oxidation zu gehen, der aus einem genetisch noch abgespeicherten Programm abgerufen wird und somit ihr Überleben sichert. Hierzu wird kein Sauerstoff benötigt, denn dieser Abbauweg entstammt einer Zeit, in der die Luft kaum Sauerstoffmoleküle enthielt und erst mit zunehmender Sauerstoffproduktion durch die Pflanzenwelt konnte im Rahmen einer Symbiose mit den Mitochondrien ein effektiver arbeitendes Programm zur Herstellung von ATP eingeleitet werden, ein Effekt, der einem Quantensprung gleichkam.
5. Bei der Krebszelle ist speziell der Komplex IV des Mitochondriums gestört, dort, wo die Elektronen den Sauerstoff zu Wasser reduzieren, ein Effekt, der von vielen Krebsforschern zwar bestätigt, aber für den bisher noch keine eindeutige Erklärung gefunden werden konnte.
6. Schon im Jahre 2002 konnte eine finnische Arbeitsgruppe eindeutige Beweise im Rahmen von präklinischen Ergebnissen und klinischen Daten erbringen, dass im Rahmen der Mitose ein Wechsel zu einer Krebszelle mit dem Verlust der Kontrolle durch die Mitochondrien einhergeht [694].
7. Weitere Belege für diesen Verlust der Mitochondrien im Rahmen einer Krebsentwicklung konnte das Anderson Cancer Research Krebszentrum aus Houston/Texas im Jahre 2003 erbringen. Sie wiesen nämlich erstmals den positiven Effekt von Curcumin (dem aktiven Wirkstoff in der Gelbwurz, oder Circuma longa) auf Krebszellen nach, indem der innerhalb der Krebszelle blockierte Signalweg wieder reaktiviert werden konnte [695, 696].
8. Als Erklärung für einen solchen therapeutischen Effekt wurde vermutet, dass das Curcumin eine im Farbspektrum enthaltene Wellenläng von 415 nm, genau die Wellenlänge, die auch das Elektronentransportermolekül Cytochrom c innerhalb des Komplexes IV verwendet und das

von Krebszellen durch das Enzym Hämoxygenase inaktiviert wird, absorbiert. Aus diesem Grund führt der daraus entstandene Kurzschluss zwischen Komplex III und IV innerhalb der Elektronen-Transportkette, der entscheidende Schritt in der Synthese von ATP, zu einem Energiedefizit. Curcumin ist in der Lage, diesen Kurzschluss innerhalb der Transportkette zu überbrücken, indem es wieder einen funktionierenden und normal ablaufenden biochemischen Syntheseweg innerhalb der Mitochondrien einleitet und die Mitochondrien damit erneut in die Lage versetzt werden, ihre ursprüngliche Aufgabe der oxidativen Phosphorylierung und der Synthese von ATP nachzukommen.

9. Wird im Komplex I, dem Ort der Umwandlung von NAD+ zu NADH, ein weiterer wichtiger Schritt in der oxidativen Phosphorylierung in den Mitochondrien, eine Aktivitätssteigerung, eingeleitet (z. B. mit NADH-Supplementen), so zeigt ein vormals sehr aggressiver Phänotyp von Brusttumorzellen eine Herunterregulierung, in deren Verlauf es zu vermindertem Wachstum und einer geringerer Metastasierung kommt [697].

Insbesondere jedoch ist das Curcumin in der Lage, in mehrere Stoffwechselsignalwege einzugreifen, wobei neben zahlreichen anderen Prozessen speziell das NF-κB-Zellsignal (= nukleäre Faktor kappa B, ein verstärkender Entzündungsfaktor, der sich in allen Geweben und Zellen nachweisen lässt) blockiert wird. Daneben kann es aber auch weitere wichtige, die Zellproliferation unterstützende Signalwege der Krebszellen sowie neurodegenerative, mit einer Entzündung einhergehende Ablagerungen von Lipofusion sowie die Lipidperoxidation mit anschließender Amylod-β Ablagerung blockieren, wobei zusätzlich auch die entzündungsbedingte Cyclooxygenase(COX)-Aktivität herrunterreguliert wird. Gleichzeitig kann Curcumin aber auch die körpereigene Superoxiddismutase (SOD) und das in jeder Zelle innewohnende Zellzerstörungsprogramm über die Gene der Bcl-Familie mit Protonenaktivierung anregen, sodass alle die anti- aber auch proapoptotischen Mittler wie z. B. Bcl-xL und Bax, die eine entscheidende Rolle im Rahmen von Krebswachstum und deren Selbstzerstörung, der Apoptose, spielen, im weiteren Verlauf durch Hoch- resp. Herunterregulierung eine Zerstörung der Tumorzelle einleiten (➤ Abb. 26.1).

Erste klinisch positive Effekte zur Wirkung von Curcumin sind in Studien der Phase 2 und 3 im Rahmen einer Therapie bei Patienten mit Krebs außerhalb des gastroösophagealen Bereichs sowie bei Pankreastumoren mit Dosen von oral 3,6 g Curcumin nachgewiesen worden [698, 699]. Probleme ergeben sich wegen der bei Curcumin niedrigen Bioverfügbarkeit, d. h. die Fähigkeit, ausreichend hohe Konzentrationen über die Darmbarriere ins Blut und zur Krebszelle zu bringen. Nur, wenn das erreicht wird, sind therapeutische Effekte an der Elektronen-Transportkette in den Mitochondrien zu erwarten und können auch die zusätzlichen Eigenschaften von Curcumin offenbar werden, indem eine Verbesserung der Entgiftung von Stoffwechselprodukten im Rahmen der Lipidperoxidation, eine damit einhergehende Hemmung der proinflammatorischen Mittler in der Signalkaskade im NF-κ_B-System sowie eine apoptotische Aktivierung entsprechender Signalwege innerhalb der malignen entarteten Zelle nachgewiesen werden. Letztere Vorteile konnte indirekt in präklinischen Studien demonstriert werden, in denen das Wachstum von malignen Gliomazellen in vitro erfolgreich gestoppt werden konnte [696]. Eine ähnliche Wirkung war auch bei kolorektalen Tumorzelllinien zu beobachten, wo Curcumin durch die wachstumshemmende Wirkung des selektiven COX-2-Inhibitors Celecoxib (Celebrex®) zu einer weiteren Linksverschiebung der Dosis-Wirkungskurve führte, ein Effekt, der auf einen Synergismus, aber auch auf die Bedeutung von nicht-COX-1-Stoffwechselwegen bei dem Krankheitsbild Krebs hinweist [700].

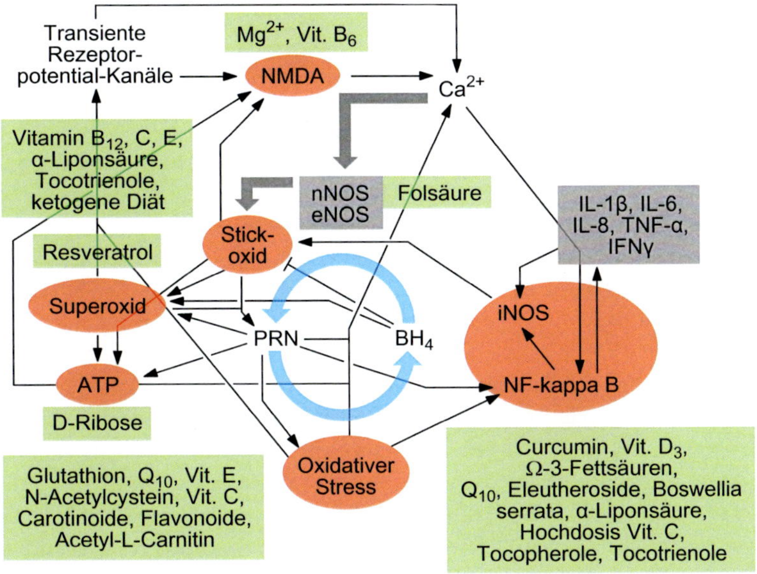

Abb. 26.1 Die bei einem hochregulierten Stickoxid/Peroxynitrit-Zyklus gesteigerte Radikalbildung mit Zunahme der Entzündung, wie sie besonders auch beim Krebs anzutreffen ist; die im Rahmen einer adjuvanten Therapie eingesetzten Supplemente und ihre unterschiedlichen Angriffspunkte: Magnesium als NMDA-Antagonist zur Schmerzbekämpfung; Abfangen von Sauerstoffradikalen durch Glutathion oder seinen Vorläufer, das N-Acetylcystein (NAC), den Vitaminen C und E sowie den Tocotrienolen; die Neutralisierung von Stickoxid durch Vitamin B_{12} und ALA (=alpha-Linolensäure) sowie die Entzündungshemmung durch Curcumin, Ω-3-Fettsäuren, Q_{10}, Vitamin D_3, Boswellia serrata, dem aktiven Inhaltsstoff aus dem Weihrauch und die Eleutheroside aus dem Sibirischen Ginseng. PRN= Peroxynitrit; BH_4= Tetetrahydrobiopterin; eNOS= endotheliale Stickoxidsynthase; iNOS= induzierte Stickoxidsynthase; nNOS= neuronale Stickoxidsynthase; NF kappaB = Transkriptionsfaktor in allen Zellen und Geweben, induziert Entzündungsfaktoren; NMDA = N-Methyl-D-Asparatat, ein exzitativer Rezeptor; TRP_{rec}= „transient receptor potential": Gruppe von Ionenkanälen, die im Rahmen der Schmerzverarbeitung exprimiert werden, am Bekanntesten ist der Vanilloid-Rezeptor (TRP-VR). [T793]

26.2 Entzündungen – Auslöser für eine spätere Krebsentwicklung

Der krankhafte Zustand von chronischen Entzündungen ist für die westliche Welt pathognomonisch und es erscheint, als ob jeder Mensch in einem mehr oder weniger großen Ausmaß eine chronisch-entzündliche Erkrankung (sog. stille Entzündungsherde) aufweist, die sich dann in einem Ekzem, einer Psoriasis, einer rheumatoiden Arthritis, einer Allergie, einem Asthma, einer Migräne, einem Reizdarm und vielen anderen Pathologien manifestieren kann. Die Entzündung mit dem lateinischen Namen „inflammatio" beschreibt im Grunde genommen die Reaktion des Immunsystems auf einen schädigenden Stimulus. Der Organismus reagiert dabei auf jeden Eindringling, versucht, ihn abzuwehren und beginnt, das hierbei beschädigte Gewebe wieder zu reparieren, indem die charakteristischen Entzündungsreaktionen auftreten:

- Rötung
- Lokale Erwärmung
- Schwellung
- Schmerz
- Funktionsverlust.

Bei chronischen Entzündungen verläuft dieser Prozess über Tage, Monate und sogar Jahre und beinhaltet gleichzeitig die von Bakterien ausgelöste Zerstörung, aber auch Heilung von beschädigtem Gewebe. Hierbei sind die Makrophagen (als Teil der weißen Blutkörperchen) von essenzieller Bedeutung, weil sie vom Immunsystem zum Ort der Läsion dirigiert werden, dort die eingedrungenen Erreger umschließen, sie anschließend verdauen und dabei Toxine zur Verteidigung abgeben. Es sind letztlich diese Toxine, die in Phasen einer chronischen Entzündung unser eigenes Gewebe schädigen und die Entzündung sowie Schmerzen aufrechterhalten und langfristig in eine, vom Ort der Schädigung ausgehende krebsige Entartung der Zellen münden. Während bei einer akuten Entzündung Mastzellen die hauptsächlichen Akteure sind, die Zytokine, TNF-alpha und Histamin freisetzen und das Gebiet isolieren, werden am Ort der Entzündung Effektorzellen aktiviert, die später dann auch den Heilungsprozess einleiten. Im Gegensatz hierzu gerät bei einer chronischen Entzündung diese Reaktion außer Kontrolle, indem sie überschießt oder sich gegen die falschen Gegner, die eigenen Körperzellen, richtet. Somit kann der Schaden, der durch die chronische Entzündung entsteht, größer als der durch den ursprünglichen Erreger angerichtete Schaden sein. Besonders wird ein solcher Zustand aber durch die Bildung von Antikörpern verschlimmert, die sich gegen die eigenen produzierten Antigene und/oder gegen die im Rahmen der stillen Entzündung daraus entstandenen Th1/Th2-Shift hervorgehenden Antigenfreisetzung richtet, um dann letztlich in eine Autoimmunerkrankung zu münden.

Neben einer lokal ablaufenden Entzündung stellt dagegen eine generalisierte Entzündung, eine Sepsis, mit dem klinischen Bild der SIRS (=systemisches inflammatorisches Response-Syndrom), dar, wobei im ganzen Körper Stickoxide und Peroxynitrite entstehen, die, wenn über einen längeren Zeitrahmen freigesetzt, zu Organschäden mit Nierenversagen, einer Herzinsuffizienz und schließlich zu einem Multiorganversagen führen. Im Rahmen der Therapie einer solchen Entzündungskaskade ist die Wiedererlangung einer Balance zugunsten des TH1-Systems anzustreben, weil Mikronährstoffe und andere supportive Therapien, wie sie bei der Sepsis üblicherweise in der Intensivmedizin eingesetzt werden (Beatmung für einen ausreichenden Sauerstoffaustausch, Katecholamine zur Stützung des Kreislaufs, evtl. eine künstliche Nierenwäsche, intravenöse Ernährung) nur von Vorteil sind. Als hierbei einzusetzenden Antioxidanzien sind insbesondere das Vitamin D_3, das Coenzym Q_{10}, die Aminosäure L-Carnitin, das NADH, der Elektrolyt Magnesium, der Vitamin B-Komplex – unter besonderer Berücksichtigung von Vitamin B_{12} – sowie die weit gefächerte Armada von Vitamin-E-Tocopherolen (alpha, beta, gamma) und die Tocotrienolen aufzuzählen. Insbesondere nimmt jedoch das Vitamin D_3 eine Schlüsselrolle ein, indem es über eine vermehrte Steuerung des transformierenden Wachstumsfaktors 1β (TGF-1β) die Balance zugunsten des TH1-Immunsystems wieder herstellt [701] (➤ Abb. 26.2)

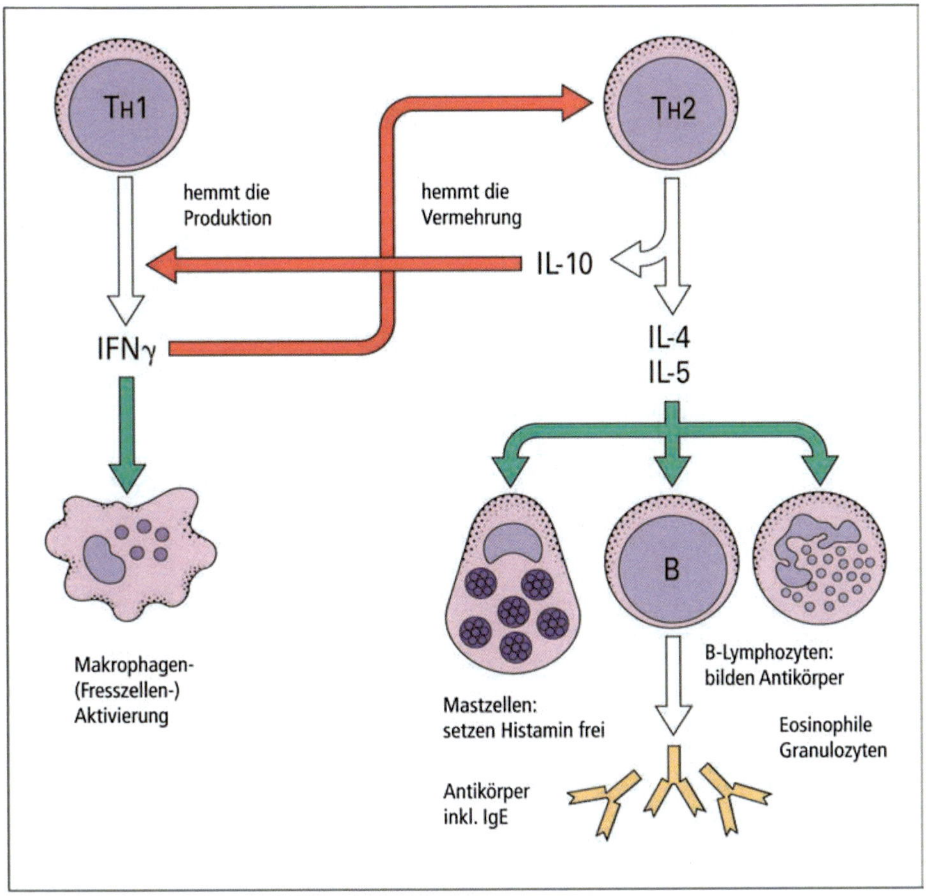

Abb. 26.2 Die im Rahmen einer chronischen Entzündung vorliegende Dysbalance im Th1/Th2-Immunsystem, kann mit Hilfe von Antioxidanzien und speziell von Vitamin D_3 wieder hergestellt werden, wodurch eine erfolgreiche Bekämpfung pathogener Keime erreicht wird. [G411]

Abbildungsnachweis

Der Verweis auf die jeweilige Abbildungsquelle befindet sich bei allen Abbildungen im Werk am Ende des Legendentextes in eckigen Klammern.

G411 Male, D. K., Brostoff, J.: Immunology. Elsevier Mosby, 7th ed. 2006.

T793 Martin L. Pall: Professor emeritus für Biochemie und medizinische Grundlagenwissenschaften, Washington State University, Pullman

27 Supplementäre Therapie bei Krebserkrankungen

Weil speziell das Immunsystem darauf trainiert ist, Fremdzellen und damit auch Krebszellen zu erkennen und zu vernichten, sollte – ganz im Gegensatz zu der konventionellen Medizin – das Immunsystem nicht noch zusätzlich mit einer Chemotherapie und einer Strahlentherapie geschwächt werden, sondern einer dauerhaften Stützung zugeführt werden. Es sind somit alle solche Maßnahmen gerechtfertigt, die schon ihre Effektivität, sei es in vitro oder in klinischen Studien, unter Beweis gestellt haben. Auszugsweise sollen einige der am häufigsten propagierten, aber auch schon erfolgreich angewandten therapeutischen Ansätze vorgestellt werden, die alle ihre Befürworter, aber auch ihre Gegner haben, wobei eine solche supplementäre Therapie in jedem Fall angezeigt ist, weil sie sich durch fehlende oder nur sehr geringe Nebenwirkungen auszeichnet:

1. Als Erstes sollte jeglicher Zuckerkonsum und insbesondere die in sog. Diätgetränken enthaltene Fruktose verbannt werden, weil Zuckermoleküle selektiv von Krebszellen zum Wachstum genutzt werden und eine Tumorausbreitung insofern noch fördern, indem nach Zuckerkonsum ein hoher Insulinspiegel in Verbindung mit Insulin-ähnlichen Wachstumsfaktoren die Tumorzunahme erst recht ankurbeln. So konnte eine eindeutige Beziehung zwischen einem erhöhtem Insulinspiegel und dem Insulin-ähnlichen Wachstumsfaktor (IGF) mit einer höheren Inzidenz an Brustkarzinom in der Postmenopause zu erkranken, nachgewiesen werden [702]. Hierbei aktiviert speziell die Fruktose eine Thiamin-abhängige, über den Pentosephosphatweg eingeleitete Synthese und die für die Proliferation von Krebszellen notwendigen Nukleinsäuren, ein Effekt, der durch die Zunahme von Harnsäure im Blut nachgewiesen werden konnte [703]. In diesem Zusammenhang sind auch die Daten zu interpretieren, dass glykolytische Proteine vor dem eigentlichen Nachweis eines Östrogen-positiven Brustkarzinoms im Blut auftreten [704].
2. Empfohlen werden auch ausreichend hohe Dosen an Antioxidanzien, wie z. B. das natürliche (!) Vitamin C in Früchten (z. B. Acerola) oder oral als Ca-Ascorbat von 3–4-mal 2 g/Tag, resp. als intravenöse Infusion, wobei erst solche hohen Dosen zu einer Lyse der Karzinomzellen durch Bildung von Wasserstoffperoxid im Inneren der Krebszelle führen und das umgebende Gewebe nicht angegriffen wird. Dieser Wirkmechanismus ist deshalb möglich, weil aufgrund der ähnlichen molekularen Struktur die Karzinomzelle das Vitamin C für Glukose hält und es selektiv an sich reißt [705]. Immerhin konnte schon in den 1970er Jahren mit hohen Dosen Vitamin C eine signifikante Verlängerung der Überlebenszeit bei terminalem Krebs erreicht werden [706, 707] die, bei fehlenden Nebenwirkungen, in keiner Weise der klassischen schulmedizinischen Therapie mit Chemotherapeutika nachstand. Solche Ergebnisse konnten gerade in letzter Zeit durch eine weitere Studie der Phase 1 belegt werden, in der sich bei dem aggressiven Pankreaskarzinom gegenüber einer konventionellen Therapie die Überlebenszeit verdoppeln ließ und bei Brustkrebspatientinnen ein 77 -prozentiger Abfall von Tumor- und Entzündungsmarkern nachzuweisen war [708]. Es soll nicht unerwähnt bleiben, dass speziell in der letzten aufgeführten Studie Höchstdosen ab 50 bis zu 120 g (!) Vit. C per infusionem/ Woche verabreicht wurden, damit effektive Plasmakonzentrationen von ≥ 350 mg/dL

Mitochondriopathien. http://dx.doi.org/10.1016/B978-3-437-31618-0.00027-4
Copyright © 2016 Elsevier GmbH. All rights reserved.

(≥ 20 mM) erreicht werden, weil erst mit solchen Extremdosen davon auszugehen ist, dass eine zytotoxische Wirkung innerhalb der Tumorzelle erreicht wird. Solche therapeutischen Effekte hoher Vitamin C-Konzentrationen sind in den vergangenen Jahren auch bei Tumoren anderer Organe nachgewiesen worden [709] und unterstreichen damit noch einmal die Forderung, solche alternativen Therapieoptionen schon deshalb in das übliche Therapiespektrum mit aufzunehmen, weil sie kaum Nebenwirkungen zur Folge haben. Denn die Nebenwirkungsrate solcher Massivdosen von Vitamin C war nach Berichten der Autoren, als gering einzustufen und bezog sich vornehmlich auf eine Diarrhö sowie einen trockenen Mund. Diese hoch dosierte Gabe von Vitamin-C-Infusionen von > 25 Gramm und mehr gehen von der Überlegung aus, dass die Krebszelle sich vornehmlich von Glukose ernährt, stattdessen jedoch das ähnlich gebaute Vitamin-C-Molekül an sich reißt, welches dann in der entarteten Zelle zu einer Azidität und anschließend zu ihrem Zerfall führt. Immerhin konnte in drei randomisierten Doppelblindstudien ein positiver Effekt eindeutig dokumentiert werden [709, 710]. Hieran schließt sich dann die orale Dosierung von Vitamin C in einer lyophylisierten Form von mehreren Gramm/Tag an, die es ermöglicht, solch hohe Dosen zu tolerieren und eine ansonsten damit einhergehende Diarrhö zu verhindern [711]. Die positiven Effekte von Vitamin-C-Megadosen konnte auch schon in anderen medizinischen Bereichen unter Beweis erbracht werden, indem vor der Area der Poliovakzination hiermit erstaunliche therapeutische Effekte erzielt werden konnten [712].

3. Des Weiteren soll beim Krebs eine Nährstoffaufteilung vornehmlich zu 30 % aus Eiweiß und bis zu 70 % aus Fett bestehen. Dieser Aufwand lohnt sich, denn wer sich entsprechend ernährt und sich dazu noch viel bewegt, hat größerer Chancen im Kampf gegen die Auszehrung. Generell gilt, dass möglichst fette Speisen am besten vor der Auszehrung schützen, wobei die zusätzliche Einnahme von hochwertigem Eiweiß der Muskulatur zu Gute kommt, der Krebspatient jedoch alles Süßes, Speisen aus Mehl und Zucker, Nudeln, Reis, Kartoffeln, gezuckerte Säfte, Hülsenfrüchte, auch süßes Obst, Alkohol, Süßigkeiten und Chips strikt meiden sollte. Dagegen sind alle Fette, die die hochwertigen Anteile an Omega-3 Fettsäuren enthalten (z. B. Hanf-, Kokosnuss-, Argan-, Lein- und rotem Palmöl) mit seinen mittelkettigen Fettsäuren verwendet werden [713]. Diese sog. ketogene Diät führt dazu, dass Krebszellen, die nicht mehr die Eigenschaft normaler Zellen besitzen, die aus den Fetten entstandenen Ketonkörper zum Wachstum nicht nutzen können und in der Folge „aushungern" [267]. In diesem Zusammenhang ist auch das in der Budwig-Diät propagierte kaltgepresste Leinöl erwähnenswert, welches in Kombination mit Quark oder Hüttenkäse unter Zusatz von Sauerkraut, Obst und Nüssen (jedoch keine Erdnüsse), sowie Gemüse verzehrt werden sollte, damit die Krebszelle wieder in einen oxidativen Zustand gebracht wird [714]. Mit Hilfe dieser ketogenen Diät soll den Tumorzellen der Treibstoff entzogen werden, denn wie alle sich schnell teilenden Zellen benötigt speziell die Tumorzelle sehr viel Zucker. Daher sollten Patienten nicht parallel zum „Chemotherapietropf" ein mit Zucker angereichertes Kuchenstück essen. Dieser Zucker wirkt dann auf die wuchernden Zellen wie ein Brandbeschleuniger. Aus diesem Grunde sollten auch generell alle Krebspatienten hohe Blutzuckerspitzen vermeiden, damit das Wachstum der Krebszellen nicht noch weiter aktiviert wird. Es sind deshalb besonders sämtliche Süßigkeiten, Kartoffeln oder Nudeln, die hohe Blutzuckerspitzen nach dem Essen zur Folge haben, von Krebspatienten zu meiden. Des Weiteren sollte versucht werden, den Blutzuckerspiegel möglichst auf einem niedrigen Niveau zu halten und die für den Körper notwendige Energie vornehmlich aus Fetten und Eiweiß zu schöpfen, die nicht nur einer krebsbedingten Gewichtsabnahme entgegenwirken, sondern gleichzeitig auch den Krebszellen nicht die ansonsten notwendige Glukose zum Wachstum liefern. Diese Zusammenhänge sind letztlich auch schlüssig nachgewiesen worden, da ein vornehmlicher Kohlenhydratkonsum Hand-in-Hand mit der Krebsgenese

steht und eine hohe Glukoseutilisation über die Vermehrung der Glukosetransportmechanismen vom Typ 3 (GLUT3), die anfänglich noch normale Zelle über bekannte onkogenetische Signalwege hin zu einer Krebszelle mit Verlust der Gewebspolarität und vermehrtem Wachstum mutierten lässt [715]. Die hohe glykolytische Aktivität der Krebszellen, die nur Glukose verstoffwechseln können (Otto Warburgs Krebstheorie aus den 20er Jahren), ist somit nicht Folge der Krebsentartung, sondern ist die eigentlichen Ursache zur Entwicklung hin in eine Krebszelle, eine Tatsache, die sich sehr gut mit dem Bild zunehmender Krebserkrankungen in der westlichen Welt und ihrem primären Kohlenhydratkonsum in Übereinstimmung bringen lässt. Denn wird der Kohlenhydratanteil in der Ernährung stark reduziert, schaltet der Organismus auf ein Notprogramm um und produziert in der Leber sogenannte Ketonkörper, die das Gehirn mit Energie versorgen. Weiterhin blockieren die Ketonkörper die Zuckerverwertung in den Krebszellen und hemmen damit eine rasche Zellteilung. Obgleich die Wirksamkeit dieser Ketonkörper in kontrollierten Studien noch nicht eindeutig nachgewiesen wurde, so bietet diese Form der dauerhaften Ernährungsumstellung unter intensiver medizinischen Begleitung immerhin die Aussicht, dass die Patienten selbst in das Geschehen eingreifen können, eine Umstellung, die zumindest einer Gewichtsabnahme entgegenwirkt und gleichzeitig auch hilft, die Nebenwirkung einer Chemotherapie besser zu ertragen. Mit nur 30 Gramm Kohlenhydraten pro Tag stellt sich im Organismus die Ketose ein, ein Effekt, der sich leicht durch einen Urinmessstreifen aus der Apotheke nachweisen lässt. Nimmt man jedoch weniger als 30 Gramm Kohlenhydrate pro Tag auf, ist der Erfolg noch ausgeprägter. Dieser völligen Umstellung einer üblicherweise auf Kohlenhydrate basierenden hochkalorischen Diät auf eine fettreiche, sog. ketogene Diät liegt das Wirkprinzip zugrunde, dass Krebszellen nur in der Lage sind, Glukose zu verstoffwechseln. Indem auf eine fast völlige kohlenhydratfreie Ernährung umgestellt wird, kann der Krebs förmlich ausgehungert werden, weil er keine aus dem Fett hergestellten Ketonkörper verstoffwechseln kann. Diese Besonderheit betrifft fast alle Krebsarten, sodass ursächlich der Krebs nicht als eine Erkrankung einzustufen ist, dessen Ursache in den Genen liegt, sondern vielmehr epigenetische Faktoren (Ernährung, Lebensweise, Umweltgift usw.) zu seiner massiven Verbreitung geführt haben [267, 651].

4. Ein ausreichend hoher Vitamin-D_3-Spiegel hat nicht nur einen präventiven, sondern auch einen therapeutischen Effekt, wobei ein Wert über der üblichen Norm von 50 ng/ml anzustreben ist. Denn Metaanalysen (Studien mit > 7.000 Patienten) haben eindeutig eine enge Beziehung zwischen einer hoher Krebsrate und einem niedrigen Vitamin-D_3-Spiegel belegt, wobei jegliche Krebsform in bis zu 77 % aller Fälle mit ausreichenden Vitamin-D_3-Dosen verhindert werden kann [716–719]. Hierbei wird ursächlich der nukleäre Transkriptionsfaktor kappa B (NF-κB) durch das Vitamin beeinflusst, ein spezifischer Transkriptionsfaktor, der in praktisch allen Zelltypen und Geweben vorkommt und von großer Bedeutung für die Regulation der Immunantwort, der Zellproliferation und des programmierten Zelltodes (Apoptose) ist [720]. Und weil ein niedriger Vitamin-D_3-Spiegel auch mit einem erhöhten Risiko zu aggressiveren Tumorformen verbunden ist, während hohe Spiegel mit einer günstigeren Prognose einhergehen [721], wird aktuell zu jeder Therapieform eines Krebses immer mehr das Vitamin D_3 in Dosen von bis zu 10.000 IE (nach vorangegangener Ausgangskontrolle im Serum) empfohlen [722]. Unterstrichen werden solche Daten auch durch eine frühere, im Jahre 2011 erhobene, Metaanalyse durch Garland und Mitarbeiter, die feststellen konnten, dass ein D_3-Serumspiegel um 50 ng/ml mit einem um 50 % geringeren Risiko einhergeht, einen Brustkrebs überhaupt zu entwickeln [723].
5. Eines der am besten gehüteten Geheimnisse im Rahmen der Therapie von Krebs ist die Einnahme von qualitativ hochwertigem Curcumin (bis zu 3 g 4 × täglich), dem Wirkstoff im Curcuma longa, oder dem gelben Ingwer, in Verbindung mit schwarzem Pfeffer zur besseren Re-

sorption [724]. So konnten diese und andere Studien nachweislich dem Curcumin eine progressions- und entzündungshemmende Wirkung attestieren [725–728], wobei Curcumin auch eine epigenetische Modulation des zellulären Phänotyps bewirkt und dadurch die Anfälligkeit für Krebs vermindern kann. Daneben hat Curcumin beim Glioblastom in vitro eine Wachstumshemmung unter Beweis gestellt [729], während es bei Brustkrebs das invasive Wachstum und die Mortalität maßgeblich verringerte [730–732].

6. Aber auch in der Schulmedizin bewegt sich etwas: So haben Wissenschaftler der Universität Tübingen und des MRC Laboratory of Molecular Biology in Cambridge/UK einen Zusammenhang zwischen der Gallensäure LCA (Lithocholsäure) und der Auslösung des programmierten Todes (Apoptose) von Krebszellen entdeckt. Durch Bindung und Blockierung der als Schlüsselfaktoren agierenden Proteine MDM4 und MDM2, die für die negative Regulation des Transkriptionsfaktors p53 angesehen werden, wird deren Wirkung begrenzt. Dies ist von Vorteil, weil p53 in seiner Funktion entscheidend die zelluläre Antwort auf DNA-Schäden und Zellstress gegenreguliert, wodurch der möglichen Krebsentstehung ein entscheidendes Stimulans genommen wird [733].
7. In die gleiche Richtung gehen auch die Forschungen mit der Dichloressigsäure (DCA), wobei am Tier nachweislich eine tumorhemmende Wirkung nachgewiesen wurde und erste Ergebnisse bei Patienten vielversprechend aussehen [734]. Hierbei wird die in den Mitochondrien der Krebszellen charakteristische Hyperpolarisation mit erniedrigter Expression des K^+-Kanals, die mit einer Hemmung des oxidativen Metabolismus einhergeht, durch DCA (einem Inhibitor der Pyruvatdehydrogenasekinase) umgekehrt, sodass Apoptose und vermindertes Tumorwachstum die Folge sind [735]. Kann dies evtl. das neue Krebsmittel der Zukunft sein? Sicher nicht! Denn großangelegte Studien werden nicht durchgeführt, sind zu kostenintensiv und die Pharmabranche wird sich dafür nicht interessieren, weil DCA nicht patentierbar ist.

Weitere Empfehlungen sollen nur gestreift werden, zumal, um alle Empfehlungen auch voll zu erfassen, ein zusätzliches Buch geschrieben werden müsste.

8. Immerhin wird im Rahmen der Vitamin C-Therapie von anderen Autoren empfohlen, dies in Verbindung mit Vitamin E (alpha-Tocopherol [736, 737]) sowie den verwandten Tocotrienolen [738] und Selen in Kombination mit alpha-Liponsäure (in Broccoli oder als Reinsubstanz in der Apotheke) zu geben, damit die zusätzliche antioxidative Kapazität der orthomolekularen Stoffe genutzt werden kann bzw. die Wirkung von Vitamin C noch potenziert wird [739]. Es kommt hierbei dem Selen (als Seleniumaspartat 200–400 µg/Tag) eine besondere Bedeutung zu, weil es schon im Vorfeld einer Tumorentwicklung über eine Aktivierung der Glutathionperoxidase die Bildung toxischer Sauerstoffradikale verhindern und in Kombination mit Vitamin E und C ein beginnendes Tumorwachstum in Richtung Apoptose einzuleiten imstande ist [705, 740]. In diesem Zusammenhang sind auch die Gewürze Knoblauch, Ingwer (Zingiber officinale) und Zwiebeln sowie Broccoli aus der Familie der Kreuzblütengewächse (zu dem auch Blumenkohl gehört) hervorzuheben, die alle reich an Selen sind [740].
9. Das Carotinoid Lykopen in der Tomate soll insbesondere bei Prostatakrebs von Vorteil sein [741, 742], während sich die präventive/therapeutische Bedeutung beim Brustkrebs der Frau zumindest in der Prämenopause belegen ließ [743].
10. Der Ginsengextrakt, wobei insbesondere der Sibirische Ginseng hervorzuheben ist, vermittelt eine antiproliferative Wirkung, indem es an den Östrogenrezeptor bindet [744] und über eine Hemmung des nukleären Faktors kappa B (NF-κB) die Bildung aggressiver reaktiver Sauerstoffspezies verhindert, der Faktor, der ansonsten eine Entzündung und eine Proliferation von Tumorzellen aufrecht erhält [745–747]. Andererseits ist die vom Sibirischen Ginseng ausgehende vigilanzsteigernde und adaptive Wirkung hervorzuheben, die speziell bei Patienten mit einer tumorassoziierten physischen und mentalen Fatigue (Müdigkeit) von Vorteil ist [748].

11. Die in Fisch (Makrele, Lachs, Forelle, Karpfen, Flunder, Wels, Aal, Sardine, Hering, Thunfisch) enthaltenen mittelkettigen Fettsäuren mit ihren hohen Anteilen an entzündungshemmenden Omega-3-Fettsäuren [749, 750].
12. Die vielen in der Natur vorkommenden Polyphenole, wie z. B. Quercetin und Resveratrol, die sich in allen Beerensorten und Traubenschalen finden, sowie die Phytofarbstoffe, die sich u. a. in allen grünen Blattgemüsen (nicht pestizidbehandelt!) nachweisen lassen, wobei besonders Resveratrol neben seinen entzündungshemmenden Effekten an der Gefäßinnenwand [751] auf Brusttumorzellen eine signifikante Hemmung ausübt [752].
13. Das im Extrakt von Weintraubenkernen und den Schalen der Weintraube enthaltene Antioxidans OPC (Oligomere Proanthocyanidine) [753] sowie das Astaxanthin, ein Beta-Carotinoid aus der Mikroalge Haematococcus pluvialis mit ebenfalls wirkstarken antioxidativen Effekten [754].
14. Coenzym Q_{10} (= Ubichinon) ist ein weiteres nützliches Ergänzungsmittel, dass für die Zellatmung, insbesondere im Rahmen einer Krebstherapie, von ganz entscheidender Bedeutung ist. Dies zumal nachweislich der Q_{10}-Spiegel bei Brustkrebs, aber auch bei anderen Krebsarten signifikant erniedrigt ist [755]. Und weil das reduzierte Q_{10} (= Ubichinol) eine höhere Bioverfügbarkeit aufweist, vom Körper besser verwertet werden kann [582] und die TNFα-Aktivität steigert [756], sollte auch hier, den neusten Forschungsergebnissen entsprechend, eine in der Apotheke angebotene Ubichinol-Formulierung zum Einsatz kommen.
15. Weil 80 % aller Brustkarzinome bei Patientinnen nach der Menopause festgestellt werden, besteht auch ein Bedarf, vorbeugend sog. Aromatasehemmer (= hemmen die Produktion der Östrogene) mit medizinischen Pilzen und fast unaussprechlichen Namen wie Agaricus bisporus, Chaga, Rheishi, Maitake, Phellinus linteus, Coriolus versicolor (Trametes versicolor, Polyporus versicolor, Polystictus versicolor, Yun Zhi, Kawaratake) einzusetzen, die neben einer Blockade der Östrogensynthese zusätzlich das Immunsystem aktivieren. In die gleiche Richtung geht auch der Wirkeffekt von Limonoiden, aktiven Substanzen in den Kernen von Zitrusfrüchten wie Orange, Grapefruit und Zitrone, die nachweislich einen zytotoxischen Effekt (via Caspase-7-Aktivierung) mit anschließender Apoptose von Brustkarzinomzellen [757, 758] aufweisen und zusätzlich die Östrogensynthese hemmen [749, 759]. Hierdurch ließ sich eine Reduktion der Erkrankungsrate um 22 % für das Brustkarzinom und auch bei anderen Karzinomen [760] erreichen. Dieses Wirkprinzip der Blockade des Enzyms Aromatase, welches maßgeblich an der Produktion des weiblichen Geschlechtshormon Östrogen beteiligt ist, wird auch von der etablierten Medizin in Form der Präparate Arimidex, Femara und Aromasin genutzt. Hierbei ist jedoch zu bedenken, dass, je nach Präparat, neben Knochen- und Kopfschmerzen auch Müdigkeit und Hautauschläge, kombiniert mit starkem Juckreiz, auftreten können. Auch Tamoxifen bietet hier keine Sicherheit, ein Rezidiv zu vermeiden. Denn erst kürzlich wurde der schon 2009 geäußerte Verdacht, dass der Östrogenrezeptorblocker bei ER-(estrogen receptor-)positiven Patientinnen die Zunahme eines ER-negativen und damit aggressiveren Krebstypus (Odds Ratio 4,4; 1,03–19,0; oder eine Risikozunahme um 440 %!) auf der kontralateralen Seite zur Folge hat [761], in einer größeren Patientenpopulation noch einmal bestätigt [762].
16. Andererseits wird in der Literatur auch von einer positiven Kombination von medizinischen Pilzen mit grünem Tee berichtet, wobei das Risiko, erneut einen Brustkrebs zu entwickeln, bis auf 90 % reduziert werden konnte. Ursächlich werden die im Grüntee enthaltenen Polyphenole und Flavonoide diskutiert, von denen insbesondere das Catechin, bekannt unter dem Namen Epigallocatechin-3-gallate oder EGCG den eigentlichen Wirkfaktor darstellt [763].

17. Broccoli, aber auch alle Grünkohlarten, enthalten in hohen Dosen das Phytopharmakon Indol-3-Carbinol (I3C). Es kann die hohen Östrogenmengen in einen nichtaktiven Metaboliten überführen [764] und auch gleichzeitig aktivierte Onkogene hemmen [765]. Somit zählt es neben Spinat, Grünem Tee (enthält 2-Epicatechingallat), Guave, Rot- und Weißkohl zu den fünf (!) wichtigsten Anteilen in der Ernährung, die selbst bei schon nachgewiesenem Ausbruch der Karzinomerkrankung alleine wegen der hohen Anteile an Phytopharmaka in wechselnder Zusammenstellung von Vorteil sind und zusätzlich auch noch Vitamine liefern.
18. Genistein aus fermentiertem Soja leitet den Zelltod der Krebszelle ein und ist antioxidativ. Beide, sowohl I3C als auch Genistein, hemmen dosisabhängig die durch Östrogene aktivierten Bindestellen in der Brustdrüse [766].
19. Cat's Claw oder auch unter dem Namen „Uña de Gato" bekannt, ist die essbare Rinde einer Ranke namens Uncaria tomentosa aus den tropischen Regenwäldern am Oberlauf des Amazonas in Peru und wird von den Einheimischen traditionell eingesetzt. Neben Isopteropodin enthält es drei weitere Alkaloide, die in der Lage sind, das Immunsystem zu stärken. Neben diesen 4 Alkaloiden ist besonders das Rynchophyllin erwähnenswert, wobei wirksame Antioxidanzien wie Polyphenole, Triterpene und Pflanzensterole ebenfalls über eine Hemmung der Entzündung das invasive Brustkrebswachstum verringern [767].
20. Es haben wiederholte positive Berichte von Einzelpersonen dazu geführt, eine im Rahmen der Krebstherapie radikale Ernährungsumstellung durchzuführen (oder hat ein Onkologe im Rahmen der Krebstherapie schon einmal eine Ernährungsberatung gemacht?). So wird empfohlen, neben dem schon aufgeführten Curcumin, Grünem Tee (wegen der darin enthaltenen Polyphenole), Broccoli, Tomaten, Granatäpfel sowie alle nur möglichen Kohlsorten wie China-, Blumen-, Rot- und auch Rosenkohl vorzugweise vermehrt roh (am besten in Form eines Smoothies) zu verzehren [768]. Insbesondere soll die Kombination von Tomaten und Broccoli zu einem synergistischen Effekt führen, da beim Prostatatumor laut einer Studie [769] die Tumorgröße um bis zu 52 % abnahm.
21. Daneben soll nicht verschwiegen werden, dass tief sitzende psychische Probleme, die als Dauerstress über Jahre anhalten, die Bereitschaft, an einem Karzinom zu erkranken, deutlich erhöhen. So z. B. hat Dr. Bruce Lipton, Zellbiologe an der Stanford Universität in Kalifornien, aufgrund seiner Forschung festgestellt, dass das, was die Krankheiten verursacht, Stress ist, was sich letztendlich in der Zelle und ihren Strukturen mitteilt und den genetischen Code bis zur Bösartigkeit hin verändern kann [768a]. Es ist dies das Prinzip der Epigenetik, indem sog. epigenome Eigenschaften in den Genen aktiviert werden, die von Umweltfaktoren wie z. B. Stress, aber auch durch nicht adäquate Ernährung ausgelöst wurden. Und das, was immer Stress ausmacht, kann auch ein falsches Glaubensmuster sein. Es gilt, sich zu vergegenwärtigen, dass diese falschen Glaubensmuster in unsere zellulären Erinnerungen eingebettet sind. Erst, wenn diese falschen Glaubensmuster einer anderen Denkrichtung Platz machen, werden der Dauerstress und damit auch der Krankheitsverursacher verschwinden. Schließlich kann dann auch das Immunsystem im Körper heilen und sogar genetisch bedingte Erkrankungen umkehren. Hier wäre ein weiterer Angriffspunkt der Prävention, aber auch der Therapie, einige Kliniken haben mit der Einrichtung sog. psychoonkologischer Abteilungen auch bereits den Trend der Zeit erkannt.
22. Und schließlich weisen wissenschaftliche Daten auch auf einen vom Cannabis ausgehenden antiproliferativen (Hemmung der Zellteilung), antimetastatischen (Hemmung, Tochtergeschwülste zu bilden), antiangiogenetischen (Hemmung der zum Wachstum des Tumors notwendigen Gefäßneubildung) und proapoptotischen (das Selbstmordprogramm einzuleiten) Effekt auf Krebszellen hin. Cannabis ist wegen seiner lipophilen Eigenschaft ausgesprochen

rasch in der Lage, bei einem Hirntumor die ansonsten schwer zu durchdringende Blut-Hirn-Schranke zu überwinden, um anschließend selektiv die Hirntumorzellen in das Selbstmordprogramm zu treiben [770]. Ursächlich sind es die im Cannabis enthaltenen Cannabinoide, speziell das Cannabidiol (CBD, sowie sein synthetisches Konterpart JWH-133), die an das entwicklungsgeschichtlich sehr alte endogene Cannabissystem mit seinen CB_2-Rezeptoren der Tumorzelle andocken und bei fehlenden psychotischen nur die wünschenswerten Effekte an der Tumorzelle anstoßen. Gestützt werden solche Ergebnisse durch Studien an über einen langen Zeitraum regelmäßig rauchenden Cannabisanhängern, die im Gegensatz zu einer Gruppe von Tabakrauchern deutlich weniger pulmonale Probleme, insbesondere von Lungenkarzinom, aufwiesen [771, 772].

28 Ausblick – Zellregeneration mit Wiedererlangung der Funktion nach vorangegangenem Verlust

Es mag für den konventionell ausgebildeten Mediziner überraschend klingen, aber der Organismus ist dahingehend programmiert, eine dauernde Regeneration über pluripotente Stammzellen durchzuführen, Effekte, die im ZNS als Plastizität, d. h. der Eigenschaft über eine Zellerneuerung verlorengegangene Fähigkeiten wieder zu erlangen, bezeichnet wird. So erneuert sich das Gehirn innerhalb von 1 Jahr, das Blut braucht hierzu 4 Monate, eine Zeitspanne, die mit 3 Monaten für die Knochenneubildung knapp unterschritten wird. Bemerkenswert ist, dass die DNA sich alle zwei Monate erneuert, eine Hauterneuerung innerhalb von einem Monat erfolgt, während die Leber als sehr stoffwechselaktives Organ für eine Vollerneuerung nur 6 Wochen benötigt und die Magenauskleidung sogar schon nach 5 Tagen völlig ausgetauscht wurde. In noch kürzerem Abstand erfolgt ein Austausch der Innenauskleidung des Darms, hier ist schon nach 3 Tagen einen neues Epithel vorhanden. Ohne diesen Prozess der Zellerneuerung würden die vielen biochemischen Reaktionen des menschlichen Körpers nicht zum Überleben führen. In Zeiten von Krankheit wird jedoch dieser regenerative Prozess durch degenerative Veränderungen überrollt. Und hier ist der Ansatz der Medizin zu sehen, dem Organismus wieder eine Möglichkeit zur Regeneration und der Balance zu geben, indem mit Hilfe von Nahrungsmitteln, Kräutern, Mikronährstoffen, Mineralien und Vitaminen die in den Mitochondrien wohnenden energetischen Heilkräfte wieder reaktiviert werden. Heutzutage wird jedoch in einer Welt der medikamenten- und chemieorientierten Therapie dieses regenerative Potenzial nicht ausgeschöpft. Vielmehr sind alle eingesetzten chemischen Stoffe gegenüber einer Selbstregeneration und Erneuerung kontraproduktiv, indem sie nur die Symptome unterdrücken und nicht an die Ursache herangehen. So gibt es z. B. eine Anzahl natürlicher Produkte, die im Zuge einer Verjüngung die neuronale Regeneration (Neurogenese) durch Heidelbeeren, Grünen Tee und Carnosin, sowie bei experimentell-neurodegenerativen Erkrankung durch eine über Stammzellen induzierte Regeneration anstoßen können [773]. Eine neuronale Regeneration kann aber auch durch viele weitere Produkte unterstützt, wenn nicht sogar angeregt werden:

1. Das Curcumin aus der Gelbwurz Curcuma longa
2. Der löwenmähnige Pilz (Hericium erinaceus [774]) wegen der darin enthaltenen Antioxidanzien, den Erinacinen und Beta-Glucanen
3. Apigenin, eine Substanz in Gemüsen, wie sie z. B. in Sellerie vorkommt
4. Die schwarze Johannisbeere aufgrund der darin enthaltenen Anthocyane
5. Ein Ginsengextrakt aus Panax Ginseng, wobei das Ginsinoid Rb1 den Nervenwachstumsfaktor BNDF aktiviert und hierdurch Nervenzellen und Synapsen eine verstärkte Neubildung aufweisen [775]. Ähnliche Effekte sind auch vom Sibirischen Ginseng (Eleutherococcus senticosus) beschrieben worden [776], der als Alternative bei Depressionen eingesetzt wird [777]
6. Huperezin-A, ein Produkt aus den Bärlappgewächsen mit Acetylcholinesterase-hemmender und neuroprotektiver Wirkung [778], indem es toxische Sauerstoffradikale [779] und die Wirkung am exzitativen NMDA-Rezeptor blockiert [780]

Mitochondriopathien. http://dx.doi.org/10.1016/B978-3-437-31618-0.00028-6
Copyright © 2016 Elsevier GmbH. All rights reserved.

7. Natto, eine traditionelles fermentiertes Getränk aus Japan, das aus Soja hergestellt wird und insbesondere hilft, die „guten" Bakterien im Darm wieder aufzubauen
8. Der rote Salbei aus der Gruppe der Lippenblütler mit starker antibakterieller, pilzfeindlicher, adstringierender (= zusammenziehender) und schweißhemmender Wirkung, ein Produkt, das u. a. auch positive Effekte auf die Darmbesiedlung ausübt
9. Pterostilben (ein Abkömmling vom Resveratrol) aus Blaubeeren und Weintrauben, welches insbesondere das „Master-Antioxidans" Glutathion darin befähigt, den konstitutiven Transkriptions-Nrf2-Signalweg mit seinen ca. 200 protektiven Genen in den Zellen anzustoßen, sodass eine Neurogenese (= Bildung neuer Nervenzellen) bei gleichzeitiger Verstärkung der antioxidativen, entzündungshemmenden und entgiftenden Wirkung erreicht wird [517]
10. Gelee Royal, der Bienenköniginnenfuttersaft
11. Die Aminosäure Theanin in den Blättern von grünem und schwarzem Tee (Camelia sinensis)
12. Ashwaganda, eine krautige Pflanze, beheimatet in Afrika, China, Vorder- und Südasien und im Mittelmeerraum
13. Die in der Kaffeebohne enthaltenen Trigolline.

Es gibt auch eine Gruppe von nervenheilenden Substanzen, die als remyelinierende Stoffe eingestuft werden, weil sie die Schutzschicht um das Nervenaxon, das Myelin, erneut aufbauen, das durch vorangehende Autoimmunprozesse zerstört wurde und wo u. a. auch Cannabinoide wie z. B. bei der multiplen Sklerose, einen Wiederaufbau ermöglichen [782].

Ähnliche Effekte können auch im Rahmen einer Leberzellregeneration durch die Substanz Glycyrrhizin beobachtet werden, einem Produkt aus Lakritze, das bei Hepatitis-B-Virusinfektionen [783] und auch bei H5N1-Influenzavirus-Infektionen [784] eine nachweisliche Wirkung offenbarte.

Bezogen auf leberregenerative Eigenschaften sind wie folgt weitere Substanzen aufzuzählen:

1. Carvacrol, eine flüchtige Substanz im Oregano [785] mit antiinflammatorischen Eigenschaften
2. Curcumin
3. Koreanischer Ginseng
4. Rooibos-Tee
5. Vitamin E.

Des Weiteren wird aktuell der Frage einer Beta-Zell-Regeneration bei Diabetes mit Hilfe einer kostenintensiven Stammzelltherapie, einer Transplantation von Inselzellen und einer ganzen Reihe von synthetischen Produkten nachgegangen, wohingegen die in der Küche und im Garten schon existenten Inhaltsstoffe zumindest beim Diabetes Typ I ihre Effektivität in der Regeneration von insulinproduzierenden Beta-Zellen schon unter Beweis gestellt haben [786–795]. Folgende Substanzen, die eine positive Wirkung auf den Pankraes und insbesondere eine Regenration der Beta-Zellen des Pankreas dokumentiert haben, sind:

1. Gymenna Sylvestre, die Anti-Diabetes-Pflanze aus Indien mit ihren aktiven Wirkstoffen, den sog. triterpenoiden Saponinen, die in der Lage sind, den erhöhten HbA_{1c} zu senken [796]
2. Nigella Sativa oder Schwarzkümmel, auch als das „schwarze Curcumin" bekannt, das nicht nur bei Krebs helfen soll [797], sondern bei experimentellem Diabetes Typ II zur Regeneration der Beta-Zellen des Pankreas beiträgt [798]
3. Vitamin D_3
4. Curcumin aus dem Gewürz Curcuma longa
5. Arginin als Quelle energiereicher Stickstoff-Phosphat-Verbindungen und Stickoxid(NO)-Bildner, indem aus L-Arginin NO entsteht, wobei dieses NO physiologisch zu einer Gefäßerweiterung führt, indem es in die Muskelschicht der Gefäße diffundiert. Es aktiviert dort die lösliche Guanylatcyclase und führt so zur Erschlaffung der glatten Muskulatur und zum Nachlassen des Gefäßtonus
6. Avocado mit seinen hohen Anteilen an Ω3-Fettsäuren

7. Berberin, das sich in den Bitterstoffen von Kräutern wie der kanadischen Orangenwurzel und der Berberitze befindet
8. Bittermelone und der Extrakt aus der japanischen Kürbispflanze, neben einer Regeneration der Beta-Zellen des Pankreas bei Diabetikern soll es auch das Wachstum und die Teilung von Brusttumorzellen bewirken [1a]
9. Mangold, das zur Gruppe der grünen Blattgemüsen zählt
10. Maisbart, das am oberen Ende der Ähre wächst
11. Stevia, ein Zuckerersatzstoff
12. Sulforaphan, das besonders in Brokkolisprossen reich vorhanden ist.

Über Sekretagoga kann auch eine Regeneration der hormonproduzierenden Drüsen angeregt werden. Hierbei ist besonders das Vitamin C, ein wirkstarker Elektronendonator, befähigt, bei potenziell karzinogenen (weil ein Elektron fehlt) Hormonmetaboliten diese erneut zu funktionell-aktiven Formen von Östradiol (Östrogen E_2), Progesteron und Testosteron umwandeln [799].

Die Frage der Regeneration von myokardialen Zellen ist im Rahmen nachweisbarer Daten und aufgrund experimenteller Ergebnisse insofern Aufmerksamkeit zuteil geworden, weil sog. neokardiogene Substanzen in der Lage sind, die Bildung kardialer Stammzellen anzuregen, die sich anschließend in gesunde Herzmuskelzellen transformieren. Hierzu gehören:

1. Der Extrakt aus roten Weintrauben mit seinem Inhaltsstoff Resveratrol [800, 801]
2. Die im Amerikanischen Ginseng nachgewiesene schnellere Erholung der Muskulatur nach Extremleistung [802] konnte mit den im Sibirischen Ginseng (Eleutherococcus senticosus) enthaltenen Inhaltsstoffen, den Eleutherosiden, in Bezug auf die Regeneration von Herzmuskelzellen nach Infarkt im isolierten Langendorff-Herzmodell erweitert werden [803, 804]
3. Geum Japonicum, eine besonders in Japan beheimatete gelbe Blüte aus der Gruppe der Rosaceae, hat Herzmuskelzellen-regenerative Effekte in mehreren Studien nachweisen können [805–808]
4. Die Vorläufersubstanz N-Acetylcystein (NAC), die zur Bildung des körpereigenen Antioxidans Glutathion führt [809].

Ein weiteres faszinierendes Gebiet ist der fetale Mikrochimerismus, bei dem im Rahmen einer fetomaternalen Übertragung Stammzellen via Plazenta zur Mutter gelangen, die in der Lage sind, eine Regeneration der geschädigten Myokardzellen und wahrscheinlich auch vieler weiterer anderer Zelltypen durchzuführen [810].

Und schließlich zeigen sowohl die im Rahmen einer Knorpel-Gelenk-Regeneration [811, 812, 813–815] als auch die bei Rückenmarksläsionen eingesetzten zahlreichen Naturprodukte [816–818] deutliche regenerative Eigenschaften, wobei insbesondere das Curcumin [819, 820] und das Resveratrol [821, 822] eine funktionelle Verbesserung nach traumatischen Rückenmarkschäden unter Beweis stellen konnten.

Letztlich jedoch wird die regenerative Medizin eine Gefährdung der ökonomischen Interessen der modernen, nur auf Medikamenten basierenden (dabei degenerativen) Therapien darstellen. Denn eine symptomorientierte Unterdrückung ist immer noch profitabler, weil sie zu einer Perpetuierung der ursprünglichen Erkrankung und zur Generierung weiterer zunehmender therapiebedingter Nebenwirkungen führt.

Literaturverzeichnis

1. Lill, R., Function and biogenesis of iron-sulphur proteins. Nature, 2009. 460: p. 831–838.

1a. Ray, R.B., et al., Bitter Melon (Momordica charantia) Extract Inhibits Breast Cancer Cell Proliferation by Modulating Cell Cycle Regulatory Genes and Promotes Apoptosis. Cancer Res, 2010. 70: p. 1925–31.

2. Pacher, P., J. S. Beckman, and L. Liaudet, Nitric oxide and peroxynitrite in health and disease. Physiol Rev, 2007. 87: p. 315–424.

3. Ignarro, L. J., et al., Endothelium-derived relaxing factor produced and released from artery and vein is nitric oxide. Proc Natl Acad Sci USA, 1987. 84: p. 9,265–9,269.

4. Liaudet, L., F. G. Soriano, and C. Szabo, Biology of nitric oxide signaling. Crit Care Med, 2000. 28: p. N37-N52.

5. Hibbs, J. B., et al., Nitric oxide: a cytotoxic activated macrophage effector molecule. Biochem Biophys Res Commun, 1988. 157: p. 87–89.

6. Gray, M. W., G. Burger, and B. F. Lang, Mitochondrial evolution. Science, 1999(283): p. 1,476–1,481.

7. Vellai, T. and G. Vida, The origin of eukaryotes: the differencebetween prokaryotic and eukaryotic cells. Proc R Soc London B: Biol Sci, 1999. 266(1,571–1,577).

8. Roger, A. J., et al., A mitochondrial-like chaperonin 60 gene in Giardia lamblia: evidence that diplomonads once harboured an endosymbiont related to the progenitor of mitochondria. Proc Natl Acad Sci USA, 1998. 95: p. 229–234.

9. Scheffler, I. E., Mitochondria make a come back. Adv Drug Deliver Rev, 2001. 49: p. 3–16.

10. Alberts, B., et al., Energy conversion: Mitochondria and chloroplasts, in Molecular biology of the cell., B. Alberts, et al., Editors. 1994, Garland Publishing, Inc.: New York. p. 653–720.

11. Wallace, D. C., M. D. Brown, and M. T. Lott, Mitochondrial genetics, in Emory and Rimoin's principles and practice of medical genetics., D. L. Rimoin, et al., Editors. 1997, Churcill Livingstone: London. p. 277–332.

12. Nisoli, E., et al., Mitochondrial biogenesis in mammals: the role of endogenous nitric oxide. Science, 2003. 299: p. 896–899.

13. Johnson, L. V., M. L. Walsh, and L. B. Chen, Localization of mitochondria in living cells with rhodamine 123. Proc Natl Acad Sci USA, 1980. 77: p. 990–994.

14. Bereiter-Hahn, J. and M. Voth, Dynamics of mitochondria in living cells: shape changes, dislocations, fusion, and fission of mitochondria. Microsc Res Technol, 1994. 27: p. 198–219.

15. Hatefi, Y., The mitochondrial electron transport and oxidative phosphorylation system. Annu Rev Biochem, 1985. 54: p. 1,015–1,069.

16. Saraste, M., Oxidative phosphorylation at the fin de siècle. Science, 1999. 283: p. 1,488–1,493.

17. Seneff, S., et al., Is endothelial nitric oxide synthase a moonlighting protein whose day job is cholesterol sulfate synthesis? Implications for cholesterol transport, diabetes and cardiovascular disease. Entropy, 2012. 14: p. 2,492–2,530.

18. Shraddha, D. R., et al., Resveratrol Protects the Brain of Obese Mice from Oxidative Damage. Oxid Med Cell Longev, 2013. 2013: p. 1–7.

19. Vareed, S. K., et al., Pharmacokinetics of curcumin conjugate metabolites in healthy human subjects. 2008. 17: p. 1,411–1,417.

20. Floess, S., et al., Epigenetic control of the foxp3 locus in regulatory T cells. PLoS Biol, 2007. 5(2): p. e38.

21. Malinen, E., et al., Association of symptoms with gastrointestinal microbiota in irritable bowel syndrome. World J Gastroenterol, 2010. 16: p. 4,532–4,540.

22. Cani, P. D. and N. M. Delzenne, Involvement of the gut microbiota in the development of low grade inflammation associated with obesity: focus on this neglected partner. Acta Gastroenterol Belg, 2011. 73: p. 267–269.

23. Chen, J. J., et al., Bifidobacterium longum supplementation improved high-fat-fed-induced metabolic syndrome and promoted intestinal Reg I gene expression. Exp Biol Med (Maywood) 2011. 236: p. 823–831.

24. Black, P. N. and R. Scragg, Relationship between serum 25-hydroxyvitamin D and pulmonary function in the third national health and nutrition examination survey. Chest, 20905. 126: p. 3,792–3,798.

25. Brehm, J. M., et al., Serum vitamin D levels and markers of severity of childhood asthma in Costa Rica. Am J Respir Crit Care Med, 2009. 179: p. 765–771.
26. Ly, N. P., et al., Gut microbiota, probiotics, and vitamin D: Interrelatedexposures influencing allergy, asthma, and obesity ? . J Aller Clin Immunol, 2011. 127: p. 1,087–1,094
27. Griffin, M. D., N. Xing, and R. Kumar, Vitamin D and its analogs as regulators of immune activation and antigen presentation. Annu Rev Nutr, 2003. 23: p. 117–145.
28. Adorini, L. and G. Penna, Dendritic cell tolerogenicity: a key mechanism in immunomodulation by vitamin D receptor agonists. Hum Immunol 2009. 70: p. 345–352.
29. Yu, S., et al., Failure of T cell homing, reduced CD4/CD8 alpha intraepithelial lymphocytes, and inflammation in the gut of vitamin D receptor KO mice. Proc Natl Acad Sci U S A, 2008. 105: p. 20,834–20,839.
30. Lee, Y. K. and S. K. Mazmanian, Has the Microbiota Played a Critical Role in the Evolution of the Adaptive Immune System? . Science, 2010. 330: p. 1,768–1,773.
31. Wu, S., et al., Vitamin D receptor negatively regulates bacterial-stimulated NF-kappaB activity in intestine. Am J Pathol, 2010. 177: p. 686–697.
32. Lee, Y. K. and S. K. Mazmanian, Has the Microbiota Played a Critical Role in the Evolution of the Adaptive Immune System? . Science, 2010. 330: p. 1,768–1,773.
33. Feelisc, h. M., et al., Is sunlight good for our heart? Eur Heart J., 2010. 32: p. 1,041–1,045.
34. Acheson, E. D., C. A. Bachrach, and F. M. Wright, Some comments on the relationship of the distribution of multiple sclerosis to latitude, solar radiation, and other variables. Acta Psychiatr Scand Suppl., 1960. 35: p. 132–47.
35. Berwick, M., Can UV exposure reduce mortality? Cancer Epidemiol Biomarkers Prev, 2011. 20: p. 582–584.
36. Straughan, J. L., Sunshine and the cardiovascular benefits – a dose of sunshine. Cardiovasc J Afr., 2010. 21: p. 168–70.
37. Gorham, E. D., et al., Do sunscreens increase risk of melanoma in populations residing at higher latitudes? Ann Epidemio J, 2007. 17: p. 956–963.
38. Lin, W., et al., Toxicity of nano- and micro-sized ZnO particles in human lung epithelial cells. J Nanopart Res, 2009. 11: p. 25–39.
39. Hou, Y. C., A. Janczuk, and P. G. Wang, Current trends in the development of nitric oxide donors. Curr Pharmaceut Des 1999. 5: p. 417–441.
40. Giles, T. D., Aspects of nitric oxide in health and disease: a focus on hypertension and cardiovascular disease. J Clin Hypertens, 2006. 8: p. 2–16.
41. Furchgott, R. F. and J. V. Zawadzki, The obligatory role of endothelial cells in the relaxation of arterial smooth muscle by acetylcholine. Nature, 1980. 288: p. 373–376.
42. Palmer, R. M., A. G. Ferrige, and S. Moncada, Nitric oxide release accounts for the biological activity of endothelium-derived relaxing factor. Nature, 1987. 327: p. 524–526.
43. Katsuki, S., et al., Stimulation of guanylate cyclase by sodium nitroprusside, nitroglycerin and nitric oxide in various tissue preparations and comparison to the effects of sodium azide and hydroxylamine. J Cyclic Nucleotide Res, 1977. 3: p. 23–35.
44. Dessy, C. and O. Ferron, Pathophysiological Roles of Nitric Oxide: In the Heart and the Coronary Vasculature. Current Medical Chemistry – Anti-Inflammatory & Anti-Allergy Agents in Medicinal Chemistry, 2004. 3: p. 207–216.
45. Osanai, T., et al., Relationship between salt intake, nitric oxide and asymmetric dimethylarginine and its relevance to patients with end-stage renal disease. Blood purification, 2002. 20: p. 466–468.
46. Gorczyniski and Stanely, Clinical Immunology. 1991, Austin, TX: Landes Bioscience.
47. Wink, D. A., et al., DNA deaminating ability and genotoxicity of nitric oxide and its progenitors. Science, 1991. 254: p. 1,001–1,003.
48. Nguyen, T., et al., DNA damage and mutation in human cells exposed to nitric oxide in vitro. Proc Natl Acad Sci USA, 1992. 89: p. 3,030–3,034.
49. Li, C. Q., et al., Threshold Effects of Nitric Oxide-Induced Toxicity and Cellular Responses in Wild-Type and p53-Null Human Lymphoblastoid Cells. Chem Res Toxicol, 2006. 19: p. 399–406.
50. Janeway, C. A., et al., Immunobiology: The Immune System In Health and Disease, 2005, New York: Garland Science.
51. Kinsella, J. P., et al., Low-dose inhalation nitric oxide in persistent pulmonary hypertension of the newborn. Lancet, 1992. 340: p. 819–820.

52. Hickok, J. R. and D. D. Thomas, Nitric Oxide and Cancer Therapy: The Emperor has NO Clothes. Curr Pharm Des, 2010. 16: p. 381–391.
53. Stahl, W., M. Matejovic, and P. Radermacher, Inhibition of niric oxide synthase during sepsis: revival becaue of isoform slectivity ? Shock, 2010. 34: p. 321–322.
54. Miller, C. S., Are we on the threshold of a new theory of disease? Toxicant-induced loss of tolerance and its relationship to addiction and abdiction. Toxicol Industl Health, 1999. 15: p. 289–294.
55. Buchwald, D. and D. Garrity, Comparison of Patients With Chronic Fatigue Syndrome, Fibromyalgia, and Multiple Chemical Sensitivities. 1994. 154: p. 2,049–2,053.
56. Donnay, A. and G. Ziem, Prevalence and overlap of chronic fatigue syndrome and fibromyalgia syndrome among 100 new patients. J. Chronic Fatigue Syndr, 1999. 5: p. 71–80.
57. Li, W.-Q., et al., Sildenafil Use and Increased Risk of Incident Melanoma in US Men. A Prospective Cohort JAMA Intern Med, 2014. doi:10.1001/jamainternmed.2014.594.
58. Donohue, D. and M. R. Movahed, Clinical characteristics, demographics and prognosis of transient left ventricular apical ballooning syndrome. Heart Fail Rev, 2005. 10: p. 311–316.
59. Schultz, B. E. and S. I. Chan, Structures and proton-pumping strategies of mitochondrial respiratory enzymes. Annu Rev Biophys Biomol Struct, 2001. 30: p. 23–65.
60. Fiore, C., et al., The mitochondrial ADP/ATP carrier: structural, physiological and pathological aspects. Biochimie, 1998. 80: p. 137.150.
61. Bradfield, P., et al., A2 Level Biology. 2002, Upper Saddle River, New Jersey: Pearson Education.
62. Myhill, S., N. E. Booth, and M.-H. J., Chronic fatigue syndrome and mitochondrial dysfunction. Int J Clin Exp Med, 2009. 2: p. 1–16.
63. Pall, M. L., Cobalamin used in chronic fatigue syndrome therapy is a nitric oxide scavenger. J Chronic Fatigue Syndr, 2001. 8: p. 39–44.
64. Pall, M. L., Nitric oxide synthase partial uncoupling as a key switching mechanism for the NO/ONOO-cycle. Med Hypotheses, 2007. 69: p. 821–825.
65. Pall, M. L., Elevated nitric oxide/peroxynitrite theory of multiple chemical sensitivity: central role of N-methyl-D-aspartate receptors in the sensitivity mechanism. Environ Health Perspect, 2003. 111: p. 1,461–1,464.
66. Goldstein, S., et al., Effect of *NO on the decomposition of peroxynitrite: reaction of N2O3 with ONOO. Chem Res Toxicol, 1999. 12: p. 132–136.
67. Radi, R., et al., Peroxynitrite oxidation of sulfhydryls: the cytotoxic potential of superoxide and nitric oxide. J. Biol Chem, 1991. 266: p. 4,244–4,250.
68. Pall, M. L., Explaining 'Unexplained Illnesses': Disease Paradigm for Chronic Fatigue Syndrome, Multiple Chemical Sensitivity, Fibromyalgia, Posttraumatic Stress Disorder, Gulf War Syndrome and Others. 2009, New York: Harrington (Hayworth) Press.
69. Suschek, C. V., et al., Even after UVA-exposure will nitric oxide protect cells from reactive oxygen intermediate-mediated apoptosis and necrosis. Cell Death & Diff, 2002. 8: p. 515–527.
70. Suschek, C. V., O. Schnorr, and V. Kolb-Bachofen, The role of iNOS in chronic inflammatory processes in vivo: is it damage-promoting, protective, or active at all? Curr Mol Med, 2004. 4: p. 763–775.
71. Marković, I., et al., [Gluten-sensitive enteropathy: a disease to take into consideration – a case report]. Reumatizam, 2013. 60: p. 32–36.
72. Taylor, B. S., et al., Nitric oxide down-regulates hepatocyte-inducible nitric oxide synthase gene expression. Arch Surgery, 1997. 132: p. 1,177–1,183.
73. Shami, P. J., et al., Nitric oxide modulation of the growth and differentiation of freshly isolated acute non-lymphocytic leukemia cells. Leukemia Res, 1995. 19: p. 527–533.
74. Kaibori, M., et al., Immunosuppressant FK506 inhibits inducible nitric oxide synthase gene expression at a step of NF-κB activation in rat hepatocytes. J Hepatol, 1999. 30: p. 1,138–1,145.
75. Surks, H. K., cGMP-dependent protein kinase I and smooth muscle relaxation: a tale of two isoforms. Circulation Res, 2007. 101.
76. Tiefenbacher, C. P., Tetrahydrobiopterin: a critical cofactor for eNOS and a strategy in the treatment of endothelial dysfunction? Am J Physiol Heart Circ Physiol, 2001. 280: p. H2484-H2488.
77. Abrams, J., Beneficial actions of nitrates in cardiovascular disease. Am J Cardiol, 1996. 77: p. C31–C37.
78. Kalinchuk, A. V., et al., Nitric oxide production in the basal forebrain is required for recovery sleep. J Neurochem, 2006. 99: p. 483–498.

79. Gautier-Sauvigné, S., et al., Nitric oxide and sleep. Sleep Med Rev, 2005. 9: p. 101–113.
80. Gu, Z., T. Nakamura, and S. A. Lipton, Redox Reactions Induced by Nitrosative Stress Mediate Protein Misfolding and Mitochondrial Dysfunction in Neurodegenerative Diseases. Mol Neurobiol, 2010. 41: p. 55–72.
81. Pall, M. L., The NO/ONOO - cycle as the cause of fibromyalgia and related illnesses: Etiology, explanation and effective therapy, in New Research in Fibromyalgia, J. A. Pederson, Editor. 2006, Nova Biomedical Publishers, Inc.: New York. p. 39–59.
82. Pall, M. L., Multiple Chemical Sensitivity: Toxicological Questions and Mechanisms, in General and Applied Toxicology, B. Ballantyne, T. C. Marrs, and T. Syversen, Editors. 2009, John Wiley & Sons, : london.
83. Pall, M. L. and J. D. Satterlee, Elevated nitric oxide/peroxynitrite mechanism for the common etiology of multiple chemical sensitivity, chronic fatigue syndrome and posttraumatic stress disorder. Ann N Y Acad Sci, 2001. 933: p. 323–329.
84. Pall, M. L. and J. H. Anderson, The Vanilloid Receptor as a Putative Target of Diverse Chemicals in Multiple Chemical Sensitivity. Arch Environ Health 2004. 59: p. 363–372.
85. Pall, M. L. and S. A. Bedient, The NO/ONOO- cycle as the etiological mechanism of tinnitus. Int Tinnitus J, 2007. 13: p. 99–104.
86. Milstien, S. and Z. Katusic, Oxidation of tetrahydrobiopterin by peroxynitrite: Implications for vascular endothelial function. Biochem Biophys Res Commun, 1999. 263: p. 681–684.
87. Laursen, J. B., et al., Endothelial regulation of vasomotion in apoE-deficient mice: implications for interactions between peroxynitrite and tetrahydrobiopterin. Circulation, 2001. 104: p. 1,282–1,288.
88. Pall, M. L., NMDA-sensitization and stimulation by peroxynitrite, nitric oxide and organic solvents as the mechanism of chemical sensitivity in multiple chemical sensitivity. FASEB J, 2002. 16: p. 1,407–1,417.
89. Pall, M. L., Multiple chemical sensitivity: Toxicological questions and mechanisms, in General and Applied Toxicology, T. C. Marrs, T. Syversen, and B. Ballantyne, Editors. 2009, John Wiley & Sons: London. p. 2,303–2,352.
90. Ippoushi, K., A. Takeuchi, and K. Azuma, Prevention of peroxynitrite-induced oxidation and nitration reactions by ellagic acid. Food Chemistry, 2008. 112: p. 185–188.
91. McCarty, M. F., Scavenging of peroxynitrite-derived radicals by flavonoids may support endothelial NO synthase activity, contributing to the vascular protection associated with high fruit and vegetable intakes. Med Hypotheses, 2008. 70: p. 170–181.
92. Perez-Vizcaino, F., J. Duarte, and R. Andriantsitohaina, Endothelial function and cardiovascular disease: effects of quercetin and wine polyphenols. Free Radic Res, 2006. 40: p. 1,054–1,065.
93. Romero, M., et al., Quercetin inhibits vascular superoxide production induced by indothelin-1: Role of NADPH oxidase, uncoupled eNOS and PKC. Atherosclerosis, 2009. 202: p. 58–67.
94. Ghosh, D. and A. Scheepens, Vascular action of polyphenols. Mol Nutr Food Res, 2009. 53: p. 322–331.
95. Richebe, P., et al., Ketamine improves the management of exaggerated postoperative pain observed in perioperative-treated rats. Anesthesiology, 2005. 102: p. 421–428.
96. Latasch, L. and E. Freye, Opioid receptors-mediated respiratory effects and antinociception after S(+)-ketamine. Acta Anaesthesiol Belg, 1993. 44(3): p. 93–102.
97. Kurth, M., Anästhesie und Analgosedierung mit Ketamin bei Patienten einer Intensivstation. Anästh Intensivmed, 1983. 24: p. 270–272.
98. Beal, M. F., Mitochondrial dysfunction and oxidative damage in Alzheimer's and Parkinson's diseases and coenzyme Q10 as a potential treatment. J. Bioenerg. Biomembr, 2004. 36: p. 381–386.
99. Shults, C. W., et al., Pilot trial of high dosages of coenzyme Q10 in patients with Parkinson's disease. Expt Neurol, 2004. 188: p. 491–394.
100. Shults, C. W., et al., Effects of coenzyme Q10 in early Parkinson disease: evidence of slowing of the functional decline. Arch Neurol, 2002. 59: p. Effects of coenzyme Q10 in early Parkinson disease: evidence of slowing of the functional decline.
101. Ellis, F. R. and S. Nasser, A pilot study of vitamin B12 in the treatment of tiredness. Br J Nutr, 1973. 30: p. 277–283.
102. Lapp, C. W., Using vitamin B-12 for management of CFS. The CFIDS Chronicle, 1999. 12: p. 14–16.
103. Lawhorne, L. and D. Ringdahl, Cyanocobalamin injections for patients without documented deficiency. JAMA, 1989. 261: p. 1,920–1,923.

104. Antoniades, C., et al., 5-Methyltetrahydrofolate Rapidly Improves Endothelial Function and Decreases Superoxide Production in Human Vessels-Effects on Vascular Tetrahydrobiopterin Availability and Endothelial Nitric Oxide Synthase Coupling. Circulation, 2006. 114: p. 1,193–1,201.
105. Rezk, B. M., et al., Tetrahydrofolate and 5-methyltetrahydrofolate are folates with high antioxidant activity. Identification of the antioxidant pharmacophore. FEBS Lett., 2003. 555: p. 601–605.
106. Teitelbaum, J. E., C. Johnson, and J. St Cyr, The use of D-ribose in chronic fatigue syndrome and fibromyalgia: a pilot study. J Altern Complement Med, 2006. 12: p. 857–862.
107. Markowitz, C. E., et al., The treatment of multiple sclerosis with inosine. J Altern Complement Med., 2009. 15: p. 619–625.
108. Ducrocq, C., et al., Peroxynitrite: an endogenous oxidizing and nitrating agent. Cell Mol Life Sci, 1999. 55: p. 1,068–1,077.
109. Whiteman, M., Ketsawatsaku, l U., and H. B., A reassessment of the peroxynitrite scavenging activity of uric acid. Ann N Y Acad Sci, 2002. 962: p. 242–259.
110. Lonnrot, K., et al., The effect of ascorbat and ubiquinone supplemantation on plasma and CFS total antioxidant capacity. Free Radic. Biol. Med., 1996. 21: p. 211–217.
111. May, J. M., How does ascorbic acid prevent endothelial dysfunction? . Free Radic Biol Med, 2000. 28: p. 1,421–1,429.
112. Pall, M. L., Do sauna therapy and exercise act by raising the availability of tetrahydrobiopterin? . Med Hypotheses 2009. 73: p. 610–613.
113. Crinnion, W., Components of practical clinical detox programs – sauna as a therapeutic tool. Altern Ther Health Med, 2007. 13: p. S154–S156.
114. Beever, R., Far-infrared saunas for treatment of cardiovascular risk factors: Summary of published evidence. Can Fam Physician, 2009. 55: p. 691–696.
115. Freund-Levi, Y., et al., Transfer of omega-3 fatty acids across the blood–brain barrier after dietary supplementation with a docosahexaenoic acid-rich omega-3 fatty acid preparation in patients with Alzheimer's disease: the OmegAD study. J Intern Med, 2014. 275: p. 428–436.
116. Hjorth, E., et al., Omega-3 fatty acids enhance phagocytosis of Alzheimer's disease-related amyloid-β42 by human microglia and decrease inflammatory markers. J Alzheimers Dis., 2013. 35: p. 697–713.
117. Huang, L. E., et al., Regulation of hypoxia-inducible factor 1alpha is mediated by an O2-dependent degradation domain via the ubiquitin-proteasome pathway. Proc Nat Acad Sci (USA), 1998. 95: p. 7,987–7,992.
118. Manukhina, E. B., H. F. Downey, and R. T. Mallet, Role of nitric oxide in cardiovascular adaptation to intermittent hypoxia. Experiment Biol Med 2006. 231: p. 343–65.
119. Oleg, B. and T. V. Serebrovskaya, Equipment and Regimes for Intermittent Hypoxia Therapy, in Intermittent Hypoxia: From Molecular Mechanisms To Clinical Applications, L. Xi and T. V. Serebrovskaya, Editors. 2010, Nova Science Publishers: New York. p. 561–72.
120. Abramso, S. B., Nitric oxide in inflammation and pain associated with osteoarthritis, 2008, 10(Suppl 2):S2. Arthr Res & Ther, 2008. 10: p. S2.
121. Colussi, C., et al., H2O2-induced block of glycolysis as an active ADPribosylation reaction protecting cells from apoptosis. FASEB J. , 2000. 14: p. 2,266–2,276.
122. Chang, H. M., et al., Upregulation of NMDA receptor and neuronal NADPH-d/NOS expression in the nodose ganglion of acute hypoxic rats. J Chem Neuroanat, 2003. 25: p. 137–147.
123. Leea, J. H., et al., Nitric oxide synthase is found in some spinothalamic neurons and in neuronal processes that oppose spinal neurons that express Fos induced by noxious stimulation. Brain Res, 1993. 608: p. 324–333.
124. Haley, J. E. and e. al., Evidence for spinal N-methyl-D-aspartate receptor involvement in prolonged chemical nociception in the rat. Brain Res, 1990. 518: p. 218–226.
125. Lafon-Cazal, M. and e. al., Nitric oxide, superoxide and peroxynitrite: putative mediation of NMDA-induced cell death in cerebellar cells. Neuropharmacology, 1999. 32: p. 1259–1266.
126. Reynolds, I. J. and T. G. Hastings, Glutamate produces production of reactive oxygen species in cultured forebrain neurons following NMDA receptor activation. J.Neurosci, 1995. 15: p. 3,318–3,327.
127. Beckman, J. S., The double edged role of nitric oxide in brain function and superoxide-mediated injury. J.Dev Physiol, 1991. 15: p. 53–59.
128. Lafon-Cazal, M. and e. al., NMDA-dependent superoxide productivity. Nature, 1993. 364: p. 535–537.

129. Coyle, J. T. and P. Puttfarken, Oxidative stress, glutamate and neurodegenerative disorders. Science, 1993. 262: p. 689–699.
130. Beckman, J. S. and J. P. Crow, Pathologic implications of nitric oxide,superoxide and peroxynitrite formation. Biochem Soc Trans, 1993. 21: p. 330–333.
131. Novelli, A., et al., Glutamate becomes neurotoxic via the N-methyl-D-aspertate receptor when intracellular energy levels are reduced. Brain Res, 1988. 451: p. 205–212.
132. Schulz, J. B., et al., The role of mitochondrial dysfunction and neuronal nitric oxide in animal models of neurodegenerative diseases. Mol Cell Biochem 1997. 174: p. 171–184.
133. Greenamyre, J. T. and A. B. Young, Excitatory amino acids and Alzheimer's disease. Neurobiol Aging, 1989. 10: p. 593–602.
134. Kamel, F., et al., Pesticide exposure and self-reported Parkinon's disease in the agricultural health study. Am J Epidemiol, 2007. 165: p. 364–374.
135. Tanner, C. M., et al., Rotenone, Paraquat and Parkinson's Disease. Environ Health Perspect, 2011. 119: p. 866–872.
136. Rezek, B. M., et al., Tetrahydrofolate and 5-methyltetrahydrofolate are folates with high antioxidant activity. Identification of the antioxidant pharmacophore. FEBS Lett 2003. 555: p. 601–660.
137. Offer, T., et al., 5-Methyltetrahydrofolate inhibits photosensitization reactions and strand breaks in DNA. FASEB J, 2007. 21: p. 2,101–2,107.
138. Jacobson, W., et al., Serum folate and chronic fatigue syndrome. Neurology, 1993. 43: p.:2645–2647.
139. Danfors, T., et al., Tetrahydrobiopterin in the treatment of children with autistic disorder: a double-blind placebo-controlled crossover study. J Clin Psychopharmacol, 2995. 25: p. 485–489.
140. Frye, R. E., et al., Metabolic effects of sapropterin treatment in autism spectrum disorder: a preliminary study. Transl Psychiat, 2013. 3: p. doi:10.1038/tp.2013.14.
141. Anastasiadis, P. Z., et al., Vasoactive intestinal peptide induces both tyrosine hydroxylase activity and tetrahydrobiopterin biosynthesis in PC12 cells. Neuroscience, 1998. 86: p. 179–189.
142. Zhang, M., et al., Antioxidant properties of quercetin. Adv Exp Med Biol., 2011. 915: p. 283–289.
143. Schmitt, C. A., . and V. M. Dirsch, Modulation of endothelial nitric oxide by plant-derived products. Nitric Oxide, 2009. 21: p. 77–91.
144. Ellis, F. R. and S. Nasser, A pilot study of vitamin B12 in the treatment of tiredness. Br J Nutr, 1973. 30: p. 277–283.
145. van der Kuy, P. H., et al., Hydroxocobalamin, a nitric oxide scavenger, in the prophylaxis of migraine: an open, pilot study. Cephalalgia, 2002. 22: p. 513–9.
146. Wolak, M., et al., Kinetics and mechanism of the reversible binding of nitric oxide to reduced cobalamin B(12r) (Cob(II)alamin). J Am Chem Soc, 2001. 123: p. 9,780–8,791.
147. Lundell, K., et al., Clinical activity of folinic acid in patients with chronic fatigue syndrome. Arzneimittelforschung. 56: p. 399–404.
148. McMahon, S. B., G. R. Lewin, and P. D. Wall, Central hyperexcitability triggered by noxious inputs. Curr. Opinion Neurobiol., 1993. 3: p. 602–610.
149. McMahon, S. B., L. G. R., and P. D. Wall, Central excitability triggered by noxious inputs. Current Opin Neurobiol, 1993. 3: p. 602–610.
150. Garbe, T. R. and H. Yukama, Common solvent toxicity: auto oxidation of respiratory redox-cyclers enforced by membrane derangement. Z Naturforsch, 2001. 56: p. 483–491.
151. Mattia, C. J., S. F. Ali, and S. C. Bondy, Toluene-induced oxidative stress in several brain regions and other organs. Mol. Chem. Neuropathol, 1993. 18: p. 313–328.
152. Ziem, G. and J. Mc Tamney, Profile of patients with chemical injury and sensitivity. Environ Health Perspect, 1997. 105: p. 417–436.
153. Lenga, R. E., Library of Chemical Safety Data., Sigma-Aldrich Corporation, Editor 1988.
154. Kehrl, H. R., Laboratory Testing of the Patient with Multiple Chemical Sensitivity. Environ Health Perspect, 1997. 105: p. 443–444.
155. Weitzel, J. M., K. A. Iwen, and H. J. Seitz, Regulation of mitochondrial biogenesis by thyroid hormone. Exp Physiol, 2003. 88: p. 121–128.
156. Stirone, C., et al., Estrogen increases mitochondrial efficiency and reduces oxidative stress in cerebral blood vessels. Mol Pharmacol., 2005. 68: p. 959–965.

157. Orci, L., et al., Rapid transformation of white adipocytes into fat-oxidizing machines. Proc Natl Acad Sci USA. , 2004. 101: p. 2,058–2,063.
158. Sader, S., M. Nian, and P. Liu, Leptin: a novel link between obesity, diabetes, cardiovascular risk, and ventricular hypertrophy. Circulation Res, 2003. 108: p. 644–646.
159. Frühbeck, G., Pivotal role of nitric oxide in the control of blood pressure after leptin administration. Diabetes, 1999. 48: p. 903–908.
160. Korda, M., et al., Leptin-induced endothelial dysfunction in obesity. Am J Physiol Heart Circ Physiol, 2008. 295: p. 1,514–1,521.
161. Bouloumie, A., et al., Leptin induces oxidative stress in human endothelial cells. FASEB J, 1999. 13: p. 1,231–1,238.
162. Takamura, T., et al., Gene expression profiles in peripheral blood mononuclear cells reflect the pathophysiology of type 2 diabetes. Biochem Biophys Res Commun, 2007. 361: p. 379–384.
163. Otero, M., et al., Leptin, from fat to inflammation: old questions and new insights. FEBS Lett 2005. 579: p. 295–301.
164. Kobylecki, R. J., et al., Common anionic receptor site hypothesis: its relevance to the antagonist action of naloxone. J Med Chem, 1982. 25: p. 116–120.
165. Matarese, G., Leptin and the immune system: how nutritional status influences the immune response. Eur Cytokine Netw, 2000. 11: p. 7–14.
166. Grunfeld, C., et al., Endotoxin and cytokines induce expression of leptin, the ob gene product, in hamsters. J Clin Invest, 1996. 97: p. 2,152–2,157.
167. Thomopoulos, C. and e. al., Free leptin is associated with masked hypertension in nonobese subjects: a cross-sectional study. Hypertension, 2009. 53: p. 965–72.
168. Terrasi, M., et al., The leptin promoter polymorphism Lep-2548G/A can be associated with increased leptin secretion by adipocytes and elevated cancer risk. Int J Cancer, 2009. 125: p. 1,038–1,044.
169. Sitaraman, S., Colonic leptin: source of a novel proinflammatory cytokine involved in IBD. FASEB J 2004. 18: p. 696–698.
170. Maeda, T., et al., Leptin derived from adipocytes in injured peripheral nerves facilitates development of neuropathic pain via macrophage stimulation. Proc Natl Acad Sci U S A 2009. 106: p. 13,076–13,081.
171. Kaufman, S., A New Cofactor Required for the Enzymatic Conversion of Phenylalanine to Tyrosine. J. Biol. Chem, 1958. 230: p. 931–993.
172. Orr, A. L., et al., Novel inhibitors of mitochondrial sn-glycerol 3-phosphate dehydrogenase. PLoS One, 2014. 24: p. e89938.
173. Silberman, G. A., et al., Uncoupled cardiac nitric oxide synthase mediates diastolic dysfunction. Circulation Res, 2010. 121: p. 519–528.
174. Fox, R. A., et al., The impact of amultidisciplinary, holistic approach to management of patients diagnosed with multiple chemical sensitivity on health care utilization costs: an observational study. J Altern Complement Med., 2007. 13: p. 223–229.
175. Nichol, C. A., G. K. Smith, and D. S. Duch, Biosynthesis and metabolism of tetrahydrobiopterin and molybdopterin. Exp. Biol. Med., 2003. 228: p. 1,291–1,302
176. Werner, E. R., et al., Tetrahydrobiopterin and Nitric Oxide: Mechanistic and Pharmacological Aspects Exp Biol Med, 2003. 228: p. 1,291–1,302.
177. Sun, H., K. P. Patel, and W. G. Mayhan, Tetrahydrobiopterin, a cofactor for NOS, improves endothelial dysfunction during chronic alcohol consumption. Am J Physiol Heart Circ Physiol, 2001. 281: p. H1863–H1869.
178. Touyz, R. H. and A. M. Briones, Reactive oxygen species and vascular biology: implications in human hypertension Hyperten Res, 2011. 34: p. 5–14.
179. Kinoshita, H., et al., Inhibition of tetrahydrobiopterin biosynthesis impairs endothelium dependent relaxations in canine basilar artery. Am J Physiol Heart Circ Physiol, 1997. 273: p. H718–H724.
180. Shinozaki, K., et al., Oral administration of tetrahydrobiopterin prevents endothelial dysfunction and vascular oxidative stress in the aortas of insulin-resistant rats. Circ Res, 2000. 87: p. 566–573.
181. Nyström, T., A. Nygren, and A. Sjöholm, Tetrahydrobiopterin increases insulin sensitivity in patients with type 2 diabetes and coronary heart disease. Am J Physiol Endocrinol Metab, 2004. 287: p. E919-E925.
182. Hyndman, M. E., et al., Interaction of 5-methyltetrahydrofolate and tetrahydrobiopterin on endothelial function. Am J Physiol Heart Circ Physiol, 2991. 282: p. H2167–H2172.

183. Katusic, Z. S., Vascular endothelial dysfunction: does tetrahydrobiopterin play a role? . Am J Physiol Heart Circ Physiol, 2001. 281: p. H981–H986.
184. Dejean, L. M., et al., Regulation of the mitochondrial apoptosis-induced channel, MAC, by BCL-2 family proteins. Biochim Biophys Acta, 2006. 1762: p. 191–201.
185. Nikić, I., et al., A reversible form of axon damage in experimental autoimmune encephalomyelitis and multiple sclerosis. Nature Medicine, 2011. 17: p. 495–499.
186. Wu, G. and C. Meininger, J., Nitric oxide and vascular insulin resistance. Biofactors, 2009. 35: p. 21–27.
187. Toutouzas, K., et al., Asymmetric dimethylarginine (ADMA) and other endogenous nitric oxide synthase (NOS) inhibitors as an important cause of vascular insulin resistance Horm Metab Res, 2008. 40: p. 655–659.
188. Mastrocola, R., et al., Oxidative and nitrosative stress in brain mitochondria of diabetic rats. J Endocrinol, 2005. 187: p. 37–44.
189. Te Morenga, L. A., et al., Dietary sugars and cardiometabolic risk: systematic review and meta-analyses of randomized controlled trials of the effects on blood pressure and lipids. Am J Clin Nutr, 2014.
190. Dixon, L., et al., Increased superoxide production in hypertensive patients with diabetes mellitus: role of nitric oxide synthase. Am J Hypertens, 2005. 18: p. 839–843.
191. Yudkin, J. S. and C. D. A. Stehouver, Vasocrine signalling from perivascular fat: a mechanism linking insulin resistance to vascular disease. Lancet, 2005. 365: p. 1,817–1,820.
192. Kerti, L., et al., Higher glucose levels associated with lower memory and reduced hippocampal microstructure. Neurology, 2013. 81: p. 1,746–1,752.
193. Yeh, C. H., et al., Requirement for p38 and p44/p42 mitogen-activated protein kinases in RAGE-mediated nuclear factor-kappaB transcriptional activation and cytokine secretion. Diabetes, 2001. 50: p. 1,495–1,504.
194. Fayers, K. E., et al., Nitrate tolerance and the links with endothelial dysfunction and oxidative stress. Br J Clin Pharmacol, 2003. 56: p. 620–628.
195. Chen, W., et al., Peroxynitrite Induces Destruction of the Tetrahydrobiopterin and Heme in Endothelial Nitric Oxide Synthase: Transition from Reversible to Irreversible Enzyme Inhibition. Biochemistry, 2010. 49: p. 3,129–3,139.
196. Fukuda, Y., et al., Tetrahydrobiopterin restores endothelial function of coronary arteries in patients with hypercholesterolaemia. Heart, 2002. 87: p. 264–269.
197. Maier, W., et al., Tetrahydrobiopterin improves endothelial function in patients with coronary artery disease. J Cardiovasc Pharmacol, 2000. 35: p. 173–178.
198. Shinozaki, K., et al., Abnormal biopterin metabolism is a major cause of impaired endothelium-dependent relaxation through nitric oxide/O2 imbalance in insulin-resistant rat aorta. Diabetes, 1999. 48: p. 2,437–2,445.
199. Do Carmo, M., et al., Tetrahydrobiopterin improves endothelial dysfunction and vascular oxidative stress in microvessels of intrauterine undernourished rats. Journal Physiol, 2004. 558: p. 239–248.
200. Wever, R. M. F., et al., Tetrahydrobiopterin regulates superoxide and nitric oxide generation by recombinant endothelial nitric oxide synthase. Biochem Biophys Res Commun, 1997. 237: p. 340–344.
201. Landmesser, U. and H. Drexler, Endothelial function and hypertension. Curr Op Cardiol, 2007. 22: p. 316–320.
202. Bevers, L. M., et al., Tetrahydrobiopterin, but Not L-Arginine, decreases NO Synthase Uncoupling in Cells Expressing High Levels of Endothelial NO Synthase. Journal Physiol, 2004. 558: p. 239–248.
203. Kawashima, S. and M. Yokoyama, Dysfunction of Endothelial Nitric Oxide Synthase and Atherosclerosis. Arterioscl. Throm. Vas., 2004. 24: p. 998–1,005.
204. Baker, H., et al., Interleukin-2 enhances biopterins and catecholamine production during adoptive immunotherapy for various cancers. Cancer, 2006. 64: p. 1,226–1,231.
205. Chen, L., et al., Roles of tetrahydrobiopterin in promoting tumor angiogenesis. Am J Pathol, 2010. 177: p. 2,671–2,680.
206. Naylor, A. M., et al., The tetrahydrobiopterin pathway and pain. Curr Opin Invest Drugs, 2010. 11: p. 19–30.
207. Moens, A. L., et al., Reversal of Cardiac Hypertrophy and Fibrosis From Pressure Overload by Tetrahydrobiopterin. Efficacy of Recoupling Nitric Oxide Synthase as a Therapeutic Strategy. Circulation, 2008. 117: p. 2,626–2,636.

208. Landmesser, U., et al., Oxidation of tetrahydrobiopterin leads to uncoupling of endothelial cell nitric oxide synthesis. J Clin Invest 2003. 111: p. 1,201–1,209.
209. Thony, B., G. Auerbach, and N. Blau, Tetrahydrobiopterin biosynthesis, regeneration and functions. Biochem J, 2000. 347: p. 1–16.
210. Schiffrin, E. L., Oxidative Stress, Nitric Oxide Synthase, and Superoxide Dismutase.
A Matter of Imbalance Underlies Endothelial Dysfunction in the Human Coronary Circulation. Hypertension, 2008. 51: p. 31–32.
211. Stahl, S. M., Essential Psychophamarcology. 3rd Edition ed. 2007, New York/NY: Cambride University Press.
212. Kuzkaya, N., et al., Interactions of peroxynitrite, tetrahydrobiopterin, ascorbic acid and thiols: implications for uncoupling endorthelial nitric oxide syntrhase. J Biol Chem, 1950. 183: p. 21–31.
213. Chan, E., The Role of Complementary and Alternative Medicine in Attention-Deficit Hyperactivity Disorder. J Dev Behav Pediatr, 2002. 23: p. S37-S45.
214. Kremer, H., Die stille Revolution der Krebs- und AIDS-Medizin. Neue fundamentale Erkenntnisse über die tatsächlichen Krankheits- und Todesursachen bestätigen die Wirksamkeit der biologischen Ausgleichstherapie. 2004, Wolfratshausen: Ehlers Verlag.
215. Duesberg, P., AIDS acquired by drug consumption and other noncontagious risk factors. Pharmacol Therap, 1992. 55: p. 201–277.
216. Carr, A. and D. A. Cooper, Adverse effects of antiretroviral therapy. Lancet, 2000. 356: p. 1,423–1,430.
217. Brinkman, K., et al., Mitochondrial toxicity induced by nucleoside-analogue reverse-transcriptase inhibitors is a key factor in the pathogenesis of antiretroviral-therapy-related lipodystrophy. Lancet, 1999. 354: p. 112–1,115.
218. Brinkman, K. and T. N. Kakuda, Mitochondrial toxicity of nucleoside analogue reverse transcriptase inhibitors: a looming obstacle for long-term antiretroviral therapy? 2000; 13:5. Curr Opin Infect Dis, 2000. 13: p. 5–11.
219. Lewis, W. and M. C. Dalakas, Mitochondrial toxicity of antiviral drugs. Nat Med, 1995. 1: p. 417–422.
220. Kakuda, T. N., Pharmacology of nucleoside and nucleotide reverse transcriptase inhibitor-induced mitochondrial toxicity. 2000; 22:685. Clin Ther 2000. 22: p. 685–708.
221. Ferrer, M. D., et al., Impaired lymphocyte mitochondrial antioxidant defences in variegate porphyria are accompanied by more inducible reactive oxygen species production and DNA damage. Br J Haematol, 2010. 149: p. 759–767.
222. Teodor, A., D. Teodor, and V. Luca, Side effects of antiretroviral therapy, . Rev Med Chir Soc Med Nat Iasi, 2004. 108: p. 23–26.
223. Montessori, V., et al., Adverse effects of antiretroviral therapy for HIV infection. CMAJ, 2004. 170: p. 229–238.
224. Baumbach, G. L., C. D. Sigmund, and F. M. Faraci, Structure of cerebral arterioles in mice deficient in expression of the gene for endothelial nitric oxide synthase. Circ Res, 2004. 95: p. 822–829
225. Peters, C., Bestimmung von 3-Nitrotyrosin im Liquor als Hinweis fur nitrosativen Stress, Doktorarbeit in Abteilung für Pädiatrie 2006, Rheinisch-Westfählische Technische Hochschule: Aachen.
226. Husmann, M., M. Keller, and M. Barton, Atherosklerotische Gefässerkrankungen und Stickstoffmonoxid (NO):Die wachsende Bedeutung von hoher Lebenserwartung und Übergewicht für die Klinik. Schweiz Med. Forum, 2007. 7: p. 1.008–1.011.
227. Innis, M. D., Autoimmunity and Non-Accidental Injury in Children. Clin Med Res, 2013. 2: p. 40–44.
228. Hertz-Picciotto, I., et al., Prenatal exposures to persistent and non-persistent organic compounds and effects on immune system development. Basic Clin Pharmacol Toxicol, 2008. 102: p. 146–154.
229. Giulivi, C., et al., Mitochondrial Dysfunction in Autism. JAMA, 2010. 304: p. 2,389–2,396.
230. Napoli, E., et al., Deficits in Bioenergetics and Impaired Immune Response in Granulocytes From Children With Autism. Pediatrics, 2014. 4.
231. Stammler, J. S. and G. Meissner, Physiology of Nitric Oxide in Skeletal Muscle. Physiol Rev 2001. 81: p. 209–237.
232. Szabó, C. and K. Módis, Pathophysiological roles of peroxynitrite in circulatory shock. Shock, 2010. 34: p. 4–14.
233. Salvemini, D., T. R. Billiar, and Y. Vodowatz, Nitric oxide and inflammation. 2001, Basel: Birkhäuser-Verlag.

234. Takemura, S., et al., Hepatic cytochrome P450 is directly inactivated by nitric oxide, not by inflammatory cytokines, in the early phase of endotoxemia. J. Hepatol, 1999. 30: p. 1,035–1,044.
235. Ince, Y., Untersuchungen zur intrazellulären Zinkhomöostase: Effekt von nitrosativem Stress und Hitze-Schock, Doktorarbeit in Abteilung für Biochemie und Molekulare Biologie 2008, Heinrich-Heine-Universität Düsseldorf.
236. Hartl, D., et al., Dysregulation of innate immune receptors on neutrophils in chronic granulomatous disease J Allergy Clin Immuno, 2008. 121: p. 375–382.
237. Gutowski, N.J., et al., Free radicals in inflammatory neurological disease: increased lipid peroxidation and haptoglobin levels in Guillain Barré syndrome. Irish J Med Sci, 1998. 167: p. 43–46.
238. Selley, M.L., Increased (E)-4-hydroxy-2-nonenal and asymmetric dimethylarginine concentrations and decreased nitric oxide concentrations in the plasma of patients with major depression. J. Affect. Disord., 2004. 80: p. 249–256.
239. Lamson, D.W. and S.M. Plaza, Mitochondrial factors in the pathogenesis of diabetes: a hypothesis for treatment -Mitochondrial FactorDiabetes Altern Med Rev, 2002. 7: p. 94–111.
240. Kelley, D.H., et al., Dysfunction of mitochondria in human skeletal muscle-type 2 diabetes. Diabetes, 2002. 51: p. 2,944–2,950.
241. Petersen, K.F., et al., Impaired mitochondrial activity in the insulin-resistent offspring of patients with type 2 diabetes. New Engl J Med, 2004. 350: p. 664–671.
242. Milunsky, A. and J. Milunsky, Genetic Disorders and the Fetus: Diagnosis, Prevention and Treatment. Vol. 6th edition. 2010, Oxford: Wiley-Blackwell.
243. Buyse, G., et al., Idebenone treatment in Friedreich's ataxia. Neurological, cardiac, and biochemical monitoring. Neurol, 2003. 60: p. 1,679–1,681.
244. Kuklinski, B., Zur Praxisrelevanz von nitrosativem Stress. Umwelt·Medizin·Gesellschaft 2005. 18: p. 95–106.
245. Kuklinski, B., Praxisrelevanz des nitrosativen Stresses, 1. Mitteilung: Diagnostik und Therapie neurologischer Erkrankungen. OM & Ernährung, 2008. 124: p. F13-F30.
246. Keil, U., Schlüsselfunktion der Mitochondrien in der Pathogenese der Alzheime Demenz, Doktorarbeit in Abteilung für Geriatrie 2005, Johann Wolfgang Goethe Universität: Frankfurt/Main.
247. Jain, A., J. Martensson, and E. Stole, Glutathione deficiency leads to mitochondrial damage in brain. Proc. Natl. Acad. Sci. USA 1991. 88: p. 1,913–1,917.
248. Lafon-Cazal, M., et al., Nitric oxide, superoxide and peroxynitrite: pulative mediators of NMDA induced cell death in cerebellar granule cells. Neuropharmacology, 1993. 32: p. 1,259–1,266.
249. Kidd, P.M., Neurodegeneration from mitochondrial insufficiency, nutrients, stem cells, growth factors and prospects from brain rebuilding using integrative management. Altern. Med. Rev, 2005. 10.4: p. 268–293.
250. Pezzoli, G. and E. Cereda, Exposure to pesticides or solvents and risk of Parkinson disease. Neurology, 2013. 80: p. 2,035–2,041.
251. Chiou, G., Review: effects of nitric oxide on eye diseases and their treatment. J. Ocul. Pharmacol. Ther, 2001. 17: p. 189–198.
252. Der-Chong, T., et al., Significant Variation of the Elevated Nitric Oxide Levels in Aqueous Humor from Patients with Different Types of Glaucoma. Ophthalmol, 2002. 216: p. 346–350.
253. Saccr, S., Nitric Oxide as a mediator of glaucoma pathogenesis. Med Sci Monit, 2002. 8: p. LE41-LE42.
254. Boger, R.H., Asymmetric dimethylarginine and endogenous inhibitor of nitric oxide synthase, explains the "L-arginine paradox" and acts as a novel cardiovascular risk factor. J. Nutr, 2004. Suppl 10: p. 2,842–2,847.
255. Murray, A., J., L. Edwards, M., and K. Clarke, Mitochondria and heart failure. Curr Opin Clin Nutr Metab Care, 2007. 10: p. 704–711.
256. Rosca, M.G., et al., Cardiac mitochondria in heart failure: decrease in respirasomes and oxidative phosphorylation. Cardiovasc Res, 2008. 80: p. 30–39.
257. Madmani, M.E., et al., Coenzyme Q10 for heart failure. Cochrane Database Syst Rev, JCHF. 2014; 2(6) p. 641–649.
258. Abe, K., et al., Induction of nitrotyrosine like immunoreactivity in the lower motor neuron of amyotrophic lateral sclerosis. Neurosci. Lett, 1995. 199: p. 152–154.
259. Weishaupt, J.H., et al., Reduced oxidative damage in ALS by high-dose enteral melatonin treatment. J. Pineal. Res. Denmark, 2006. 41: p. 313–323.

260. Jacob, S., et al., Melatonin as a candidate compound for neuroprotection in amyotrophic lateral sclerosis (ALS): high tolerability of daily oral melatonin administration in ALS patients. J. Pineal. Res. Denmark., 2002. 33: p. 186–187.
261. Dupuisa, L., et al., Mitochondria in Amyotrophic Lateral Sclerosis: A Trigger and a Target. Neurodegener Dis, 1994. 1: p. 245–254.
262. Zhao, Z., et al., A ketogenic diet as a potential novel therapeutic intervention in amyotrophic lateral sclerosis. BMC Neuroscience, 2006. 29: p. 1–10.
263. Fabig, K. R., Die Auslösung chemikalienassoziierter Symptome und Befunde der NAT2, GST M1 und GST T1 bei 603 Personen. Umweltmed. Forsch. Prax, 2002. 7: p. 226–227.
264. Wiesmüller, G. A., et al., Genetische Disposition und multiple chemische Sensitivität (MCS): Stand des Wissens und Konsequenz für die molekulargenetische Diagnostik. Umweltmed Forsch. Prax, 2004. 9: p. 275–280.
265. McKeown-Eyssen, G., et al., Case-control study of genotypes in multiple chemical sensitivity: CYP 2D6, NAT1, NAT2, PON1, PON2 and MTMFR. Int. J. Epidemiol, 2004. 33: p. 1–8.
266. Sorg, B. A. and B. M. Prasad, Potential role of stress and sensitization in the development and expression of multiple chemical sensitivity. Environ. Health Perspect, 1887. 105: p. 467–471.
267. Seyfried, T. N., Cancer as a Metabolic Disease-on the origin, management and prevention of cancer. 2012, Hoboken/NJ: A Wiley & Sons Inc. pp. 421.
268. Drapier, J. C. and J. B. Hibbs, Murine activated macrophages inhibit aconitase in tumor cells. Inhibition involves the iron-sulfur prosthetic group and is reversible. J. Clin. Invest, 1986. 78: p. 790–794.
269. Granger, D. L. and A. L. Lehninger, Sites of inhibition of mitochondrial electron transport in macrophage-injured neoplastic cells. J. Cell. Biol. , 1982. 95: p. 527–531.
270. Carew, J. S. and P. Huang, Mitochondrial defects in cancer. Mol Cancer, 2002. 1: p. 9–22.
271. Kim, J.-W. and C. V. Dang, Cancer's Molecular Sweet Tooth and the Warburg Effect. Cancer Res, 2006. 66: p. 8,927–8,930.
272. Fosslien, E., Cancer Morphogenesis: Role of Mitochondrial Failure. Ann Clin & Lab Sci, 2008. 38: p. 307–330.
273. Zhou, L., et al., Emergent Ventricular Fibrillation caused by Regional Mitochondrial Depolarization in Cardiac Muscle. Circulation, 2010. 122: p. A2090.
274. Fosslien, E., Mitochondrial Medicine – Cardiomyopathy Caused by Defective Oxidative Phosphorylation, . Ann Clin & Lab Sci, 2003. 33: p. 371–395.
275. Song, Y., et al., Diabetic Cardiomyopathy in OVE26 Mice Shows Mitochondrial ROS Production and Divergence Between In Vivo and In Vitro Contractility. Rev Diabet Stud, 2007. 4: p. 159–168.
276. Marin-Garcia, J., A. R., and R. Goldnetkal, Hypertrophic cardiomyopathy with mitochondrial DNA depletion and respiratory enzyme defect. J Pediatr Cardiol, 1998. 19: p. 266–268.
277. Hamza, M., et al., Nitric oxide is negatively correlated to pain during acute inflammation. Mol Pain 2010. 6: p. 55–76.
278. Celerier, E., et al., Opioid-induced hyperalgesia in a murine model of postoperative pain: role of nitric oxide generated from the inducible nitric oxide synthase. Anesthesiology, 2006. 104: p. 546–555.
279. Muscoli, C., et al., Therapeutic manipulation of peroxynitrite attenuates the development of opiate-induced antinociceptive tolerance in mice. J Clin Invest, 2007. 117: p. 3,530–3,539.
280. Babey, A. M., et al., Nitric oxide and opioid tolerance. Neuropharmacology, 1994. 33: p. 1463–1470.
281. Toda, N., et al., Modulation of Opioid Actions by Nitric Oxide Signaling. Anesthesiology, 2009. 110: p. 166–181.
282. Yen-Chin, L., et al., Acute morphine induces matrix metalloproteinase-9 up-regulation in primary sensory neurons to mask opioid-induced analgesia in mice. Molecular Pain, 2012. 8: p. 19–36.
283. Kodo, H., et al., Dietary zinc-deficiency decreases glutathione-S-transferases expression in the rat olfactory epithelium. J. Nutr, 2000. 130: p. 38–44.
284. Massaad, C. A. and E. Klann, Reactive Oxygen Species in the Regulation of Synaptic Plasticity and Memory. Antiox Redox Signal, 2011: p. 2,013–2,054.
285. Le Prell, C. G., L. F. Hughes, and J. M. Millera, Free radical scavengers, vitamins A, C, and E, plus magnesium reduces noise trauma. Free Radic Biol Med, 2007. 42: p. 1,454–1,463.
286. Kuklinski, B., Nahrungsfett, metabolisches Syndrom, mitochondriale Zytopathie. OM & Ernährung, 2007. 120: p. F63 – F69.

287. Liu, J. S., et al., Expression of inducible nitric oxide synthase and nitrotyrosine in multiple sclerosis lesions. Am. J. Pathol., 2001. 158: p. 2,057–2,061.
288. Costa, B., et al., Therapeutic effect of the endogenous fatty acid amide, palmitoylethanolamide, in rat acute inflammation: inhibition of nitric oxide and cyclo-oxygenase systems. Br J Pharmacol 2002. 137: p. 413–420.
289. Finsterer, J. and E. Gelpi, Mitochondrial disorder aggravated by propranolol. South Med J, 2006. 99: p. 768–771.
290. Ali, F. R., Merrill; Jayakrishnan, Bindu; Teuber, Suzanne; Gershwin, Eric; Mackay, Ian Stiff-Person Syndrome (SPS) and Anti-GAD-Related CNS Degenerations: Protean Additions to the Autoimmune Central Neuropathies. J Autoimmun, 2011. 37: p. 79–87.
291. Mais, A. H., The Role of Nitric Oxide in Chondrocyte Models of Osteoarthritis, in Department of Biology, 2006, University of Konstanz/Germany: Konstanz.
292. Liu, J. T., et al., Mitochondrial function is altered in articular chondrocytes of an endemic osteoarthritis, Kashin-Beck disease. Osteoarthritis Cartilage., 2010. 18: p. 1218–1226.
293. Blanco, F. J., M. J. López-Armada, and E. Maneiro, Mitochondrial dysfunction in osteoarthritis. Mitochondrion, 2004. 4: p. 715–728.
294. Gaist, D., et al., Statins and risk of polyneuropathy. Neurol. 2002. 58: 1,321–1,322.
295. Guo, F. H., et al., Continuous nitric oxide synthesis by inducible nitric oxide synthase in normal human airway epithelium in vivo. Proc. Natl. Acad. Sci. USA, 1995. 99: p. 7,809–7,813.
296. Knepler, J., et al., Peroxynitrite causes endothelial cell monolayer barrier dysfunction. Am. J. Physiol. Lung. Cell. Mol. Physiol, 2001. 281: p. C1064-C1075.
297. Lee, D. M. and P. H. Schur, Clinical utility of the Anti-CC Passay in patients with rheumatic disease. Ann. Rheum. Dis. , 2003. 62: p. 870–874.
298. Gross, W. L., F. Moosig, and P. Lamprecht, Anticitrullinierte Protein/Peptid-Antikörper bei rheumatoider Arthritis. Dt Ärzteblatt 2009. 106: p. 157–158.
299. Lacza, Z., et al., Mitochondrial nitric oxide synthase is constitutively active and is functionally upregulated in hypoxia. Free Radical Biol. Med, 2001. 31: p. 1,609–1,615.
300. Pettersson, A., T. Hedner, and J. Milsom, Increased circulating concentrations of asymmetric dimethyl arginine (ADMA), an endogenous inhibitor of nitric oxide synthesis, in preeclampsia. Acta Obstet. Gynaecol. Scand, 1998. 77: p. 808–813.
301. Jaksch, M., Mitochondriale DNA-Mutationen, in Mitochondriale Encephalopathien im Kindesalter. , W. Sperl and P. Freisinger, Editors. 2004, SPS-Verlagsgesellschaft: Heilbronn. p. 59–67.
302. Rothman, S., Synaptic activity mediates death of hypoxic neurons. Science, 1983. 220: p. 536–538.
303. Soderkvist, P., et al., Glutathione-s-transferase M1 null genotype as a risk modifier for solvent-induced chronic toxic encephalopathy. Scand. J. Work. Environ. Health, 1996. 22: p. 360–363.
304. Brown, G., Pyruvatdehydrogenasekomplex - Defekte – ein Überblick, in Mitochondriale Encephalomyopathien im Kindesalter, W. Sperl and P. Freisinger, Editors. 2004, APS-Edition: Heilbronn. p. 32–46.
305. Mishra, O., et al., Hypoxia-induced generation of nitric oxide free radicals in cerebral cortex of newborn guinea pigs. Neurochem. Res, 2000. 25: p. 1,559–1,565.
306. Kuklinski, B., Das HWS Trauma. 2008, Bielefeld: Aurum-Verlag. 286.
307. Bielicki, J. K. and T. M. Forte, Evidence that lipid hydroperoxidases inhibit plasma lecithin: cholesterol acyltransferase activity. J. Lipid. Res. 40: p. 948–954.
308. Menegon, A., Parkinson's disease, pesticides and glutathion transferase polymorphisms. Lancet, 1998. 362: p. 1,344–1,346.
309. Ozawa, T., et al., Patients with idiopathic cardiomyopathy belong to the same mitochondrial DNA gene family of Parkinson's disease and mitochondrial encephalomyopathy. Biochem. Biophys. Res. Comm. , 1991. 177: p. 518–525.
310. Birkmayer, J. G. D., C. Vrecko, and D. Volc, Nicotinamid adenin dinucleotide (NADH) – A new therapeutic approach to Parkinson's disease. Comparison of oral and parenteral application. Acta Neurol. Scand., 1993. 87(Suppl 146): p. 32–35.
311. Timmerman, H., et al., Detecting the neuropathic pain component in the clinical setting: a study protocol for validation of screening instruments for the presence of a neuropathic pain component. BMC Neurology, 2014. 14: p. 1–9.
312. Joseph, E. K. and J. D. Levine, Mitochondrial electron transport in models of neuropathic and inflammatory pain. Pain, 2006. 121: p. 105–114.

313. Bonkowsky, H. L., et al., Porphyrin synthesis and mitochondrial respiration in acute intermittent porphyria: studies using cultured human fibroblasts. J Lab Clin Med, 1975. 85: p. 93–102.
314. Cordero, M. D., et al., Mitochondrial dysfunction and mitophagy activation in blood mononuclear cells of fibromyalgia patients: implications in the pathogenesis of the disease. Morphologic aspects of fibromyalgia. Z. Rheumatol., 1998(57): p. 47–51.
315. Cordero, M. D., et al., Coenzyme Q10 distribution in blood is altered in patients with fibromyalgia. Clin Biochem 2009. 42: p. 732–735.
316. Bell, D. S., Cellular Hypoxia and Neuro-Immune Fatigue. 2007, Livermore, CA: CeWingSpan Press Inc.
317. Maloney, E. M., et al., Chronic fatigue syndrome is associated with metabolic syndrome: results from a case-control study in Georgia. Metabolism: clinical and experimental. Psychosomatic Med, 2010. 59: p. 1,351–1,3579.
318. Lakhan, S. E. and A. Kirchgessner, Gut Inflammation in Chronic Fatigue Syndrome. Nutr Metab, 2010. 7: p. 79–89.
319. Müller-Höcker, J., U. Jacob, and P. Seibel, Hashimoto thyroiditis is associated with defects of cytochrome-c oxidase in oxyphil Askanazy cells and with the common deletion (4,977) of mitochondrial DNA. Ultrastruct Pathol., 1998. 22: p. 91–100.
320. Vallas, M., et al., Prevalence of antimitochondrial antibodies in women with Hashimoto's thyroiditis. Press Med, 1994. 23: p. 1,117–1,120.
321. Heales, S. J., et al., Nitric oxide, mitochondria and neurological disease. Biochim Biophys Acta, 1999. 1410: p. 215–228.
322. Stewart, V. C. and S. J. R. Heales, Nitric oxide-induced mitochondrial dysfunction: implications for neurodegeneration. Free Radical Biol Med, 2003. 34: p. 287–303.
323. Hashiatni, H., R. Lang, and H. Suzuki, Role of perinuclear mitochondria in the spatiotemporal dynamics of spontaneous Ca2+ waves in interstitial cells of Cajal-like cells of the rabbit urethra Br J Pharmacol, 2010. 161: p. 680–694.
324. Renström Koskela, L. N. P. and J. Wiklund, Nitric Oxide in the Painful Bladder/Interstitial Cystitis. Urol Urogynäkol, 2007. 14: p. 18–19.
325. Kovalenko, A. N. and K. N. Loganovsky, The chernobyl catastrophe-consequences on human health Ukrainian Med J, 2001. 6: p. XI-XII.
326. Metzler, F., A. Vogel, and M. Manns, Autoimmunerkrankungen mit Leberbeteiligung. Gastroenterologie, 2006. 2: p. 319–336.
327. Reyes, H., et al., Is a leaky gut involved in the pathogenesis of intrahepatic cholestasis of pregnancy? Hepatology, 2006. 43: p. 714–722.
328. Castro, L., et al., Nitric oxide and peroxinitrite dependent aconitase inactivation and iron-regulatory protein. I. activation in mammalian fibroblasts. Arch Biochem Biophys, 1998. 369: p. 215–224.
329. Ströhle, A., Valproinsäure-induziertes Carnitin-Defizit; Pathobiochemie und klinische Konsequenzen. Psychopharmakotherapie, 2012. 19: p. 3–9.
330. Goerke, M., et al., Differential Effect of an Anticholinergic Antidepressant on Sleep-Dependent Memory Consolidation. Sleep, 2014. 37.
331. Castro, V. M., et al., QT interval and antidepressant use: a cross sectional study of electronic health records BMJ, 2014. 346.
332. Ashton, E., et al., Why did high-dose rosuvastatin not improve cardiac remodeling in chronic heart failure? Mechanistic insights from the UNIVERSE study Int J Cardiol, 2011. 146: p. 404–407.
333. Goli, A. K., et al., Simvastatin-induced lactic acidosis: a rare adverse reaction? 2002;72: . Clin Pharmacol Ther 2002. 72: p. 461–464.
334. Wagstaff, L. R., et al., Statins associated memory loss: analysis of 60 case reports and review of the literarture. Pharmcotherap, 2003. 23: p. 871–880.
335. Allenbach, Y., et al., Anti-HMGCR Autoantibodies in European Patients With Autoimmune Necrotizing Myopathies: Inconstant Exposure to Statin. Medicine, 2014. 93: p. 150–157.
336. Natividad, J. M., et al., Host Responses to Intestinal Microbial Antigens in Gluten-Sensitive Mice. PLoS ONE, 2009. 4: p. e6472.
337. Lachance, L. R. and K. McKenzie, Biomarkers of gluten sensitivity in patients with non-affective psychosis: a meta-analysis. Schizophr Res, 2014. 152: p. 521–527.

338. Aziz, I. and M. Hadjivassiliou, Coeliac disease: noncoeliac gluten sensitivity--food for thought. Nat Rev Gastroenterol Hepatol, 2014. 11: p. 398–399.
339. Genuis, S. J. and R. A. Lobo, Gluten sensitivity presenting as a neuropsychiatric disorder. Gastroenterol Res Pract, 2014. 2014.
340. Collaboration, C.a.t.N.T.C., Vascular and upper gastrointestinal effects of non-steroidal anti-inflammatory drugs: meta-analyses of individual participant data from randomised trials. The Lancet, 2913. 382: p. 769–779.
341. Chan, K., et al., Drug-induced mitochondrial toxicity. Expert Opin. Drug Metab. Toxicol, 2005. 1: p. 655–669.
342. Woosley, R. L. and J. H. Indik, Antiarrhythmic Drugs, in Hurst's The Heart, V. Fuster, r. W. Alexande, and R. A. O'Rourke, Editors. 2004, McGraw-Hill: New York. p. 949–973
343. Blanche, S., et al., Persistent mitochondrial dysfunction and perinatal exposure to antiretroviral nucleoside analogues. Lancet, 1999. 354: p. 1,084–1,089.
344. Lebrecht, D., et al., Time-dependent and tissue-specific accumulation of mtDNA and respiratory chain defects in chronic doxorubicin cardiomyopathy. Circulation, 2003. 108: p. 2423–2429.
345. Brunmair, B., et al., Thiazolidinediones, like metformin, inhibit respiratory complex I: a common mechanism contributing to their antidiabetic actions? Diabetes, 2004. 53: p. 1,052–1,059.
346. Ärztesvchaft, A. d. D., Zunahme von Spontanberichten über Metformin-assoziierte Laktatazidosen. Dt Ärztebl, 2013. 10: p. A464-A464.
347. Wei, Y. H., et al., Inhibition of the mitochondrial Mg2+-ATPase by propranolol. Biochem Pharmacol 1985. 34: p.:911–917.
348. Cocco, T., et al., The antihypertensive drug carvedilol inhibits the activity of mitochondrial NADH-ubiquinone oxidoreductase. J Bioenerg Biomembr, 2002. 34: p. 251–258.
349. Zaiton, Z., et al., The effects of propranolol on skeletal muscle contraction, lipid peroxidation products and antioxidant activity in experimental hyperthyroidism. Gen Pharmacol 1993. 24: p. 195–199.
350. Kuncl, R. W. and H. Y. Meltzer, Beta adrenergic-mediated myofibrillar disruption and enzyme efflux in an experimental myopathy related to isometric muscle activity. Exp Mol Pathol, 1979. 31: p. 113–123.
351. Forfar, J. C., G. J. Brown, and R. E. Cull, Proximal myopathy during beta-blockade. Br Med J, 1979. 2: p. 1,331–1,332.
352. Befroy, D. E., et al., Impaired Mitochondrial Substrate Oxidation in Muscle of Insulin-Resistant Offspring of Type 2 Diabetic Patients. Diabetes, 2007. 56: p. 1,376–1,381.
353. Vallance, P., et al., Endogenous dimethyl-arginine as an inhibitor of nitric oxide synthesis J. Cardiovasc. Pharmacol. Therapeut., 1992. 20: p. S60–S62.
354. Ricaurte, B., et al., Simvastatin-amiodarone interaction resulting in rhabdomyolysis, azotemia, and possible hepatotoxicity. Ann Pharmacother, 2006. 40(4): p. 753–7.
355. Group, H. P. S. C., The effects of cholesterol lowering with simvastatin on cause-specific mortality and on cancer incidence in 20,536 high-risk people: a randomised placebo-controlled trial. BMC Medicine 2005. 3: p. 1–21.
356. Culver, A., et al., Statin use and risk of diabetes mellitus in postmenopausal women in the Women's Health Initiative. Arch Intern Med, 2012. 172: p. 144–152.
357. Nowis, D., et al., Statins impair glucose uptake in human cells. BMJ Open Diab Res Care, 2014. 2: p. e000017.
358. Mielke, M. M., et al., High total cholesterol levels in late life associated with a reduced risk of dementia. Neurology, 2005. 64: p. 1,689–1,695.
359. Graveline, D., Lipitor thief of memory-statin drugs and the misguided war on cholesterol. 4th edition ed. 2006: Duane Graveline, MD.
360. Horwich, T. B., et al., Low serum total cholesterol is associated with marked increase in mortality in advanced heart failure. J Card Fail, 2002. 8: p. 216–224.
361. Carnicer, R., et al., Nitric Oxide Synthases in Heart Failure. Antioxid Redox Signal, 2013, 2013. 18: p. 1,078–1,099.
362. Klinke, R., H.-C. Pape, and A. Armin, Physiologie. 6. Auflage ed. 2009, Stuttgart, New York: Georg Thieme Verlag. 939.
363. Mikus, C. R., et al., Simvastatin impairs exercise training adaptations. J Am Coll Cardiol, 2013. 62: p. 709–14.

364. Mewis, C., R. Riessen, and I. Spyridopoulos, Kardiologie compact., Alles für Station und Facharztprüfung. Vol. 3, Auflage. 2006, Stuttgart, New York: Georg Thieme Verlag. 783.
365. Schulman, S. P., et al., L-Arginine Therapy in Acute Myocardial Infarction-The Vascular Interaction With Age in Myocardial Infarction (VINTAGE MI) Randomized Clinical Trial. JAMA, 2006. 295: p. 58–64.
366. Gröber , U., Mitochondriale Toxizität von Arzneimitteln. MMP, 2012: p. 445–456.
367. Xia, T., N. Li, and A. E. Nel, Potential Health Impact of Nanoparticles. Annu Rev Public Health, 2009. 30: p. 137–150.
368. Yazdi, A. S., et al., Nanoparticles activate the NLR pyrin domain containing 3 (Nlrp3) inflammasome and cause pulmonary inflammation through release of IL-1α and IL-1β PNAS, 2010. 107: p. 19,449–19,454.
369. Kratz, C. D., et al., Pharmakologische Besonderheiten und Probleme des älteren Patienten. Anaesthesist, 2005. 54: p. 467–475.
370. Engelhard, K. and C. Werner, Postoperatives kognitives Defizit bei alten Patienten. Anästhesiol Intensivmed Notfallmed Schmerzther, 2008. 43: p. 606–615.
371. Frietsch, T., M. Schuler, and G. Adle, Der demenzkranke Patient – Was ist beim anästhesiologischen Management zu beachten. Anästhesiol Intensivmed Notfallmed Schmerzther, 2014. 49: p. 220–229.
372. Vasile, B., et al., The pathophysiology of propofol infusion syndrome: a simple name for a complex syndrome. Intensive Care Med 2003. 29: p. 1,417–1,425.
373. Wappler, F., Das Propofol-Infusionssyndrom: Klinik, Pathophysiologie und Therapie einer seltenen Komplikation. Dt Ärztebl, 2006. 103: p. A-705/B-601/C-581.
374. Gerbershagen, M. U. and F. Wappler, Anästhesie bei neuromuskulären Erkrankungen. Der Anaesthesist, 2014. 59: p. 953–968.
375. Gao, H. M., B. Liu, and J. S. Hong, Critical role for microglial NADPH oxidase in rotenone-induced degeneration of dopaminergic neurons. J Neurosci, 2003. 23: p. 6,181–6,187.
376. Pryor, W. A. and G. L. Squadrito, The chemistry of peroxynitrite: a product from the reaction of nitric oxide with superoxide. Am. J. Physiol. Lung. Cell. Mol. Physiol, 1995. 268: p. 699–722.
377. Catassi, C. and A. Fasano, Celiac disease. Curr. Opin. Gastroenterol, 2008. 24: p. 687–691.
378. Fasano, A., Zonulin and Its Regulation of Intestinal Barrier Function: The Biological Door to Inflammation, Autoimmunity, and Cancer. Physiol Rev, 2011. 91: p. 151–175.
379. Fasano, A., Leaky gut and autoimmune diseases. Clin Rev Allergy Immunol. , 2012. 42: p. 71–78.
380. Jeitner, T. M., et al., Transglutaminases and neurodegeneration. J Neurochem, 2009. 109: p. 160–166.
381. Briani, C., et al., Neurological complications of celiac disease and autoimmune mechanisms: a prospective study. J Neuroimmunol, 2008. 195: p. 171–175.
382. Siwek, M., et al., Zinc supplementation augments efficacy of imipramine in treatment resistant patients: A double blind, placebo-controlled study. J Affect Disord, 2009. 118: p. 187–195.
383. Zhu, Y. and J. Tramper, Novel applications for microbial transglutaminase beyond food processing. Trends Biotech, 2008. 26: p. 559–565.
384. Turner, M. R., et al., A case of celiac disease mimicking amyotrophic lateral sclerosis. Nat Clin Pract Neurol, 2007. 3: p. 581–584.
385. Brown, K., et al., White matter lesions suggestive of amyotrophic lateral sclerosis attributed to celiac disease. Am J Neuroradiol, 2010. 31: p. 880–881.
386. Bates, M. N., et al., Associations of ambient hydrogen sulfide exposure with self-reported asthma and asthma symptoms. Environ Res, 2013. 122: p. 81–87.
387. Piper, P. W., Yeast superoxide dismutase mutants reveal a pro-oxidant action of weak organic acid food preservatives. Free Radic Biol Med, 1999. 27: p. 1,219–1,227.
388. Ishizaki, M. and S. Ueno, The DNA damaging activity of natural and synthetic food additives. Shokuhin Eiseigaku Zasshi (Journal of the Food Hygiene Society of Japan), 1989. 30: p. 447–451.
389. Olney, J. W., Brain lesions, obesity, and other disturbances in mice treated with monosodium glutamate. Science, 1969. 164: p. 719–721.
390. Manev, H., et al., Delayed increase of Ca2+ influx elicited by glutamate: role in neuronal death. Mol Pharmacol, 1989. 36: p. 106–112.
391. Takayama, S., et al., Long-Term Toxicity and Carcinogenicity Study of Cyclamate in Nonhuman Primates. Toxicol. Sci, 2000. 53: p. 33–39.

392. Schernhammer, E. S., et al., Consumption of artificial sweetener- and sugar-containing soda and risk of lymphoma and leukemia in men and women. Am J Clin Nutri, 2012. 98: p. 1,419–1,428.
393. McNally, L., Z. Bhagwagar, and J. Hannestad, Inflammation, Glutamate, and Glia in Depression: A Literature Review. CNS Spectr, 2008. 13: p. 501–510.
394. Blaylock, R., Excitotoxins: The taste that kills. 1997, Santa Fe, New Mexico: Health Press. 297.
395. Baudier, K. M., et al., Erythritol, a Non-Nutritive Sugar Alcohol Sweetener and the Main Component of Truvia®, Is a Palatable Ingested Insecticide. PlosOne, 2014. 9: p. e98949.
396. Kinghorn, A. D. and D. D. Soejarto, Discovery of terpenoid and phenolic sweeteners from plants. Pure Applied Chemistry 2002. 74: p. 1,169–1,179.
397. Higashiyama, T., Novel functions and applications of trehalose. Pure Appl. Chem, 2002. 74: p. 263–1,269.
398. Knekt, P., et al., Risk of colorectal and other gastro-intestinal cancers after exposure to nitrate, nitrite and N-nitroso compounds: a follow-up study. Int J Cancer., 1999. 80: p. 852–856.
399. Greenberg, R., 50 Diabetes Myths That Can Ruin Your Life: And the 50 Diabetes Truths That Can Save It. 2009, Philadelphia/PA: Copa Press.
400. Greenberg, R., Diabetes Do's & How-To's: Small yet powerful steps to take charge, eat right, get fit and stay positive 2013, Brooklyn, New York: SPI Management LIC.
401. Kerti, L., et al., Higher glucose levels associated with lower memory and reduced hippocampal microstructure. Neurology, 2012. 81: p. 1,746–1,752.
402. Crane, P. K., et al., Glucose levels and risk of dementia. N Engl J Med, 2013. 369: p. 540–548.
403. Mathew, A. G., R. Cissell, and S. Liamthong, Antibiotic resistance in bacteria associated with food animals: a United States perspective of livestock production. Foodborne Pathog Dis, 2007. 4: p. 115–33.
404. Nachman, K. E., et al., Roxarsone, Inorganic Arsenic, and Other Arsenic Species in Chicken: A U. S.-Based Market Basket Sample. Environ Health Perspect, 2013. 121: p. 818–824.
405. Kawahara, M. and M. Kato-Negishi, Link between Aluminum and the Pathogenesis of Alzheimer's Disease: The Integration of the Aluminum and Amyloid Cascade Hypotheses. Int J Alzheimers Dis, 2011. 2011: p. 276–393.
406. Sappino, A. P., et al., Aluminium chloride promotes anchorage-independent growth in human mammary epithelial cells. J Appl Toxicol, 2012. 32: p. 233–243.
407. Ehgartner, B., Dirty Little Secret-die Akte Aluminium. 2012, Steyr: Ennsthaler Verlag. 296.
408. Committee on Fluoride in Drinking Water. Fluoride in Drinking Water: A Scientific Review of EPA's Standards., in Fluoride's Neurotoxicity and Neurobehavioral Effects, National Research Council 2006, Editor. 2006, The National Academies Press: Washington, DC. p. 205–530.
409. Shashi, A., Biochemical effects of Fluoride on thyroid gland during experimental fluorosis. Fluoride, 1988. 2: p. 127–130.
410. Ge, Y., et al., DNA damage in thyroid gland cells of rats exposed to long-term intake of high fluoride and low iodine. Fluoride, 2005. 38: p. 318–323.
411. Román, G. C., Autism: Transient in utero hypothyroxinemia related to maternal flavonoid ingestion during pregnancy and to other environmental antithyroid agents. J Neuro Sci 2007. 262: p. 15–26.
412. Office of Pesticide Programs. Chemicals Evaluated for Carcinogenic Potential 2013, Washington DC, Washington U. S. Environmental Protection Agency (EPA). p. 1–32.
413. Robinson, J., et al., Guidelines American College of Cardiology/American Heart Association Task Force on Practice, in Circulatioin.Guideline on the Assessment of Cardiovascular Risk Guidelines, Circulation, Editor. 2013, American Heart Association: Dallas, TX. p. 1,524–4,539
414. Bravi, F., et al., Food groups and renal cell carcinoma: a case-control study from Italy. Int J Cancer., 2007. 120: p. 681–685.
415. Bosetti, C., et al., Food groups and risk of prostate cancer in Italy. Int J Cancer, 2004. 110: p. 424–428.
416. Chan, P. C., et al., Toxicity and carcinogenicity studies of 4-methylimidazole in F344/N rats and B6C3F1 mice. Arch Toxicol, 2008. 82: p. 45–53.
417. Rumjanek, V. M., S. R. Watson, and V. S. Sljivić, A re-evaluation of the role of macrophages in carrageenan-induced immunosuppression. Immunology, 1977. 33: p. 423–432.
418. Slowicki, A., H. U. Käfferlein, and T. Brüning, Hautgängigkeit von Azofarbmitteln. Teil 1: Eigenschaften, Aufnahme über die Haut und Metabolismus. Gefahrstoffe-Reinhaltung der Luft. Vol. 69. 2009, Düsseldorf: Springer-VDI Verlag. 263–268.

419. Lindseth, G. N., et al., Neurobehavioral effects of aspartame consumption. Res Nurs Health, 2014. 37: p. 185–193.
420. Olney, J. W., J. Labruyere, and T. de Gubareff, Brain damage in mice from voluntary ingestion of glutamate and aspartate. Neurobehav Toxicol., 1980. 2: p. 125–129.
421. Humphries, P., E. Pretorius, and H. Naude, Direct and indirect cellular effects of aspartame on the brain. Europ J Clin Nutri 2008. 62: p. 451–462.
422. Rycerz, K. and J. E. Jaworska-Adamu, Effects of aspartame metabolites on astrocytes and neurons. Folia Neuropathologica/Association of Polish Neuropathologists and Medical Research Centre. Pol Acad Sci, 2013. 51: p. 10–17.
423. Olney, J. W., et al., Increasing brain tumor rates: is there a link to aspartame? . J Neuropathol Exp Neurol, 1996. 55: p. 1,115–1,123.
424. Siri-Tarino, P. W., et al., Meta-analysis of prospective cohort studies evaluating the association of saturated fat with cardiovascular disease. Am J Clin Nutr, 2010. 91: p. 535–546.
425. The National Academies 8. Dietary Fats: Total Fat and Fatty Acids, in Dietary Reference Intakes for Energy, Carbohydrate, Fiber, Fat, Fatty Acids, Cholesterol, Protein, and Amino Acids (Macronutrients), Food and Nutrition Board (FNB), Editor. 2005, The National Academies Press: Washington, DC. p. 422–541.
426. Mayo Clinic Staff. Trans fat is double trouble for your heart health. Mayo Foundation for Medical Education and Research (MFMER) Editor 2009. http://www.mayoclinic.com/health/trans-fat/CL00032.
427. Brown, A. L., et al., Health effects of green tea catechins in overweight and obese men: a randomised controlled cross-over trial. Br J Nutr, 2011. 7: p. 1–10.
428. Kris-Etherton, P. M., W. S. Harris, and L. J. Appel, Fish Consumption, Fish Oil, Omega-3 Fatty Acids, and Cardiovascular Disease Circulation, 2002. 106: p. 2,747–2,757.
429. Kuklina, E. V., et al., Trends in High LDL Cholesterol, Cholesterol-lowering Medication Use, and Dietary Saturated-fat Intake: United States, 1976–2010. NCHS Data Brief, 2013. 117: p. 1–7.
430. Magwere, T. and S. A. Burchill, Heterogeneous Role of the Glutathione Antioxidant System in Modulating the Response of ESFT to Fenretinide in Normoxia and Hypoxia. PLoS ONE, 2011. 6: DOI: 10.1371/journal.pone.0028558.
431. Husbeck, B., et al., Tumor-selective killing by selenite in patient-matched pairs of normal and malignant prostate cells. Prostate, 2006. 66: p. 218–225.
432. Estrela, J. M., A. Ortega, and E. Obrador, Glutathione in cancer biology and therapy. Crit Rev Clin Lab Sci, 006. 43: p. 143–181.
433. Acevedo, N., et al., Perinatally Administered Bisphenol A as a Potential Mammary Gland Carcinogen in Rats. Environ Health Perspect, 2013. 121: p. 1,040–1,046.
434. Falk, R., et al., Relationship of serum estrogens and estrogen metabolites to postmenopausal breast cancer risk: a nested case-control study. Breast Cancer Res Treat., 2013. 15: p. R34.
435. Dufresne, C. and E. Farnworth, Tea, kombucha and health: a review. Food Res Int 2000. 33: p. 409–421.
436. O'Connor, J. C. and R. E. Chapin, Critical evaluation of observed adverse effects of endocrine active substances on reproduction and development, the immune system, and the nervous system. Pure Appl. Chem, 2003. 75: p. 2,099–2,123.
437. Okada, H., et al., Direct evidence revealing structural elements essential for the high binding ability of bisphenol A to human estrogen-related receptor-gamma. Environ. Health Perspect, 2008. 116: p. 32–38.
438. vom Saal, F. S. and J. P. Myers, Bisphenol A and Risk of Metabolic Disorders. JAMA, 2008. 300: p. 1,353–1,355.
439. Dworkin, R. H. and H. L. Fields, Fibromyalgia from the perspective of neuropathic pain. J Rheumatol Suppl, 2005. 75: p. 1–5.
440. Levine, J. D. and N. Alessandri-Haber, TRP channels: targets for the relief of pain. Biochim Biophys. Acta, 2007. 1772: p. 989–1,003.
441. Freye, E., Opioide in der Medizin. 8. Auflage. 2009, Berlin, Heidelberg, New York: Springer. 331.
442. Muscoli, C., et al., Posttranslational Nitration of Tyrosine Residues Modulates Glutamate Transmission and Contributes to N-Methyl-D-aspartate-Mediated Thermal Hyperalgesia. Mediators of Inflammation, 2013. 2013: p. 12.
443. Foxton, R. H., J. M. Land, and S. J. R. Heales, Tetrahydrobiopterin Availability in Parkinson's and Alzheimer's Disease; Potential Pathogenic Mechanisms Neurochem Res, 2010. 32: p. 751–756.
444. Dissing, I. C., et al., Tetrahydrobiopterin and Parkinson's disease. Acta Neurol Scand, 1989. 79: p. 493–499.

445. Curtius, H. C., H. Müldner, and A. Niederwieser, Tetrahydrobiopterin: Efficacy in endogenous depression and Parkinson's disease; J Neural Transmission, 1982. 55: p. 301–308.
446. Tsai, L. Y., Psychopharmacology in Autism. Psychosomatic Med, 1999. 61: p. 651–665.
447. Bonafé, L., et al., Diagnosis of dopa-responsive dystonia and other tetrahydrobiopterin disorders by the study of biopterin metabolism in fibroblasts Clin Chem, 2001. 47: p. 477–485.
448. Longo, N., Disorders of biopterin metabolism. J Inherit Metab Dis., 2009. 32: p. 333–342.
449. Willis, W. D., Role of neurotransmitters in sensitization of pain responses. Ann NY Acad Sci, 2001. 933: p. 175–184.
450. Doble, A., NMDA and neurogenative conditions (reviews). Pharmacol Ther, 1999. 81: p. 163–221.
451. Dawson, V. L. and T. M. Dawson, Nitric oxide neurotoxicity. J Chem Neuroanat, 1996. 10: p. 179–190.
452. Albenzi, B. C., Models of brain injury and alterations in synaptic neuroplasticity. J Neurosci Res 2001. 65: p. 279–283.
453. Mayhan, W. G., Nitric oxide donor-induced increase in permeability of the blood-brain barrier. Brain Res, 2000. 866: p. 101–108.
454. Khatsenko, O. G., et al., Nitric oxide is a mediator of the decrease in cytochrome p450-dependent metabolism caused by immunostimulants. Proc Nat Acad Sci USA 1993. 90: p. 11,147–11,151.
455. Ziem, G. E., Profile of Patients with Chemical Injury and Sensitivity. Int. J Toxicol, 1999. 18: p. 401–409.
456. Meggs, W., et al., Prevalence and Nature of Allergy and Chemical Sensitivity in a General Population. Arch Environ Health, 1996. 51: p. 275–282.
457. Kailin, E. and A. Hastings, Cerebral disturbances from small amounts of DDT; a controlled study of MCS patients. Med Ann of Dist Columbia, 1966. 35: p. 519–524.
458. Meggs, W., Neurogenic inflammation and sensitivity to environmental chemicals. Environ Health Persp, 1993. 101: p. 234–238.
459. Callender, T., et al., Three-dimensional brain metabolic imaging in patients with toxic encephalopathy. Environ Res, 1993. 60: p. 295–319.
460. Callender, T., L. Morrow, and K. Subramanian, Evaluation of chronic neurological sequelae after acute pesticide exposure using SPECT brain scans. J Toxicol Environ Health, 1993. 41: p. 275–284.
461. Ferdinandy, P., et al., Peroxynitrite Is a Major Contributor to Cytokine-Induced Myocardial Contractile Failure. Circ Res, 2000. 87: p. 241–247.
462. Russo, A., et al., Bioflavonoids as antiradicals, antioxidants and DNA cleavage protectors. Cell Biol Toxicol, 2006. 16: p. 91–98.
463. Yamadaa, J., et al., Cell permeable ROS scavengers, Tiron and Tempol, rescue PC12 cell death caused by pyrogallol or hypoxia/reoxygenation. Neurosci Res, 2003. 45: p. 1–8.
464. Siegel, D., et al., NAD(P)H:quinone oxidoreductase 1: role as a superoxide scavenger. Mol Pharmacol., 2004. 65: p. 1,238–1,247.
465. Zhu, H., et al., The highly expressed and inducible endogenous NAD(P)H:quinone oxidoreductase 1 in cardiovascular cells acts as a potential superoxide scavenger. Cardiovasc Toxicol, 2007. 7: p. 202–211.
466. Whelan, R., et al., Adolescent impulsivity phenotypes characterized by distinct brain networks. Nature Neurosci, 2012. 15: p. 920–925.
467. Kofke, W. A., et al., The Effect of Apolipoprotein E Genotype on Neuron Specific Enolase and S-100β Levels After Cardiac Surgery. Anesth Analg, 2004. 99: p. 1,323–1,325.
468. Giulivi, C., et al., Mitochondrial Dysfunction in Autism. JAMA, 2010. 304: p. 2,389–2,396.
469. Campbell-McBride, N., Gut and Psychology Syndrome: Natural Treatment for Autism, Dyspraxia, ADD, Dyslexia, ADHD, Depression, Schizophrenia. 2010, Wymondham, Norfolk/UK: Medinform Publishing. 512.
470. Mostafa , G. A. and L. Y. AL-ayadhi, Increased serum levels of anti-ganglioside M1 auto-antibodies in autistic children: relation to the disease severity. J Neuroinflam, 2011. 8: p. 39–45.
471. Garay, P. A. and A. K. McAllister, Novel Roles for Immune Molecules in Neural Development: Implications for Neurodevelopmental Disorders – Review Article. Front Syn Neurosci, 2014. 2: p. 1–16.
472. Vojdani, A., et al., Antibodies to neuron-specific antigens in children with autism: possible cross-reaction with encephalitogenic proteins from milk, Chlamydia pneumoniae and Streptococcus Group. Am J Neuroimmunol., 2002. 129: p. 168–177.
473. Elder, J. H., The Gluten-Free, Casein-Free Diet in Autism: An Overview With Clinical Implications Nutr Clin Pract 2009. 23: p. 583–588.

474. Choi, H. J., et al., Tetrahydrobiopterin causes mitochondrial dysfunction in dopaminergic cells: implications for Parkinson's disease. Neurochem Int., 2006. 48: p. 255–262.
475. Kishida, K. T. and E. Klann, Sources and Targets of Reactive Oxygen Species in Synaptic Plasticity and Memory. Antioxidants & Redox Signaling, 2007. 9: p. 233–244.
476. Cole, S. and R. Vassar, The Alzheimer's disease β-secretase enzyme, BACE1. Mol. Neurodeg, 2007. 2: p. 22–31.
477. Li, R., Amyloid β-peptide load is correlated with increased β-secretase activity in sporadic Alzheimer's disease patients. Proc Nat Acad Sci (USA), 2004. 101: p. 3,632–3,637.
478. Yang, L.-B., Elevated β-secretase expression and enzymatic activity detected in sporadic Alzheimer disease. Nat. Med, 2003. 9: p. 3–4.
479. Churchley, E. G., et al., αB-crystallin competes with Alzheimer's disease β-amyloid peptide for peptide – peptide interactions and induces oxidation of Abeta-Met35. FEBS Letters, 2006. 580: p. 5,941–5,946.
480. Vassar, R., BACE1: The β-secretase enzyme in Alzheimer's disease. J. Mol. Neurosci., 2004. 23: p. 105–113.
481. Zhongcong, X., et al., The Common Inhalation Anesthetic Isoflurane Induces Apoptosis and Increases Amyloid β Protein Levels. Anesthesiology, 2006. 104: p. 988–994.
482. Andrekopoulos, C. and e. al., Bicarbonate enhances alpha-synuclein oligomerization and nitration: Intermediacy of carbonate radical anion and nitrogen dioxide radical. Biochem. J, 2004. 378: p. 435–447.
483. Gao, H.-M. et al., Neuroinflammation and Oxidation/Nitration of α-Synuclein Linked to Dopaminergic Neurodegeneration. J Neurosci, 2008. 28: p. 7687–7698.
484. Verhaar, R., et al., Blockade of enzyme activity inhibits tissue transglutaminase-mediated transamidation of α-synuclein in a cellular model of Parkinson's disease. Neurochem Int, 2011. 58: p. 785–793.
485. Junn, E., et al., Tissue transglutaminase-induced aggregation of alpha-synuclein: Implications for Lewy body formation in Parkinson's disease and dementia with Lewy bodies. Proc Natl Acad Sci U S A., 2003. 100: p. 2,047–2,052.
486. Grosso, H., et al., Transglutaminase 2 exacerbates α-synuclein toxicity in mice and yeast. FASEB J, 2014.
487. Reynolds, M. R., R. W. Berry, and L. I. Binder, Site-specific nitration and oxidative dityrosine bridging of the tau protein by peroxynitrite: implications for Alzheimer's disease. Biochemistry, 2005. 44: p. 1,690–1,700.
488. Reynolds, M. R. and e. al., Peroxynitrite mediated tau modifications stabilize preformed filaments and destabilize microtubules through distinct mechanisms. Biochemistry, 2006. 45: p. 4,314–4,326.
489. Reynolds, M. R. and e. al., Tau Nitration Occurs at Tyrosine 29 in the Fibrillar Lesions of Alzheimer's Disease and Other Tauopathies. J Neurosci, 2006. 26: p. 10,636–10,645.
490. Etévez, A. G. and e. al., Nitric oxide and superoxide contribute to motor neuron apoptosis induced by trophic factor deprivation. J. Neurosci, 1998. 18: p. 923–931.
491. Sanelli, T., et al., Calcium mediated excitotoxicity in neurofilament aggregate-bearing neurons in vitro is NMDA receptor dependant. J Neurol Sci, 2008. 256: p. 39–51.
492. Guo, H., et al., Increased expression of the glial glutamate transporter EAAT2 modulates excitotoxicity and delays the onset but not the outcome of ALS in mice. Hum Mol Gen, 2003. 12: p. 2,519–2,532.
493. Jaiswal, M. K., et al., Impairment of mitochondrial calcium handling in a mtSOD1 cell culture model of motoneuron disease. BMC Neurosci, 2009. 10: p. 64–79.
494. Lucas, D. R. and J. P. Newhouse, The toxic effect of sodium L-glutamate on the inner layers of the retina. A.M.A. Archives of ophthalmology, 1957. 58: p. 193–201.
495. Hughes, J. R., Alcohol withdrawal seizures. Epilepsy Behav, 2009. 15: p. 92–97.
496. Kim, A. H., G. A. Kerchner, and D. W. Choi, Blocking Excitotoxicity, in CNS Neuroproteciton, F. W. Marcoux and D. W. Choi, Editors. 2002, Springer: New York. p. 3–36
497. Camacho, A. and L. Massieu, Role of glutamate transporters in the clearance and release of glutamate during ischemia and its relation to neuronal death. Arch Med Res, 2006. 37: p. 11–18.
498. Fujikawa, D. G., Prolonged seizures and cellular injury: understanding the connection. Epilepsy & Behavior 2005. 7: p. S3-S11.
499. Temple, M. D., D. M. O'Leary, and A. I. Faden, The role of glutamate receptors in the pathophysiology of traumatic CNS injury, in Head Trauma: Basic, Preclinical, and Clinical Directions, L. P. Miller, R. L. Hayes, and J. K. Co-edited by Newcomb, Editors. 2001, John Wiley and Sons, Inc.: New York. p. 87–113.
500. Clements, J. D., et al., The time course of glutamate in the synaptic cleft. Science, 1992. 258: p. 1,498–501.
501. Kerr, J. F., A. H. Wyllie, and A. R. Currie, Apoptosis: a basic biological phenomenon with wide-ranging implications in tissue kinetics. Br. J. Cancer, 1972. 26: p. 239–257.

502. Hinkle, J. L. and L. Bowman, Neuroprotection for ischemic stroke; J Neurosci Nurs 2003. 35: p. 114–118.
503. Clifton, G. L., Very early hypothermia induction in patients with severe brain injury (the national acute brain injury study: Hypothermia II): A randomized trial. Lancet Neurol; 2011. 10: p. 131–139.
504. Stavrovskaya, I. G. and B. S. Kristal, The powerhouse takes control of the cell: is the mitochondrial permeability transition a viable therapeutic target against neuronal dysfunction and death? Free radical biology & medicine, 2005. 38: p. 687–97.
505. Siegel, G. J., et al., Basic Neurochemistry: Molecular, Cellular, and Medical Aspects 7th edition, Burlington, MA, Elsevier Academic Press. 992.
506. Hardingham, G. E., Y. Fukunaga, and H. Bading, Extrasynaptic NMDARs oppose synaptic NMDARs by triggering CREB shut-off and cell death pathways. Nature neuroscience, 2002. 5: p. 405–414.
507. Acheson, A., et al., A BDNF autocrine loop in adult sensory neurons prevents cell death Nature, 1995. 374: p. 450–453.
508. Bekinschtein, P., et al., BDNF is essential to promote persistence of long-term memory storage. Proc. Natl. Acad. Sci. U.S.A., 2008. 105: p. 211–216.
509. Newport, M.T., The coconut oil & low carb solution for Alzheimer´s, Parkinson´s and other Diseases. 2015, San Diego, CA, Basic Health Publications Inc. 304
510. Agius, L. M., Hypothesis and Dynamics in the Pathogenesis of Neurodegenerative Disorders. 2009, Sharjah, United Arab Emirate: Bentham Science Publishers. 93.
511. Ravera, S., et al., Evidence for aerobic ATP synthesis in isolated myelin vesicles. Int J Biochem Cell Biol, 2009. 41: p. 1,581–1,591.
512. Ravera, S., et al., Characterization of Myelin Sheath F(o)F(1)-ATP synthase and its regulation by IF(1). Cell Biochem Biophys 2011. 59: p. 63–70.
513. Harris, J. J. and D. Attwell, Is myelin a mitochondrion? J Cereb Blood Flow & Metab, 2013. 33: p. 33–36.
514. Baes, M. and P. Aubourg, Peroxisomes, myelination, and axonal integrity in the CNS. Neuroscientist, 2009. 15: p. 367–379.
515. Wierinckx, A., et al., Detoxication enzyme inducers modify cytokine production in rat mixed glial cells. J Neuroimmunol, 2005. 166: p. 132–143.
516. Cuadrado, A., P. Moreno-Murciano, and J. Pedraza-Chaverri, The transcription factor Nrf2 as a new therapeutic target in Parkinson's disease. Expert Opin Ther Targets, 209. 13: p. 319–329.
517. Lewis, K. N., et al., Nrf2, a guardian of healthspan and gatekeeper of species longevity. Integr Comp Biol., 2010. 50: p. 829–843.
518. Guerin, M., M. E. Huntley, and M. Olaizola, Haematococcus astaxanthin: applications for human health and nutrition. Trends Biotech, 20032: p. 210–216.
519. Saher, G., et al., High cholesterol level is essential for myelin membrane growth. Nat Neurosci 2005. 8: p. 468–475.
520. McGuinness, B., et al., Statins for the prevention of dementia. Cochrane Database Syst Rev, 2009. 2: p. CD003160.
521. Markesbery, W. R. and M. A. Lovell, Damage to Lipids, Proteins, DNA, and RNA in Mild Cognitive Impairment. Arch Neurol, 2007. 64: p. 954–956.
522. Bell, I. R., et al., Neural sensitization model for multiple chemical sensitivity: overview of theory and empirical evidence. Toxicol and Health, 1999. 15: p. 295–304.
523. Bell, I. R., C. M. Baldwin, and G. E. Schwartz, Sensitization studies in chemically intolerant individuals: implications for individual difference research. Ann N Y Acad Sci, 2001. 933: p. 38–47.
524. Ballantyne, B., T. C. Marrs, and T. Syversen, Chapter XX. Multiple Chemical Sensitivity: Toxicological Questions and Mechanisms, in General and Applied Toxicology. 2009, John Wiley & Sons: London. 3940.
525. Meggs, W. J., Hypothesis for induction and propagation of chemical sensitivity based on biopsy studies. Environ Health Perspect 1997. 105: p. 473–478.
526. Heuser, G., A. Wojdani, and S. Heuser, Diagnostic markers of multiple chemical sensitivity. Multiple Chemical Sensitivities: Addendum to Biologic Markers in Immunotoxicology. Commission on Life Sciences, 1992, Washington, DC: National Academy Press. p. 117–138.
527. Hu, C. L., J. Z. Xiang, and F. F. Hu, Vanilloid receptor TRPV1, sensory C-fibers, and activation of adventitial mast cells. A novel mechanism involved in adventitial inflammation. Med Hypotheses, 2008. 71: p. 102–103.

528. Kimata, H., et al., Nerve growth factor specifically induces human IgG4 production. Eur J Immunol 1991. 21: p. 137–141.
529. Bell, I. R., et al., Differential resting quantitative electroencephalographic alpha patterns in women with environmental chemical intolerance, depressives, and normals. Biol Psychiatry, 1998. 43: p. 376–388.
530. Johansson, A., E. Millqvist, and M. Bende, Relationship of airway sensory hyperreactivity to asthma and psychiatric morbidity. Ann Allergy Asthma Immunol., 2010. 105: p. 20–23.
531. Saito, M., et al., Symptom Profile of Multiple Chemical Sensitivity in Actual Life. Psychosom Med, 2005. 67: p. 318–325.
532. Joffres, M. R., T. Sampalli, and R. A. Fox, Physiologic and Symptomatic Responses to Low-Level Substances in Individuals with and without Chemical Sensitivities: A Randomized Controlled Blinded Pilot Booth Study. Health Perspect, 2004. 113: p. 1,178–1,183.
533. Peden, D. B., The use of nasal lavage for objective measurement of irritant-induced nasal inflammation. Regul Toxicol Pharmacol 1996. 24: p. S76-S78.
534. Peckerman, A., et al., Abnormal impedance cardiography predicts symptom severity in chronic fatigue syndrome. Am J Med Sci., 2003. 326: p. 55–60.
535. Hill, J. C. and R. A. Palma, Doppler tissue imaging for the assessment of left ventricular diastolic function: a systematic approach for the sonog. J Am Soc Echocardiogr, 2005. 18: p. 80–88.
536. Miller, M. A., et al., Gender differences in the cross-sectional relationships between sleep duration and markers of inflammation: Whitehall II study. Sleep, 2009. 32: p. 857–64.
537. Barnes, B. O. and L. Galton, Hypothyroidism: The Unsuspected Illness. 1976, Toronto/CND: Fitzhenry & Whiteside Ltd. 299.
538. Silbernagel, S. and A. Despopoulos, Guyton, Textbook of Medical Physiology. Basic Sciences. Vol. 6th edition. 2008, Stuttgart: Thieme Verlag. 456.
539. Jones, O. A. H., M. L. Maguire, and J. L. Griffin, Environmental pollution and diabetes: a neglected association. The Lancet, 2008. 371: p. 287–288.
540. Naughton, D. P. and A. Petróczi, Heavy metal ions in wines: meta-analysis of target hazard quotients reveal health risks. Chem Central Journal,, 2008. 2: p. 22–29.
541. Aschner, M., et al., Manganese and its role in Parkinson's disease: from transport to neuropathology. Neuromolecular Med, 2009. 11: p. 252–266.
542. Blount, B. C., et al., Levels of seven urinary phthalate metabolites in a human reference population. Environ Health Perspect, 2000. 108: p. 979–82.
543. Legret, M. and C. Pagotto, Heavy Metal Deposition and Soil Pollution Along Two Major Rural Highways. Environ Technol, 2006. 27: p. 247–254.
544. Okubo, T., et al., ER-dependent estrogenic activity of parabens assessed by proliferation of human breast cancer MCF-7 cells and expression of ERalpha and PR. Food Chem Toxicol, 2001. 39: p. 1,225–1,232.
545. Barbre, P. D., et al., Oestrogenic activity of isobutylparaben in vitro and in vivo. J Appl Toxicol 2002. 22: p. 219–226.
546. Darbre, P. D., et al., Oestrogenic activity of benzylparaben. J Appl Toxicol, 2003: p. 43–51.
547. Kunisue, T., et al., Urinary Concentrations of Benzophenone-type UV Filters in U. S. Women and Their Association with Endometriosis. Environ Sci Technol., 2012. 46: p. 4,624–4,632.
548. Wang, S. Q., S. W. Dusza, and H. W. Lim, Safety of retinyl palmitate in sunscreens: a critical analysis. J Am Acad Dermatol., 2010. 63: p. 903–906.
549. Marc L. Molendijk, M. L., et al., Serum BDNF Concentrations Show Strong Seasonal Variation and Correlations with the Amount of Ambient Sunlight. Plos ONE, 2012. 7: DOI: 10.1371/journal.pone.0048046.
550. Camposa, A. C., et al., The anxiolytic effect of cannabidiol on chronically stressed mice depends on hippocampal neurogenesis: involvement of the endocannabinoid system. Int J Neuropsychopharm, 2013. 16: p. 1,407–1,419.
551. Kaczor, J. J., et al., Low intensity training decreases markers of oxidative stress in skeletal muscle of mdx mice. Free Radic Biol Med, 2007. 43: p. 145–154.
552. Yeung, S. E., A. L. Fischer, and R. A. Dixon, Exploring Effects of Type 2 Diabetes on Cognitive Functioning in Older Adults. Neuropsychology, 2009. 23: p. 1–9.
553. Wolfe, F., et al., The American College of Rheumatology 1990 criteria for the classification of fibromyalgia: report of the multicenter criteria committee. Arthitis Rheum, 1990. 33: p. 160–172.

554. Wolfe, F., Fibromyalgia: The clinical syndrome. Rheum Dis Clin North Am, 1989. 15: p. 1–18.
555. Glass, J. M., Cognitive dysfunction in fibromyalgia and chronic fatigue syndrome: new trends and future directions. Curr Rheumatol Rep, 2006. 8: p. 425–429.
556. Clauw, D. J., et al., The relationship between fibromyalgia and interstitial cystitis. J Psychiatr Res, 1997. 31: p. 125–131.
557. Simms, R. W. and D. L. Goldenberg, Symptoms mimicking neurologic disorders in fibromyalgia syndrome. J Rheumatol Suppl, 1988. 15: p. 1,271–1,273.
558. Buskila, D. and H. Cohen, Comorbidity of fibromyalgia and psychiatric disorders. Curr Pain Headache Rep., 2007. 11: p. 333–338.
559. Schweinhardt, P., K. M. Sauro, and M. C. Bushnell, Fibromyalgia: a disorder of the brain? Neuroscientist, 2008. 14: p. 415–421.
560. Bagis, S., et al., Free radicals and antioxidants in primary fibromyalgia: an oxidative stress disorder? Rheumato Int, 2005. 25: p. 188–190.
561. Ozgocmen, S., et al., Current concepts in the pathophysiology of fibromyalgia: the potential role of oxidative stress and nitric oxide. Rheumatol Int, 2006. 26: p. 585–597.
562. Ozgocmen, S., et al., Antioxidant status, lipid peroxidation and nitric oxide in fibromyalgia: etiologic and therapeutic concerns. Rheumatol Int, 2006. 26: p. 598–603.
563. Sawynok, J., Topical and peripheral ketamine as an analgesic. Anesth Analg., 2014. 119: p. 170–178.
564. Eisinger, J., et al., Lipid and protein peroxidations in fibromyalgia. Myalgies Int, 2002. 3: p. 37–42.
565. Light, A. R., et al., Moderate exercise increases expression for sensory, adrenergic and immune genes in chronic fatigue syndrome patients, but not in normal subjects. J Pain, 2008. 10: p. 1,099–1,112.
566. Akbar, A., et al., Expression of the TRPV1 receptor differs in quiescent inflammatory bowel disease with or without abdominal pain. Gut, 2010. 59: p. 767–74.
567. Goettl, V. M., et al., Reduced basal release of serotonin from the ventrobasal thalamus of the rat in a model of neuropathic pain. Pain, 2002. 99: p. 359–367.
568. Levi, B. and M. J. Werman, Long-term fructose consumption accelerates glycation and several age-related variables in male rats. J Nutr Biochem, 1998. 128: p. 1,442–1,449.
569. Kohli, R., et al., High-fructose, medium chain trans fat diet induces liver fibrosis and elevates plasma coenzyme Q9 in a novel murine model of obesity and nonalcoholic steatohepatitis. Hepatology, 2010. 52: p. 934–944.
570. Seneff, S., G. Wainwright, and L. Mascitelli, Nutrition and Alzheimer's disease: The detrimental role of a high carbohydrate diet. Eur J Int Med, 2011. 22: p. 134–140.
571. Lee, H. G., et al., Amyloid-beta in Alzheimer disease: the null versus the alternate hypotheses. J Pharmacol Exp Ther., 2007. 321: p. 823–839.
571a. Enzinger, C., et al., Risk factors for progression of brain atrophy in aging: Six-year follow-up of normal subjects. Neurology, 2005. 64: p. 1,704–1,711.
571b. Fasano, A., Leaky gut and autoimmune diseases. Clin Rev Allergy Immunol. , 2012. 42: p. 71–78.
571c. Hollon, J., et al., Effect of Gliadin on Perneability of Intestinal Biopsy Explants from Celiac Disease Patients and Patients with Non-Celiac Gluten Sensitivity. Nutrients, 2015. 7: p. 1,565–1,576.
572. Enzinger, C., et al., Risk factors for progression of brain atrophy in aging: Six-year follow-up of normal subjects Neurology, 2005. 64: p. 1,704–1,711.
573. Ors, I. A., O. Sherman, and Z. Woldeselassie, Simvastatin-associated memory loss. Pharmacotherapy, 2001. 21: p. 767–769.
574. King, D. S. and e. al., Cognitive impairment associated with atorvastatin and simvastatin. Pharmacotherapy, 2003. 23: p. 1,663–1,667.
575. Pond, C., Fat and figures. New Scientist, 1987. 4: p. 62–66.
576. Pond, C. M., Paracrine provision of lipids in the immune system. Curr Immunol Rev, 2009. 5: p. 150–160.
577. Teitelbaum, J., Beat Sugar Addiction Now ! The Cutting-Edge Program That Cures Your Type of Sugar Addiction and Puts You on the Road to Feeling Great - And Losing Weight. 2010, Berverly/MA: Fair Winds Press. 247.
578. Cossarizza, A., D. Ceccarelli, and A. Masini, Functional heterogeneity of isolated mitochondrial population revealed by cytofluorimetric analysis at the single organelle level. Exp. Cell Res, 1996. 222: p. 84–94.
579. Böhm, I., Flow cytometric analysis of the LE cell phenomenon. Autoimmunity, 2004. 37: p. 37–44.

580. Chambers, D., et al., Interventions for the treatment, management and rehabilitation of patients with chronic fatigue syndrome/myalgic encephalomyelitis: an updated systematic review. J R Soc Med, 2006. 99: p. 506–520.
581. Sinatra, S.T., The Sinatra Solution-Metabolic Cardiology. 2015. Laguna Beach, CA: Basic Health Publications. 425.
582. Hosoe, K., et al., Study on safety and bioavailability of ubiquinol (Kaneka QH™) after single and 4-week multiple oral administration to healthy volunteers. Regul Toxicol Pharmacol, 2007. 47: p. 19–28.
583. Lamprecht, M., et al., Probiotic supplementation affects markers of intestinal barrier, oxidation, and inflammation in trained men; a randomized, double-blinded, placebo-controlled trial. J Intl Soc Sports Nutr, 2012. 9: p. 45–51.
584. van Hemert, S., J. Verwer, and B. Schütz, Clinical Studies Evaluating Effects of Probiotics on Parameters of Intestinal Barrier Function. Adv Microbiol, 2013. 3: p. 212–221.
585. Freye, E. and J. V. Levy, Pharmacology and Abuse of Cocaine, Amphetamines, Ecstasy and related Designer Drugs. 2009, Dordrecht/NL: Springer Science and Business. 300.
586. Caplan, Y. H. and B. A. Goldberger, Alternative specimens for workplace drug testing. J Anal Toxicol., 2001. 25: p. 396–399.
587. Lulu Xie, et al., Sleep Drives Metabolite Clearance from the Adult Brain. Science, 2013. 342: p. 373–377.
588. Taher, S., et al., Short sleep duration is associated with reduced leptin, elevated ghrelin, and increased body mass index. PLoS Med, 2004. 1: doi: 10.1371/journal.pmed.0010062.
589. Gottlieb, D. J., et al., Association of sleep time with diabetes mellitus and impaired glucose tolerance Arch. Intern. Med., 2005. 165: p. 863–867.
590. Alhola, P. and P. P.-K., Sleep deprivation: Impact on cognitive performance. Neuropsychiatr Dis Treat, 2007. 5: p. 553–567.
591. Freye, E., et al., Das Opioid Tramadol hat zentral-exzitatorische Effekte von nicht-opioidartigem Charakter. Teil 1: Präklinische Ergebnisse im Vergleich zu Alfentanil. Schmerz, 1998. 1(12): p. 19–24.
592. Koshiishia, C., et al., A new caffeine biosynthetic pathway in tea leaves: utilisation of adenosine released from the S-adenosyl-L-methionine cycle. FEBS Letters, 2001. 499: p. 50–54.
593. Martin, H. L. and P. Teismann, Glutathione – a review on its role and significance in Parkinson's disease. FASEB J, 2009. 23: p. 3,263–3,272.
594. Khasnavis, S. and K. Pahan, Cinnamon Treatment Upregulates Neuroprotective Proteins Parkin and DJ-1 and Protects Dopaminergic Neurons in a Mouse Model of Parkinson's Disease. J Neuroimmune Pharmacol, 2014;9(4): p 569–581.
595. Khasnavis, S. and K. Pahan, Sodium Benzoate, a Metabolite of Cinnamon and a Food Additive, Upregulates Neuroprotective Parkinson Disease Protein DJ-1 in Astrocytes and Neurons. J Neuroimmune Pharmacol, 2012. 7: p. 424–435.
596. Littlejohns, T. J., et al., Vitamin D and the risk of dementia and Alzheimer disease. Neurology, 2014. 83: p. 1–9.
597. Belenky, P., K. L. Bogan, and C. Brenner, NAD+ metabolism in health and disease. Trends Biochem. Sci., 2007. 32: p. 12–19.
598. Kaneko, S., et al., Protecting axonal degeneration by increasing nicotinamide adenine dinucleotide levels in experimental autoimmune encephalomyelitis models. J. Neurosci. Res., 2006. 26: p. 9,794–9,804.
599. Birkmayer, G. D., Nicotinamide adenine dinucleotide (NADH) – a new therapeutic approach to Parkinson's disease. Drugs Exp Clin Res, 2004. 30: p. 27–33
600. Swerdlow, R. H., Is NADH effective in the treatment of Parkinson's disease? Drugs Aging 1998. 13: p. 263–268.
601. Birkmayer, W. and J. G. D. Birkmayer, Nicotinamidadenindinucleotide (NADH): The New Approach in the Therapy of Parkinson's Disease. Ann Clin Labor Sci, 1989. 18: p. 38–43.
602. Demarin, V., et al., Treatment of Alzheimer's disease with stabilized oral nicotinamide adenine dinucleotide: A randomized, double-blind study. Drugs Exp Clin Res, 2004. 30: p. 27–33.
603. Zimmer, H. G., Regulation of and intervention into the oxidative pentose phosphate pathway and adenine nucleotide metabolism in the heart. Molec. Cell. Biochem, 1996. 160/161: p. 101–109.
604. Nakamaru-Ogiso, E., et al., The ND2 subunit is labeled by a photoaffinity analogue of asimicin, a potent complex I inhibitor. FEBS lett, 2010. 584: p. 883–888.

605. Rongvaux, A., et al., Reconstructing eukaryotic NAD metabolism. BioEssays, 2003. 25: p. 683–690.
606. Eaton, S., et al., Control of Mitochondrial β-Oxidation at the Levels of [NAD+]/[NADH] and CoA Acylation. Adv Expert Med Biol, 2002. 466: p. 145–154.
607. Nylen, K. and J. L. Velazquez, The effects of a ketogenic diet on ATP concentrations and the number of hippocampal mitochondria in Aldh5a1(-/-) mice. Biochim Biophys Acta, 2009. 1790: p. 208–212.
608. Fishbein-Kaminietsky, M., M. Gafni, and Y. Sarne, Ultralow doses of cannabinoid drugs protect the mouse brain from inflammation-induced cognitive damage. J Neurosci Res, 2014.
609. Pasque, M. K. and A. Wechsler, Metabolic intervention to affect myocardial recovery following ischemia. Ann Surg 1984. 200: p. 1–10.
610. Coffey, R. G., M. H., and R. W. Newburgh, The synthesis of nucleic acid constituents in the early chick embryo. Biochim. Biophys. Acta, 1965. 114: p. 547–558.
611. Zimmer, H.-G. and J. Schad, Ribose intervention in the cardiac pentose phosphate pathway is not species-specific. Science, 1984. 223: p. 712–713.
612. St. Cyr, J. A., et al., Enhanced high energy phosphate recovery with ribose infusion after global myocardial ischemia in a canine model. J. Surg. Res, 1989. 46.
613. Benson, E. S., G. T. Evans, and B. E. Hallaway, Myocardial creatine phosphate and nucleotides in anoxic cardiac arrest and recovery. Am. J. Physiol., 1961. 201: p. 687–693.
614. Lee, H. T., R. J. LaFaro, and G. E. Reed, Pretreatment of human myocardium with adenosine during open heart surgery. J Card. Surg. , 1995. 10: p. 665–676.
615. Jennings, E. and M. Fitzgerald, Postnatal changes in response of rat dorsal horn cells to afferent stimulation: a fibre-induced sensitization. J Physiol, 1998. 509: p. 859–868.
616. Ward, H. B., et al., Recovery of adenine nucleotide levels after global myocardial ischemia in dogs. Surgery, 1984. 96: p. 248–255.
617. Stathis, C. G., et al., Influence of sprint training on human muscle purine nucleotide metabolism. J. of Appl. Physiol., 1994. 76: p. 1,802–1,809.
618. Hellsten-Westing, Y., et al., The effect of high-intensity training on purine metabolism in man. Acta Physiol. Scand., 1993. 149: p. 405–412.
619. Tullson, P. C. and R. L. Terjung, Adenine nucleotide synthesis in exercising and endurance-trained skeletal muscle. Am. J. Physiol., 1991. 261: p. C342-C347.
620. Tullson, P. C., et al., IMP metabolism in human skeletal muscle after exhaustive exercise. J. Appl. Physiol., 1995. 78: p. 146–152.
621. Zimmer, H.-G. and E. G. E., Stimulation of myocardial adenine nucleotide biosynthesis by pentoses and pentitols. Pflugers Arch, 1978. 376: p. 223–227.
622. Zimmer, H.-G., Restitution of myocardial adenine nucleotides: acceleration by administration of ribose. J. Physiol. Paris, 1980. 76: p. 769–775.
623. Pasque, M. K., et al., Ribose-enhanced myocardial recovery following ischemia in the isolated working rat heart. Thorac Cardiovasc. Surg, 1982. 83: p. 390–398.
624. St. Cyr, J. A., et al., Long term model for evaluation of myocardial metabolic recovery following global ischemia, in Myocardial and Skeletal Muscle Bioenergetics, N. Bratbar, Editor. 1986, Plenum: New York: p. 401–414.
625. Foker, J. E., S. Einzig, and T. Wang, Adenosine metabolism and myocardial preservation. J. Thorac. Cardiovasc. Surg., 1980. 80: p. 506–516.
626. Zimmer, H.-G., H. Ibel, and G. Steinkopff, Studies on the hexose monophosphate shunt in the myocardium during development of hypertrophy, in Advances in Myocardiology, M. Tajuddin, et al., Editors. 1980, University Park Press: Baltimore. p. 487–492.
627. Zimmer, H.-G. and H. Ibel, Effects of ribose on cardiac metabolism and function in isoproterenol-treated rats. Am. J. Physiol, 1983. 245: p. H880–H886.
628. Pliml, W., et al., Effects of ribose on exercise-induced ischaemia in stable coronary artery disease. Lancet, 1992. 340: p. 507–510.
629. Pauli, D. F. and C. J. Pepine, D-ribose as a supplement for cardiac energy metabolism. J. Cardiovasc. Pharmacol. Therapeut., 2000. 5: p. 249–258.
630. Gebhart, B. and J. A. Jorgensen, Benefit of Ribose in a patient with fibromyalgia. Pharmacotherapy, 2004. 24: p. 1,646–1,648.

631. Chatham, J. C., et al., Studies of the protective effect of ribose in myocardial ischaemia by using 31P-nuclear-magnetic-resonance spectroscopy. Biochem. Soc. Trans., 1985. 13: p. 885–886.
632. Pauly, D. and C. Pepine, D-Ribose as a supplement for cardiac energy metabolism. J Cardiovasc Pharmacol Ther 2000. 5: p. 249–258.
633. Omran, H., J. St Cyr, and B. Lüderitz, D-Ribose aids congestive heart failure patients. Exp Clin Cardiol, 2004. 9: p. 117–118.
634. Brault, J. J. and R. L. Terjung, Purine salvage rates differ among skeletal muscle fiber types and are limited by ribose supply. Med. Sci. Sports Exer., 1999. 31: p. 1365.
635. Zarzeczny, R., et al., Purine salvage is not reduced during recovery following intense contractions. Suppl. 32(5): 214, 2000. Med. Sci. Sports Exer., 2000. 32: p. 214.
636. Brault, J. J. and R. L. Terjung, Attempted expansion of resting muscle ATP content by a prolonged period of adenine salvage. Med. Sci. Sports Exer., 2000. 213.
637. Teitelbaum, J. E. and B. Bird, Effective Treatment of Severe Chronic Fatigue: A Report of a Series of 64 Patients. J Musculoskelet Pain, 1995. 3: p. 91–110.
638. Falluel-Morel, A., et al., N-acetyl cysteine (NAC) treatment reduces mercury-induced neurotoxicity in the developing rat hippocampus. J Neurosci Res, 2012. 90: p. 743–750.
639. Moi, P., et al., Isolation of NF-E2-related factor 2 (Nrf2), a NF-E2-like basic leucine zipper transcriptional activator that binds to the tandem NF-E2/AP1 repeat of the beta-globin locus control region. Proc. Natl. Acad. Sci. U.S.A, 1994. 91: p. 9,926–9,930.
640. Gao, L., et al., Novel n-3 fatty acid oxidation products activate Nrf2 by destabilizing the association between Keap1 and Cullin3. J Biol Chem., 2007. 282: p. 2,529–2,537.
641. Boettler, U., et al., Coffee constituents as modulators of Nrf2 nuclear translocation and ARE (EpRE)-dependent gene expression. J Nutr Biochem, 201. 22: p. 426–440.
642. La Du, B. N., Human serum paraoxonase/arylesterase, in Pharmacogenetics of drug metabolism, W. Kalow, Editor. 1992, Pergamon Press: New York: p. 51–91.
643. Rooney, J. P. K., The role of thiols, dithiols, nutritional factors and interacting ligands in the toxicology of mercury. Toxicology, 2007. 234: p. 145–156.
644. Kühnert, M. and H. Knauf, Huminsäuren zur oralen Anwendung. Dt Apotheker Z, 2006. 49: p. 101–104.
645. Kühnert, M. and H. Messerschmidt, Der Einsatz natürlicher Huminsäuren in der Medizin. Naturheilkunde, 2009. 2: p. 72–74.
646. Gasior, M., M. A. Rogawski, and A. L. Hartmana, Neuroprotective and disease-modifying effects of the ketogenic diet. Behav Pharmacol., 2006. 17: p. 431–439.
647. Kossoff, E., Ketogenic diets in seizure control and neurologic disorders in The Art and Science of Low Carbohydrate Living, J. S. Volek and S. D. Phinney, Editors. 2011, Beyond Obesity LLC.: Johns Hopkins Hospital, Baltimore, Maryland/MD. p. 196–203.
648. Wallace, D. C., W. Fan, and V. Procaccio, Mitochondrial Energetics and Therapeutics. Annu Rev Pathol, 2010. 5: p. 297–348.
649. Paoli, A., et al., Beyond weight loss: a review of the therapeutic uses of very-low-carbohydrate (ketogenic) diets. Europ J Clin Nutri, 2013. 67: p. 789–796
650. Seyfrid, T. N., et al., Role of glucose and ketone bodies in the metbolic control of experimental brain cancer. Br J Cancer, 2003. 89: p. 1,375–1,382.
651. Zhou, W., et al., The calorically restricted ketogenic diet, an effective alternative therapy for malignant brain cancer. Nutri & Metab, 2007. 4: doi:10.1186/1743-7075-4-5.
652. Maalouf, M., J. M. Rho, and M. P. Mattson, The neuroprotective properties of calorie restriction, the ketogenic diet, and ketone bodies. Brain Res Rev., 2009. 59: p. 293–315.
653. Ruskin, D. N. and S. A. Masino, The Nervous System and Metabolic Dysregulation: Emerging Evidence Converges on Ketogenic Diet Therapy. Front Neurosci., 2012. 6: p. 33.
654. Cotraqn, R., V. Kumar, and S. R. Robbins, Pathologic basis of disease. 1989, in Robbins Pathologic Basis of Disease. Philadelphia. WB Saunders Company, 1994, p. 51–93.
655. Mattson, M. P. and S. L. Chan, Calcium orchestrates apoptosis. Nature Cell Biology, 2003. 5: p. 1,041–1,043.
656. Tinari, A., et al., Mitoptosis: different pathways for mitochondrial execution. Autophagy, 2007. 3: p. 282–284.
657. Prokopov, A., Theoretical Paper: Exploring Overlooked Natural Mitochondria-Rejuvenative Intervention: The Puzzle of Bowhead Whales and Naked Mole Rats. Rejuv Res, 2007. 10: p. 543–560.

658. Manukhina, E. B., et al., Protective Effects of Adaptation to Hypoxia in Experimental Alzheimer's Disease, in Intermittent Hypoxia and human disdeases, L. Xi and T. V. Serebrovskaya, Editors. 2012, Springer p. 155–172.
659. Zhang, X., et al., Enhancement of hypoxia-induced tumor cell death in vitro and radiation therapy in vivo by Use of Small Interfering RNA Targeted to Hypoxia-Inducible Factor-1α Cancer Res, 2004. 64: p. 8,139–8,142.
660. Belozerov, V. E. and E. G. Van Meir, Hypoxia inducible factor-1: a novel target for cancer therapy. Anticancer Drugs., 2005. 16: p. 901–909.
661. Gore, C. J., S. A. Clark, and P. U. Saunders, Nonhematological mechanisms of improved sea-level performance after hypoxic exposure. Med Sci Sports Exer, 2007. 39: p. 1,600–1,609.
662. Frank, D. N., et al., Molecular-phylogenetic characterization of microbial community imbalancers in human inflammatory bowel diseases. Proc Natl Acad Sci USA, 2007. 104: p. 13,780–13,785.
663. Bravo, J. A., et al., Ingestion of Lactobacillus strain regulates emotional behavior and central GABA receptor expression in a mouse via the vagus nerve. Proc Natl Acad Sci U S A, 2011. 108: p. 16,050–16,055.
664. Tillisch, K., et al., Consumption of Fermented Milk Product With Probiotic Modulates Brain Activity. Gastroenterology, 2013. 144: p. 1,394–13,401.
665. Ahrne, S. and M. L. Johannson-Hagslatt, Effect of Lactobacilli on Paracellular Permeability in the Gut. Review. Nutrients 2011. 3: p. 104–111.
666. Stefkaa, A., T., et al., Commensal bacteria protect against food allergen sensitization. PANAS, 2014.
667. Nishihara, K.-. Disclosure of the major causes of mental illness – mitochondrial deterioration in brain neurons via opportunistic infection. J Biol Phys Chem, 2012. 12: p. 11–18.
668. Ley, R. E. et al., Microbial ecology: Human gut microbes associated with obesity. Nature, 2006. 444: p. 1,022–1,023.
669. Krammer, H., F. Schlieger, and M. V. Singer, Therapeutische Optionen bei chronischer Obstipation Internist, 2005. 46: p. 1.331–1.338.
670. Samsel, A. and S. Seneff, Glyphosate, pathways to modern diseases II: Celiac sprue and gluten intolerance. Interdiscip Toxicol, 2013. 6: p. 159–184.
671. McCauley, R., S. E. Kong, and J. Hall, Review: Glutamine and Nucleotide Metabolism Within Enterocytes. J Parenter Enteral Nutr, 1998. 22: p. 105–111.
672. Allison, M. C., et al., Gastrointestinal damage assocated with the use of non-steroidal anti-inflammantory drugs. N Engl J Med, 1999. 327: p. 749–754.
673. Patrignani, P., M. L. Capone, and S. Tacconelli, NSAIDs and cadiovacular disease Heart, 2008. 94: p. 395–397.
674. Øktedalen, O., et al., Changes in the Gastrointestinal Mucosa after Long-Distance Running. Scnad J Gastroenterol, 1992. 27: p. 270–274.
675. Fasano, A. and T. Shea-Donohue, Mechanisms of disease: the role of intestinal barrier function in the pathogenesis of gastrointestinal autoimmune diseases. Nat Clin Pract Gastroenterol Hepatol., 2005. 2: p. 416–422.
676. Perlmutter, D., Grain Brain. 2013, New York, Boston, London: Little, Brown and Company.
676a. Harel, M. and Y. Schoenfeld, Predicting and Preventing - Autoimmunity, Myth or Reality? Ann. N.Y. Acad. Sci, 2006. 1069: p. 322–345.
677. Hadis, U. and e. al., Intestinal Tolerance Requires Gut Homing and Expansion of FoxP3 Regulatory T Celles in the Lamina Propria. Immunity, 2011. 34: p. 237–246.
678. Perlmutter, D. and A. Vojdani, Association between hedache and sensitivities to gluten and dairy. Integr Med, 2013. 12: p. 1–6.
679. Shor, D. B., et al., Gluten sensitivity in multiple sclerosis: experimental myth or clinical truth? Ann N Y Acad Sci, 2009. 1173: p. 343–349.
680. Hadjivassiliou, M., C. A. Williamson, and N. Woodroofe, The immunology of gluten sensitivity: beyond the gut. Trends Immunol, 2004. 25: p. 578–582.
681. Hadjivassiliou, M., et al., Gluten sensitivity: from gut to brain. Lancet Neurol 2010. 9: p. 318–330.
682. Vogelreuther, A., Nahrungsmittelunverträglichkeiten, Lactose-Frucose-Histamin-Gluten. 2012, Stuttgart: Wiss. Verlagsgesellschaft.
683. Cascella, N. G., et al., Prevalence of celiac disease and gluten sensitivity in the United States clinical antipsychotic trials of intervention effectiveness study population. Schizophr Bull, 2011. 37: p. 94–100.
684. Smith, J., et al., Low-dose naltrexone therapy improves active Crohn's disease. Am J Gastroenterol, 2007. 102: p. 820–828.

685. Gironi, M., et al., A pilot trial of low-dose naltrexone in primary progressive multiple sclerosis. Mult Scler. , 2008. 14: p. 1,076–1,083.
686. Caturegli, P., et al., Anatabine ameliorates experimental autoimmune thyroiditis. Endocrinology, 2012. 153: p. 4,580–4,587.
687. Nihal, M. and e. al., Antiproliferative and proapoptotic effects of (-)-epigallocatechin- 3-gallate on human melanoma: possible implications for the chemoprevention of melanoma. Int J Cancer, 2005. 114: p. 513–521.
688. Ahn, Y.-J., et al., Effect of Green Tea Extract on Growth of Intestinal Bacteria. Microbiol Ecol Health Dis, 1990. 3: p. 335–338.
689. Jin, J. S., et al., Effects of green tea consumption on human fecal microbiota with special reference to Bifidobacterium species. Microbiol Immunol., 2012. 56: p. 729–739.
690. Gupta, I., et al., Effects of boswellia serrata gum resin in patients with colitis ulcerosa. Eu J Med Res, 1997. 2: p. 1–7.
691. Ammon, H. P. T., Salai-Guggal-(Indischer Weihrauch-)Gummiharz aus Boswellia serrata. Dt Ärztebl, 1998. 95: p. A-30–31.
692. Stewart, B. W. and C. P. Wild, World Cancer Report 2014. Inernational Agency for Research on Cancer, ed. W.C.R. Sries. 2014, Geneva/Switzerland: World Health Organisation. 619.
693. Kiebish, M. A., et al., Cardiolipin and electron transport chain abnormalities in mouse brain tumor mitochondria: lipidomic evidence supporting the Warburg theory of cancer. J Lipid Res, 2008. 49: p. 2,545–2,556.
694. Tolonen, M., et al., Plant-Derived Biomolecules in Fermented cabbage. J Agric Food Chem, 2002. 50: p. 6,798–6,803.
695. Zanotto-Filho, A., et al., The curry spice curcumin selectively inhibits cancer cells growth in vitro and in preclinical model of glioblastoma. J Nutr Biochem, 2012. 23: p. 591–601.
696. Weissenberger, J., et al., Dietary Curcumin Attenuates Glioma Growth in a Syngeneic Mouse Model by Inhibition of the JAK1,2/STAT3 Signaling Pathway. Clin Cancer Res, 2010. 16: p. 5,781–95.
697. Santidrian, A. F., et al., Mitochondrial complex I activity and NAD+/NADH balance regulate breast cancer progression. J Clin Invest, 203. 123: p. 1,968–1,081.
698. Sharma, R. A., et al., Phase I clinical trial of oral curcumin: biomarkers of systemic activity and compliance. Clin Cancer Res, 2004. 10: p. 6,847–6,854.
699. Piper, J., et al., Mechanisms of anticarcinogenic properties of curcumin: the effect of curcumin on glutathione linked detoxification enzymes in rat liver. Int J Biochem Cell Biol, 1998. 39: p. 445–456.
700. Lev-Ari, S., et al., Celecoxib and curcumin synergistically inhibit the growth of colorectal cancer cells. Clin Cancer Res., 2005. 11: p. 6,738–6,744.
701. Gröber, U., Vitamin D – ein alter Vitamin mit neuen Perspektiven. Med Monatsschr Pharm, 2010. 33: p. 376–83.
702. Gunter, M. J., et al., Insulin, Insulin-Like Growth Factor-I, and Risk of Breast Cancer in Postmenopausal Women. J Natl Cancer Inst 2009. 101: p. 48–60.
703. Liu, H., et al., Fructose induces transketolase flux to promote pancreatic cancer growth. Cancer Res, 2010. 70: p. 6368–6376.
704. Amon, L. M. et al., Concordant release of glycolysis proteins into the plasma preceding a diagnosis of ER+ breast cancer. Cancer Res, 2012. 72: p. 1,935–1,942.
705. Hickey, S. and H. J. Roberts, The real stoty of vitamin C and cancer. J Orthomol Med, 2008. 23: p. 133–138.
706. Cameron, E. and L. Pauling, Supplemental ascorbate in the supportive treatment of cancer: Reevaluation of prolongation of survival times in terminal human cancer. Proc Natl Acad Sci U S A., 1978. 75: p. 4,538–4,542.
707. Cameron, E. and L. Pauling, Supplemental ascorbate in the supportive treatment of cancer: Reevaluation of prolongation of survival times in terminal human cancer. Proc Nat Acad Sci, USA., 1978. 75: p. 4,538–4,542.
708. Welsh, J. L., et al., Pharmacological ascorbate with gemcitabine for the control of metastatic and node-positive pancreatic cancer (PACMAN): results from a phase I clinical trial. Cancer Chemother Pharmacol, 2013. 71: p. 765–775.
709. Padayatty, S. J., et al., Intravenously administered vitamin C as cancer therapy: three cases. CMAJ., 2006. 174: p. 937–942.
710. Cabanillas, F., Vitamin C and cancer: what can we conclude – 1,609 patients and 33 years later? . Puerto Rico Health Sci J, 2010. 29: p. 215–217.

711. Levy, T. E., Curing the Incurable: Vitamin C, Infectious Diseases, and Toxins 2002, Bloomington/IN: Xlibris Corporation. 451.
712. Klenner, R., Massive doses of vitamin C and the virus disease. South Med & Surg, 1951. 113: p. 101–107.
713. Connolly, J. M., Effects of dietary omega-3 fatty acids on human breast cancer growth and metastases in nude mice. J Natl Cancer Inst, 1993. 85: p. 1,743–1,747.
714. Budwig, J., Krebs, Das Problem und die Lösung. 2006, Kandern, Narajana Verlag. 140
715. Onodera, Y., J.-M. Nam, and M. J. Bissell, Increased sugar uptake promotes oncogenesis via EPAC/RAP1 and O-GlcNAc pathways. J Clin Invest., 2014. 124: p. 367–384.
716. Trump, D. L., K. K. Deeb, and C. S. Johnson, Vitamin D: considerations in the continued development as an agent for cancer prevention and therapy. Cancer J, 2010. 16: p. 1–9.
717. Lappe, J. M. et al., Vitamin D and calcium supplementation reduces cancer risk: results of a randomized trial. Am J Clin Nutr, 2007. 85: p. 1,586–1,591.
718. Swami, S., A. V. Krishnan, and D. Feldman, Alpha,25-Dihydroxyvitamin D3 down-regulates estrogen receptor abundance and suppresses estrogen actions in MCF-7 human breast cancer cells. Clin Cancer Res, 2000. 6: p. 3,371–3,379.
719. Freedman, D. M. and e. al., Prospective study of serum vitamin D and cancer mortality in the United States. J Nat Cancer Inst, 2007. 99: p. 1,594–1,602.
720. Ingraham, B. A., B. Bragdon, and A. Nohe, Molecular basis of the potential of vitamin D to prevent cancer. Curr Med Res Opin, 2008. 24: p. 139–149.
721. Peppone, L. J. and e. al., The Association between Breast Cancer Prognostic Indicators and Serum 25-OH Vitamin D Levels. Ann Surg Oncol, 2012. 19: p. 1,174–1,180.
722. Shao, T., P. Klein, and M. L. Grossbard, Vitamin D and breast cancer. Oncologist, 2012. 17: p. 36–45.
723. Mohr, S. B. and e. al., Serum 25-hydroxyvitamin D and breast cancer in the military: a case-control study utilizing pre-diagnostic serum. Cancer Causes Control, 2013. 24: p. 495–504.
724. Kakarala, M. and e. al., Targeting Breast Stem Cells with the Cancer Preventive Compounds Curcumin and Piperine. Breast Cancer Res Treat, 2010. 122: p. 777–785.
725. Ramachandran, C. and W. You, Differential sensitivity of human mammary epithelial and breast carcinoma cell lines to curcumin. Breast Cancer Res Treat., 1999. 54: p. 269–278.
726. Killian, P. H. and e. al., Curcumin Inhibits Prostate Cancer Metastasis in vivo by Targeting the Inflammatory Cytokines CXCL1 and -2. Carcinogenesis, 2012. 33(12): p. 2,507–2,519.
727. Lin, Y. G. and e. al., Curcumin Inhibits Tumor Growth and Angiogenesis in Ovarian Carcinoma by targeting the Nuclear Factor-κB Pathway. Clin Cancer Res, 2007. 13: p. 3,423–3,430.
728. Reuter, S. and e. al., Curcumin Influences Epigenetic Settings Assoicated with Cancer. Genes Nutr., 2011. 6: p. 93–110.
729. Zanotto-Filho, A., et al., Curcumin-loaded lipid-core nanocapsules as a strategy to improve pharmacological efficacy of curcumin in glioma treatment. Europ J Pharmaceut Biopharm, 2013. 83: p. 156–167.
730. Kim, H. I., et al., Curcumin inhibition of integrin (alpha6beta4)-dependent breast cancer cell motility and invasion. Cancer Prev Res, 2008. 1: p. 385–391.
731. Bachmeier, B., et al., The chemopreventive polyphenol Curcumin prevents hematogenous breast cancer metastases in immunodeficient mice Cell Physiol Biochem, 2007. 19: p. 137–152.
732. Bachmeier, B. E., et al., Curcumin downregulates the inflammatory cytokines CXCL1 and -2 in breast cancer cells via NFkappaB. Carcinogenesis, 2008. 29: p. 779–789.
733. Vogel, S. M. and e. al., Lithocholic acid is an endogenous inhibitor of MDM4 and MDM2. Proc. Natl. Acad. Sci. USA, , 2012. 109: p. 6,906–16,910
734. Sun, R. C. and e. al., Reversal of the glycolytic phenotype by dichloroacetate inhibits metastatic breast cancer cell growth in vitro and in vivo. Breast Cancer Res Treat, 2010. 120: p. 253–260.
735. Bonnet, S., et al., A mitochondria-K+ channel axis is suppressed in cancer and its normalization promotes apoptosis and inhibits cancer growth. Cancer Cell, 2007. 11: p. 37–51.
736. Reid, M. E. and e. al., The Nutritional Prevention of Cancer: 400 Mcg Per Day Selenium Treatment. Nutr Cancer, 2008. 60: p. 155–163.
737. Charpentier, A. and e. al., RRR-alpha-tocopherol succinate inhibits proliferation and enhances secretion of transforming growth factor-beta (TGF-beta) by human breast cancer cells. Nutr Cancer 1993. 19: p. 225–239.

738. Nesaretnam, K., et al., Effect of tocotrienols and the growth of a human breast cancer cell line in culture. Lipids, 1995. 30: p. 1,139–1,143.
739. Hickey, S. and H. J. Roberts, The cancer breakthrough. J Orthomol Med 2008. 23: p. 133–138.
740. Key, T. J. and e. al., Diet, nutrition and the prevention of cancer. Public Health Nutrition, 2003. 7: p. 187–200.
741. Etminan, M., B. Takkouche, and F. Caamano-Isorna, The role of tomato products and lycopene in the prevention of prostate cancer: a meta-analysis of observational studies. Cancer Epidemiol Biomarkers Prev, 2004. 13: p. 340–345.
742. Giovannucci, E., Tomato products, lycopene, and prostate cancer: a review of the epidemiological literature. J Nutr., 2005. 135: p. 2030S–2031S.
743. Do, M. H. and e. al., Fruits, vegetables, soy foods and breast cancer in pre- and postmenopausal Korean women: a case-control study. Int J Vitam Nutr Res., 2007. 77: p. 130–141.
744. Pearce, P. T., et al., Panax ginseng and Eleutherococcus senticosus erxtracts – in vitro studies on binding to steroid receptors. Endocrinol Jpn, 1982. 29: p. 567–573.
745. Karin, M. and A. Lin, NF-kappa B at the crossroads of life and death. Nat Immunol 2002. 3: p. 221–227.
746. Pratt, M. A. C., et al., The canonical NF-kappa B pathway is required for formation of luminal mammary neoplasias and is activated in the mammary progenitor population. Oncogene, 2009. 28: p. 2,710–2,722.
747. Zhou, W., S. Guo, and P. R. Gonzalez-Perez, Leptin pro-angiogenic signature in breast cancer is linked to IL-1 signalling. Br J Cancer, 2011. 104: p. 128–137.
748. Farensworth, N. R., et al., Siberian ginseng (Eleutherococcus senticosus). Current state as an adaptogen, in Economic and Medicinal Plant Reserach, H. Wagner, H. Hikino, and N. R. Farnsworth, Editors. 1985, Academic Press: London, New York, Sydney, Toronto. p. 155–215.
749. Guthrie, N., et al., Inhibition of proliferation of estrogen receptor-negative MDA-MB-435 and -positive MCF-7 human breast cancer cells by palm oil tocotrienols and tamoxifen, alone and in combination. J Nutr., 1997. 127: p. 544S–548S.
750. Rose, D. P., Dietary fatty acids and prevention of hormone-responsive cancer. Proc Soc Exp Biol Med. , 1997. 216: p. 224–233.
751. Wong, R. H., et al., Acute resveratrol supplementation improves flow-mediated dilatation in overweight/obese individuals with mildly elevated blood pressure. Nutr Metab Cardiovasc Dis, 2011. 21: p. 851–856.
752. De Amicis, F., et al., Resveratrol, through NF-Y/p53/Sin3/HDAC1 complex phosphorylation, inhibits estrogen receptor α gene expression via p38MAPK/CK2 signaling in human breast cancer cells. The FASEB Journal, 2011. 25: p. 3695–3707.
753. Iwanitz, F. and J. Lange, OPC-Funbdamentals, Implementation, and Application. Vol. 3rd. 2005, Heidelberg: Hüthig GmbH & Co KG.
754. Dore, J. E., Astaxanthin and Cancer Chemoprevention, in Phytopharmaceuticals in Cancer Chemoprevention, D. Bagchi and H. G. Preuss, Editors. 2005, CRC Press LLC: Boca Raton/FL.
755. Jolliet, P., et al., Plasma coenzyme Q10 concentrations in breast cancer: prognosis and therapeutic consequences. Int J Clin Pharmacol Ther., 1998. 36: p. 506–509.
756. Schmelzer, C., et al., In vitro effects of the reduced form of coenzyme Q00J on secretion levels of TNF-alpha and chemokines in response to LPS in the human monocytic cell line THP-l. J Clin Biochem Nutr., 2009. 44: p. 62–66.
757. Rubel, R., et al., Medicinal Mushroom Ganoderma lucidum (Leyss: Fr) Karst. Triggers Immunomodulatory Effects and Reduces Nitric Oxide Synthesis in Mice. J Med Food, 2010. 13: p. 142–148.
758. Girish, K. and B. S. Shankara, Neem – A Green Treasure. J Biol, 2008. 4: p. 102–111.
759. Kim, J., G. K. Jayaprakasha, and B. S. Patil, Limonoids and their anti-proliferative and anti-aromatase properties in human breast cancer cells. Food Funct, 2013. 4: p. 258–265.
760. Foschi, R., et al., Citrus fruit and cancer risk in a network of case-control studies. Cancer Causes Control, 2010. 21: p. 237–242.
761. Li, Y., et al., Gene-environment interactions between DNA repair polymorphisms and exposure to the carcinogen vinyl chloride. Biomarkers, 2009. 14(3): p. 148–55.
762. Saltzman, B. S., et al., Estrogen receptor, progesterone receptor, and HER2-neu expression in first primary breast cancers and risk of second primary contralateral breast cancer. Breast Cancer Res Treat., 2012. 135: p. 849–855.

763. Zeng, L. and L. L. P. Vrijmoed, Antioxidant activities and phenolic constituents of Cephalotaxus oliveri Mast. aerial parts. J. Serb. Chem. Soc, 2012. 77: p. 437–451.
764. Wong, G. Y., et al., Dose-ranging study of indole-3-carbinol for breast cancer prevention. J Cell Biochem Suppl. , 1997. 28–29: p. 111–116.
765. Cover, C. M., et al., Indole-3-carbinol inhibits the expression of cyclin-dependent kinase-6 and induces a G1 cell cycle arrest of human breast cancer cells independent of estrogen receptor signaling. J Biol Chem. , 1998. 273: p. 3,838–3,847.
766. Meng, Q., et al., Indole-3-carbinol is a negative regulator of estrogen receptor-alpha signaling in human tumor cells. J Nutr., 2000. 130: p. 2,927–2,931.
767. Riva, L., et al., The antiproliferative effects of Uncaria tomentosa extracts and fractions on the growth of breast cancer cell line. Anticancer Res., 2001. 4A: p. 2,457–2,461.
768. Majors, C., et al., The cancer killers – the cause is the cure. kindle. 2012, Orlando/FL. 109.
768a. Lipton, B. H., The Biology of Belief: Unleashing the Power of Consciousness, Matter, and Miracle. 2011, Carlsbad/CA: Hay House. 236.
769. Traka, M., et al., Broccoli Consumption Interacts with GSTM1 to Perturb Oncogenic Signalling Pathways in the Prostate. PlosOne, 2008. 3: doi:10.1371/journal.pone.0002568.
770. Morenoa, E., et al., Targeting CB2-GPR55 Receptor Heteromers Modulates Cancer Cell Signaling. J Biol Chem., 2014. 289: p. 21,960–21,972.
771. Tashkin, D. P., et al., Effects of Smoked Substance Abuse on Nonspecific Airway Hyperresponsiveness. Am Rev Resp Dis, 1993. 147: p. 97–103.
772. Aldington, S., et al., Cannabis use and risk of lung cancer: a case-control study. Eur Respir J. , 2008. 31: p. 280–286.
773. Acosta, S., et al., NT-020, a natural therapeutic approach to optimize spatial memory performance and increase neural progenitor cell proliferation and decrease inflammation in the aged rat. Rejuvenation Res, 2010. 13: p. 581–588.
774. Mori, K., et al., Improving effects of the mushroom Yamabushitake (Hericium erinaceus) on mild cognitive impairment: a double-blind placebo-controlled clinical trial. Phytother Res 2009. 23: p. 367–372.
775. Gao, X. Q., et al., Ginsenoside Rb1 regulates the expressions of brain-derived neurotrophic factor and caspase-3 and induces neurogenesis in rats with experimental cerebral ischemia. J Ethnopharmacol, 2010. 132: p. 393–399.
776. Fu, J. H., et al., Shuganjieyu capsule increases neurotrophic factor expression in a rat model of depression. Neural Regen Res., 2014. 9: p. 489–497.
777. Zhang X, et al., Shuganjieyu capsule for major depressive disorder (MDD) in adults: a systematic review. Aging Ment Health, 204.
778. Wang, R., H. Yan, and X.-C. Tang, Progress in studies of huperzine A, a natural cholinesterase inhibitor from Chinese herbal medicine. Acta Pharmacol Sin, 2006. 27: p. 1–26.
779. Ma, T., et al., Huperzine A promotes hippocampal neurogenesis in vitro and in vivo. Brain Res., 2013. 1506: p. 35–43.
780. Gordon, R. K., et al., The NMDA receptor ion channel: a site for binding of Huperzine A. J Appl Toxicol, 2001. 21: p. S47-S51.
781. Mori, K., et al., Nerve Growth Factor-Inducing Activity of Hericium erinaceus in 1321N1 Human Astrocytoma Cells. Biol & Pharmaceut Bull, 2008. 31: p. 1727–1732.
782. Buccellato, E., et al., Acute and chronic cannabinoid extracts administration affects motor function in a CREAE model of multiple sclerosis. J Ethnopharmacol, 2011. 133: p. 1,033–1,038.
783. Ashfaq, U. A., et al., Glycyrrhizin as antiviral agent against Hepatitis C Virus. J Transl Med., 2011. 18: p. 112–119.
784. Michaelis, M., et al., Glycyrrhizin inhibits highly pathogenic H5N1 influenza A virus-induced proinflammatory cytokine and chemokine expression in human macrophages. Med Microbiol Immunol., 2010. 199: p. 291–297.
785. Uyanoglu, M., et al., Effects of carvacrol upon the liver of rats undergoing partial hepatectomy. Phytomedicine, 2008. 15: p. 226–229.
786. Subash-Babu, P., et al., Partial regeneration of beta-cells in the islets of Langerhans by Nymphayol a sterol isolated from Nymphaea stellata (Willd.) flowers. Bioorg Med Chem, 2009. 17: p. 2,864–2,870.

787. Dusane, M. B. and B. N. Joshi, Beneficial effect of flax seeds in streptozotocin (STZ) induced diabetic mice: isolation of active fraction having islet regeneratiive and glucosidase inhibitory properties. Can J Physiol Pharmacol, 2013. 91: p. 325–331.
788. Zhou, J., et al., Protective effect of berberine on beta cells in streptozotocin- and high-carbohydrate/high-fat diet-induced diabetic rats. Eur J Pharmacol., 2009. 606: p. 262–268.
789. Kanter, M., et al., Partial regeneration/proliferation of the beta-cells in the islets of Langerhans by Nigella sativa L. in streptozotocin-induced diabetic rats. Tohoku J Exp Med., 2003. 201: p. 213–219.
790. Bolkent, S., et al., Effects of chard (Beta vulgaris L. var. Cicla) extract on pancreatic B cells in streptozotocin-diabetic rats: a morphological and biochemical study. J Ethnopharmacol., 2000. 73: p. 251–259.
791. Guo, J., et al., The effects of corn silk on glycaemic metabolism. Nutr Metab (Lond), 2009. 6: p. 47.
792. Shanmugasundaram, E. R., et al., Possible regeneration of the islets of Langerhans in streptozotocin-diabetic rats given Gymnema sylvestre leaf extracts. J Ethnopharmacol, 1990. 30: p. 265–279.
793. Jelodar, G., M. Mohsen, and S. Shahram, Effect of walnut leaf, coriander and pomegranate on blood glucose and histopathology of pancreas of alloxan induced diabetic rats. Afr J Tradit Complement Altern Med, 2007. 16: p. 299–305.
794. Lysy, P. A., G. C. Weir, and S. Bonner-Weir, Concise review: pancreas regeneration: recent advances and perspectives. Stem Cells Transl Med, 2012. 1: p. 150–159.
795. Fu, Z., et al., Genistein induces pancreatic beta-cell proliferation through activation of multiple signaling pathways and prevents insulin-deficient diabetes in mice. Endocrinology, 2010. 151: p. 3,026–3,037.
796. Nahas, R., Complementary and alternative medicine for the treatment of type 2 diabetes. Can Fam Physician, 2009. 55: p. 591–596.
797. Salim, E. I. and S. Fukushima, Chemopreventive potential of volatile oil from black cumin (Nigella sativa L.) seeds against rat colon carcinogenesis. Nutr Cancer, 2003. 45: p. 195–202.
798. Kanter, M., et al., Partial regeneration/proliferation of the beta-cells in the islets of Langerhans by Nigella sativa L. in streptozotocin-induced diabetic rats. Tohoku J Exp Med, 2003. 20: p. 213–219.
799. Getoff, N., et al., Photo-induced regeneration of hormones by electron transfer processes: Potential biological and medical consequences. Radiat Phys Chem Oxf Engl 1993, 2011. 80: p. 890–894.
800. Gurusamy, N., et al., Red wine antioxidant resveratrol-modified cardiac stem cells regenerate infarcted myocardium. J Cell Mol Med, 2010. 14: p. 2,235–2,239.
801. Gorbunov, N., et al., Regeneration of infarcted myocardium with resveratrol-modified cardiac stem cells. J Cell Mol Med, 2012. 16: p. 174–184.
802. Jung, H. L., et al., Effects of Panax ginseng supplementation on muscle damage and inflammation after uphill treadmill running in humans. Am J Chin Med, 2011. 39: p. 441–450.
803. Ahn, C. M., et al., Red ginseng extract improves coronary flow reserve and increases absolute numbers of various circulating angiogenic cells in patients with first ST-segment elevation acute myocardial infarction. Phytother Res, 2011. 25: p. 239–249.
804. Lishmanov, I. B., et al., [Cardioprotective, inotropic, and anti-arrhythmia properties of a complex adaptogen "Tonizid"]. Article in Russian. Eksp Klin Farmakol, 2008. 71: p. 15–22.
805. Li, M., et al., Repair of infarcted myocardium by an extract of Geum japonicum with dual effects on angiogenesis and myogenesis. Clin Chem., 2006. 52: p. 1,460–1,468.
806. Cheng, L., et al., A new function of a previously isolated compound that stimulates activation and differentiation of myogenic precursor cells leading to efficient myofiber regeneration and muscle repair. Int J Biochem Cell Biol., 2006. 38: p. 1,123–1,133.
807. Cheng, L., et al., A plant-derived remedy for repair of infarcted heart. PLoS One, 2009. 4: p. e4461.
808. Gu, X., et al., Neovascularization of ischemic myocardium by newly isolated tannins prevents cardiomyocyte apoptosis and improves cardiac function. Mol Med., 2006. 12: p. 275–283.
809. Drowley, L., et al., Cellular antioxidant levels influence muscle stem cell therapy. Mol Ther, 2010. 18: p. 1,865–1,873.
810. Khosrotehrani, K., et al., Transfer of fetal cells with multilineage potential to maternal tissue. JAMA, 2004. 2092: p. 75–80.
811. Sengupta, K., et al., A double blind, randomized, placebo controlled study of the efficacy and safety of 5-Loxin for treatment of osteoarthritis of the knee. Arthritis Res Ther, 2008. 10: p. R85.

812. Matsuno, H., et al., Effects of an oral administration of glucosamine-chondroitin-quercetin glucoside on the synovial fluid properties in patients with osteoarthritis and rheumatoid arthritis. Biosci Biotechnol Biochem, 2009. 73: p. 288–292.
813. Park, S. H., et al., Effects of AIF on Knee Osteoarthritis Patients: Double-blind, Randomized Placebo-controlled Study. Korean J Physiol Pharmacol, 2009. 13: p. 33–37.
814. Qiu, G. X., et al., [A multi-central, randomized, controlled clinical trial of glucosamine hydrochloride/sulfate in the treatment of knee osteoarthritis]. Article in Chinese. Zhonghua Yi Xue Za Zhi., 2005. 85: p. 3,067–3,070.
815. Debbi, E. M., et al., Efficacy of methylsulfonylmethane supplementation on osteoarthritis of the knee: a randomized controlled study. BMC Complement Altern Med., 2011. 11: p. 50.
816. Benedict, A. L., et al., Neuroprotective effects of sulforaphane after contusive spinal cord injury. J Neurotrauma, 2012. 29: p. 2,576–2,586.
817. Lin, M. S., et al., Curcumin provides neuroprotection after spinal cord injury. J Surg Res, 2011. 166: p. 280–289.
818. Ormond, D. R., et al., Recovery from spinal cord injury using naturally occurring antiinflammatory compound curcumin: laboratory investigation. J Neurosurg Spine, 2012. 16: p. 497–503.
819. Khalatbary, A. R., et al., Effects of epigallocatechin gallate on tissue protection and functional recovery after contusive spinal cord injury in rats. Brain Res Rev, 2010. 1306: p. 168–175.
820. Cayli, S. R., et al., Effect of combined treatment with melatonin and methylprednisolone on neurological recovery after experimental spinal cord injury. Eur Spine J., 2004. 13: p. 724–732.
821. Ates, O., et al., Effects of resveratrol and methylprednisolone on biochemical, neurobehavioral and histopathological recovery after experimental spinal cord injury. Acta Pharmacol Sin, 2006. 27: p. 1,317–1,325.
822. Liu, C., et al., Resveratrol improves neuron protection and functional recovery in rat model of spinal cord injury. Brain Res Rev, 2011. 1374: p. 100–109.